DIE ENDOKRINE BEHANDLUNG DES MAMMA- UND PROSTATACARCINOMS

ENDOKRINE REGULATIONEN DES KOHLENHYDRATSTOFFWECHSELS

SIEBENTES SYMPOSION
DER DEUTSCHEN GESELLSCHAFT FÜR ENDOKRINOLOGIE
IN HOMBURG (SAAR) VOM 21. BIS 23. APRIL 1960

SCHRIFTLEITUNG

PROFESSOR DR. H. NOWAKOWSKI

II. MED. UNIV.-KLINIK UND POLIKLINIK HAMBURG-EPPENDORF

MIT 154 ABBILDUNGEN

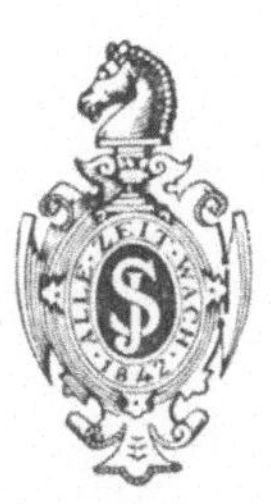

SPRINGER-VERLAG
BERLIN · GÖTTINGEN · HEIDELBERG
1961

ISBN-13: 978-3-540-02755-3   e-ISBN-13: 978-3-642-86241-0
DOI: 10.1007/978-3-642-86241-0

Inhaltsverzeichnis

Freie Vorträge

Alphabetisches Verzeichnis der Referenten und Diskussionsredner

1. Achtnich, H., Dr. med., Pforzheim, Chirurg. Abt. d. Städt. Krankenhauses
2. Akinci, T., Dr. med., Hamburg-Eppendorf, II. Med. Univ.- u. Poliklinik.
3. Allegretti, N., Prof. Dr., Zagreb (Jugoslawien), Physiolog. Inst. d. Med. Fakultät.
4. Ammon, R., Prof. Dr. med., Dr. phil., Homburg (Saar), Physiolog.-Chem. Inst. d. Univ. d. Saarlandes.
5. Apostolakis, M., Dr. med., Hamburg-Eppendorf, II. Med. Univ.- u. Poliklinik.
6. Atkins, H. J. B., M. Ch., F. R. C. S., London S. E. 1, Breast Clinic.
7. Bahner, F., Prof. Dr. med., Heidelberg, Med. Univ.-Poliklinik.
8. Bartelheimer, H., Prof. Dr. med., Hamburg-Eppendorf, I. Med. Univ.-Klinik
9. Bauer, K. H., Prof. Dr. med., Heidelberg, Chirurg. Univ.-Klinik.
10. Bergman, S., Doz. Dr. med., Lund (Schweden), Bakteriolog. Inst. d. Universität.
11. Berthet, J., Dr., Louvain (Belgien), Laboratoire de Chimie Physiologique, Univ. de Louvain.
12. Bierich, J. R., Doz. Dr. med., Hamburg-Eppendorf, Univ.-Kinderklinik.
13. Bilz, D., Dr. med., Berlin N 4, Inst. f. exp. Endokrinologie, Charité.
14. Blay, E., Dr. med., Frankfurt/Main, I. Med. Univ.-Klinik.
15. Breuer, H., Priv.-Doz. Dr. rer. nat., Dipl.-Chem., Bonn-Venusberg, Chirurg. Univ.-Klinik.
16. Brock, N., Prof. Dr. med., Brackwede (Westf.), Asta-Werke AG. Chem. Fabrik.
17. Bücher, Th., Prof. Dr. med., Marburg/Lahn, Physiolog.-chem. Institut d. Philipps-Univ.
18. Cavallero, C., Prof. Dr. med., Pavia (Italien), Istituto di Anatomia patologica dell' Università.
19. Comsa, J., Doz. Dr. med., Dr. rer. nat., Homburg (Saar), Inst. f. Exp. Med..
20. Creutzfeldt, M., Dr. med., Freiburg/Br., Med. Univ.-Klinik.
21. Dhom, G., Prof. Dr. med., Würzburg, Patholog. Inst. d. Universität.
22. Ditschuneit, H., Dr. med., Frankfurt/Main, I. Med. Univ.-Klinik.
23. Dörner, G., Doz. Dr. med., Berlin N 4, Inst. f. exp. Endokrinologie, Charité.
24. Engelhardt, Fr., Dr. med., Hamburg-Eppendorf, Neurolog. Univ.-Klinik.
25. Ferner, H., Prof. Dr. med., Homburg (Saar), Histolog. Inst. d. Universität des Saarlandes.
26. Forrest, A. P. M., Dr. med., Glasgow (G. B.), Dept. of Surgery, Western Infirmary, University of Glasgow.
27. Gerhartz, H., Priv.-Doz. Dr. med., Berlin-Charlottenburg 9, I. Med. Klinik d. Freien Universität Berlin.
28. Geyer, G., Dr. med., Wien, I. Med. Univ.-Klinik.
29. Grab, W., Prof. Dr. med., Gießen, Pharmakolog. Inst. d. Justus-Liebig-Universität.
30. Gregl, A., Dr. med., Göttingen, Röntgen-Inst. d. Chirurg. Univ.-Klinik.
31. Gumbel, W., Dr. med., Gießen, Med. Klinik d. Justus-Liebig-Universität.
32. Gusek, W., Doz. Dr. med., Hamburg-Eppendorf, Patholog. Inst. d. Universität.
33. Hiisi-Brummer, L., Dr., Helsinki (Finnland).
34. Hirche, Hj., Dr. med., Düsseldorf, II. Med. Klinik d. Med. Akademie.
35. Hohlweg, W., Prof. Dr. med., Berlin N 4, Inst. f. exp. Endokrinologie, Charité.
36. Holt, Cl. von, Doz. Dr. med., Hamburg-Eppendorf, Physiolog. Chem. Inst. d. Universität.
37. Hortling, H., Doz. Dr., Helsinki (Finnland), Brändöv. 6.
38. Ijzerman, G. L., Dr., N. V. Organon, Oss (Holland).
39. Jesserer, H., Prof. Dr. med., Wien, I. Med. Univ.-Klinik.
40. Jöchle, W., Dr. med., Berlin-N 65, Schering AG, Sellerstr. 8—11.
41. Klar, E., Prof. Dr. med., Heidelberg, Chirurg. Univ.-Klinik.

42. Klein, E., Doz. Dr. med., Düsseldorf, II. Med. Klinik u. Poliklinik d. Med. Akademie.
43. Klein, U. E., Dr. med., Hamburg-Eppendorf, Patholog. Inst. d. Universität.
44. Klempien, E. J., Dr. med., Hamburg-Eppendorf, II. Med. Univ.- u. Poliklinik.
45. Knappe, G., Dr. med., Berlin NW 7, Inst. f. exp. Endokrinologie, Charité.
46. Knorr, D., Dr. med., München, Univ.-Kinderklinik.
47. Knuppen, R., Dr. med., Bonn-Venusberg, Chirurg. Univ.-Klinik.
48. Koch, E., Prof. Dr. med., Gießen, Med. Klinik d. Justus-Liebig-Universität.
49. Kopetz, K., Dr. med., München, II. Med. Univ.-Klinik.
50. Korner, A., Dr., Cambridge (England), Dept. of Biochemistry, Univ. of Cambridge.
51. Kracht, J., Prof. Dr. med., Hamburg-Eppendorf, Patholog. Inst. d. Universität.
52. Laschet, U., Dr. med., Berlin N 4, Inst. f. exp. Endokrinologie, Charité.
53. Lenz, W., Doz. Dr. med., Hamburg-Eppendorf, II. Med. Univ.- u. Poliklinik.
54. Linke, A., Prof. Dr. med., Heidelberg, Med. Univ.-Klinik.
55. Lisewski, G., Dr. med., Berlin N 4, I. Med. Klinik d. Humboldt-Universität.
56. Luft, R., M. D. Prof., Stockholm (Schweden), Karolinska Sjukhuset.
57. Malmio, K., Dr., Helsinki (Finnland).
58. Maske, H., Priv.-Doz. Dr. med., Frankfurt/Main, Farbwerke Hoechst.
59. Müting, D., Doz. Dr. med., Homburg (Saar), Med. Univ.-Klinik d. Saarlandes.
60. Nissen-Meyer, R., Dr., Oslo (Norwegen), Det Norske Radiumhospital.
61. Nowakowski, H., Prof. Dr. med., Hamburg-Eppendorf, II. Med. Univ.-Klinik u. Poliklinik.
62. Olivecrona, H., Prof. Dr., Stockholm (Schweden), Serafimer-Lasarettet.
63. Pfeiffer, E. F., Prof. Dr. med., Frankfurt/Main, I. Med. Univ.-Klinik.
64. Pokrajac, N., Dr., Zagreb (Jugoslawien), Physiol. Inst. d. Med. Fakultät.
65. Poppe, H., Priv.-Doz. Dr. med., Göttingen, Röntgen-Inst. d. Chirurg. Univ.-Klinik.
66. Rabadija, L., Dr., Zagreb (Jugoslawien), Physiolog. Inst. d. Med. Fakultät.
67. Rausch-Stroomann, J.-G., Dr. med., Hamburg-Eppendorf, I. Med. Univ.-Klinik.
68. Reineke, G., Dr. med., Hamburg-Eppendorf, I. Med. Univ.-Klinik.
69. Reinwein, D., Dr. med., Düsseldorf, II. Med. Klinik d. Med. Akademie.
70. Reitalu, J., Dr., Lund (Schweden), Genetisches Inst. d. Universität.
71. Rick, W., Dr. med., Gießen, Med. u. Nervenklinik d. Justus-Liebig-Universität.
72. Rolshoven, E., Prof. Dr. med., Homburg (Saar), Anatomisches Inst. d. Universität des Saarlandes.
73. Rossenbeck, H. G., Dr. med., Frankfurt/Main, I. Med. Univ.-Klinik.
74. Runge, W., Dr. med., Homburg (Saar), Histolog. Inst. d. Universität d. Saarlandes.
75. Sauer, H., Doz. Dr. med., Hamburg-Eppendorf, I. Med. Univ.-Klinik.
76. Schirren, C., Doz. Dr. med., Hamburg-Eppendorf, Universitäts-Hautklinik.
77. Schöffling, K., Dr., Frankfurt/Main, I. Med. Univ.-Klinik.
78. Schwarz, G., Dr. med., Heidelberg, Med. Univ.-Klinik.
79. Schwarz, K., Dr. med., München 15, II. Med. Univ.-Klinik.
80. Schmidt, H., Dr. med., Hamburg-Eppendorf, II. Med. Univ.-Klinik u. Poliklinik.
81. Söling, H. O., Dr. med., Freiburg/Br., Physiolog.-Chem. Inst. d. Universität.
82. Staib, W., Doz. Dr. med., Düsseldorf, Physiolog.-Chem. Inst. d. Med. Akademie.
83. Tamm, J., Doz. Dr. med., Hamburg-Eppendorf, II. Med. Univ.- u. Poliklinik.
84. Titlbach, M., Dr., Prag (Tschechoslowakei), Laboratorium f. Elektronenmikroskopie.
85. Voigt, K.-D., Doz. Dr. med., Hamburg-Eppendorf, II. Med. Univ.- u. Poliklinik.
86. Vranić, M., Dr., Zagreb (Jugoslawien), Physiolog. Inst. d. Med. Fakultät.
87. Wagner, H., Prof. Dr. med., Frankfurt/Main, Frauenklinik, Bürgerhospital.
88. Walser, A., Doz. Dr. med., Basel (Schweiz), II. Med. Klinik, Bürgerspital.
89. Walter, K., Dr. med., Heidelberg, Med. Univ.-Klinik.
90. Weinges, K. F., Dr. med., München 15, II. Med. Klinik d. Universität.
91. Weller, O., Priv.-Doz. Dr. med., Gießen, Med. u. Nervenklinik d. Justus-Liebig-Universität.
92. Ziegler, R., Dr. med., Frankfurt/Main, I. Med. Univ.-Klinik.
93. Zimmermann, W., Prof. Dr. med., Dr. phil., Dipl-Chem., Homburg (Saar), Hygien. Inst. d. Univ. d. Saarlandes.

Aus der endokrinologischen Abteilung, Karolinska Sjukhuset, Stockholm, Schweden

Die endokrine Behandlung des Mammacarcinoms

Von

ROLF LUFT

Bei einer Anzahl von Patienten mit metastasierenden Krebserkrankungen kann man auch in sehr fortgeschrittenen Stadien durch eine Änderung des hormonellen Milieus eine Remission im Krankheitsverlauf herbeiführen. Dies gilt hauptsächlich für den Brustkrebs und Prostatakrebs. Unsere Hilfsmittel zur Veränderung des hormonellen Status sind fortlaufend verbessert worden, und man hat guten Grund zur Annahme, daß sie auch in den kommenden Jahren weiterhin vervollkommnet werden. Wir befinden uns zur Zeit an einem Punkt dieser Entwicklung, der uns zu einem gewissen Schluß über die endokrine Therapie beim Brustkrebs berechtigt. Seit 1952 sind nach Einführung der Hypophysektomie keine wesentlichen therapeutischen Neuigkeiten in der hormonellen Behandlung des Krebses veröffentlicht worden und wir haben daher mehr als 5 Jahre Zeit gehabt, um unsere Erfahrungen auf diesem Gebiet einer Prüfung zu unterziehen.

Bevor ich näher auf die endokrinen therapeutischen Hilfsmittel für die Behandlung des metastasierenden Brustkrebses eingehe, will ich einige elementare Faktoren klarlegen.

Gewebe und Organe, die anatomisch und funktionell von Hormonen beeinflußt werden, nennen wir „*hormonabhängig*". Wird die Hormonzufuhr eliminiert, dann atrophiert das Organ oder verringert seine funktionelle Aktivität. Diese Hormonabhängigkeit gilt nicht nur für normales Gewebe, sondern auch für die von diesem ausgehenden Tumoren. Deshalb kann ein solcher Tumor gleichzeitig mit dem ihn umgebenden Stroma in seinem Wachstum gehemmt werden, wenn man die Hormonzufuhr stoppt.

Wir berühren hier wichtige Prinzipien der Krebsforschung:

1. daß ein Krebs nicht absolut autonom ist, sondern gewisse Eigenschaften seines Muttergewebes beibehalten kann;

2. daß Krebszellen ebenso wie die Zellen des Muttergewebes durch physiologische, d. h. qualitativ und quantitativ normale Hormone im Organismus beeinflußt werden können.

Krebsgewebe, welches von hormonabhängigem Gewebe ausgeht, kann seine Hormonabhängigkeit später verlieren oder aber auch von Anfang an autonom sein. Die Entwicklung von normalen Zellen zu hormonabhängigen und autonomen Tumorzellen konnte von FURTH für experimentelle Hypophysentumoren gezeigt werden. Natürlich können wir die Ergebnisse von solchen Tierexperimenten nicht ohne weiteres auf Tumoren beim Menschen übertragen. Wir wissen z. B. nicht, weshalb der Brustkrebs beim Menschen nicht in allen Fällen hormonempfindlich ist. Bei Tieren findet sich hier eine bemerkenswerte Homogenität. Allerdings arbeitet man hier mit reinen Stämmen und einer hohen spontanen Tumorfrequenz, während die humanen Populationen in dieser Hinsicht äußerst heterogen sind.

Eine naheliegende Frage von großer klinischer Bedeutung ist die, wie man feststellen soll, ob ein Brustkrebs hormonempfindlich ist oder nicht. Wir können damit rechnen, daß ungefähr 55—60% aller Brustkrebse hormonempfindlich sind, und wir sollten unsere endokrinen Anstrengungen auf diese Gruppe konzentrieren. Man hat bisher keine absoluten histologischen, histochemischen, ultrastrukturellen oder chromosomalen Kriterien für hormonell ansprechbare Tumoren bestimmen können. Die frühere Auffassung, daß Tumoren mit einem höheren Differenzierungsgrad besonders hormonempfindlich seien, konnte nach umfassenderen Untersuchungen nicht bestätigt werden.

Einige in der Literatur diskutierte Untersuchungen auf Hormonempfindlichkeit sind:

1. Reaktion des Krebses auf vorhergehende endokrine Therapie, z. B. Kastration oder Hormonzufuhr. Dies ist natürlich von Wert, wenn man bei einer späteren Gelegenheit eine Adrenalektomie oder Hypophysektomie ausführen will;

2. Steigerung der Calciumaussonderung im Urin nach hormoneller Stimulierung des Brustkrebses mit Skeletmetastasen oder die Senkung der Calciumausscheidung nach Kastration (PEARSON et al. 1952, 1953; PEARSON u. WEST 1953).

3. Senkung der Calciumausscheidung im Urin in ähnlichen Fällen nach Zufuhr von Corticosteroiden (EMERSON u. JESSIMAN 1956).

Keine der beiden letzten Methoden ist jedoch besonders leicht auszuführen und einwandfrei.

Übergehend zur endokrinen Therapie bei metastasierendem Brustkrebs will ich betonen, daß ich nur eine Übersicht über die verschiedenen Behandlungsmöglichkeiten geben will und mich dabei an einige repräsentative Veröffentlichungen in der Literatur halte. Mehrere meiner Nachredner werden über die verschiedenen Methoden eingehender berichten.

Wir können die endokrine Therapie in hormonelle, chirurgische und kombiniert chirurgisch-hormonelle einteilen.

Chirurgische Behandlung

Kastration innerhalb 5 Jahren nach der Menopause,
Adrenalektomie (+ Kastration) in jedem Alter,
Hypophysektomie in jedem Alter

Hormonelle Behandlung

Oestrogene mehr als 5 Jahre nach der Menopause,
Androgene in jedem Alter
Corticosteroide in jedem Alter.

Kombinierte Behandlung

Kastration und Corticosteroide in jedem Alter.

Chirurgische Therapie

Die ablative endokrine Chirurgie beim Brustkrebs begann mit COOPERs Beobachtung 1836, daß die Metastasenbeschwerden und die Größe des Primärtumors beim Brustkrebs prämenstruell zunahmen und postmenstruell abnahmen. SCHINZINGER schlug 1889 die Kastration fertiler Frauen mit Brustkrebs bereits vor dem Auftreten von Metastasen vor. Bekanntlich introduzierte BEATSON 1896 die bilaterale Oophorektomie in die Therapie des Brustkrebses, und 10 Jahre später konnte LETT aus der Literatur 99 Fälle von metastasierendem Brustkrebs, die kastriert worden waren, zusammenstellen. Von diesen waren 75 in fertilem Alter, und in 41% erhielt man Remissionen. Die ablative endokrine Chirurgie wurde 1952 mit der bilateralen Adrenalektomie durch HUGGINS und BERGENSTAL und mit der Hypophysektomie durch LUFT u. Mitarb. bereichert.

Die Bedeutung der Kastration in diesem Zusammenhang wurde bereits durch die Publikation LETTs klargemacht. Die Auffassung über den Wert der Kastration schwankte jedoch, hauptsächlich wegen der schlechteren Resultate nach röntgenologischer gegenüber chirurgischer Kastration. So teilten z. B. ADAIR u. Mitarb. 15% Verbesserungen nach röntgenologischer Kastration gegenüber 40% nach chirurgischer Kastration mit. Man kann à *priori* vermuten, daß eine unzureichende Röntgendosis die Ursache für diesen Unterschied war, und DICZFALUSY u. Mitarb. (1959) konnten eine vollständige Eliminierung der Oestrogenproduktion in den Ovarien nach Röntgenkastration zeigen.

Das vollständigste Material über chirurgische Kastration bei metastasierendem Brustkrebs wurde 1958 von TREVES u. FINKBEINER veröffentlicht. Von 186 operierten Patienten zeigten 37% eine objektive und subjektive Verbesserung. Bei 143 fertilen Frauen trat eine Remission in 44% ein, während nach der Menopause nur 15% reagierten. Nach diesen Verfassern waren die Aussichten für eine Remission nach der Kastration um so größer, je länger das Intervall zwischen Operation des Primärtumors und dem Auftreten der Metastasen war. Die Remission variierte zwischen 3 und 44 Monaten und betrug im Durchschnitt 13 Monate.

Ich will hier betonen, daß man bei der Beurteilung der Resultate nach Oophorektomie + Adrenalektomie, Oophorektomie + Cortison sowie nach Hypophysektomie auf den Effekt der einfachen Kastration Rücksicht nehmen muß. Wir müssen von den Resultaten der avancierteren Operationsmethoden den Effekt der einfachen Kastration substrahieren: das heißt, eine Remission in 35—40% der Fälle mit einer mittleren Dauer von mehr als einem Jahr. Dies geschah bisher allzu wenig.

Ich will in diesem Zusammenhang auch ein Problem berühren, das meiner Ansicht nach bisher nicht genügend berücksichtigt wurde: Es ist die „*prophylaktische*" *Kastration* in Verbindung mit der primären Radikaloperation des Brustkrebses. Während bei Patienten *ohne* axilläre Metastasen keine Verlängerung der Überlebenszeit beobachtet werden konnte, ist diese bei Patienten *mit* axillären Metastasen erheblich verlängert.

	Überlebende nach 5 Jahren (in %)	
	mit Kastration	ohne Kastration
SMITH and SMITH (1953). .	74	31
HORSLEY (1951)	63	39
TREVES (1957)	76	39

Die 10-Jahres-Überlebenszeit war in den kastrierten Fällen doppelt so lang wie in den nicht kastrierten. Smith u. Smith weisen auf den interessanten Umstand hin, daß die Überlebenszeit am meisten bei Frauen zwischen 50—59 Jahren verlängert wurde. Ich halte es daher für sehr wichtig, daß die Frage der prophylaktischen Kastration beim Brustkrebs erneut diskutiert wird.

Es ist eine allgemein akzeptierte Ansicht, daß die Kastration den Verlauf des Brustkrebses durch die Eliminierung der ovariellen Oestrogenproduktion beeinflußt. Jedoch wird die Oestrogenproduktion des Körpers nicht völlig aufgehoben, da auch die Nebennierenrinde Oestrogene produziert. Durch *die kombinierte Adrenalektomie und Oophorektomie* erreicht man eine vollständige oder beinahe vollständige Eliminierung der Oestrogenproduktion. Ikkos hat neulich 850 Fälle von Adrenalektomien aus der Literatur zusammengestellt. Von diesen zeigten 42% eine klare objektive Verbesserung nach Adrenalektomie mit einer Variation von 28—59%. Bei den meisten Frauen vor der Menopause wurde gleichzeitig eine Oophorektomie ausgeführt, während man nach der Menopause nur eine Adrenalektomie vornahm. Die Remission währte bei 133 Patienten im Durchschnitt 13 Monate. Die Mortalität im Zusammenhang mit dieser Operation war durchschnittlich 9%. Aus diesem Material geht nach Ikkos auch hervor, daß 34% der Fälle, die vorher günstig auf eine Kastration reagierten, auch später eine Remission nach Adrenalektomie zeigten. Die entsprechende Anzahl war 10% für solche, die nicht auf Kastration reagierten.

Ich will in diesem Zusammenhang auch auf die von Nissen-Meyer eingeführte *medikamentöse Adrenalektomie, kombiniert mit chirurgischer Kastration*, hinweisen. Die Patienten bekommen 50 mg Cortison täglich, welche gemäß Nissen-Meyer die Nebennierenrindenfunktion hemmen. Die Resultate sollen mit Adrenalektomie vergleichbar sein. Wir werden später mehr über diese Frage hören. Vor kurzem haben Brinkley u. Pillers (1960) ihre Resultate mit dieser Methode publiziert: 82 Fälle mit objektiver Remission in 40%. Sie wiesen auch eine bedeutende Verlängerung der Überlebenszeit auf.

Die Hypophysektomie wurde 1952 mit der Absicht eingeführt, mit einem Schlage sowohl andere krebsstimulierende Hypophysenhormone als auch Oestrogene zu entfernen. In Schweden werden drei verschiedene Verfahren zur Zerstörung der Hypophyse angewandt: die transfrontotemporale Hypophysektomie ad modum *Olivecrona*, die transantrale Hypophysektomie ad modum *Hamberger* und die Implantation von radioaktivem Yttrium[90] in die Hypophyse ad modum *Notter*. Ich habe früher bei verschiedenen Gelegenheiten unsere eigenen Resultate bei der Hypophysektomie mitgeteilt: objektive Remission in 55% der Patienten mit einer mittleren Dauer von ungefähr 17 Monaten. Ikkos hat 441 Fälle aus der Literatur zusammengestellt, bei welchen die Resultate der Hypophysektomie beurteilt werden können: 51% zeigten eine objektive Remission mit einer mittleren Dauer von mehr als 13 Monaten. Die Resultate variieren stark mit einer Remissionsfrequenz von 31 bis 69%. Die mit dem Eingriff verbundene Mortalität ist im Durchschnitt 9%.

Im Zusammenhang mit der Hypophysektomie bei humanem Brustkrebs ergeben sich mehrere interessante Probleme. Eine Frage ist, ob die Hypophysektomie bessere therapeutische Resultate ergibt als Oophorektomie und Adrenalektomie. Es scheint festzustehen, daß man in einer Reihe von Fällen, die früher

kastriert und adrenalektomiert waren, mit der Hypophysektomie eine weitere
Remission erzielen könne. Diese beruht wahrscheinlich auf der Eliminierung von
hypophysären Hormonen.

Eine andere Frage gilt der Forderung nach kompletter Hypophysektomie,
welche bekanntlich schwer zu erreichen ist. Wir können die Frage noch nicht beantworten, ob man eine größere Anzahl von Remissionen nach vollständiger oder
nach unvollständiger Hypophysektomie erreicht. Man hat auch Resultate nach
Durchschneidung des Hypophysenstieles gesehen, bei der ungefähr 20—30% der
Adenohypophyse intakt bleiben (EHNI u. ECKLES 1959).

Es gibt nur wenige Mitteilungen über die Remissionsfrequenz nach Hypophysektomie bei Patienten, die früher gut auf eine chirurgische Kastration reagiert
haben. Das bedeutendste Material wurde neulich von RAY publiziert, der 87% im
Vergleich zu 50% nach Adrenalektomie angab. Die Zahl ist auffallend hoch, aber
sie ist ein klarer Beweis dafür, daß die Hypophysektomie von speziellem Wert in
solchen Fällen sein kann, die zuvor auf die Kastration mit einer Remission geantwortet haben.

Zusammenfassend kann man konstatieren, daß man mit ablativer endokriner
Chirurgie bei metastasierendem Brustkrebs in 40—50% der Fälle eine Remission
von der mittleren Dauer eines Jahres erreichen kann. Die kombinierte Oophorektomie und Adrenalektomie gibt bessere Resultate als die Kastration allein, und
die Hypophysektomie darüber hinaus noch eine größere Anzahl von Remissionen.

Hormonbehandlung

Oestrogene und Androgene hat man während beinahe zwei Jahrzehnten für die
Therapie des metastasierenden Brustkrebses angewandt: Oestrogene (nach
HADDOWS u. Mitarb. erster Mitteilung 1944), Androgene nach dem Vorschlag von
LOESER 1939—1941. Im allgemeinen sind es ältere Frauen, wenigstens 5 Jahre nach
der Menopause, welche am besten auf Oestrogene ansprechen, während Androgene
hauptsächlich vor dem Klimakterium, aber in gewissen Fällen auch bei älteren
Frauen in Anwendung kommen. Die Literatur hierüber ist sehr umfangreich und
die Resultate einzelner Untersucher sind sehr unterschiedlich. Die Mitteilung von
LEWISON u. Mitarb. (1951) scheint mir für die Resultate, die mit dieser Form von
endokriner Therapie erreicht werden können, repräsentativ.

Mehr als 5 Jahre nach der Menopause

Oestrogene. Remission von: Primärtumoren 40%
Weichteilmetastasen 31%
visceralen Metastasen 32%
Skeletmetastasen 17%

Vor und nach der Menopause

Androgene. Remission von: Primärtumoren 27%
Weichteilmetastasen 23%
visceralen Metastasen 15%
Skeletmetastasen 11%

Der nähere Mechanismus der Hormonwirkung auf die Brustkrebszellen ist
immer noch unklar. *A priori* möchte man sich diese Wirkung am liebsten mit

einer einfachen Theorie erklären. Man kann eine direkte anti-oestrogene Wirkung bei der Androgentherapie voraussetzen, es ist aber dann schwer, den günstigen Effekt der Oestrogentherapie bei Frauen mit Brustkrebs nach der Menopause zu erklären. Andererseits konnte man an kastrierten Ratten zeigen, daß die phenolischen Oestrogene eine unterschiedliche Wirkung auf Brustkrebs ausüben können: in kleinen Dosen stimulieren sie das Wachstum, in großen Dosen hemmen sie es dagegen (HUGGINS u. Mitarb. 1956). Wir können uns auch die Hypophyse als das vermittelnde Organ für alle Formen von endokriner Therapie bei Brustkrebs vorstellen. Oestrogene und in geringerem Grad auch Androgene hemmen die Hypophyse, und können eventuell die Produktion von hypophysären Hormonen ohne direkte Bedeutung für die Oestrogenproduktion beeinflussen. Die Kastration und Adrenalektomie haben histologische Veränderungen in der Hypophyse zur Folge. Wir kennen noch nicht die Bedeutung des Mammotropins und Wachstumshormons für die Entwicklung des humanen Mammacarcinoms, trotz einiger präliminärer Mitteilungen. All dieses sind jedoch nur Andeutungen ohne Antwort. Die Einwirkung endokriner Faktoren und speziell der Hypophysenhormone auf das humane Mammacarcinom muß unbedingt näher erforscht werden.

Ich begann meinen Vortrag mit einem Wunsch für ein kritisches Resümé der endokrinen Behandlung des Mammacarcinoms. Wir wissen heute, was die verschiedenen therapeutischen Maßnahmen geben. Es fehlt jedoch immer noch eine groß angelegte systematische Untersuchung, die Anwort auf die Frage geben kann, ob die eine oder andere Behandlungsform überlegen ist, und in welcher Folge die verschiedenen endokrinen Maßnahmen angewandt werden sollen, um eine möglichst lange objektive Palliation zu erreichen. Es ist offenbar, daß die chirurgische Kastration als prophylaktische und therapeutische Maßnahme erneut diskutiert werden muß. Es ist weiter nötig, daß wir uns eine bessere Auffassung über die Bedeutung der Oestrogene für das Wachstum des humanen Mammacarcinoms verschaffen müssen. Deren Bedeutung ist in diesem Zusammenhang noch nicht einwandfrei erwiesen. Aus diesen Gründen ist es im Augenblick schwer, ein festes Schema für die Behandlung des metastasierenden Brustkrebses anzugeben, welches der bisherigen Praxis überlegen wäre. Ich nehme mir jedoch zum Abschluß die Freiheit, folgendes Behandlungsschema vorzuschlagen, das meines Erachtens am besten unseren heutigen Erfahrungen entspricht.

I. Primärtumor
   ohne axilläre Metastasen
   mit axillären Metastasen (< 60 Jahre): Kastration.

II. Metastasen außerhalb der regionalen Lymphdrüsen
   1. radiologische Therapie
   2. < 60 Jahre: Kastration
      > 60 Jahre: Oestrogene
   3. Androgene und Corticosteroide
   4. Hypophysektomie.

Das Schema nutzt die Möglichkeit der prophylaktischen Kastration zur Verlängerung der Überlebenszeit für Patienten mit axillären Metastasen aus. Jedoch verringern wir gleichzeitig die Möglichkeiten zur Testung der Hormonempfindlichkeit des Tumors. Die Frage des palliativen Effektes der Androgene und Corticosteroide lasse ich offen. Die Hypophysektomie bleibt hier die abschließende Behandlung. Es soll vielleicht betont werden, daß die im Schema folgende endokrine Maßnahme angeschlossen werden soll, sobald es offenbar wird, daß die vorher angewandte Therapieform kein Resultat gibt oder eine eventuelle Remission in Progreß übergeht. Man soll nicht abwarten, bis der Prozeß deutlich fortschreitet. Dies setzt eine klinische Zusammenarbeit mehrerer Spezialisten voraus in Übereinstimmung mit den zentralisierten "Breast Clinics" der Amerikaner. Ich glaube nicht, daß wir uns in der Zukunft mit weniger begnügen können, wenn wir die endokrine Therapie beim Brustkrebs effektiv gestalten und die Entwicklung auf diesem Gebiet fördern wollen.

Literatur

ADAIR, F. E., N. TREVES, J. H. FARROW and I. M. SCHARNAGEL: J. Amer. med. Ass. **128**, 161 (1945).

BEATSON, G. T.: Lancet **1896 II**, 104, 162.

BRINKLEY, D. M., and E. K. PILLERS: Lancet **1960 I**, 123.

COOPER, A. P.: The principles and practice of surgery. Founded on the most extensive hospital and private practice, during a period of nearly 50 years. With numerous plates, illustrative Both of Healthy and Diseased Structure, vol. 1. London: E. Cox 1836.

DICZFALUSY, E., G. NOTTER, F. EDSMYR and A. WESTMAN: J. clin. Endocr. **19**, 1230 (1959).

EHNI, G., and N. E. ECKLES: J. Neurosurg. **16**, 628 (1959).

EMERSON, K., jr., and A. G. JESSIMAN: New Engl. J. Med. **254**, 252 (1956).

FURTH, J.: Cancer Res. **17**, 454 (1957).

HADDOW, W., J. M. WATKINSON and E. PATERSON: Brit. med. J. **1944 II**, 393.

HORSLEY, G. W.: Ann. Surg. **125**, 703 (1947).

HUGGINS, C., and D. BERGENSTAL: Cancer Res. **12**, 134 (1952).

— Y. TORRALBA and K. MAINZER: J. exp. Med. **104**, 525 (1956).

IKKOS, D.: Nord. Med. (to be published).

LETT, H.: Lancet **1905 I**, 227.

LOESER, A. A.: Acta Un. int. Cancr. **4**, 375 (1939).

— Lancet **1941 II**, 698.

LUFT, R., H. OLIVECRONA u. B. SJÖGREN: Nord. Med. **47**, 351 (1952).

NISSEN-MEYER, R.: Acta endocr. (Kbh.) Suppl. **31**, 314 (1957).

PEARSON, O. H., and C. D. WEST: Proc. Amer. Ass. Cancer Res. **1**, 42 (1953).

— — V. P. HOLLANDER and G. C. ESCHER: J. clin. Endocr. **12**, 926 (1952).

— — C. D. WEST and N. TREVES: J. clin. Invest. **32**, 594 (1953).

RAY, B. S.: J. Neurosurg. **17**, 1 (1960).

SCHINZINGER, A.: Zbl. Chir. **16**, 55 (1889).

SMITH, G. V., and O. W. SMITH: Surg. Gynec. Obstet. **97**, 508 (1953).

TREVES, N.: Cancer **10**, 393 (1957).

— and J. A. FINKBEINER: Cancer **11**, 421 (1958).

Diskussion

A. GREGL (Göttingen):

Zum Vortrag von Herrn LUFT möchte ich bemerken, daß auch nach Adrenalektomie und Hypophysektomie noch Oestrogene ausgeschieden werden. BAYER u. Mitarb. haben auf die Bedeutung der adrenalen Oestrogene hingewiesen.

W. HOHLWEG (Berlin):

Wenn die Oestrogene besonders bei jüngeren Frauen von so großer Bedeutung für die Entwicklung des Mammacarcinoms und seiner Metastasen sind, müßte doch auf den Oestrogengehalt der Nahrung Rücksicht genommen werden. Es ist bekannt, daß sowohl zahlreiche tierische als auch pflanzliche Nahrungsmittel nicht unbedeutende Mengen an Oestrogenen enthalten. Es werden daher noch gründliche Untersuchungen der wichtigsten Nahrungsmittel auf ihren Oestrogengehalt notwendig sein, bis eine oestrogenfreie bzw. oestrogenarme Diät zusammengestellt werden kann.

Det Norske Radiumhospital, Oslo

Erfahrungen mit der Cortisonbehandlung des Brustkrebses

Von

R. NISSEN-MEYER

Mit 3 Abbildungen

I.

Der erste Teil dieser Arbeit besteht in einem Versuch, die sog. medizinische Adrenalektomie mit der chirurgischen Adrenalektomie zu vergleichen.

Anstatt der chirurgischen Adrenalektomie mit nachfolgender Cortisonsubstitution haben wir versucht, die Funktion der Hypophyse und der Nebennierenrinde ganz einfach mit kleinen Dosen von Corticoiden zu unterdrücken. Prinzipiell haben wir 12,5 mg Cortison 4mal täglich gegeben, in Fällen mit Herzleiden usw. aber 2,5 mg Prednison 4mal täglich.

Die Voraussetzung einer Wirkung dieser Behandlung ist selbstverständlich, daß die Funktion der Ovarien auch sicher aufgehoben ist. Weil die chirurgische Adrenalektomie meist mit einer chirurgischen Kastration kombiniert wird, haben auch wir prinzipiell die Oophorektomie vorgezogen. In einem Drittel der Fälle jedoch, wo der Zustand der Patientinnen jeden chirurgischen Eingriff bedenklich machte, haben wir uns mit einer Röntgenkastration begnügt.

Aus dem Programm dieser Sitzung scheint hervorzugehen, daß wir heute sehr gute Gelegenheit haben werden, einen Vergleich zwischen den Resultaten der verschiedenen Behandlungsmethoden ziehen zu können. Es kann nicht stark genug hervorgehoben werden, daß wir die Resultate der Behandlungsserien verschiedener Kliniken ohne statistische Randomisierung nicht ohne weiteres statistisch vergleichen können. Der wichtigste Faktor, der die Resultate bestimmt, ist oft nicht die Art der Behandlung, sondern die Weise, nach der die Patientinnen für diese Therapie ausgewählt wurden.

Wir haben planmäßig versucht, eine Serie corticoidbehandelter Fälle zu erhalten, die so gut wie möglich den Serien chirurgisch adrenalektomierter Fälle anderer Kliniken vergleichbar sind.

Die Grundlage unserer Serie sind sämtliche Patientinnen mit fortgeschrittenem Mammacarcinom, die in einem bestimmten Zeitraum in eine der medizinischen Abteilungen der Stadt Oslo, nämlich die Medizinische Abteilung B des Aker Krankenhauses, zufälligerweise eingewiesen wurden. Im Zeitraum zwischen dem 1. Dezember 1953 bis 1. September 1959 waren es 66 Patientinnen.

Von dieser „Bruttoserie" müssen wir aber 13 Patientinnen ausschalten, weil die Behandlung bei ihnen *nicht* durchgeführt werden konnte. Die meisten dieser

13 Patientinnen starben schon wenige Tage oder Wochen, nachdem sie in die Abteilung gekommen waren; eine chirurgische Adrenalektomie hätte in diesen 13 Fällen gar nicht in Frage kommen können. Ausschalten müssen wir natürlich auch 4 Patientinnen, die schon anderswo ihre Corticoidbehandlung begonnen hatten.

Übrig bleibt dann eine Serie von 49 Patientinnen, die in anderen Kliniken für eine chirurgische Adrenalektomie oder Hypophysektomie in Betracht gezogen worden wären. Wir haben keinen Versuch gemacht, Patientinnen auszuwählen, die für endokrine Behandlung speziell geeignet wären, sondern haben versucht, die *gleiche* Therapie bei allen Patientinnen durchzuführen, die zufällig gerade in diese Abteilung kamen. Damit hofften wir, eine bestimmte Selektion zu vermeiden.

Unsere Definition einer objektiven Remission ist eine Kombination von subjektiver Besserung mit entweder meßbarer Rückbildung der objektiven Symptome, oder mit einem Stillstand der Progression, ein Stillstand, der mindestens ein halbes Jahr dauern muß. Ein Stillstand von kürzerer Dauer wird als Mißerfolg registriert. Die Remission wird immer beim ersten sicheren Zeichen neuer Progression als abgeschlossen betrachtet.

Die Resultate der erwähnten Serie von 49 Patientinnen sind am 1. März 1960 beurteilt worden, also nach einer Beobachtungszeit von mindestens 6 Monaten, und sie sind in Tab. 1 veranschaulicht. Wir sehen, daß in der totalen Serie eine

Tabelle 1. *Cancer mammae, Stadium IV. Resultate der Behandlung mit Kastration und kleine Corticoiddosen*

Patientengruppe										Fehlschläge
			Remissionen							
					Dauer (Monate)		noch in Rem.	Überlebenszeit	Noch am Leb.	Überlebenszeit
	Alter J.	Anzahl	Anzahl	%	Mittelwert	von　　bis				
Totale Serie	56	49	25	**51**	**19,7**	1,5—75,0	6	24,1	9	5,2
Oophorektomierte . .	53	34	18	**53**	**17,8**	1,5—75,0	5	22,0	6	6,2
Röntgenkastrierte . .	62	15	7	**47**	**24,6**	7,0—54,5	1	29,5	3	3,1
Abstand Rad. op. Metastasen:										
< 1 Jahr	54	9	3	**33**	**5,5**	3,5— 7,0	1	9,1	1	4,4
1—2 Jahre	52	9	4	**44**	**33,4**	6,0—75,0	1	41,0	1	3,7
> 2 Jahre	56	28	16	**57**	**18,6**	1,5—54,5	4	22,1	7	5,0
Keine Rad.-Op. . . .	64	3	2			7,5—39,0	0	28,3	0	19,2
Menstruations- Verhältnis:										
Menstruation	44	14	11	**78**	**19,8**	1,5—75,0	5	23,0	5	6,5
< 5 Jahre nach der Menopause	53	10	2	**20**		16,0—40,5	0	38,3	0	4,8
> 5 Jahre nach der Menopause	63	25	12	**48**	**18,1**	7,0—54,5	1	22,8	4	5,1

objektive Remission bei 25 Patientinnen, d. h. in 51%, registriert wurde. Die Dauer dieser Remission betrug durchschnittlich 19,7 Monate, 6 von den 25 befanden sich aber am 1. März noch in der Remission. Die Überlebenszeit, vom Anfang der Corticoidbehandlung an, betrug durchschnittlich 24,1 Monate, aber 9 Patientinnen waren noch am Leben. Die durchschnittliche Überlebenszeit der 24 Versager lag bei 5,2 Monaten.

Aus den nächsten zwei Zeilen der Tabelle sehen wir, daß kein großer Unterschied der Resultate zwischen der Serie von oophorektomierten und der Serie von röntgenkastrierten Patientinnen registriert werden konnte, — die letzteren waren aber durchschnittlich etwas älter.

Der wichtigste prognostische Faktor scheint der Abstand zwischen der Radikaloperation und dem ersten Symptom der Metastasen zu sein. Wenn diese symptomfreie Zeit weniger als 1 Jahr ist, wenn sich also das Carcinom sehr schnell entwickelt, scheint die Aussicht eines Erfolges der endokrinen Behandlung sehr schlecht zu sein —, das gilt wohl bei sämtlichen Methoden endokriner Behandlung.

Zuletzt ist in Tab. 1 das Material nach den Menstruationsverhältnissen am Anfang der Corticoidbehandlung eingeteilt. Die 14 Patientinnen, die vor der Behandlung noch ihre Menstruation hatten, zeigten sehr gute Erfolge. Wahrscheinlich hat die Kastration hier den größten Anteil an dem guten prozentualen Erfolg; aber ich glaube, daß wir der Cortisonbehandlung

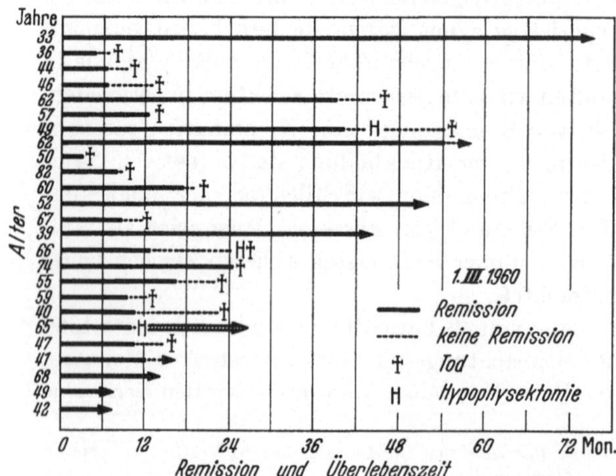

Abb. 1. *Cancer mammae, Stadium IV.* Übersicht der Remissionsfälle nach Behandlung mit Kastration und kleine Corticoiddosen. 25 Remissionsfälle (51%). Dauer der Remission: Mittelwert 19,7 Monate, Medianwert 12,0 Monate. Überlebenszeit: Mittelwert 24,1 Monate, Medianwert 16,5 Monate

für die lange *Dauer* der Remission danken können. Für die älteren Patientinnen ist die Cortisonbehandlung aber der wichtigste Teil der Behandlung.

Ich glaube, es ist kein Zufall, daß nur 2 der 10 Patientinnen, wo die Menopause weniger als 5 Jahren zurücklag, eine Remission erlebten. Verschiedene Beobachtungen deuten darauf hin, daß von Patientinnen, die in den ersten Jahren nach der Menopause eine Aktivität ihres Brustkrebses zeigen, verhältnismäßig wenige eine hormonabhängige Tumorform haben.

Abb. 1 gibt eine Übersicht der 25 Remissionsfälle. Man sieht hier, daß der Durchschnittswert der Remissionszeit stark durch die extremen Werte beeinflußt wird, der mediane Wert ist nur 12 Monate. Der mediane Wert der Überlebenszeit ist 16,5 Monate. Die längste Remissionsdauer ist 75 Monate, und diese Patientin befindet sich noch in Remission.

Abb. 2 zeigt entsprechend den Verlauf in den 24 Fällen, die keine objektive Remission erlebten. Der mediane Wert der Überlebenszeit war hier nur 2,5 Monate, und nur eine dieser Patientinnen lebt noch.

In den letzten Jahren haben wir in einigen Fällen die Hypophysektomie versucht, nämlich dann, wenn entweder keine Remission mit der Corticoidbehandlung erreicht wurde, oder wenn eine corticoidinduzierte Remission als abgeschlossen betrachtet wurde. In Abb. 1 und 2 ist der Zeitpunkt der Hypophysektomie in den Fällen der systematischen Serie markiert.

Tab. 2 gibt eine Übersicht unserer 13 hypophysektomierten, früher cortisonbehandelten Patientinnen. Wir sehen, daß nur eine einzige Patientin dieser 13 mit Hypophysektomie eine neue Remission erlebte, sie hatte auch mit Cortison eine Remission. Eine Patientin ist noch am Leben, aber ohne Remission, und die anderen 11 sind alle verstorben, ohne Remission.

Diese Resultate sind also äußerst bescheiden, und ich bin nicht ganz davon überzeugt, daß der Versuch einer solchen sekundären Hypophysektomie der Cortisonversager gerechtfertigt ist. Ich muß hier aber hervorheben — was eigentlich selbstverständlich ist —, daß diese 13 Patientinnen für die Hypophysektomie eine negative Auswahl darstellen, und daß die Resultate in dieser Gruppe natürlich nicht für den Wert der Hypophysektomie an sich repräsentativ sind.

Die Hypophysektomie wird von Professor T. Leegaard in der otolaryngologischen Abteilung des Ulleevaal Krankenhauses ausgeführt, transsphenoidal durch den Maxillarsinus.

Nun könnte man sich natürlich fragen, ob die Technik unserer Hypophysektomie auch vollwertig ist. Die Zeit gestattet mir nicht, diese Frage im Detail zu diskutieren —, die technischen Resultate und die Laboratorienergebnisse scheinen mir aber sehr zuverlässig zu sein.

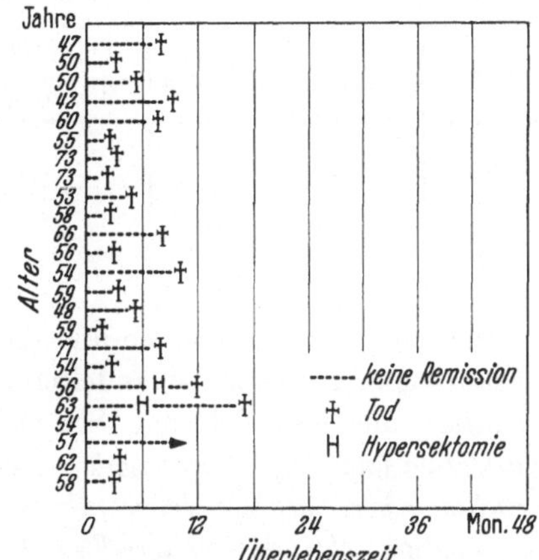

Abb. 2. *Cancer mammae, Stadium IV.* Übersicht der Versager nach Behandlung mit Kastration und kleine Corticoiddosen. 24 Versager (49%). Überlebenszeit: Mittelwert 5,2 Monate, Medianwert 2,5 Monate (1. 3. 1960)

Im gleichen Zeitraum sind auch 4 Patientinnen von einer anderen medizinischen Abteilung von demselben Operateur hypophysektomiert worden. Diese Patientinnen hatten aber früher keine Corticoidbehandlung, repräsentieren also keine solche negative Auswahl. Ich habe diese Patientinnen nicht selbst kontrolliert,

Tabelle 2. *Cancer mammae, Stadium IV. Resultate der Hypophysektomie bei früher corticoidbehandelten Patientinnen*

Alter	Oophor-ektomie	RTG.-Kastration	Corticoidbehandlung		Nach der Hypophysektomie		
			Monate	Remission	Remission	Überlebenszeit	am Leben
57	x		8	nein	nein	3 Monate	nein
66		x	11	9,5 Mo.	ja	16 Monate	ja
68	x		25	12,0 Mo.	nein	2 Tage	nein
53	x		45	40,5 Mo.	nein	9 Monate	nein
72		x	4	nein	nein	1 Monat	nein
64	x		6	nein	nein	12 Monate	nein
56		x	39	32,0 Mo.	nein	4 Monate	nein
55		x	5	nein	nein	5 Tage	nein
57	x		5	nein	nein	5 Monate	nein
47	x		4	nein	nein	5 Tage	nein
36		x	3,5	nein	nein	6 Monate	nein
41	x		20	nein	nein	15 Tage	nein
55	x		4	nein	nein	2 Monate	ja

aber Dr. Solem an der IX. Abteilung des Ullevaal Krankenhauses hat mir mitgeteilt, daß die Resultate dieser Gruppe jetzt so aussehen, wie die Tab. 3 es zeigt, d. h. Remissionen in 3 von 4 Fällen. Sie scheinen sich also nicht von den üblichen Resultaten der Hypophysektomie an früher endokrinologisch unbehandelten wesentlich zu unterscheiden, bestätigen also damit die Zuverlässigkeit unserer Hypophysektomie.

Tabelle 3. *Cancer mammae, Stadium IV. Resultate der Hypophysektomie bei früher nicht corticoidbehandelten Patientinnen*

Alter	Oophorektomie	RTG.-Kastration	Corticoidbehandlung		Nach der Hypophysektomie		
			Monate	Remission	Remission	Überlebenszeit	am Leben
47					ja	13 Monate	ja
47		x			ja	11 Monate	ja
52		x			ja	6 Monate	ja
43					nein ?	2 Monate	ja

Die referierten Ergebnisse und die Erfahrungen mit einer noch viel größeren Anzahl anderer cortisonbehandelter Fälle in dem norwegischen Radiumhospital gestatten uns jetzt folgende Schlußfolgerung: *Die kombinierte Behandlung — Kastration und kleine Corticoiddosen — kann in vielen Fällen zu einer vollständigen Remission über mehrere Jahre führen, — und — die Erfolge dieser Behandlungskombination scheinen von derselben Größenordnung wie die Erfolge der kombinierten Oophorektomie und Adrenalektomie zu sein.*

Prinzipiell müssen wir wohl diese Patientinnen gerade so wie die chirurgisch adrenalektomierten kontrollieren und behandeln, also z. B. mit einer Verdopplung der Cortisondose bei „Stress" usw.

In Wirklichkeit sind aber die corticoidbehandelten Patientinnen nicht so labil und gebrechlich wie die chirurgisch adrenalektomierten —, haben sie doch den größten Teil ihrer Aldosteronproduktion noch, und die Zahl und Schwere der Komplikationen und Nebenwirkungen sind gewiß viel geringer als bei chirurgischer Adrenalektomie. Außerdem kann die Corticoidbehandlung auch wieder beendet werden —, was aber chirurgisch entfernt ist, ist aber für immer weg.

II.

Wir haben es deshalb gewagt, Oophorektomie und Corticoidbehandlung auch als sog. „*prophylaktische*" *Behandlung* zu versuchen. Seit August 1956 haben wir diese Behandlung allen Patientinnen angeboten, die in der Chirurgischen Abteilung des Aker Krankenhauses radikaloperiert wurden, und die sich bei der Operation im Stadium II befanden, also mit histologisch nachgewiesenen Axillarmetastasen. Vorläufig haben wir mit einer Dauer der „prophylaktischen" Corticoidbehandlung von 3 Jahren gerechnet.

37 Frauen sind bisher mit Oophorektomie und Corticoiden nach der Radikaloperation behandelt worden, bei der Berechnung der Resultate müssen wir aber natürlich von allen 44 ausgehen, die in diesem Zeitraum operiert wurden. Als Kontrolle haben wir eine Serie von 92 Patientinnen in demselben Stadium, die in den vorhergehenden 10 Jahren dieselbe chirurgische und strahlentherapeutische Behandlung erhielten.

Abb. 3 zeigt die Prozentzahl der Rezidive in dem ersten, zweiten und dritten Jahre nach der Radikaloperation in beiden Serien. Der totale Prozentsatz der Rezidive nach 3 Jahren ist in der behandelten Serie jetzt nur 33, gegen 53 in der Kontrollserie. Ich muß hervorheben, daß 66% dieser Patientinnen ihre Menopause schon passiert hatten.

Diese Resultate müssen noch als sehr präliminär betrachtet werden. Eigentlich habe ich diese Kurve nur als Diskussionsgrundlage mitgenommen, weil sie sehr gut illustriert, was wir mit einer solchen „prophylaktischen“ Behandlung zu erreichen hoffen. Tatsächlich sind auch unsere Resultate bisher so; aber mit nur 44 Patientinnen und einer Beobachtungszeit von nur 3,5 Jahren sind sie noch lange nicht signifikant. Unser Optimismus ist aber stimuliert worden, und der Versuch wird unverändert fortgesetzt.

Wahrscheinlich wird die Rezidivkurve der behandelten Serie sich nach und nach der Kurve der Kontrollserie nähern, und

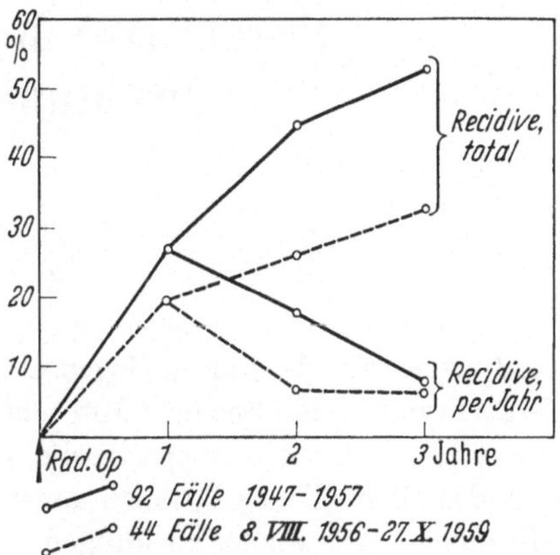

Abb. 3. *Cancer mammae, Stadium II.* Vorläufige Resultate der „prophylaktischen“ Behandlung mit Kastration und kleine Corticoiddosen

es dreht sich nur um eine Verschiebung der Zeit der klinischen Manifestation der Metastasen —, aber damit ist auch viel gewonnen. Jedes Jahr — mit dem wir das symptomenfreie Intervall in dieser Weise verlängern können — bedeutet doch für die Patientin und ihre Familie viel mehr als die Zeit, nachdem die Metastasen diagnostiziert sind. Wenn die Metastasen erst entdeckt sind, wissen doch auch die meisten Patientinnen, daß eine jede Behandlung nur einen Aufschub des sicheren Ausganges geben kann, in dem symptomenfreien Intervall können sie aber eine berechtigte Hoffnung haben, wirklich geheilt zu sein. Die frühzeitige Behandlung ist deshalb wahrscheinlich für die Patientin und ihre Familie die wertvollste.

Literatur

Nissen-Meyer, R., and J. H. Vogt: Acta Un. int. Cancer. **15**, 1140 (1959). —
Nissen-Meyer, R., and A. Sverdrup: Memoirs of the society for endocrinology (in press).

Ergebnisse der Cortisontherapie des Mammacarcinoms

Von

H. GERHARTZ

Mit 3 Abbildungen

Corticosteroide sind im Gegensatz zu den Cytostatica keine allgemeinen Proliferationsgifte und ohne eine Mitosehemmwirkung. Sie erzielen neben sog. Hauptwirkungen zahlreiche unspezifische, sich vielfach überschneidende Effekte, wobei grundsätzlich alle Reaktionen reversibel bleiben und nach Normalisierung des Hormonspiegels wieder ausklingen.

Die Anwendung der Corticosteroide in der Therapie der Carcinome stützt sich wesentlich auf die Erfahrungen, wie sie bei der Behandlung der verschiedenen Hämoblastosen gewonnen wurden. Hier nutzte man den vielseitigen, je nach Dosis und Therapiedauer erheblich wechselnden Effekt der Corticosteroide auf zwei grundsätzlich unterschiedlichen Wegen:

1. In kleinen bis mittleren Dosen wirken die Corticosteroide nach Art eines Tonikums, indem sie das subjektive Befinden bessern, den Appetit stimulieren, den Kreislauf beleben und Nebenwirkungen wie Fieber und Antikörperreaktionen sowie Seitenwirkungen einer zumeist parallellaufenden cytostatischen Therapie in Gestalt einer hämorrhagischen Diathese oder cytotoxischen Panmyelopathie mindern. Derartige Erfolge sind jedoch flüchtiger Natur und können auch durch eine längere Therapiedauer nicht gehalten werden. Bei Carcinomen erwies sich die Therapie mit *kleinen* Dosen lohnenswert im wesentlichen nur zur Einleitung einer cytostatischen oder Röntgentherapie bei reduziertem Allgemeinzustand und Appetitlosigkeit. Bei längerer Anwendung hemmt Cortison die Tumorresistenz des Organismus und begünstigt — besonders bei pulmonaler Metastasierung — die Tumorzellausbreitung, wobei es nicht selten zur Auslösung akuter Metastasierungen kommt. Bei fortgeschrittener Tumorkachexie mag es berechtigt erscheinen, die psychisch stimulierende und euphorisierende Wirkung der Corticosteroide auszunutzen, um den Patienten das Endstadium ihres Leidens erträglicher zu gestalten.

2. Eine direkte Hemmwirkung auf das maligne Gewebe selbst im Sinne einer pharmakodynamischen Therapie ist nur von höchsten, die Tagesproduktion normaler Nebennieren weit überschreitenden Dosen zu erwarten. Wenngleich über den cellulären Wirkungsmechanismus auch heute noch wenig Genaues bekannt ist, so haben doch die Erfolge bei den akuten Leukosen gezeigt, daß dieser Effekt an die Anwendung massiver Dosen gebunden ist, wobei etwa 5—10 mg Prednison pro kg täglich sich als notwendig erwiesen. Derartige Dosen erreichen den subtoxischen Bereich; denn DONTENWILL konnte experimentell mit 15 mg/kg eine deutliche cytotoxische Wirkung mit schweren degenerativen Veränderungen der Leberepithelien,

der Nierentubuli und der Spermiogenese nachweisen. Solch massive Dosen führen innerhalb von 7—12 Wochen zum Hypercortisonismus bis zum ausgeprägten Cushing-Syndrom. Über kürzere Zeit gegeben steigern sie jedoch nicht die Nebenwirkungen (Tab. 1): Vergleichen wir unsere Therapieeffekte bei hochdosierten Mammacarcinomen mit denen der meist niedriger dosierten Hämoblastosen und Hämophthisen, so sehen wir eine subjektive Besserung und eine Minderung der

Tabelle 1. *Seitenwirkungen der Cortisontherapie*

bei:	Subj. Besserung %	B.S.R.- Minderung %	Temp.- Abfall %	Gewichts- zunahme %	Pneumonie %	Infekte: Absceß %	Tbc %
Hämoblastosen und Hämophthisen . . .	65	33	42	40	26	18	6
Mammacarcinome . .	80	100	—	56	22	0	0

Blutsenkung in einem deutlich höheren Prozentsatz. Soweit bei den Carcinomen gelegentlich eine Temperatursteigerung bestand, klang sie prompt ab. Aber auch eine — wenngleich mäßige — Gewichtszunahme war häufiger zu beobachten, die bei einem Viertel der Fälle mit sichtbarer Ödembildung einherging. Dementgegen war die Neigung zu interkurrenten Infekten, wie Pneumonien, abscedierenden Entzündungen und exacerbierten Tuberkulosen seltener als bei der meist über Monate durchgeführten niedrigeren Dosierung.

Bei Dosen von täglich 200—300 mg Prednisolon kam es jedoch häufiger zu einem Anstieg des Blutzuckers (Abb. 1) mit Durchschnittswerten bis zu 165 mg% und in

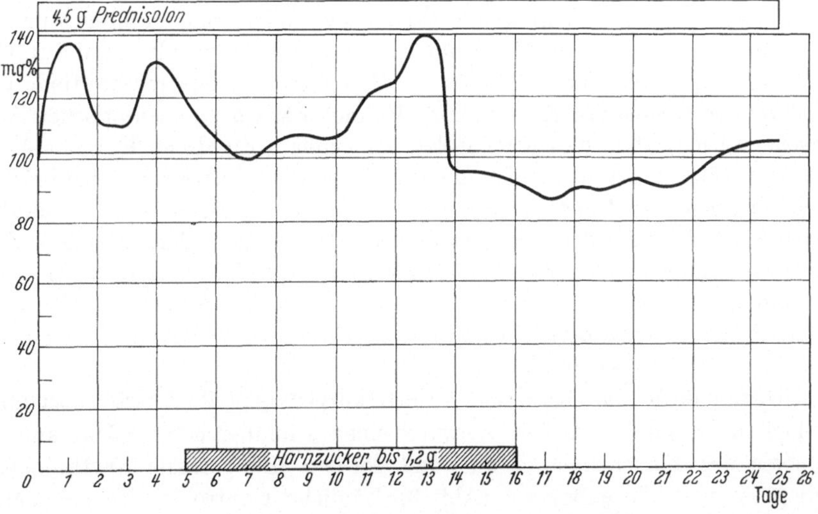

Abb. 1. Blutzuckerspiegel (Mittelwert von 9 Patienten)

50% der Fälle auch zu einer flüchtigen Glykosurie, die vorwiegend um den 5. bis 16. Tag zu finden war. Selten entwickelte sich eine erhöhte psychomotorische Aktivität mit Unruhe und Angstzuständen. Ein Blutdruckanstieg war nicht zu beobachten. Der Blutkaliumspiegel (Abb. 2) sank nach der 2. Therapiewoche zwar deutlich ab, konnte aber durch orale Kaliumzufuhr wieder abgefangen werden. Beim Mammacarcinom gilt die Hyperkalkämie als Ausdruck einer fortschreitenden Metastasierung. Selbst stark erhöhte Serumcalciumspiegel pflegen unter hohen Prednisolon-Dosen innerhalb einer Woche zur Norm abzufallen. Auch der Mittelwert unserer Fälle ließ diese Normalisierungstendenz noch erkennen. Im weiteren Therapieverlauf hielt sich der Calciumspiegel im wesentlichen konstant.

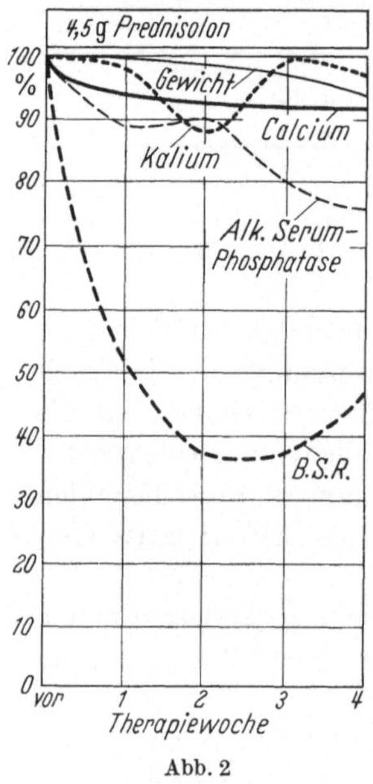

Abb. 2

Dem entgegen zeigte die alkalische Phosphatase eine allmählich einsetzende, aber anhaltende Minderung. Am stärksten ausgeprägt war der Abfall der Blutsenkungsreaktion, die nach 2—3 Wochen fast auf $^1/_3$ der primär stark erhöhten Ausgangswerte gesunken war.

Beim Mammacarcinom erwies sich die Ausnutzung der pharmakodynamisch wirksamen hohen Cortison-Dosen zunächst als erstaunlich wirksam bei der *generalisierten Skeletmetastasierung* zur Linderung des oft heftigen Skeletschmerzes. Eine direkte Hemmwirkung auf das maligne Zellwachstum selbst kann dabei nicht erwartet werden, ebensowenig eine Rückbildung röntgenologischer Knochenherde. Die Anwendung des Cortisons erscheint besonders erfolgversprechend bei primär erhöhtem Serumcalciumspiegel.

Die besondere Bedeutung der Corticosteroide für die Behandlung des Mammacarcinoms beruht auf zwei Fakten: einerseits auf der Verbesserung der Capillarfragilität und der damit verbundenen Beseitigung des kollateralen Ödems und andererseits in ihrem stimulierenden Einfluß auf den Blutzellgehalt und die Hämopoese. So erreichen hohe Cortison-Dosen bei *Hirnmetastasen* eine rasche Minderung des kollateralen Ödems mit Rückbildung der motorischen und sensorischen Ausfallserscheinungen, ohne daß jedoch elektroencephalographische Kurvenabläufe wesentlich verändert würden. Auf ähnlichem Wege wirkt Cortison offenbar bei ausgedehnter *pulmonaler Metastasierung*, wo es vor allem zur Beseitigung der akuten Dyspnoe führt. Dieser Effekt aber ist flüchtig; bei längerer Anwendung fördert Cortison die pulmonale Metastasierung. Eine weitere Indikation sind schwere, mit Ödembildung einhergehende *Lymphstauungen* der Arme, wobei eine deutliche Rückbildung der ödematösen Spannung mit Besserung der Arm- und Fingerbeweglichkeit erreicht werden kann.

Corticosteroide in hoher Dosierung üben als körpereigene Wirkstoffe neben ihrer physiologisch lymphoklastischen Wirkung einen stimulierenden Effekt auf die Hämopoese des Knochenmarks aus und fördern die normale Erythropoese, Granulopoese und Thrombopoese (Abb. 3). Tägliche Kontrollen des peripheren Blutzellgehaltes bei 8 Mammacarcinomen, die mit abfallenden Dosen von 300 bis 100 mg Prednisolon/die behandelt worden waren, zeigten — nach Umrechnung des Differentialblutbildes auf absolute Werte und Errechnung der Mittelwerte — einen rasch einsetzenden und intensiven Anstieg der neutrophilen Granulocyten, der bereits nach 24 Std. fast das Doppelte und am 12. Tag nach Therapiebeginn Gipfelwerte von 270% des Ausgangswertes erreichte. Dementgegen wurden die

Lymphocyten in rhythmischen Schwankungen deutlich gemindert mit Minima von 50—60% um den 3., 10., 15. und 20. Tag. Die monocytären Elemente wiederum wurden wesentlich häufiger mit maximalen Werten von etwa 210% am 8. und 16. Tag. Die Zahl der Thrombocyten fand sich für die ersten beiden Wochen etwas erhöht, aber später leicht vermindert. Hingegen blieben Hämoglobin und Erythrocytenzahl im wesentlichen konstant, obgleich die Reticulocyten von Therapiebeginn an um etwa 70—80% vermehrt waren. Hieraus läßt sich vermuten, daß

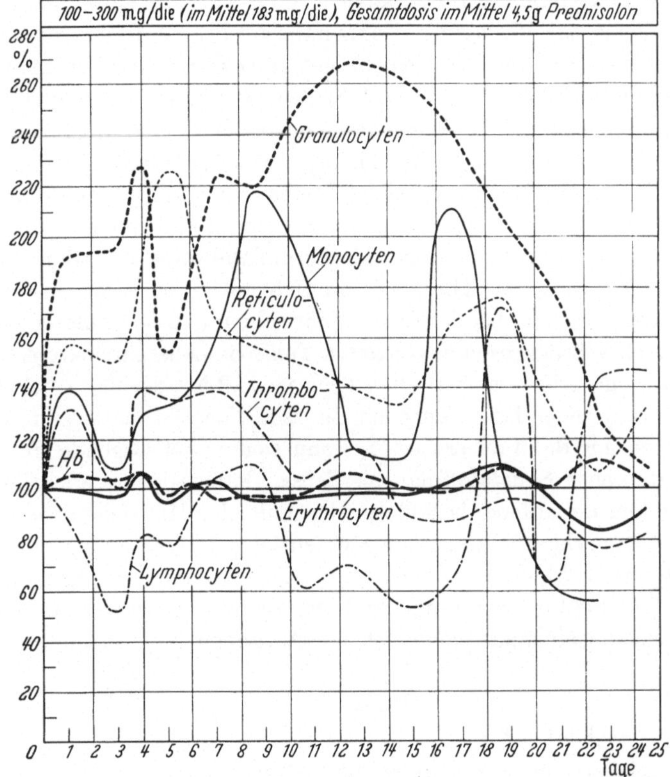

Abb. 3. Verschiebungen des Blutzellgehaltes bei Mamma-Carcinomen (8 Fälle)

die Lebensdauer der Erythrocyten verkürzt wird. Die Zunahme der Granulocyten hingegen erklärt sich nur zum Teil durch eine gesteigerte Zellausschwemmung aus dem Mark, da die reiferen Zellstufen konstanter zunahmen als die Jugendlichen und Stabkernigen, die nur am 1., 6. und 12. Tag Ausschwemmungsgipfel aufwiesen. die Steigerung der Granulocytenzahl ist wesentlich mitbedingt durch eine Verzögerung des Zellabbaues mit Zunahme überalteter Zellformen.

Der myelo-stimulierende Effekt der Corticosteroide ist von beschränkter Dauer und klingt in der 4. Woche bald ab. Hohe Dosen — über längere Zeit gegeben — beeinträchtigen die Granulopoese und Thrombopoese und führen zu einer Reifungshemmung und Wucherung der Reticulumzellen. Wir sehen eine Hauptindikation für die Corticosteroide bei der Therapie der Carcinome in der Ausnutzung dieses flüchtigen Knochenmarkzellreizes gegeben: Der Anstieg der neutrophilen

Granulocyten und der Thrombocyten schafft im peripheren Blut eine Ausgangslage, die es gestattet, anschließend eine cytostatische Therapie mit relativ hohen
Anfangsdosen einzuleiten. Da Corticosteroide rascher wirken als Cytostatica, sind
sie für eine Initialbehandlung besonders geeignet. Sie sind aber keineswegs in der
Lage, die Therapie mit Cytostatica zu ersetzen. Wir bevorzugen es daher, die Therapie des inoperablen Mammacarcinoms mit täglichen Gaben von 300 mg Prednison
einzuleiten. Mit dem 10. Tag reduzieren wir die Dosis auf 200 mg, um dann um den
20. Tag — unter allmählichem Abbau des Prednisolons — eine intensive cytostatische Therapie zu beginnen. Für die Corticosteroid-Therapie stand uns Decortin in
Tabletten à 50 mg zur Verfügung. Dexamethason-Präparate waren weniger geeignet als Prednisolon. Therapieversuche mit einer Hormonkombination von Cortison, Trijodthyronin, Testoviron und Stilben zeitigten wechselnde subjektive
Erfolge. In einzelnen Fällen kam es nach längerer Darreichung zu einem leichten
Ikterus, der nach Unterbrechung der Therapie wieder abklang. Bei der kurzfristi-
gen hohen Prednison-Dosierung beobachteten wir keine Hyperbilirubinämie,
jedoch in einem Fall eine schwache, in einem anderen Fall eine ausgedehnte grob-
tropfige Leberverfettung trotz normaler Serumlabilitätsteste. Ähnliches hatten
wir unter der kombinierten Therapie von Cytostatica und Corticosteroiden bei
4 Hämoblastosen gesehen, bei denen sich präfinal ein hepatocellulärer Ikterus mit
ausgedehnten Gewebsnekrosen entwickelte. Toxische Leberparenchymschäden beobachteten wir unter der cytostatischen Therapie in 2,5% der Fälle, bei gleichzeitiger Durchführung einer langdauernden Cortison-Therapie jedoch in etwa 10%.
Sie sind jedoch nur dann zu erwarten, wenn weitere schädigende Faktoren wie
schwerer chronischer Sauerstoffmangel, Sepsis, Pancytopenie oder Dysprotein-
ämie hinzutreten. Bei Miliartuberkulose oder multiplen Mikrometastasen kann die
kombinierte Chemotherapie durch eine potenzierte Unterbindung der cellulären
und mesenchymalen Abwehrreaktionen eine erhöhte Gefährdung bedeuten, so daß
wir es vorziehen, die Corticosteroide nach der Einleitung der cytostatischen Therapie bei Erreichung einer ausreichenden cytostatischen Dosis ausklingen zu lassen.

Diskussion

E. F. PFEIFFER (Frankfurt a. M.):

Mir ist aufgefallen, daß die von Herrn NISSEN-MEYER angegebene Dosis für Prednison
(10 mg/die) weit unter der lag, die Herr GERHARTZ angewandt hat (100—400 mg Prednison/die).
Soll das heißen, daß weniger die *Menge* an Corticosteroiden als vielmehr die Tatsache der
Anwendung von Corticosteroiden als solche von therapeutischer Bedeutung ist?

J. R. BIERICH (Hamburg):

Ich würde gern erfahren, wie sich unter der Behandlung mit Prednisolon die Steroide
(Corticoide, 17-Ketosteroide und Oestrogene) in Blut und Harn verhalten haben, — ob die
Aktivität der Nebennierenrinde unter den relativ geringen Hormondosen tatsächlich voll-
ständig unterdrückt wurde.

G. GEYER (Wien):

Erinnert an mehrfach publizierte Tierversuche, in denen gezeigt werden konnte, daß die
durch Cortison induzierbare Nebennierenrindenatrophie nicht auftritt, wenn gleichzeitig
Testosteron oder Nor-Testosteron gegeben wird. Anfrage, ob eine entsprechende Beobachtung
auch bei der Autopsie jener Mamma-Carcinom-Patientinnen gemacht werden konnte, die mit
Cortison plus Testosteron behandelt worden waren, und ob demnach auf die Existenz eines
solchen Phänomens beim Menschen geschlossen werden kann.

A. WALSER (Basel):

Wurde bei Ihren Fällen, welche 10 mg Prednison pro Tag erhielten, die Ruhefunktion und die Stimulationsfähigkeit der Nebennierenrinde durch ACTH untersucht?

Nach unseren Erfahrungen kann mit 10 mg Prednison nur eine teilweise Hemmung der Nebennierenrinde erzielt werden, die außerdem im Laufe der Therapie stark abnimmt. Die Stimulationsfähigkeit der Nebennierenrinde durch ACTH steigt wieder an und kann normale Werte erreichen. Dies würde bedeuten, daß die günstigen therapeutischen Erfolge beim metastasierenden Mamma-Ca. nicht auf einer medizinischen Adrenalektomie, sondern auf einer peripheren Wirkung von Prednison auf die Metastasen beruhen.

R. NISSEN-MEYER (Oslo):

Zur Frage in bezug Unterdrückung der Nebennierenrindensteroide: Wir haben die Harnausscheidung von Oestrogenen und Pregnandiol untersucht und finden, daß die Corticoidbehandlung eine deutliche Unterdrückung der Ausscheidung herbeiführt. Die ersten Resultate dieser Untersuchungen wurden auf dem Londoner Cancerkongreß 1958 und auf dem Edinburgher Kongreß 1959 mitgeteilt.

Zur Frage der Nebenwirkungen der Corticoidbehandlung: Die angewendeten Corticoiddosen sind sehr klein im Bereiche der üblichen Substitutionsdosen. Wenn man sich daran erinnert, daß die Corticoidproduktion der Nebennierenrinde dadurch zum größten Teil unterdrückt wird, kann man kaum ein ausgesprochenes Cushing-Syndrom erwarten. Das stimmt auch mit unseren klinischen Erfahrungen überein. Wenn sich die Behandlung über mehrere Jahre erstreckt, haben wir in einigen Fällen eine gewisse Rundung der Gesichtsform beobachtet, und in einigen wenigen Fällen, bei Patientinnen von kleiner Statur, haben wir auch die Cortisondosis bis auf 12,5 mg 3 mal täglich erniedrigt.

Der Ödemtendenz bei Patientinnen mit Herzleiden usw. wurde, wie im Vortrage erwähnt, durch die Anwendung von Prednison anstatt Cortison begegnet, und hat eigentlich kein Problem bereitet.

Dann haben wir 2 Nebenwirkungen, die wohl auch teilweise auf das Konto der Kastration zu setzen sind, nämlich die Tendenz zur Gewichtzunahme und die Tendenz zur Osteoporose. Der ersteren muß durch diätetische Maßnahmen begegnet werden und ist gewöhnlich kein ernstes Problem. Die Osteoporose entwickelt sich erst im Verlaufe mehrerer Jahre, und speziell dann, wenn die Patientin nicht körperlich aktiv ist. In den letzten Jahren haben wir versucht diese Osteoporose mit 19-nor-Testosteronphenylpropionat, 50 mg i.m. jede 2. Woche, zu behandeln, und dies mit guter klinischer Wirkung. In einigen wenigen Fällen haben wir im Anschluß an diese Behandlung eine Beschleunigung des Tumorwachstums gesehen, ohne aber einen kausalen Zusammenhang behaupten zu können.

Zuletzt möchte ich die Frage stellen, ob es sich lohnt, bei der einzelnen Patientin eine Behandlung nach der anderen zu versuchen — also z. B. erst androgene Steroide, dann Röntgenkastration, dann Oophorektomie, dann Adrenalektomie und zuletzt Hypophysektomie — oder ob es sich lohnt, gleich eine Behandlung oder Behandlungskombination zu wählen, von der man glaubt, daß sie in diesem speziellen Falle die beste Aussicht hat, eine recht lange dauernde Remission zu geben.

Wenn ich hier frage: „Was lohnt sich?“, dann denke ich nicht an das Interesse des Statistikers, sondern mehr an das Interesse der Patientin. Für die Patientin und ihre Familie ist, glaube ich, eine zusammenhängende Remission von — sagen wir — 2 Jahren wertvoller als — sagen wir — eine Remission von $2^1/_2$ Jahren, wenn diese letzte Zeit von Rückfällen und Wechsel der Therapie ausgefüllt ist.

H. GERHARTZ (Berlin):

Die Dosierung der Corticosteroide richtet sich nach dem gewünschten Effekt: Wird in den Spätstadien des Krebsleidens die euphorisierende Wirkung des Cortisons gewünscht, so sind mittlere Dosen von 20—40 mg Prednisolon täglich empfehlenswert. Bezweckt man eine funktionelle Ruhigstellung der Nebennieren im Sinne einer „unblutigen Adrenalektomie“, so scheinen hierzu kleinste, die physiologische Tagesproduktion kaum überschreitende Dosen ausreichend, d. h. etwa 10 mg Prednisolon pro die. Eine einmal eingeleitete Cortisontherapie mit kleinen oder mittleren Dosen muß kontinuierlich bis zum Tode fortgeführt werden, da bei einem Absetzen nicht selten akute Metastasierungen auftreten. Die pharmakodynamische Therapie mit höchsten subtoxischen Dosen von täglich 200—300 mg Prednisolon sollte hingegen nur vorübergehend für die Dauer von 5—7 Wochen durchgeführt und mit Beginn des Cushing-Syndroms reduziert und abgesetzt werden. Bezweckt wird hierdurch einerseits eine Ausschwemmung kollateraler Ödeme durch Verbesserung der Capillarfragilität und andererseits ein stimulierender Effekt auf die Hämopoese als Vorbereitung zu einer anschließenden cytostatischen Therapie. Bei der Therapie des Mamma-Ca. wird derzeit das Cytostaticum Endoxan infolge seiner relativ großen therapeutischen Breite bevorzugt angewandt.

Aus dem Röntgeninstitut der Chirurgischen Universitäts-Klinik Göttingen
(Direktor: Prof. Dr. H. Hellner)

Der Wert einer hormonalen Umstimmung durch Ausschaltung der Ovarialfunktion und Behandlung mit Testosteronpropionat* für die Therapie des fortgeschrittenen Mammacarcinoms

Von

Hanno Poppe und Anton Gregl

Mit 7 Abbildungen

Das Brustcarcinom zeichnet sich dadurch aus, daß es vorwiegend das weibliche Geschlecht befällt und bei jüngeren Frauen einen eher foudroyanten Verlauf nimmt, ganz besonders bei gleichzeitig bestehender Schwangerschaft (*84, 132*). Diese Ansicht wird auch heute von vielen Autoren bestätigt (*9, 19, 21, 29, 58, 59, 61, 90, 112, 121, 125, 131*).

Harrington (*58*) fand bei 88 Patientinnen mit Mamma-Ca., die während der Schwangerschaft erkrankten, eine 5jährige Überlebensrate (ÜR) von 5,5%; McWhirter (*131*) eine 5jährige Überlebensrate von 39% bei 36 Patientinnen.

So nimmt es nicht wunder, daß zuerst Kliniker auf die Möglichkeit einer Beziehung zwischen dem Wachstum des Brustkrebses und bestimmten Sexual-Hormonen hinwiesen. Die ersten von Schinzinger (*111*) und Beatson (*8*) gemachten Versuche, den Brustkrebs durch Veränderungen des Hormonhaushaltes zu beeinflussen, bestanden in einer Ovariektomie, die auch später immer wieder von anderen Autoren empfohlen wurde (*6, 18, 29, 38, 55, 78, 86, 107, 121, 124, 129, 134*).

Die klinischen Beobachtungen förderten immer wieder den Gedanken, daß eine Beziehung zwischen der Pathogenese des Brustkrebses und dem Hormonhaushalt besteht (*5, 23, 28, 79*).

Parallel mit klinischen Beobachtungen wurden in zahlreichen tierexperimentellen Untersuchungen Beweise für *mögliche* Beziehungen zwischen einem Brustkrebs und gewissen Sexualhormonen erbracht (*13, 27, 43, 48, 74, 76, 108, 126*).

Bei den tierexperimentellen Untersuchungen hat sich gezeigt, daß die Krebskrankheit vererbt wird und ihre Frequenz sich nach der Mutter richtet. Diesen neuen, bis dahin unbekannten, extrachromosalen Faktor einer „Krebsübertragung" entdeckte Bittner (*13*) 1939 in der Muttermilch.

Er stellte bei unbelasteten Mäusen, die von belasteten Müttern gesäugt wurden, eine spontane Tumorrate von 93% fest. Bei belasteten Mäusen, die von „resistenten" Müttern gesäugt wurden, konnte er die spontane Tumorrate von 90 auf 10% senken.

---

* Testoviron (Schering)

Nachdem feststand, daß durch Applikation von Follikelhormon eine deutliche Erhöhung der spontanen Tumorrate bei belasteten Mäusen auftritt, wurden Versuche angestellt, um durch Injektion des gegengeschlechtlichen Hormons eine Herabsetzung der absoluten Tumorrate zu erzielen.

Während die oben zitierten Autoren eine Ausschaltung der Ovarien z. T. *nur* bei metastasierendem Brustkrebs empfohlen hatten, wurde von anderer Seite auch eine prophylaktische Ausschaltung der Ovarien, sei es durch Ektomie, Röntgenbestrahlung oder Applikation anaboler Hormonpräparate (z. B. Testosteron-Derivate), vorgeschlagen (*14, 15, 34, 41, 63, 68, 75, 98, 103, 106, 112, 113, 114, 117, 125, 133*).

Von der im Tierexperiment bestätigten Vorstellung ausgehend, daß die heterosexuellen Hormone bei Mäuseweibchen imstande sind, die spontane Tumorrate zu unterdrücken, wurden Mitte der 40er Jahre von Loeser (*82*) und Ulrich (*127*) in die Klinik das Testosteron für die Behandlung des fortgeschrittenen Brustkrebses eingeführt. Später wurde diese Behandlungsmethode von vielen Autoren übernommen (*1, 2, 54, 72, 116*). Genau wie bei der Ausschaltung der Ovarien wurde auch bei der Testosteronbehandlung von vielen Seiten eine prophylaktische Anwendung empfohlen (*6, 17, 34, 42, 48, 56, 71, 73, 75, 95, 98, 99, 104, 106, 109, 112, 113*). Fast alle zitierten Autoren kombinieren die Behandlung mit androgenen Hormonen mit einer operativen oder strahleninduzierten Ovarialausschaltung.

Heute wird vorwiegend bei jüngeren Frauen mit fortgeschrittenem Mamma-Ca. eine Testosteronpropionatbehandlung als eine der wirksamen palliativen Maßnahmen angewandt (*17, 26, 32, 36, 44, 47, 56, 71, 92, 93, 98, 100, 108, 129*).

Eine Wirkung androgener Hormone auf Skeletmetastasen eines Mammacarcinoms wurde in subjektiver und objektiver Hinsicht beobachtet (*17, 36, 44, 97, 100*). Im Schrifttum wird oft auf eine Sklerosierung der *osteoklastischen* Metastasen hingewiesen und diese als ein *Maß* der objektiven Wirkung des Testosteronpropionats angenommen (*11, 48, 71, 97*).

Die in der Klinik gesammelten Erfahrungen haben aber auch gezeigt, daß bei einem bestimmten, nicht unbeträchtlichen Teil der Behandelten mit Skelet- und Weichteilmetastasen infolge einer Therapieresistenz weder ein subjektiver noch ein objektiver Behandlungserfolg zu erreichen ist. Das Nichtansprechen des metastasierenden Brustkrebses auf konventionelle Methoden der Hormontherapie, Ovariektomie bzw. Röntgenkastration der Ovarien, Androgenhormone oder deren Kombination, hat zu Überlegungen geführt, ob bei Brustkrebsen nicht eine primär oestrogene und primär androgene Abhängigkeit besteht (*95, 110*).

Durchschnittlich werden 3 × 50 mg wöchentlich Testosteronpropionat bis zu einer Gesamtdosis von 4000—6000 mg empfohlen.

Schmidt-Überreiter (*113*), Scheibe u. Karitzky (*109*) leiten bereits einige Wochen vor der Operation die Testovironbehandlung ein, so daß zum Zeitpunkt der Operation die angestrebte Gesamtmenge 600—800 mg beträgt. Bauer, R. (*6*) gibt prophylaktisch 100 mg als Implantat vierteljährlich, therapeutisch bei Rezidiv und Lokalmetastasen 1—2mal wöchentlich 50 mg und zusätzlich in Abständen von 4—6 Wochen 100 mg als Implantat, bei Fernmetastasen eine wöchentliche Dosis von 200 mg. Wanke (*129*) verabreicht prophylaktisch 100 mg in Depotform alle 10—15 Tage 3—12 Monate lang und therapeutisch 4—6 Monate lang 250 mg wöchentlich. Eine absteigende Dosierung, beginnend mit 300—500 mg wöchentlich bis zu 75—100 mg, schlägt Lang (*75*) vor. Händel u. Meinardus (*54*) geben therapeutisch 250 mg wöchentlich als Depot bis zu einer Gesamtdosis von 3000 mg und setzen diese Behandlung als Implantation mit 100 mg wöchentlich 6 Wochen lang fort. Die prophylaktische

Behandlung mit kleinen Dosen wird von BRAUN u. LEGLER (*17*), PRUDENTE (*99*) und SICARD (*106*) empfohlen.

Als Nebenerscheinung der Testosteronpropionat-Behandlung werden in der Literatur Hirsutismus, tiefer werdende Stimme, Akne, gesteigerte Libido und Hypercalcämie beschrieben (*2, 71, 128*).

GARLAND (*48*) hat bei einer Dosierung von 3mal 25 mg bis 3mal 200 mg wöchentlich eine Hypercalcämie in 10%, die z. T. sehr schwer war, gesehen. Von BRAUN u. LEGLER (*17*), EVERS (*41*) und LANG (*75*) werden Ödeme beschrieben, die jedoch nach Abschluß der hormonellen Behandlung ohne besondere therapeutische Maßnahmen sich zurückbildeten.

Die Annahme, daß es primär hormonabhängige und therapeutisch gut zu beeinflussende Mammacarcinome gibt, die sich wiederum in androgen- und oestrogenabhängige unterteilen lassen, hat zu zahlreichen Mineralstoffwechsel- (*40, 50, 52, 67, 71, 80, 91, 95, 104, 110, 119*) und Hormonstoffwechseluntersuchungen (*7, 22, 28, 32, 45, 83, 92, 95, 105, 112, 120*) geführt.

Untersuchungen, die nach Ovariektomie noch immer eine Ausscheidung von FH, Oestrogenen und deren Abbauprodukten im Urin beweisen konnten, führten zu einer Erweiterung der Steroidbehandlung bei metastasierendem Brustkrebs in Form von Adrenalektomie und Hypophysektomie (*5, 10, 22, 30, 31, 39, 46, 64, 66, 85, 87, 95, 120, 123*).

Die zusätzliche Hormonbehandlung des Brustcarcinoms der letzten 60 Jahre hat zweifellos zur Verbesserung der Behandlungsergebnisse geführt.

In der Abb. 1 sind die bisher angewandten Behandlungsmethoden der zusätzlichen Hormontherapie bei fortgeschrittenem Brustkrebs halbschematisch wiedergegeben.

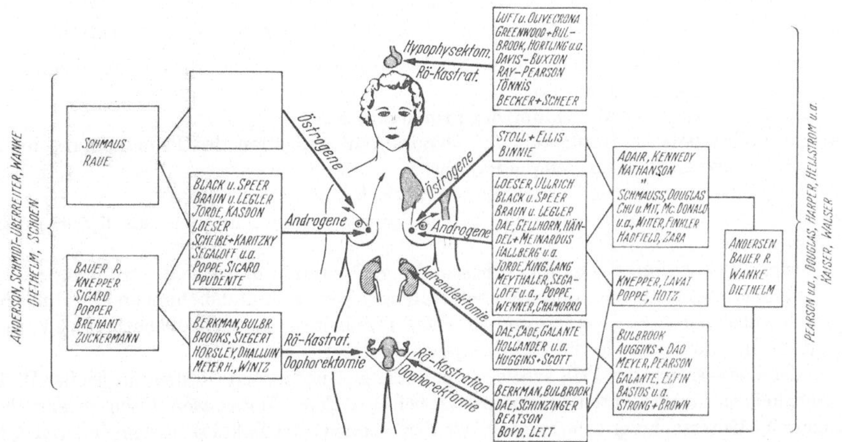

Abb. 1. Möglichkeiten hormoneller Behandlung bei metastasierendem Mamma-Ca. Örtlich metastasierendes Mamma-Ca (Stadium II). Fernmetastasierendes Mamma-Ca (Stadium III + IV)

Die rechte Seite der abgebildeten Figur zeigt die Behandlungsmethoden bei lokal metastasierendem, die linke Seite bei fernmetastasierendem Brustkrebs. Auffällig ist, daß bei schon fortgeschrittenen Stadien der Brustgeschwulst (Stad. II u. III n. STEINTHAL-ANSCHÜTZ) die hormonelle Zusatztherapie fast in der Regel mit einer Rö-Kastration oder Ektomie der Ovarien eingeleitet wird. Bis auf wenige Ausnahmen (*68, 75, 112*) wird die hormonelle Behandlung bei jüngeren

Frauen mit einer Ovarialausschaltung eingeleitet und später durch androgene Hormone ergänzt. Bei fortgeschrittenem Carcinom (die linke Seite der Abb.) wird von einer Anzahl von Autoren bei progredienter Metastasierung oder einem Rezidiv die hormonelle Zusatztherapie durch *zusätzliche Eingriffe* (Adrenalektomie, Hypophysektomie) erweitert.

Pearson u. Mitarb. *(95)* haben die Behandlungsweise bei metastasierendem Brustkrebs streng umrissen und dabei ein bestimmtes therapeutisches Vorgehen empfohlen.

Bei den Frauen vor der Menopause soll nach ihrer Ansicht im Anschluß an eine Ovariektomie eine Adrenalektomie in Kombination mit androgenen Hormonen und Cortison durchgeführt werden. Bei ausbleibender Reaktion soll im Anschluß an eine Ovariektomie oestrogenes Hormon appliziert werden.

In beiden Fällen führten die Verff. bei einem *Rezidiv* eine Hypophysektomie durch. Bei älteren Frauen im Postklimakterium wurden gleichzeitig Ovariektomie und Adrenalektomie in Kombination mit androgenen Hormonen und Cortison (bei positiver Reaktion) bzw. mit oestrogenen Hormonen und Cortison (bei negativer Reaktion) angewandt bzw. empfohlen. Auch bei den Frauen nach der Menopause wird von diesen Verff. bei Vorliegen eines Rezidivs eine Hypophysektomie empfohlen.

Nachfolgend möchten wir Ihnen über die Behandlungsergebnisse einer zusätzlichen Hormontherapie bei fortgeschrittenem Mamma-Ca., die seit 12 Jahren in der Chirurgischen Univ.-Klinik Göttingen durchgeführt wird, berichten. Die hier zu besprechenden Pat.-Gruppen sind aus einem großen Krankengut — in den letzten 12 Jahren suchten die Klinik über 1800 Kranke mit einem Mamma-Ca. auf — nach bestimmten Kriterien ausgewählt.

Beim statistischen Vergleich der Patientinnen, die mit einer zusätzlichen Hormontherapie behandelt wurden, gegenüber einer nicht mit Hormonen behandelten Vergleichsgruppe hielten wir folgende Kriterien für unerläßlich:

1. annähernd gleiche Altersverteilung der Brustkrebskranken bei Behandlungsbeginn;
2. annähernd gleiche Anamnese;
3. annähernd gleiche Entwicklung des Primärtumors;
4. gleiche statistische Häufigkeit der Quadrantenlokalisation des Primärtumors in den inneren bzw. äußeren Brustdrüsenquadranten;
5. fast gleiche statistische Verteilung der Entwicklungsstadien;
6. gemeinsamer Behandlungs- und Beobachtungszeitraum mit mehr als 5jähriger Beobachtungszeit;
7. gleiche Behandlungstechnik (Vorbestrahlung, Operation und Nachbestrahlung);
8. gemeinsames Kriterium der anläßlich laufender Kontrolluntersuchungen mit klinischen Mitteln diagnostizierbaren Rezidiv- und Metastasenfreiheit der Einzelbeobachtung als Voraussetzung für die Einstufung in die Rubrik „jährliche Überlebensrate".

Bei der Lokalisation des Primärtumors im äußeren Quadranten werden mit großer Wahrscheinlichkeit erst die axillären Lymphknoten befallen, deren Metastasen durch serienmäßige histologische Untersuchung sichergestellt werden können. Bei Lokalisation im inneren Quadranten ist die Sicherung der histologischen Lymphknoten der nächstliegenden Lymphknotenstation (Lymphknoten der A. mammaria interna) kaum möglich. Diese Tatsache stimmt um so bedenklicher, als schon beim axillären Befall der Lymphknoten eine regionäre Metastasierung in den mammaeren und supraclaviculären Lymphknoten in 40% der Fälle erfolgen kann (131). Aus diesen Überlegungen verzichten wir seit 4 Jahren auf eine Radikaloperation und führen eine Mastektomie mit Entfernung der beweglichen axillären Lymphknoten durch. Die Mastektomie hat einen weiteren Vorteil, da in der Regel das häufig nach Skeletierung der Thoraxwand, Ausräumung der Lymphabflußregion in der Infraclaviculargrube und Axilla sowie nach einer intensiven strahlentherapeutischen Behandlung auftretende, oft therapieresistente Lymphödem des Armes bedeutend weniger als bei radikal im Sinne der Ablatio mammae operierten Patientinnen auftritt.

Alle Patienten bleiben auch nach Beendigung der Bestrahlung unter ständiger Beobachtung der Klinik und werden laufend klinisch und röntgenologisch kontrolliert.

Die Testosteronpropionat-Behandlung wird bereits bei Beginn der präoperativen Bestrahlung eingeleitet und in Dosen von 3×50 mg wöchentlich bis zu einer Gesamtdosis von 4000—6000 mg fortgesetzt. Beim Auftreten von einem Rezidiv oder Metastasen wird eine neue Kur vorgenommen.

In der Abb. 2 sind 488 Patientinnen nach den oben angegebenen Kriterien zusammengestellt.

Die jährliche Überlebensrate von 246 Patientinnen *mit* zusätzlicher Testovironbehandlung und Rö.-Menolyse ist einer Kontrollgruppe von 242 Patientinnen, die ausschließlich strahlentherapeutisch und chirurgisch behandelt wurde, gegenübergestellt. Aus der Abbildung ist zu ersehen, daß mit zunehmendem Beobachtungszeitraum eine Erhöhung der Überlebensrate zugunsten der hormonbehandelten Frauen resultiert. Im 1. Beobachtungsjahr beträgt der statistische Unterschied nur 5,0%, im 3. Beobachtungsjahr 9,3%, während im 5. Beobachtungsjahr um 20% bessere Ergebnisse bei den mit androgenen Hormonen behandelten Patientinnen festgestellt werden können.

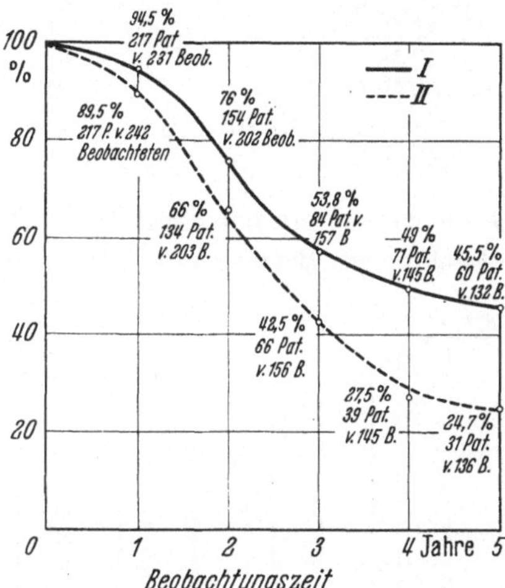

Abb. 2. Jährliche Überlebensrate von 488 Pat. mit fortgeschrittenem Mamma-Ca (Sth. II, III) bei Behandlungsbeginn. —— I 246 Pat. n. prä- und postop. Bestr., Rö.-Menolyse, Testosteronther. ----- II 242 Pat. n. ausschließl. prä- u. postop. Bestrahlung

Wie bereits eingangs erwähnt, wirkt ein jüngeres Lebensalter der Brustkrebskranken mit allenorts bestätigter Sicherheit auf die Überlebensrate negativ ein (*9, 19, 58, 61*).

Tabelle 1. *Einfluß des Erkrankungsalters (25—40 Jahre) auf den Verlauf des Mamma-Ca. ST. II ohne hormonelle Zusatztherapie*

Beobachtungszeitraum	Gesamtzahl der Beobachtungen pro Beob.-Zeitraum	Anzahl der Überlebenden	Verhältnis der Überlebenden Beobachtungen
über 12 Monate	75 (48)	65 (41)	86,5 (85,4) %
über 24 Monate	69 (44)	40 (25)	58,0 (56,8) %
über 36 Monate	59 (37)	24 (14)	41,6 (37,8) %
über 48 Monate	45 (30)	16 (9)	35,5 (30,0) %
über 60 Monate	40 (24)	11 (7)	27,6 (29,2) %

Die erste Tabelle gibt die Überlebensrate von Patientinnen im Alter von 25 bis 40 Jahren (vor der Menopause) ohne zusätzliche Hormonbehandlung wieder. In der zweiten Tabelle ist die jährliche Überlebensrate der gleichen Pat.-Gruppen mit hormoneller Zusatztherapie (Testoviron und Röntgenkastration) registriert.

Beim Vergleich der Tab. 1 und 2 ergibt sich eine 5jährige Überlebensrate bei Patientinnen ohne eine sog. hormonelle Zusatztherapie von 29,2%, während bei

Tabelle 2. *Einfluß einer prophylaktischen hormonellen Umstimmung bei 246 Patientinnen unter Berücksichtigung des Erkrankungsalters (25—40 Jahre) bei Mamma-Ca. ST. II*

Beobachtungszeitraum	Gesamtzahl der Beobachtungen pro Beob.-Zeitraum	Anzahl der Überlebenden	Verhältnis der Überlebenden Beobachtungen
über 12 Monate	75　(49)	71　(47)	94　(95,9) %
über 24 Monate	69　(44)	53　(34)	77　(77,6) %
über 36 Monate	59　(37)	42　(25)	71　(67,6) %
über 48 Monate	45　(30)	27　(17)	60　(56,7) %
über 60 Monate	40　(24)	22　(13)	55　(54,1) %

Unter diesen 246 (169) Patienten fanden sich 76 (49) Patienten im Alter von 25—40 Jahren [31 (29) %].

Patientinnen mit hormoneller Zusatztherapie von 44,1% eine 5 jährige ÜR zu beobachten ist. Bei diesem statistischen Vergleich ist die ÜR *aller* Patientinnen, also auch jener Kranken, bei denen im Verlauf der Krankheit ein Rezidiv auftrat, wiedergegeben. Die hormonelle Zusatztherapie führte zu einer Steigerung der 5 jährigen ÜR im Vergleich zu den nicht mit androgenen Hormonen behandelten Patientinnen um 24,9%.

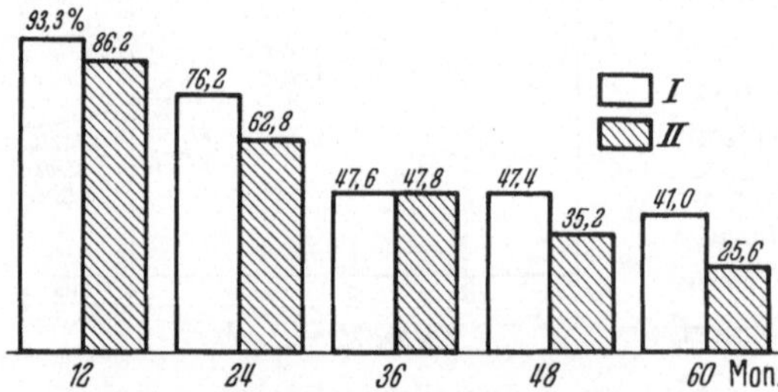

Abb. 3. Einfluß der Röntgenkastration + Therapie mit androgenen Hormonen auf den Verlauf des Mamma-Ca (Sth. II) unter Berücksichtigung des Erkrankungsalters (41—57 J.). Behdlgr. I mit horm. Zusatzther., Behdlgr. II ohne horm. Zusatzther.

Den Einfluß der Röntgen-Kastration und Testovironbehandlung bei älteren Frauen (Lebensalter bei Erkrankungsbeginn 41 bis 57 Jahre) zeigt die Abb. 3.

Die Verbesserung der 5 jährigen Überlebensrate beträgt 15,4% zugunsten der hormonbehandelten Frauen. Auch hier zeigt sich, *daß bei längerer Beobachtungszeit die Verbesserung der Überlebensrate zugunsten der Frauen, die einer zusätzlichen Hormontherapie unterzogen wurden, ansteigt.*

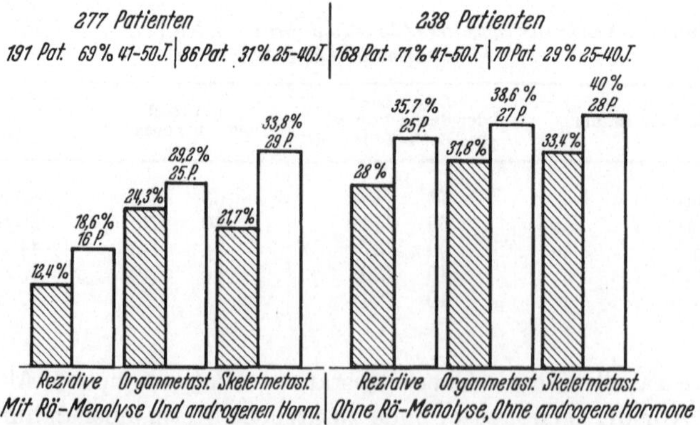

Abb. 4. Einfluß der „hormonellen Umstimmung" auf den späteren Verlauf des fortgeschrittenen Mamma-Ca (Sth. II; III) während eines 10 jährigen Beobachtungszeitraumes

In Abb. 4 ist das prozentuale Auftreten von Rezidiven, Organ- und Skeletmetastasen unter der hormonellen Zusatztherapie ersichtlich. Beide Pat.-Gruppen sind jeweils in 2 Untergruppen eingeteilt: Patientinnen mit 25—40 Jahren und Patientinnen von 41—50 Jahren.

Bei älteren Patientinnen beträgt der Unterschied bezüglich des Auftretens eines Rezidivs 15,6% und bei jüngeren Frauen 17,1% zugunsten der Frauen mit hormoneller Zusatztherapie.

Die von Schmidt-Überreiter (*113*), Prudente (*99*), Sicard (*106*), Black u. Speer (*14*) u. a. veröffentlichten günstigen Erfahrungen mit einer „prophylaktischen" Testovironbehandlung bei fortgeschrittenem Mamma-Ca. wurden auch bei uns an einem Krankengut von 220 Patientinnen beobachtet.

Bei 40 Patientinnen (s. Tab. 3), bei denen bereits beim Behandlungsbeginn Skelet- und Organmetastasen bestanden, konnte mit Hilfe der zusätzlichen Hormontherapie eine mittlere Überlebenszeit nach Beginn der Behandlung von 19,1 Monaten erreicht werden.

Tabelle 3

	Behandlungsgruppe I (nach Röntgenmenolyse und Einleitung einer Therapie mit androgenen Hormonen neben üblichen strahlentherapeutischen und anderen Maßnahmen)	*Behandlungsgruppe II* (nach z. T. durchgeführter Therapie mit androgenen Hormonen, lokalen strahlentherapeutischen Maßnahmen)
Gesamtzahl der Beobachtungen über einen Zeitraum von 5 Jahren . . .	40	40
Anzahl der Patienten . . .	18 (Durchschnittsalter 37,4 J.) 22 (Durchschnittsalter 41,1 J.)	18 (Durchschnittsalter 34,3 J.) 22 (Durchschnittsalter 48,4 J.)
Mittlere Überlebenszeit von je 40 Patienten . . .	19,1 Monate nach Röntgenmenolyse	9,2 Monate nach Beginn der Behandlung durch die Klinik

Pfeiffer (*97*) konnte bei 66 Pat. mit Skeletmetastasen nach Mamma-Ca., die mit androgenen Hormonen, Röntgenbestrahlung und Röntgenkastration behandelt wurden, die durchschnittliche ÜR von 13,2 Monaten auf 19,5 Monate erhöhen. Er verabreichte eine Gesamtdosis von 1000 bis 1400 mg. Hallberg (*56*) u. a. unterzogen Pat. mit Skeletmetastasen einer Testovironbehandlung und stellten diese einer anderen Gruppe von Kranken, die nur bestrahlt wurden, gegenüber. Sie konnten bei Frauen vor der Menopause eine Erhöhung der durchschnittlichen ÜR von 14 auf 21 Monate und bei Frauen nach der Menopause von 13 auf 22 Monate erreichen. King (*72*), der in 2 tägigen Abständen je 250 mg Testoviron in 2 Serien zu je 2500 mg injizierte, berichtete über eine Beschwerdefreiheit bei einigen Pat., die mit Skeletmetastasen ihren Beruf ausführen konnten. McDonald (*36*) und Delarue (*32*) geben eine durchschnittliche ÜR bei Pat. mit Skeletmetastasen von 11,4 bzw. 11 Monaten an.

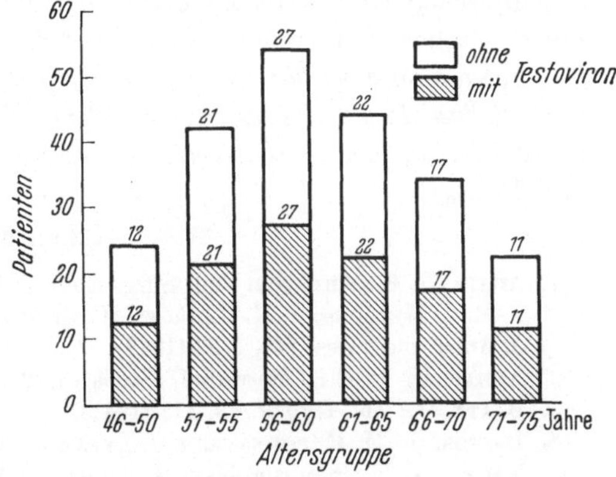

Abb. 5. Altersverteilung von 220 Pat. mit Mamma-Ca (Steinthal II) zusätzliche Behandlung mit und ohne Testoviron (Testosteronpropionat)

Abschließend möchten wir über die Behandlungsergebnisse einer *prophylaktischen* Behandlung mit Testoviron bei Frauen mit fortgeschrittenem Mamma-Ca.

jenseits der Menopause berichten. Unseres Wissens sind im Schrifttum bisher keine Veröffentlichungen bekannt, die an einem größeren Krankengut den Wert der prophylaktischen Testosteronpropionat-Behandlung bei älteren Frauen herausstellten. Wir haben nach oben erwähnten Kriterien 220 Patientinnen mit Mamma-Ca. (STEINTHAL II) im Alter von 46—75 Jahren ausgewählt. 110 Patientinnen wurden ausschließlich bestrahlt, 110 zusätzlich noch mit Testosteronpropionat behandelt (Abb. 5).

In den nächsten beiden Abb. 6/7 sind jeweils Überlebensraten von 110 Patientinnen mit und ohne zusätzliche Testosteronpropionat-Behandlung zusammengestellt. Bei kritischer Gegenüberstellung beider Behandlungsgruppen ergibt sich eine Erhöhung der 5jährigen Überlebensrate von 14,5% zugunsten der Testosteronpropionat behandelten Frauen.

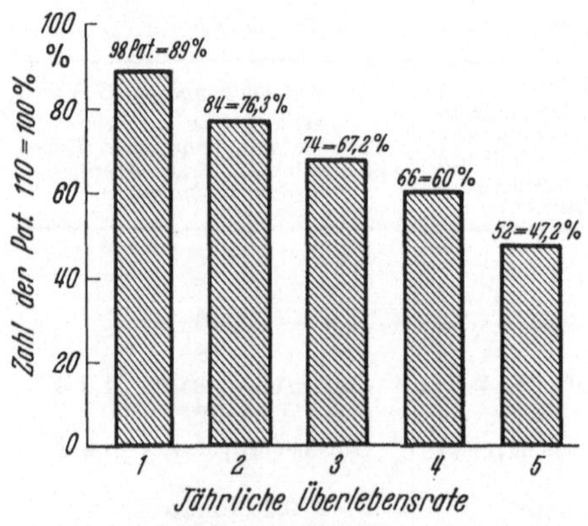

Abb. 6. Jährliche Überlebensrate von 110 Pat. (Steinthal II) nach Rö-Bestrahlung mit Testoviron (Testosteronpropionat)

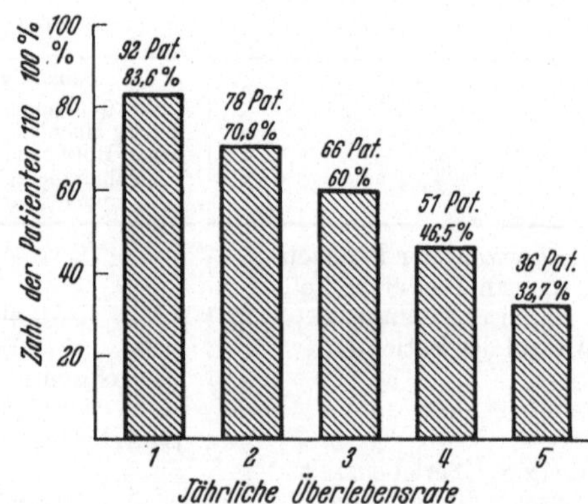

Abb. 7. Jährliche Überlebensrate von 110 Pat. (Steinthal II) nach Rö-Bestrahlung ohne Testoviron (Testosteronpropionat)

Zusammenfassend kann gesagt werden, daß anhand des Krankengutes der Chirurgischen Univ.-Klinik Göttingen und einer mehr als 12jährigen Erfahrung mit zusätzlicher Hormontherapie beim fortgeschrittenen Brustkrebs sowohl *bei jüngeren als auch bei älteren Frauen eine Verbesserung der 5jährigen Überlebensrate (24,9% bzw. 15,4%) resultiert. Bei älteren Frauen jenseits der Menopause führt die zusätzliche Testovironbehandlung zur Verbesserung der 5jährigen Überlebensrate von 14,5%.*

Literatur

1. ADAIR, R. E.: Ann. roy. Coll. Surg. Engl. **4**, 360 (1949).
— R. C. MELLORS, J. H. FARROW, H. Q. WOODWARD, G. C. ESCHER and J. A. URBAN: J. Amer. med. Ass. **140**, 1193 (1949).
2. ANDERSEN, P. E.: Acta radiol. (Stockh.) **32**, 159 (1949).
3. BAATZ, H.: Zbl. Gynäk. **65**, 472 (1941).
4. BASTOS, J., M. HARGREAVES e C. AZEVEDO: Gaz. méd. port. 8, 155 (1955).
5. BAUER, K. H.: Krebsproblem. Göttingen 1949; Langenbecks Arch. klin. Chir. **284**, 438 (1956); Dtsch. med. Wschr. **1953**, 1525.
6. BAUER, R.: Med. Welt **20**, 1165 (1951); Dtsch. med. Wschr. **76**, 821 (1951); Medizinische **1954**, 379.
7. BAYER, J. M., W. NOCKE u. H. BREUER: Klin. Wschr. **35**, 682 (1957).
8. BEATSON, G. T.: Lancet **2**, 104 (1896).
9. BECKER, J., u. I. MEYER: Strahlentherapie **104**, 384 (1957).

10. Becker, J., u. K. Scheer: Vortrag Dtsch. Rö.-Kongr. Bremen 1958.
11. Berkman, A. T.: Sem. Hôp. Paris 28, 2417 (1952).
12. Binnie, G.: Brit. J. Radiol. 22, 714 (1949).
13. Bittner, J. J.: Amer. J. Cancer 36, 4 (1939); Krebsarzt 3, 321 (1948).
14. Black, M. M., and F. D. Speer: N. Y. St. J. Med. 52, 569 (1952).
15. Bourdon et Merle: Zit. n. Pulvermacher, E.: Strahlentherapie 83, 339 (1950).
16. Boyd, S.: Brit. med. J. 1900 II, 1161.
17. Braun, H., u. H. Legler: Strahlentherapie 93, 490 (1954).
18. Brehant, J.: Afr. franç. chir. 13, 393 (1955).
19. Bromeis, H.: Dtsch. Z. Chir. 252, 294 (1939).
20. Brooks, B., and J. N. Proffit: Surgery 25, 1 (1949).
21. Brown, J. B.: Lancet 6925, 704 (1956).
22. Bulbrook, R. D., and F. C. Greenwood: Acta Endocr. (Kbh.) 24 (Suppl. 31), 324 (1957); Brit. med. J. 1957 I, 662; Brit. med. J. 1958 I, 5087.
23. Butenandt, A.: Dtsch. med. Wschr. 55, 2171 (1929).
24. Cade, S.: Brit. med. J. 1955 I, 1.
25. Chamorro, A.: Strahlentherapie 83, 437 (1950).
26. Chu, F. C. H., D. W. Sved, G. C. Escher, J. J. Nickson and R. Phillips: Röntgenology 77, 438 (1957).
27. Cori, C. F.: J. exp. Med. 45, 983 (1927).
28. Cramer, H.: Strahlentherapie 82, 379 (1950); Münch. med. Wschr. 1940, 1326.
29. Daland, E. M.: J. Amer. med. Ass. 136, 391 (1948).
30. Dao, T. L.: Ref.: Ster. Rev. 4, 1 (1954); Science 21, 118 (1953).
31. Davies, F. L., and P. H. Buxton: Brit. J. Cancer 11, 8 (1957).
32. Delarue, N. C.: Canad. med. Ass. J. 73, 641 (1955).
33. Dhalluin, A., et M. Verhaeghe: Cancerologie 1, 13 (1953).
34. Diethelm, L.: Strahlentherapie 104, 524 (1957).
35. Dirscherl, W.: Augsburger Fortbildungstage f. Prakt. Med. 10. Vortragsreihe v. 21. u. 22. 3. 1953.
36. McDonald, I., F. E. Davies and G. Jacobson: Amer. J. Roentgenol. 68, 954 (1952).
37. Douglas, M.: Brit. J. Cancer 6, 32 (1952); Acta endocr. (Kbh.) 24 (Suppl. 31), 307 (1957).
38. Dresser, R.: Amer. J. Roentgenol. 35, 384 (1936).
39. Elfin, P.: Acta radiol. (Stockh.) 44, 25 (1955).
40. Emerson, K., and A. G. Jessimann: New. Engl. J. Med. 254, 6 (1956).
41. Evers, W.: Zbl. Gynäk. 76, 7 (1954).
42. Finkler, R. S.: J. Amer. med. Wom. Ass. 9, 7 (1954).
43. Flaks, J., et A. Ber: Bull. Ass. franç. Cancer 28, 108 (1939).
44. Foss, G. L.: Lancet 6924, 651 (1956).
45. Frank, R. T., M. A. Goldberger and F. Spielman: J. Amer. med. Ass. 103, 393 (1934).
46. Galante, M., D. J. Fournier and D. A. Wood: J. Amer. med. Ass. 163, 1011 (1957).
— and H. J. McCorkle: Amer. J. Surg. 90, 180 (1955).
47. Gardner, W. U., G. M. Smith, E. Alten and L. C. Strong: Arch. Path. (Chicago) 21, 265 (1936).
48. Garland, L. H., M. Baker, W. H. Picard and M. A. Sisson: J. Amer. med. Ass. 144, 12 (1950).
49. Gellhorn, A., J. Holland, J. B. Herrmann, J. Moss and A. Smelin: J. Amer. med. Ass. 154, 1274 (1954).
50. Gerbrandy, J., u. H. B. A. Hellendoorn: Acta endocr. (Kbh.) Suppl. 31, 275 (1957).
51. Greenwood, F. C., and R. O. Bulbrook: Brit. med. J. 1957 I, 666.
52. Griboff, S. J., J. B. Herrmann, A. Smelin and J. Moss: J. clin. Endocr. 14, 378 (1954).
53. Hadfield, G.: Ann. roy. Coll. Surg. Engl. 14, 21 (1954).
54. Händel, F., u. K. Meinardus: Strahlentherapie 87, 6 (1952).
55. Halbestaedter, L.: Berl. klin. Wschr. 42, 64 (1905).
56. Hallberg, O., B. Nohrman and B. Sylven: Acta radiol. (Stockh.) 39, 161 (1953).
57. Harper, R. A.: Brit. J. Radiol. 30, 582 (1957).
58. Harrington, St. W.: Ann. Surg. 106, 690 (1937).

59. HARTMANN, H.: Bull. Acad. Méd. (Paris) (III) 123, 580 (1940).
60. HELLSTRÖM, J., S. HULTBERG, A. WESTMANN, G. BIRKE, E. DICZFALUSY, C. FRANKSSON, L. O. PLANTIN: Acta endocr. (Kbh.) 24 (Suppl. 31), 1957.
61. HINTZE, A.: Langenbecks Arch. klin. Chir. 189, 563 (1937).
62. HOLLANDER, V. P., C. D. WEST, W. F. WHITEMORE, H. T. RANDALL and O. H. PEARSON: Cancer N. Y. 5, 1019 (1952).
63. HORSLEY, G. W.: Ann. Surg. 125, 703 (1942).
64. HORTLING, H. G., G. BJÖRKESTEN u. L. HIISI-BRUMMER: Acta endocr. (Kbh.) 24 (Suppl. 31), 289 (1957).
65. HOTZ, G.: Ophthalmologica (Basel) 133, 357 (1957).
66. HUGGINS, CH., and TH. L. DAO: J. Amer. med. Ass. 151, 16 (1953).
— and W. W. SCOTT: Ann. Surg. 122, 1031 (1945).
67. JAKI, J., u. L. SIN: Zbl. Chir. 78, 1753 (1953).
68. JORDE, O.: Med. Klin. 46, 9 (1951).
69. KAISER, E.: Praxis 44, 30 (1955).
70. KASDON, S. C., W. FISHMAN, R. M. DART and C. D. BONNER: J. Amer. med. Ass. 148, 1212 (1952).
71. KENNEDY, B. J., and I. T. NATHANSON: J. Amer. med. Ass. 152, 1135 (1953); The Endocrine Society, Atlantic City June 2.—4. (1955), S. 63; J. Amer. med. Ass. 152, 12 (1953).
— D. M. TIBBETTS and J. C. AUB: Amer. J. Med. 19, 337 (1955); Cancer Res. 13, 445 (1953).
72. KING, W. G.: Arch. Surg. (Chicago) 61, 630 (1950).
73. KNEPPER, R.: Niedersächs. Ärztebl. 6, 98 (1952).
74. LACASSAGNE, A.: C. R. Soc. Biol. (Paris) 116, 884 (1934); Paris méd. 1940 I, 85; Strahlentherapie 83, 429, 589 (1950); Biol. méd. (Paris) 129, 641 (1938).
75. LANG, H.: Ärztl. Wschr. 6, 800 (1951).
76. LATHROP, A. E. C., and L. LOEB: J. Cancer Res. 1, 1 (1916).
77. LAVAT, J.: Sem. Hôp. Paris 29, 38 (1953).
78. LETT, H.: Lancet 1905 I, 227.
79. LETTERER, E.: Zit. n. H. LAUX: Zbl. Gynäk. 75, 936 (1953).
80. LEWISON, E. F., H. TRIMBLE and R. S. GANELIN: J. Amer. med. Ass. 162, 1429 (1956).
81. LOEB, L.: Canad. med. Ass. J. 35, 117 (1936).
82. LOESER, A. A.: Ärztl. Praxis 1950 II, 52.
83. LORAINE, J. A., J. A. STRONG and M. DOUGLAS: Lancet 6995, 575 (1957).
84. LÜCKE: Zit. n. A. WINIWARTER: Beiträge zur Statist. der Carcinome. Stuttgart: Ferd. Enke Verl. 1878.
85. LUFT, R., H. OLIVECRONA u. D. IKKOS: Dtsch. med. Wschr. 83, 32 (1958); Acta endocr. (Kbh.) 24 (Suppl. 31), 241 (1957).
86. MEYER, H.: Deutscher Röntgenkongreß 1926.
87. MEYER, R. N.: Nord. Med. 53, 186 (1955); Acta endocr. (Kbh.) 22, 3 (1956).
88. MEYTHALER, F., u. F. HÄNDEL: Dtsch. med. Wschr. 76, 5 (1951).
89. MOON, H. D., M. E. SIMPSON, C. H. LI and H. M. EVANS: Cancer Res. 10, 297, 364, 549 (1950).
90. MURRAY, W. S.: J. exp. Med. 63, 899 (1936).
91. MYERS, W. P. L., C. D. WEST, O. H. PEARSON and D. A. KARNOFSKY: J. Amer. med. Ass. 161, 2 (1956).
92. NATHANSON, I. T.: Radiology 56, 535 (1951).
— L. L. ENGEL, B. J. KENNEDY and R. M. KELLEY: Symposium on steroids in experimental and clinical practice. Philadelphia: A. White 1951.
93. NIDA, S. v.: Langenbecks Arch. klin. Chir. 281, 351 (1956).
94. NITTER, L.: T. norske Lacgeforen 76, 1010 (1956).
95. PEARSON, O. H., CH. D. WEST, M. C. LI, J. P. MACLEAN and T. TREVES: A. M. A. Arch. intern. Med. 95, 357 (1955).
— M. C. LI, J. P. MACLEAN, M. B. LIPSETT and CH. D. WEST: J. Amer. med. Ass. 18, 1701 (1955).
— CH. D. WEST, V. P. HOLLANDER and N. E. TREVES: J. Amer. med. Ass. 154, 3 (1954).

96. PECK, W. S., and McGREER: Radiology **34**, 136 (1940).

97. PFEIFFER, K.: Strahlentherapie **103**, 257 (1957).

98. POPPE, H., u. A. GREGL: Strahlentherapie **110**, 1 (1959).

99. PRUDENTE, A.: Surg. Gynec. Obstet. **80**, 875 (1945).

100. PULVERMACHER, E.: Strahlentherapie **79**, 465 (1949); Strahlentherapie **83**, 339 (1950).

101. RAUE, H.: Inauguraldissertation. Leipzig 1953.

102. RAY, B. S., and O. H. PEARSON: Ann. Surg. **144**, 394 (1956).

103. REMOLD, F.: Strahlentherapie **84**, 65 (1952).

104. RICKLIN, P.: Schweiz. med. Wschr. **34**, 902 (1950).

105. SEGALOFF, A., D. GORDON, B. N. HORWITT, J. V. SCHLOSSER and P. J. MURISON: Cancer (N. Y.) **4**, 319 (1951).
    — B. N. HORWITT, D. GORDON, P. J. MURISON and J. V. SCHLOSSER: Cancer (N. Y.) **5**, 1179 (1952).
    — B. N. HORWITT, R. A. CARABASI, P. J. MURISON and J. V. SCHLOSSER: Cancer (N. Y.) **6**, 483 (1953).
    — B. N. HORWITT, R. A. CARABASI, P. J. MURISON and J. V. SCHLOSSER: Cancer (N. Y.) **8**, 82 (1955).
    — D. GORDON, B. N. HORWITT, P. J. MURISON and J. V. SCHLOSSER: Cancer (N. Y.) **8**, 785 und 903 (1955).

106. SICARD, A.: Presse méd. **56**, 12 (1948); Presse méd. **65**, 65 (1957).

107. SIEGERT, A.: Strahlentherapie **87**, 62 (1952).

108. SLYE, M.: Z. Krebsforsch. **13**, 500 (1914).

109. SCHEIBE, G., u. B. KARITZKY: Münch. med. Wschr. **96**, 16 (1954).

110. SCHERMULY, W.: Strahlentherapie **105**, 4 (1958).

111. SCHINZINGER: Münch. med. Wschr. **52**, 1724 (1905).

112. SCHMAUSS, A. K.: Klin. Wschr. **32**, 122 (1954); Münch. med. Wschr. **96**, 996 (1954); Diskuss.-Vortr. auf der Tagung der Chirurgen der DDR in Berlin am 19. 1. 52; Z. ärztl. Fortbild. **46**, 176 (1952); Wien. klin. Wschr. **67**, 496 (1955).

113. SCHMIDT-ÜBERREITER, E.: Wien. med. Wschr. **102**, 167 (1952); Ärztl. Wschr. **8**, 1017 (1953); Wien. klin. Wschr. **69**, 289 (1957).

114. SCHOCKAERT, J. A.: Bull. soc. belg. Gynec. **11**, 130 (1935) und Ref.: Z. Krebsforsch. **44**, 144 (1936).

115. SCHOEN, H., u. H. ZIEGLER: Ther. d. Gegenw. **94**, 241 (1955).

116. SCHWANDER, H., and H. N. MARVIN: J. clin. Endocr. **7**, 423 (1947).

117. STEEL, D.: Radiology **26**, 700 (1936).

118. STOLL, B. A., and F. ELLIS: Brit. med. J. **1953** II, 796, 4840.

119. STRIEBEL, A., P. v. PLANTA u. G. VIOLLIER: Schweiz. med. Wschr. **85**, 167 (1955).

120. STRONG, J. A., J. B. BROWN, J. BRUCE, M. DOUGLAS, A. J. KLOPPER and J. A. LORAINE: Lancet **6950**, 955 (1956).
    — and N. M. STOKOE: Acta endocr. (Basel) Suppl. **31**, 294 (1957).

121. TAYLOR, G. W.: Surg. Gynec. Obstet. **68**, 482 (1939).

122. THAYSSEN, V. E.: Acta radiol. (Stockh.) **29**, 189 (1948).

123. TÖNNIS, W.: Therapiewoche **5**, 306 (1954/55).

124. TREWES, N., and J. A. FINKBEINER: Cancer (Philad.) **11**, 421 (1958).

125. TROUT, H. H.: Surg. Gynec. Obstet. **65**, 370 (1937).

126. TYZZER, E.: J. med. Res. **17**, 199 (1907).

127. ULLRICH, P.: Acta Un. int. Cancr. **4**, 377 (1939).

128. WALSER, A.: Schweiz. med. Wschr. **86**, 497 (1956).

129. WANKE, R.: Dtsch. med. Wschr. **83**, 118 (1958).

130. WENNER, R.: Schweiz. med. Wschr. **80**, 1168 (1950).

131. WHIRTER, Mc.: Strahlentherapie **102**, 546 (1957).

132. WINIWARTER, A. v.: Beitrag zur Statistik der Carcinome. Stuttgart: Ferd. Enke Verlag 1878.

133. WITHERSPOON, J. T.: Arch. Surg. (Chicago) **33**, 554 (1936).

134. WINTZ, H.: Im LAZARUS, P.: Hdbuch der Strahlenheilkunde, II. Bd., S. 591. München: J. F. Bergmann Verlag 1931.

135. ZUCKERMANN, C.: Rev. mex. Cir. Ginec. Cáncer **25**, 35 (1957).

Die Therapie des Mammacarcinoms
mit Nortestosteron-Verbindungen

Von

H. Hortling, K. Malmio und L. Hiisi-Brummer

Die Anwendung von androgenen Hormonen bei der Behandlung des metastasierenden Mammacarcinoms ist allgemein anerkannt. Man kann selbst dann in 20—30% der Fälle mit Erfolg rechnen, wenn eine bloß subjektive Verbesserung nicht mitbewertet wird. Der günstige Effekt hält ungefähr 8—10 Monate an. Nebenwirkungen sind jedoch häufig recht störend; in der Hauptsache handelt es sich um Virilisierungseffekte, aber auch Hypercalcämien wurden wiederholt beschrieben (*1, 4, 7, 8*). Man hat deswegen versucht, Präparate zu entwickeln, die in Dosen, welche dieselbe oder noch stärkere anabole Wirkung besitzen, weniger virilisieren. Solche Verbindungen sind die Nortestosteronderivate, die z. B. als Durabolin (19-Nortestosteron-17-β-Phenylpropionat) und Nilevar (17-α-äthyl-19-Nortestosteron) im Handel sind. 19-Nortestosteron-Decanoat ist vielleicht das letzte Mitglied in der Reihe derartiger Präparate mit anaboler Wirkung.

Es ist mit großer Wahrscheinlichkeit anzunehmen, daß Nortestosteron Phenylpropionat in vivo nur schwer und in geringem Ausmaß in oestrogene Verbindungen umgewandelt wird (*5*). Hypercalcämie als Folge einer Durabolin-Anwendung wurde nie beschrieben. Die bisherigen klinischen Publikationen über die Verwendung von Durabolin bei der Therapie des metastasierenden Mammacarcinoms beschränken sich auf ein relativ kleines Patientenmaterial (*2, 6, 9*).

Im nachfolgenden werden Erfahrungen mitgeteilt, welche unsere Arbeitsgruppe in Helsinki hauptsächlich mit Nortestosteron-Phenylpropionat gesammelt hat. Ein Teil der Beobachtungen wurde bereits publiziert (*4a*). Der Bericht über Nortestosteron-Decanoat muß sich auf Mitteilung eines vorläufigen Eindruckes beschränken.

Ehe man ein Urteil über die Resultate einer bestimmten Methode abgibt, scheint es wesentlich zu sein, über ein Vergleichsmaterial von mit verschiedenen Methoden behandelten Patienten zu verfügen. Denn nur so können die Resultate mit entsprechenden Angaben aus anderen Kliniken verglichen werden und dienen, wenn sie mit den Ergebnissen anderer Forscher übereinstimmen, als Kontrolle über die Zuverlässigkeit der Kriterien etwaiger klinischer Besserungen. In dieser Darstellung sind sowohl objektive Verbesserungen (gefunden mittels allgemeiner klinischer Untersuchungen und durch Röntgenkontrolle) als auch die Hemmung des progredienten Verlaufs eines metastatischen Prozesses als günstiges Resultat bewertet.

Verwendet wurde Nortestosteron-Phenylpropionat (Durabolin-Organon — N.T.P.P). Die Dosierung betrug meistens 50 mg pro Woche, intramuskulär. In einzelnen Fällen wurden 25 und 75 mg angewendet. Bei gutem Effekt wurde die Dosis reduziert. In einigen Fällen wurde die Therapie unterbrochen, weil eine gute Wirkung länger als 10 Monate angehalten hatte.

In einer früheren Publikation haben wir bereits über die klinischen Resultate mit verschiedenen endokrinen Behandlungsmethoden berichtet (3). Sie stimmen recht gut mit den Ergebnissen anderer Untersucher überein. In nachstehender Reihenfolge wurde von den endokrinen Behandlungen Gebrauch gemacht: Kastration (mit Röntgenbestrahlung oder operativ), Cortison, androgene Hormone, Durabolin, Hypophysektomie. Abänderungen dieses Schemas, die vom klinischen Verlauf und praktischen Umständen abhingen, waren naturgemäß nicht zu vermeiden. Oestrogene Hormone kamen fast nur nach dem 60. Lebensjahr zur Anwendung.

Während des Verlaufes der Behandlung wurden genaue klinische Untersuchungen mit u. a. regelmäßigen Blut- und Röntgenkontrollen durchgeführt. In einer beträchtlichen Anzahl der Fälle wurde der biologische oestrogene Effekt am Vaginalausstrich untersucht. Die Calciumexkretion im Harn, Serumcalcium und die alkalische Phosphatase sind in vielen Fällen bestimmt worden.

Im einzelnen sind die Resultate nach der Anwendung von Durabolin aus Tab. 1 und 2 ersichtlich. Die Dauer des therapeutischen Effektes betrug rund 10 Monate

Tabelle 1. *Die klinischen Resultate der Behandlung des metastasierenden Brustcarcinoms mit Nortestosteron-Phenylpropionat (N. T. P. P.)*

	Anzahl	Objektive Besserung	Hemmung	Günstiges Resultat	%
Alle N.T.P.P.-behandelten Pat. (Hypophysekt. unberücksichtigt)	113	16	24	40	35,4
Früher Androgenbehandelte Pat.	77	8	17	25	35,2
Hypophysektomierte Patientinnen	12			—	—
Keine frühere Androgenbehandlung	40	11	7	18	45,0

Tabelle 2. *Der klinische Effekt von Nortestosteron-Phenylpropionat auf Patientinnen, die früher mit Testosteron-Derivaten behandelt worden waren und bei denen sich die Testosteronwirkung erschöpft hatte*

	77 früher mit Testosteronpräparaten behandelte Patientinnen	
	Gute Wirkung von Testosteron	Keine Wirkung von Testosteron
	25	52
N.T.P.P.-Effekt		
Günstiger	13	10
Keiner	12	42

(*3—22*) unabhängig davon, ob vorher eine androgene Behandlung erfolgte. In 10 Fällen, wo eine Testosteronbehandlung mit gewöhnlichen Dosen ohne Erfolg versucht worden war, konnte mit Nortestosteron-Phenylpropionat ein günstiger Effekt erreicht werden. Von 25 Fällen, bei denen die Testosteronwirkung bereits erschöpft war, sprachen noch 13 auf eine N. T. P. P.-Behandlung an, während die übrigen 12 auch darauf nicht mehr reagierten. Das Umgekehrte, die Anwendung von Testosteronestern nach abgelaufener Durabolinremission, wurde nicht versucht. Eine Verschlimmerung des Carcinomwachstums als direkte Folge der Durabolinbehandlung wurde nie beobachtet. Hypophysektomie war nach vorangehender Durabolinbehandlung in 4 Fällen erfolgreich. Der Therapie-Effekt mit Testosteronpräparaten war positiv in 32% und hielt im Mittel 11 Monate an. Die Wirkungsdauer von Durabolin betrug dahingegen rund 10 Monate; bei der großen natürlichen Streuung ist dieser Unterschied aber sicher nicht statistisch signifikant. Wenn man bedenkt, daß viele Durabolin-Behandelte schon vorher im Laufe ihrer Erkrankung irgendwann unter Testosterontherapie standen, wird deutlich, daß die angegebenen Resultate für Nortestosteron-Phenylpropionat sprechen.

In bezug auf die Lokalisation der Metastasen können die Patienten in Gruppen eingeteilt werden, obschon im allgemeinen jeder Patient mehrere Metastasen in verschiedenen Organen haben kann. Diese Gruppierung soll deswegen in Betracht gezogen werden, weil die verschiedenen Metastasen auf eine endokrine Therapie vielleicht unterschiedlich reagieren, was natürlich eine objektive Beurteilung des Therapieerfolges etwas schwieriger macht. Jedenfalls wurde der Versuch unternommen, die Erfahrungen mit N. T. P. P. in dieser Hinsicht zu ordnen (Tab. 3). Dabei ist recht bemerkenswert, daß mit N. T. P. P. oft günstige Resultate in Fällen mit lokalen Metastasen und auch mit Lungenmetastasen gesehen wurden.

Tabelle 3. *Der klinische Effekt von Nortestosteron-Phenylpropionat im Zusammenhang mit der Lokalisation der Metastasen*

Lokalisation	Anzahl	Gute Reaktion	in %
Knochen	46	13	28
Haut und Lymphdrüsen .	20	8	40
Lungen	27	9	33
Leber	14	2	14

Die Nebenwirkungen der N. T. P. P.-Behandlung waren in praktischer Hinsicht unbedeutend, und sie veranlaßten nur bei 3 Patientinnen eine Unterbrechung der Behandlung, zweimal wegen infizierter Acne und einmal wegen Heiserkeit. Bei 6 anderen Patientinnen war die Heiserkeit störend, und in 4 Fällen wurde Acne beobachtet. 2 Patientinnen klagten über Schwindel, 2 andere entwickelten Ödeme, und bei je einer Frau traten Nervosität bzw. Erbrechen auf. Bei 2 Patienten, wo eine störende Heiserkeit nach Testosteron aufgetreten war, wurde mit Durabolin weiterbehandelt. Dabei normalisierte sich die Stimme in einem Fall, im zweiten besserte sie sich wesentlich. Erhöhungen des Serumcalcium-Spiegels, die von klinischer Bedeutung wären, wurden nie beobachtet.

Die Bestimmung der Calciumausscheidung im Harn war meist ohne praktischen Wert.

Die Beziehung zwischen der N. T. P. P.-Behandlung und dem biologischen oestrogenen Effekt, ermittelt am Vaginalausstrich mit Papanicolaou-Färbung, wurde ebenfalls verfolgt. In 51 von 66 untersuchten Patienten mit metastasierendem Mammacarcinom war eine deutliche oestrogene Wirkung feststellbar, und bei 36 von diesen Patienten wurde ein Abfall in der oestrogenen Wirkung beobachtet. Tab. 4 zeigt die Korrelation zwischen klinischem Resultat und den Variationen in der biologischen oestrogenen Wirkung. Bei 51 Patienten wurden insgesamt 250 Abstriche untersucht. Aus den Befunden darf man vielleicht eine gewisse Beziehung zwischen der klinischen Verbesserung und einer Verminderung des oestrogenen Einflusses im Vaginalabstrich ablesen.

Tabelle 4. *Die Beziehung zwischen der klinischen Wirkung von N. T. P. P. und dem Einfluß auf den Vaginalausstrich*

Klinische Wirkung	Abfall des oestrogenen Effektes	Kein Einfluß auf den Vaginalausstrich	Anfangs kein oestrogener Effekt
Günstig	14	3	6
Keine	7	11	3

Zum Schluß über einige vorläufige Erfahrungen mit Nortestosteron-Decanoat (Deca-Durabolin): Die virilisierende Wirkung des N.-Decanoates ist selbst im Vergleich zum N. T. P. P sehr klein. (Nach Angaben von N. V. ORGANON, Oss.) Insgesamt wurde es 15 Patienten mit metastasierendem Mammacarcinom gegeben. Die Dosis betrug 50 mg jede dritte bis vierte Woche. Bei 4 von den Patienten scheint eine günstige Wirkung der Behandlung wahrscheinlich zu sein. Dramatische Verbesserungen haben wir bis jetzt jedoch noch nicht gesehen. Nebenwirkungen wurden noch keine beobachtet. Das Material ist aber zu klein und die Beobachtungszeit noch zu kurz, um ein Urteil über die Wirkung des Präparates zu erlauben. Vom theoretischen Standpunkt aus ist es aber sehr interessant, die Resultate von größeren Behandlungsserien abzuwarten, da sie vielleicht eine Antwort auf die Frage geben können, welche Bedeutung dem virilisierenden Anteil der Wirkung des Präparates für den therapeutischen Effekt beizumessen ist. Die bisherigen Erfahrungen mit Nortestosteron-Phenylpropionat scheinen dafür zu sprechen, daß auch Verbindungen mit relativ schwach androgener und kräftiger anaboler Wirkung einen beim Mammacarcinom ausreichenden therapeutischen Effekt entfalten können.

Zusammenfassend kann man sagen, daß N. T. P. P. für die Behandlung des metastasierenden Brustkrebses besser angezeigt zu sein scheint als die bisher übliche Testosterontherapie. Die Nebenwirkungen sind in therapeutischen Dosen nahezu ohne praktische Bedeutung. Beachtet man die Anzahl der verbesserten Fälle, so zeigt sich, daß die Erfolgsquote etwas größer ist als die von Testosteronpräparaten, selbst wenn diese demselben Patienten früher gegeben worden waren. Die Dauer der Remissionen bzw. Verbesserung ist jedoch nicht länger, und mehr als die Hälfte der Patienten spricht auf N. T. P. P.-Behandlung nicht an. Es ist aber möglich, daß die Gesamtdauer einer Verbesserung oder der Stillstand längere Zeit anhält, wenn man zuerst Testosteron verabfolgt und nach Aussetzen seiner Wirkung Nortestosteron-Phenylpropionat gibt.

Anerkennung. Wir sind der N. V. Organon, Oss, für die Überlassung von Mustern zu Dank verpflichtet.

3*

Zusammenfassung

Die Behandlung von 113 an metastasierendem Mammacarcinom erkrankten Frauen mit Nortestosteron-Phenylpropionat (Durabolin-Organon) ergab ein günstiges Resultat bei 40 Patientinnen (35,4%). 77 Patientinnen standen vorher unter Testosteronbehandlung, bis sich der Testosteron-Effekt erschöpft hatte. In diesen Fällen konnte mit Durabolin noch bei 35% ein günstiges Resultat erzielt werden. Unter 40 Patientinnen, die noch nicht mit Testosteron vorbehandelt waren, fanden sich 45% günstig reagierende Fälle. Die Dauer der Verbesserungen mit Nortestosteron-Phenylpropionat betrug rund 10 Monate, auch wenn zu einem früheren Zeitpunkt Testosteronpräparate verabfolgt worden waren. Die Nebenwirkungen der Durabolin-Therapie waren unbedeutend. Eine gewisse Korrelation zwischen der Erniedrigung des oestrogenen Effektes im Vaginalausstrich und einer klinischen Verbesserung scheint aus den bisherigen Befunden möglich zu sein.

Nach sehr vorläufigen Erfahrungen hat Nortestosteron-Decanoat in 4 von 15 Patientinnen mit metastasierendem Brustcarcinom eine günstige Wirkung gezeigt.

Literatur

1. Gellhorn, A.: Edit. Symposium on hormones and cancer therapy. (A. Kirschbaum, R. Hertz, R. I. Dorfman, S. G. Taylor, B. J. Kennedy, R. Luft a. o.): Amer. J. med. 21, (1956).
2. Gerbrandy, J. H., and H. Hellendoorn: Ned. T. Geneesk. 101, 1257 (1957).
3. Hortling, H., K. Malmio, L. Hiisi-Brummer and G. af Björkesten: Proc. of the Edinburgh Meeting of Endocrinology, Aug. 1959.
4. Luft, R., H. Olivecrona and D. Ikkos: Acta endocr. (Kbh.) 31, 241 (1957).
4a. Malmio, K., L. Hiisi-Brummer and H. Hortling: Ann. Med. int. Fenn. 49, 121 (1960).
5. Meyer, A.: Acta Biochim. biophys. 17, 441 (1955).
6. Nowakowski, H., u. J. Parada: Dtsch. med. Wschr. 83, 1421 (1958).
7. Pearson, O. H., M. C. Li, J. P. Maclean, M. B. Lipsett and C. D. West: J. Amer. med. Ass. 159, 1701 (1955).
8. Segaloff, A.: Cancer 10, 808 (1957).
9. van der Werff, J.: Brit. med. J. 2, 881 (1958).

Erfahrungen über die Hypophysektomie beim Mammacarcinom

Von

H. Olivecrona

Die Wirkung der Hypophysektomie auf das Wachstum bösartiger Geschwülste beruht auf der Hemmung der Produktion der Steroid- und vielleicht auch anderer Hormone. Infolgedessen kann eine Wirkung auf das Geschwulstwachstum nur bei solchen Tumoren erwartet werden, die mehr oder weniger von der Produktion der diesbezüglichen Hormone abhängig sind. Die von der hormonalen Umgebung abhängigen Carcinome sind diejenigen der Brustdrüse, der Prostata, möglicherweise auch der Schilddrüse und das Chorionepitheliom. Alle anderen bösartigen Neubildungen scheinen von der hormonalen Umgebung ganz unabhängig zu sein, und die praktische Erfahrung mit der Hypophysektomie ist bei allen anderen Tumorformen außer den oben genannten durchaus negativ gewesen. Ob auch andere Hormone als die Steroidhormone für das Geschwulstwachstum von Bedeutung sind, wissen wir mit Bestimmtheit nicht, doch sprechen gewisse Erfahrungen dafür, daß wenigstens das Wachstumshormon beim Brustdrüsen- und Prostatakrebs von Bedeutung ist und daß möglicherweise beim Brustdrüsenkrebs auch das lactogene Hormon von Bedeutung sein kann.

Schon vor mehreren Jahren wurden in Anerkennung der oben angeführten Zusammenhänge Versuche ausgeführt, durch Röntgenstrahlen die Hypophyse auszuschalten. Es zeigte sich aber, daß, um eine Zerstörung der Hypophyse herbeizuführen, so große Strahlendosen notwendig waren, daß deren Anwendung infolge der daraus resultierenden Schädigung der Haut, des Hirngewebes und der Hirngefäße unmöglich war. Die Ausschaltung der Hypophyse verlangte also die Ausarbeitung einer chirurgischen Technik zur Entfernung der Drüse. Nachdem dies in den Jahren 1951 und 1952 gelungen war, konnte die Hypophysektomie als Behandlungsmethode bei den oben erwähnten Carcinomformen in größerem Stil angewendet werden und schon die ersten Versuche zeigten, daß die Hypophysektomie in vielen Fällen ein positives Resultat beim Mamma- und Prostatacarcinom herbeiführte.

Die von mir ursprünglich angegebene intracranielle Hypophysenentfernung wird folgendermaßen ausgeführt: Es wird ein kleiner frontaler Knochenlappen auf der rechten Seite angelegt, die Dura geöffnet und der Stirnlappen etwas angehoben. Nachdem die beiden Sehnerven identifiziert und die Arachnoidea in der Cisterna chiasmatis entfernt ist, liegt das Diaphragma sellae frei. Um genügend Platz zu bekommen, wird vorher eine lumbale Dränage angelegt, und man kann sich, wenn nötig, durch Hyperventilation des Kranken mehr Platz bereiten. Der rechte Sehnerv wird dann vorsichtig etwas beiseite gezogen, der Hypophysenstiel sichtbar gemacht und nach Aufsetzen einer Silberklemme durchschnitten. Das Diaphragma sellae liegt nun frei und wird vorsichtig eingeschnitten. Dabei muß beachtet werden, daß sich in der Peripherie des Diaphragma ein ringförmiger Sinus befindet, der in breiter Verbindung mit dem Sinus cavernosus steht. Dieser Ringsinus muß geschont werden, was am besten so gemacht wird, daß man die Öffnung für den Hypophysenstiel nach beiden Seiten etwas erweitert. Man kann dann das Hypophysengewebe mit Löffeln und Curetten entfernen, was meistens in mehreren Stücken erfolgt. Die Blutung ist gewöhnlich mäßig, aber gelegentlich kann die Wand des Sinus cavernosus papierdünn sein und wird dann leicht perforiert, was von erheblicher Blutung begleitet wird. Diese Blutung wird durch temporäre Tamponade der Sella turcica mit einem Gelatineschwamm gestillt, und nach Entfernung der Tamponade kann die Ausräumung des Sellainhaltes fortgesetzt werden. Nachdem die Drüse vollständig entfernt und jede Blutung gestillt worden ist, wird die Dura in der Sella mit Ätzmitteln behandelt, um an der Dura haftende kleinste Hypophysenreste zu zerstören. Zu diesem Zweck eignet sich am besten die Zenkersche Lösung, die entweder in ein in die Sella eingelegtes Wattebäuschchen eingespritzt wird oder nach dem Vorgehen von Bronson Ray mittels Plastikschlauch in einen in die Sella eingelegten Gummischwamm injiziert wird.

Gewöhnlich wird die Operation sehr gut vertragen, die Reaktion hinterher ist gering, Komplikationen kommen selten vor. Die wichtigste Komplikation ist ein extradurales Hämatom, daß aber durch geeignete Technik mit großer Sicherheit vermieden werden kann. Entstehen nach der Operation Zeichen einer intrakraniellen Drucksteigerung, muß die Wunde wieder aufgemacht und das Hämatom ausgeräumt werden. Gelegentlich können auch intracerebrale Hämatome im Frontallappen entstehen. Dies beruht meist darauf, daß während der Freilegung eine an der Knocheninnenfläche festsitzende Dura zerreißt und eine oder mehrere Venen zum Sagittalsinus verletzt und daher der venöse Abfluß aus dem Stirnlappen erschwert wird.

In Anbetracht des schlechten Zustandes der Mehrzahl der von uns operierten Carcinomkranken ist die Mortalität erträglich (in unserem Material 6%). In anderen Statistiken, wo mit ähnlichen Methoden behandelt wurde, ist die Mortalität ungefähr dieselbe, so in Bronson Rays großem Material etwa 7%.

Von Komplikationen sind im übrigen zu erwähnen, daß Sehfelddefekte gelegentlich vorkommen können, was darauf beruht, daß zu stark an dem rechten Opticus gezogen wurde. Schwere Störungen haben wir nie beobachtet, aber gelegentlich einen Ausfall des temporalen Sektors im Bereich des rechten Sehnerven.

Andere Methoden zur intrakraniellen Durchführung der Hypophysektomie können hier nur kurz erwähnt werden. Ich illustriere die wichtigsten dieser technischen Abänderungen an Hand einiger Bilder.

Bei transsphenoidaler Freilegung der Sella turcica hat man zunächst versucht, die von Cushing angegebene Methode zur Operation der Hypophysenadenome anzuwenden. Diese Methode gibt aber zu wenig Platz und ist bei normaler Größe der Sella kaum verwendbar. Weit besser ist die von Hamburger und Norlén angegebene transantrale Methode, wobei der Sinus maxillaris auf der einen Seite breit geöffnet und von hier aus die Keilbeinhöhle aufgemacht wird. Falls der Knochen im Boden der Sella nicht allzu dick ist, kann man auf diese Weise eine sehr gute Freilegung der Hypophyse erzielen, und in günstigen Fällen gelingt auch die Entfernung der intakten Drüse ohne vorangehende Zerstückelung. Ätzung der Sellawandung kann bei dieser Methode nicht stattfinden, weil die Ätzflüssigkeit durch das Loch im Diaphragma sellae in den Subarachnoidalraum ausfließen kann. Nach Blutstillung wird dann ein Muskelstückchen in die Sella eingelegt, um den Ausfluß von Liquor zu verhindern. Ein Nachteil dieser und anderer transphenoidaler Methoden ist der, daß nachher ein Liquorfluß mit sekundärer Infektion entstehen kann. Die bei dieser Methode angegebene Mortalität ist von derselben Größenordnung (zwischen 5—10%) wie bei den transfrontalen Methoden. Die Mortalität wird im wesentlichen durch die Meningitis bedingt. Nach der Operation muß gegen die Sella turcica tamponiert werden, diese Tamponade muß mehrere Tage liegen und ist für die Kranken etwas belästigend. Der größte Vorteil der Methode ist der, daß intrakranielle Strukturen nicht berührt werden und intrakranielle Komplikationen außer der Meningitis nicht zu befürchten sind und daß bei der Operation die Einsicht in die Sella sehr gut ist.

Man hat auch versucht, die Hypophyse durch Einlegen von radioaktiven Substanzen in die Sella zu zerstören. Dies ist sowohl auf intrakraniellem wie auf transsphenoidalem Wege möglich. Die intrakranielle Einführung radioaktiver Substanzen ist nur in beschränktem Ausmaß ausgeführt worden, bietet wohl auch keine wesentlichen Vorteile gegenüber der chirurgischen Exstirpation. Mehr Bedeutung hat die von FORREST eingeführte endonasale Implantation von Yttriumperlen in die Hypophyse. Bei dieser Methode wird mit einem besonderen Instrument durch Nase und Keilbeinhöhle eine Kanüle unter radiologischer Kontrolle in die Hypophyse eingeführt und eine Anzahl radioaktiver Yttriumperlen in das Drüsengewebe deponiert. Nachteil dieser Methode ist die Tatsache, daß eine Liquorfistel entstehen und von einer Meningitis gefolgt werden kann. Um dieser Komplikation vorzubeugen, hat FORREST versucht, durch Einführen einer kleinen rostfreien Stahlschraube die Öffnung in dem Sellaboden zu verschließen. Ob dies auf die Dauer die Liquorfistel verhüten kann, ist wohl nicht ganz sicher, spielt aber bei der relativ kurzen Lebensdauer der Carcinomkranken keine größere Rolle. Über eventuelle Spätschädigung durch die Bestrahlung weiß man bis jetzt sehr wenig, was wohl aber bei den Carcinomfällen von geringer Bedeutung sein dürfte.

Schließlich kann auch die Hypophyse durch ionisierende Strahlung in der Form eines stereotaktisch gezielten schmalen Bündels von Protonstrahlen zerstört werden. Versuche in dieser Richtung sind von LAWRENCE und TOBIAS ausgeführt worden.

Zusammenfassend kann man über die verschiedenen Methoden zur Hypophysenzerstörung folgendes sagen: Die chirurgische Exstirpation — sei es auf intrakraniellem oder transspenoidalem Wege — kann fast in jedem Falle eine physiologische, wenn auch nicht immer eine anatomisch vollständige Entfernung der Hypophyse erzielen. Die Einlegung von Yttriumperlen in die Hypophyse scheint mir keine wesentlichen Vorteile zu gewähren.

Die Ergebnisse der Hypophysektomie in unserem Material gehen aus den folgenden Tabellen hervor (Tab. 1—4).

Zusammenfassend kann man aus dem tabellarisch vorgelegten Material die Schlußfolgerung ziehen, daß in etwa 50% der operierten Mammacarcinome ein positives Ergebnis erreicht wurde. Es versteht sich von selbst, daß die Resultate nur auf Grund *objektiver* Veränderungen im Zustand der Kranken beurteilt wurden, also Stillstand oder Rückbildung von oberflächlich gelegenen Metastasen, Stillstand oder Rückgang von röntgenologisch dargestellten Lungen- oder Knochenmetastasen usw. Subjektive Veränderungen, besonders Rückgang der Schmerzen, werden *nicht* unter die objektiven Symptome gerechnet. Bemerkenswert ist aber, daß auch in denjenigen Fällen, wo keine objektiv feststellbare Besserung vorlag,

Tabelle 1

Material	Beurteilt Zahl der Fälle	Obj. Rem. Zahl der Fälle	Remission %
Eigenes	47	27	57
Pearson	87	48	55

Tabelle 2

Material	Gebessert		Ungebessert	
	Zahl der Fälle	Durchschnitt in Monaten	Zahl der Fälle	Durchschnitt in Monaten
Eigenes	27	20.8 (+ 8)	20	8.3 (+ 1)
Pearson	48	16 (+ 25)	39	5 (+ 1)

Tabelle 3

Gruppe	Frühere endokrine Behandlung	Reaktion	Besserung nach Hypophysektomie
Vor der Menopause . . .	Kastration	Gebessert	80—90%
	„	Ungebessert	10—20%
Nach der Menopause . .	Oophorektomie	Gebessert	80%
	„	Ungebessert	10%

Tabelle 4

Material	Zahl der Fälle	Dauer der Remission		Noch in der Remission Zahl der Fälle
		Monate	Durchschnitt in Monaten	
Eigenes, op. vor Juli 1955	18	6—50	16.9 +	1
Eigenes, gesamt	27	4—50	14.7 +	6
Pearson	48		12.0 +	13

eine wesentliche, allerdings kurzdauernde Besserung der Schmerzen eintrat, was wohl im wesentlichen durch die bessere Wirkung des Cortisons nach der Hypophysektomie zu erklären ist.

Von besonderem Interesse ist auch, daß zwei von unseren operierten Fällen $6^{1}/_{2}$ bzw. 7 Jahre nach der Operation noch am Leben sind. In dem einen Falle ist aber seit etwa einem Jahr eine langsam fortschreitende Verschlimmerung der Symptome mit Rückkehr der Schmerzen zu beobachten. Es ist dies zwar ein sehr geringer Prozentsatz, zeigt aber, daß in vereinzelten Fällen eine sehr langdauernde Remission entstehen kann.

In dem viel größeren Material von Bronson Ray sind die Resultate der Hypophysektomie im wesentlichen dieselben.

Bei früher adrenalektomierten Frauen sind die Resultate nicht sehr ermutigend. Von 14 derartigen Fällen starben uns 8 innerhalb einiger Wochen an dem rasch fortschreitenden Carcinom. Diese Fälle befanden sich alle schon vor der Operation in einem sehr weit vorgeschrittenem Stadium der Krankheit. 5 dieser Fälle hatten keine Remission. In einem Falle sahen wir nach der Hypophysektomie eine gute Remission. Dieser ist aber schwer verwertbar, weil zur Zeit der Adrenalektomie keine Kastration vorgenommen wurde. Diese Patientin lebte aber fast 2 Jahre nach der Hypophysektomie. Ähnliche Beobachtungen liegen auch in BRONSON RAYs Material vor: Von 22 früher adrenalektomierten Frauen hatten nach der Hypophysektomie 6 eine neue Remission.

Beim Brustdrüsenkrebs der Männer scheinen die Resultate besser zu sein als bei den Frauen, doch ist unser Material in dieser Gruppe sehr klein, es umfaßt nur 2 Fälle. In dem einen Fall mit zahlreichen Lungenmetastasen verschwanden alle Symptome, der Kranke ist 3 Jahre nach der Operation an Herzinsuffizienz infolge Lungenfibrose gestorben. Bei der Sektion konnte kein Carcinom in den Lungen oder an deren Stellen nachgewiesen werden. Im anderen Falle wurde eine Remission von 33 Monaten erzielt.

Über die Bedeutung der Vollständigkeit der Hypophysektomie sind die Akten noch nicht geschlossen. Man kann zwischen anatomisch vollständiger und funktionell vollständiger Hypophysektomie unterscheiden. Anatomisch vollständig ist die Hypophysektomie, wenn in Serienschnitten der Sella turcica kein Drüsengewebe mehr nachzuweisen ist.

Funktionell vollständig ist die Hypophysektomie, falls die meßbaren Funktionen der Hypophyse ausgelöscht sind. Wir müssen zugeben, daß es unmöglich ist, mit Sicherheit festzustellen, daß die Hypophyse nicht mehr funktioniert. Die beste Methode in dieser Beziehung ist die Messung der Schilddrüsenfunktion, und falls diese vollständig oder fast vollständig erloschen ist, sprechen wir von einer vollständigen funktionellen Hypophysektomie, wobei wir uns bewußt sind, daß diese Vollständigkeit etwas unsicher ist.

Die praktische Erfahrung lehrt, daß eine anatomische bzw. funktionelle Totalexstirpation der Hypophyse nicht immer notwendig ist, um ein gutes Resultat zu erzielen. In mehreren unserer Fälle, die zur Sektion kamen, konnte an Hand von Serienschnitten festgestellt werden, daß noch lebensfähiges Drüsengewebe vorhanden war, und zwar fast immer in winzigen Gruppen von einigen Zellen, trotzdem eine gute Remission vorangegangen war. Auch haben wir in einigen Fällen, wo die Funktionsproben zeigten, daß die Schilddrüsenfunktion nicht vollständig erloschen war, trotzdem eine gute Remission sehen können. BRONSON RAY konnte in seinem Material, das zur Sektion gelangte, nur in 5—10% Reste von Drüsengewebe nachweisen. Die Tatsache, daß seine Resultate, die anscheinend in bezug auf anatomische Vollständigkeit den unsrigen überlegen, aber in bezug auf Zahl und Dauer der Remissionen nicht besser als die unsrigen waren, spricht dafür, daß anatomische bzw. funktionelle Vollständigkeit der Hypophysektomie nicht unbedingt notwendig ist. Die endgültige Lösung dieser Frage muß der Zukunft vorbehalten bleiben, bis ein genügend großes, anatomisch kontrolliertes Material vorliegt.

Wie soll man sich nun die Wirkungsweise der Hypophysektomie vorstellen? Man könnte sich denken, daß in einer Population von Geschwulstzellen einige unbedingt von dem Vorhandensein oestrogener Hormone abhängig sind, andere dagegen diesen Milieufaktor ohne weiteres entbehren können. Zwischen diesen beiden Extremen gibt es wahrscheinlich alle Stufen der Empfindlichkeit gegenüber dem erwähnten Milieufaktor. Nach der Hypophysektomie sterben die sehr oestrogenbedürftigen Geschwulstzellen ab, die etwas weniger empfindlichen werden vielleicht in ihrem Wachstum gehemmt, während die ganz hormonunabhängigen Zellen weiter wachsen. Nach einer gewissen Zeit besteht die Geschwulstpopulation hauptsächlich oder ausschließlich aus Zellen, die den hormonellen Einflüssen gegenüber ganz unempfindlich sind.

Um die Heilung eines Carcinoms herbeizuführen, ist es notwendig, daß jede Geschwulstzelle vernichtet wird. Sobald nur einige, vielleicht sogar nur eine einzige Geschwulstzelle am Leben bleibt, rezidiviert das Carcinom. Die totale Zerstörung der Neubildung kann nur durch Exstirpation im Gesunden oder Strahlenzerstörung sämtlicher Geschwulstzellen erzielt werden. Offenbar kann die Hypophysektomie diese Bedingung nicht erfüllen. Die Hypophysektomie wird deshalb eine palliative Behandlung des Brustdrüsenkrebses bleiben.

Die Frage, ob die Hypophysektomie der Adrenalektomie als Behandlungsmethode vorzuziehen ist, ist viel diskutiert worden. Vorläufig kann sie nicht mit Bestimmtheit beantwortet werden, obwohl Zahl und Dauer der Remissionen und besonders die Überlebungszeit dafür sprechen, daß die Hypophysektomie der Adrenalektomie überlegen ist. Die bis jetzt vorliegenden diesbezüglichen Zahlen sind aber statistisch noch nicht sichergestellt. Zugunsten der Hypophysektomie spricht weiter, daß diese Operation bei adrenalektomierten Fällen in vielleicht 20% der Fälle eine neue Remission herbeiführen kann.

Leider haben wir vorläufig keine sichere Methode, die uns erlaubt vorauszusagen, ob eine Kranke auf die Hypophysektomie günstig reagieren wird. Soviel kann aber gesagt werden, daß Kranke, die auf eine Oophorektomie gut geantwortet hatten, in etwa 80% der Fälle auch günstig auf die Hypophysektomie reagieren werden. Diejenigen Fälle, die auf die Kastration nicht reagieren, sind auch schlechte Fälle für die Hypophysektomie, da nur etwa 10% der Fälle dieser Gruppe günstig reagieren. Frauen, die schon jenseits der Menopause liegen, aber die positiv auf Oestrogene reagieren, haben gute Aussichten, nach der Hypophysektomie in eine Remission zu gelangen.

Nach unseren Erfahrungen sind Fälle, wo bereits Lebermetastasen vorhanden sind, für die Hypophysektomie ungeeignet. Auch das Vorhandensein von Gehirnmetastasen stellt eine Kontraindikation dar. Zwar kann man die Hirnmetastase, falls sie solitär ist, exstirpieren, das Resultat wird aber durch eine nachfolgende Hypophysektomie nicht besser.

Zusammenfassend möchte ich sagen, daß die Hypophysektomie ein gutes palliatives Mittel darstellt, das in Frage kommen kann, wenn andere Methoden versagt haben, und daß besonders jüngere Frauen, die positiv auf eine Kastration reagierten, gute Aussichten auf eine Remission von $1^1/_2$—2 Jahren Dauer haben.

Ein Vergleich der Resultate der Adrenalektomie mit Ovariektomie und der Hypophysektomie in der Behandlung des fortgeschrittenen Brustkrebses

Von

HEDLEY ATKINS

Mit 4 Abbildungen

1947 wurde eine kleine Serie von partiellen Adrenalektomien mit Ovariektomien unternommen für die Behandlung des fortgeschrittenen Brustkrebses.

Zu dieser Zeit gab es noch keine hinreichende Ersatztherapie, und die Operation wurde in zwei Stadien vorgenommen: zuerst wurden die Ovarien und die rechte Nebenniere und nachher dreiviertel der linken Nebenniere exstirpiert.

Soweit man es mit den damals zur Verfügung stehenden Methoden beurteilen konnte, zeigte sich, daß die Operation zu gefährlich war, wenn genügend Nebennierengewebe entfernt wurde, um die Resultate der einfachen Ovariektomie zu verbessern, und daß mit ungenügender Entfernung von Nebennierengewebe die Behandlung nicht erfolgreicher war als die einfache Ovariektomie.

Aus diesen Gründen wurde die Operation aufgegeben, bis 1953 HUGGINS das Verfahren wieder einführte und zeigte, daß mit Cortison als Ersatztherapie die totale Nebennierenexstirpation möglich war. 1953 führten LUFT und OLIVECRONA die Hypophysektomie ein, und diese Operation wurde von meinem Kollegen Mr. MURRAY FALCONER übernommen.

Für einige Monate arbeiteten wir unabhängig voneinander bis wir realisierten, daß wir eine ungewöhnlich gute Gelegenheit hatten, in unserer Klinik die Resultate der beiden Operationen zu vergleichen. 1954 planten wir eine kontrollierte klinische Untersuchung über die Resultate der beiden Operationen. Zu dieser Zeit schloß sich Dr. KENNETH MacLEAN unserer Gruppe an und beriet uns in der medizinischen Handhabung dieser Fälle vor und nach den Operationen und handelte im allgemeinen als unser Schiedsrichter.

Unser Plan war folgender: Für diese Untersuchung wurden nur Patientinnen ausgewählt, bei denen alle anderen Behandlungsmethoden schon versucht worden waren. Diese Behandlungen hatten vielleicht eine kurze erfolgreiche Periode, aber waren nun nutzlos geworden, und abgesehen von einer dieser beiden Operationen, blieb nichts mehr übrig, was man für die Patienten tun konnte. Nur Patientinnen in diesem Stadium wurden für die Untersuchung ausgewählt, und für jede wurde nun blind eine Karte aus einer Schachtel gezogen, in der ursprünglich 30 Karten je mit Adrenalektomie und Hypophysektomie waren. Je nachdem *welche* Karte gezogen wurde, wurde *die* entsprechende Operation unternommen; wenn Adrenalektomie gezogen wurde, war es selbstverständlich, daß eine Ovariektomie zu dieser

Operation dazu gehörte. Die Ethik dieses Verfahrens war ganz klar. Da wir keine Idee hatten, welche Operation die bessere war, war es ethisch, die Wahl zu treffen, indem man eine Karte zog. Wir alle, die mit dieser Untersuchung zu tun hatten, wären vollkommen zufrieden gewesen mit dieser Methode zur Bestimmung der Behandlung für ein Mitglied unserer Familie, und zu diesem Prinzip haben wir während der Untersuchung gehalten.

Von der ersten Gruppe von 63 Patientinnen, von denen viele im sehr fortgeschrittenen Krankheitsstadium waren, mitunter mit vielen Metastasen in den Lungen, wurden nur zwei als untauglich für die Operation abgelehnt. Nachdem die Wahl der Operation getroffen war und während die Patientinnen darauf warteten, in das Krankenhaus zu kommen, verschlechterte sich bei vielen der Zustand, aber weder mir, der die Adrenalektomie unternahm, noch Mr. MURRAY FALCONER, der die Hypophysektomien unternahm, war es erlaubt, die Patientinnen abzulehnen. In einigen solchen Fällen fragten wir unseren Schiedsrichter Dr. MacLEAN um Rat, und er lehnte eine Patientin von Mr. MURRAY FALCONER als zu krank für die Operation ab, aber keine meiner Patientinnen. Es folgt daher, daß zwei von den ersten 63 Fällen als inoperabel erklärt wurden und daher nicht für den Versuch gezählt wurden. Ein Fall für Hypophysektomie wurde nach Beratung mit dem Schiedsrichter abgelehnt. Am Ende hatten wir daher zum Vergeich 30 Adrenalektomie- und 30 Hypophysektomiefälle.

Die nächste Frage war, wie man am besten den Erfolg der Operation beurteilen kann. Es ist selbstverständlich, daß ein Vergleich der überlebten Wochen oder Monate nach den Operationen eine gute Indikation für den relativen Wert dieser beiden Operationen gab. Aber das war nicht empfindlich genug für unseren Zweck. Daher beschlossen wir außerdem den "Mean Clinical Value" (M.C.V.) = „Klinischer Durchschnittswert" zu benutzen. Dieser Wert hat sich in früheren Untersuchungen als nützlich in der Beurteilung der Hormontherapie erwiesen, z. B. bei Anwendung von Androgenen oder Oestrogenen in solchen Fällen.

Zur Erklärung des „Klinischen Durchschnittswerts" muß vorausgeschickt werden, daß der fortgeschrittene Brustkrebs in vielen Herden auftreten kann. Hormontherapie, sei es Zuführung oder Entziehung, beeinflußt diese Symptome in verschiedenem Grad und zu verschiedenen Zeiten. Es war daher wichtig, jeden Herd einzeln zu bewerten. In der Abb. 1 ist die Methode erklärt. Der Untersucher hat nur zu sagen, ob ein Herd sich gebessert oder verschlechtert hat oder unverändert geblieben ist. Wenn besser, gibt man zwei Punkte (2), wenn schlechter, keine Punkte (0), und wenn er sich nicht entscheiden kann, gibt er einen Punkt (1). Die Punkte werden dann addiert und durch die Zahl der Herde dividiert, um einen Durchschnittswert zwischen null und zwei zu bekommen. Um kleine Dezimalzahlen zu vermeiden, wird die Summe mit sechs multipliziert, so daß das Endresultat zwischen null und zwölf liegt. (Null, wenn alle Herde schlechter sind, zwölf, wenn aller Herde besser sind.) Wenn die Patientin in vierwöchentlichen Abständen untersucht wird, kann man eine Kurve für den Fortschritt des Falles (Abb. 2 u. 3) oder einen Durchschnittswert für den gesamten Verlauf nach der Operation konstruieren, der ein Maßstab für den Erfolg oder den Mißerfolg der Behandlung ist. Dies ist eine empfindlichere Methode, als wenn man nur die Überlebenszeit mißt, die von den verschiedenen Herden verschieden beeinflußt sein kann. Zum Beispiel: Fall Nr. 1 mit mannigfachen Hautmetastasen wurde mit Methode A behandelt, sie

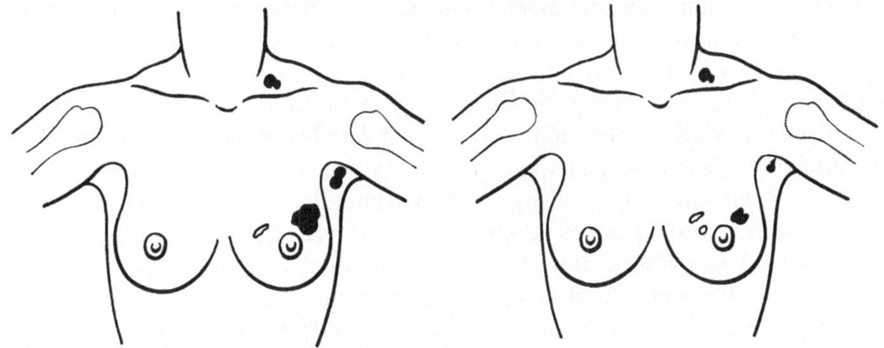

Abb. 1. Einschätzung des „klinischen Durchschnittswerts" M. C. V.

Vor der Behandlung	Während der Behandlung			
Herde	*Herde*			
1. Linke Brust	1. Linke Brust	—	Besser	(2)
2. Linke Achselgrube	2. Linke Achselgrube	—	Besser	(2)
3. Über dem linken Schlüsselbein	3. Über dem linken Schlüsselbein	—	unverändert	(1)
4. Hautknötchen	4. Ein neues Hautknötchen			(0)

Für das Auftreten eines neuen Herdes wird (0) eingesetzt

$$\text{M. C. V.} = \frac{\text{Total Punkte}}{\text{Zahl der Herde}} \text{ (Durchschnittswert)} \times 6 \text{ (Um zu einer größeren Zahl zu gelangen)}$$

Im obigen Fall:

$$\text{M. C. V.} = \frac{2 + 2 + 1 + 0}{4} \times 6 = 7,5$$

Maximum = 12
Keine Wirkung = 6
Minimum = 0

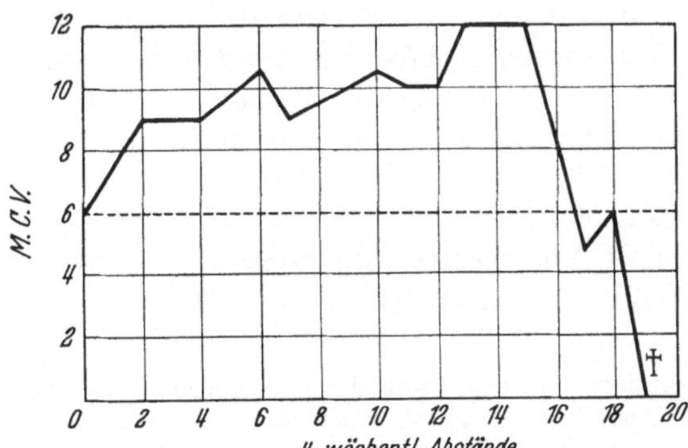

Abb. 2. Klinischer Durchschnittswert. Frau N. 73 Jahre

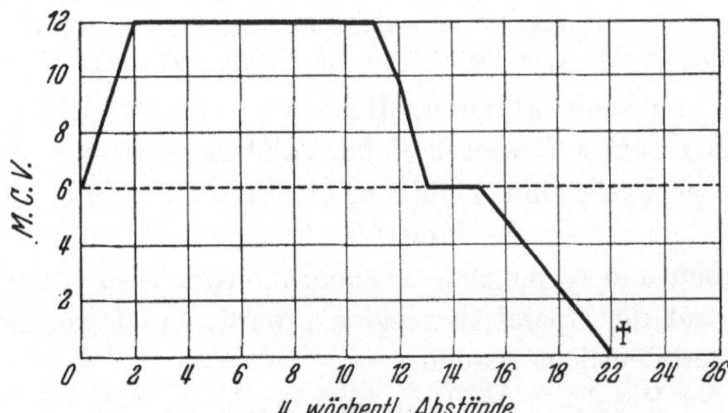

Abb. 3. Klinischer Durchschnittswert, Frau A. 55 Jahre

hatte keinen Einfluß auf die Metastasen, aber die Patientin lebte ein Jahr. Fall Nr. 2 mit Hirnmetastasen wurde mit Methode B behandelt, die Metastasen gingen für drei Monate zurück, danach fingen sie wieder an zu wachsen, und die Patientin starb nach 9 Monaten. Wenn die Überlebenszeit in diesen beiden Fällen als Prüfstein benutzt worden wäre, hätte man einen falschen Eindruck bekommen, da die erfolglose Behandlungsmethode A besser erscheinen würde als Behandlungsmethode B, die nur eine vorübergehende Wirkung hatte. Für den Zweck unserer Untersuchung würde dies auf falsche Spuren führen. Es ist zwar wahr, daß eine große Anzahl von Fällen diese Unregelmäßigkeiten ausgliche, und man könnte annehmen, daß dieselbe Zahl von Haut- und Hirnmetastasen in beiden Gruppen vorhanden wäre; dies würde aber ein viel größeres Material beanspruchen, als zu unserer Verfügung stand. Um diese Schwierigkeiten zu überwinden, hat sich die M.C.V.-Methode als nützlich erwiesen.

Wir haben eine kleine Änderung in der M. C. V.-Methode eingeführt, indem wir jedes System (Knochen, Haut, Drüsen usw.) einzeln bewerten. Der Verlauf der Krankheit ist daher noch genauer widergespiegelt.

1957 konnten wir 30 Adrenalektomien und 30 Hypophysektomien miteinander vergleichen. Das Resultat wurde im Lancet veröffentlicht (Atkins et al., 1957). Es schien, daß die Hypophysektomie ein wenig bessere Erfolge als die Adrenalektomie hatte, aber weder Überlebenszeit noch M.C.V. konnten beweisen, daß es von statistischer Bedeutung war.

Nichtsdestoweniger, durch diese Resultate hatten wir es von neuem mit der Frage der Ethik zu tun, denn einige von uns hatten das Gefühl, daß, wenn eine Verwandte in diese Untersuchung einbezogen worden wäre, wir eine Hypophysektomie vorgezogen hätten. Nach langen und ernsthaften Diskussionen u. a. mit Professor Bradford Hill wurde entschieden, die Untersuchung fortzuführen, bis die Resultate statistische Bedeutsamkeit erhielten. Die gesamte Serie umfaßt jetzt 149 Fälle, 79 Adrenalektomien und 70 Hypophysektomien und bildet die Grundlage für diese Mitteilung. Von der zweiten Gruppe wurden vier vor der Wahl der Operation ausgeschieden, und zwei starben, ehe die Operation ausgeführt werden konnte. Von den insgesamt 158 Fällen, die wir sahen, wurden daher 149 operiert.

In der späteren Serie hatten wir einige Modifikationen in den Entwurf der Untersuchungen eingeführt. Diese halfen uns beim Vergleich von Fällen, in denen die Operation im letzten Stadium der Krankheit unternommen worden war, nachdem alle anderen Methoden versagt hatten, und anderen Fällen, bei denen die Operation in einem früheren Stadium der Krankheit unternommen wurde. Natürlich wurden wie zuvor die Resultate der beiden Operationen miteinander verglichen. Außerdem studierten wir die Behandlung mit Adrenalektomie plus Ovariektomie im Vergleich mit Röntgenkastration verbunden mit Cortisontherapie. Alle diese Nebenuntersuchungen sind noch im Gange, und wir können noch keine endgültigen Resultate mitteilen.

Jedoch haben in meiner Abteilung Hayward mit Bulbrook und Greenwood vom Imperial Cancer Research Fund als Mitarbeiter die Steroidausscheidung im Urin dieser Patientinnen untersucht. Eine Beziehung zwischen dieser Ausscheidung und dem Erfolg oder Mißerfolg der Operation könnte weitreichende Konsequenzen haben und es möglich machen, im voraus zu bestimmen, welche Patientinnen gut auf die Operation reagieren werden und welche nicht. Diese Arbeit wird bald veröffentlicht werden.

Eine Analyse der Resultate der Hauptuntersuchung, d. h. ein Vergleich zwischen der Wirksamkeit der Adrenalektomie mit der Hypophysektomie bei 149

Fällen, ist von Dr. Armitage von der Statistischen Abteilung der School for Hygiene and Tropical Medicine unternommen worden. Er hat in seiner Analyse sowohl von Überlebenszeiten als von den M.C.V.-Werten Gebrauch gemacht und konnte nach 6 Jahren einen statistisch gesicherten Unterschied zum Vorteil der Hypophysektomie zeigen auf einem Niveau von 0,03.

Die Verschiedenheit der Wirksamkeit der beiden Operationen kann man in Abb. 4 sehr gut erkennen. Es ist interessant, daß nur 20% durch jede Operation 35 Monate überlebten und daß diese 20% weitere 35 Monate nach Hypophysektomie leben, 20% der Adrenalektomien starben aber alle während der nächsten 18 Monate.

Wenn wir Tab. 1 u. 2 ansehen, wo Überlebenszeiten als Lebenstabelle ausgedrückt sind, sehen wir, daß nach 3 Monaten 0,812 Hypophysektomien leben gegenüber 0,666 Adrenalektomien und daß dieser Unterschied auf dem 0,04-Niveau der Wahrscheinlichkeit statistisch gesichert ist. Wenn wir uns die M.C.V.-Protokolle ansehen, finden wir, daß der Durchschnitt M.C.V. 3 Monate nach der Operation 6,91 bei Hypophysektomie und 5,18 bei Adrenalektomie liegt. Dieser Unterschied ist auf dem Wahrscheinlichkeitsniveau 0,03 statistisch gesichert, ein Hinweis darauf, daß das M.C.V.-Protokoll etwas empfindlicher ist, als es die Überlebenszeiten sind. (Der Durchschnitts-M.C.V. kann als der Zustand der Patienten 3 Monate nach der Operation betrachtet werden, verglichen mit dem vor der Operation.)

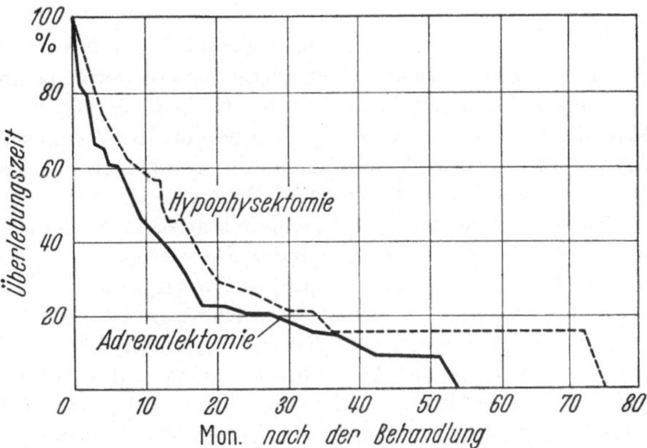

Abb. 4. Überlebenszeit Verhältnis in 4 wöchentlichen Abständen nach der Behandlung

Tabelle 1

Überlebungszeit Lebenstabelle	Überlebungsverhältnis		t	P
	Hypophysektomie	Adrenalektomie		
3 Monate.	812	666	2,05	04
6 Monate.	678	596	1,02	—
1 Jahr	567	405	1,92	05

Tabelle 2

M. C. V.	Hypophysektomie		Adrenalektomie		t	P
	Durchschnitt	Anzahl	Durchschnitt	Anzahl		
3 Monate	6,91	68	5,18	76	2,23	03
6 Monate	6,18	66	4,52	72	1,89	1
1 Jahr	4,34	61	2,91	70	1,68	1

Tab. 3 zeigt den Durchschnitts-M.C.V. während der Überlebenszeit und wieder einen vorteilhafteren Unterschied für die Hypophysektomie auf dem statistischen Niveau von 0,03.

Tabelle 3

M. C. V.	Hypophysektomie		Adrenalektomie		t	P
	Durchschnitt	Anzahl	Durchschnitt	Anzahl		
Durchschnitt während Überlebenszeit . . .	6,57	70	5,48	79	2,28	03
Log (Total während Überlebenszeit) . .	1,769	70	1,548	79	2,26	03

Was bedeuten diese Ergebnisse für die Praxis? A priori besteht ein Unterschied zwischen diesen beiden Operationen, ganz abgesehen von der verschiedenen und statistisch bedeutsamen Wirkung auf das endokrine System, da die beiden Operationen gewöhnlich ein verschiedenes Mortalitätsrisiko tragen. In der Gruppe von 79 Adrenalektomien hatten wir sieben und in der Gruppe von 70 Hypophysektomien drei postoperative Todesfälle. Für die anderen Unterschiede ist es nur eine Frage von Zeit und Dauer, bis sie statistisch bedeutsam werden.

Tatsächlich könnte man irgendein statistisch bedeutsames Niveau aussuchen, und letzten Endes könnte man beweisen, daß der Unterschied auf diesem Niveau statistisch bedeutsam ist. Ich möchte betonen, daß die einfache Aussage, daß der Unterschied statistisch auf dem 0,05- oder 0,01- oder sogar 0,0001-Niveau bedeutsam ist, nichts zu tun hat mit dem *Grad* des Unterschiedes zwischen den beiden Behandlungsmethoden. Das Niveau von 0,0001 z. B. bedeutet, daß der Zufallswert für die Wahrscheinlichkeit des Unterschiedes kleiner ist als $^1/_{10\,000}$. Es ist wahr, daß dieser Wahrscheinlichkeitswert z. T. von dem Grad des Unterschiedes abhängt und schneller erreicht wird, wenn der Unterschied erheblich ist, als wenn er klein ist. Es muß daher betont werden, daß wir eine Serie von 149 Fällen und 6 Jahre Arbeit brauchten, ehe ein Unterschied auf dem verhältnismäßig bescheidenen Niveau von 0,03 offenbar wurde. Das wurde nur erreicht durch die feinsten und empfindlichsten Indikationen, die uns zur Verfügung standen.

Da wir nun festgestellt haben, daß der Unterschied auf dem Wahrscheinlichkeitsniveau von 0,03 statistisch bedeutsam ist, müssen wir uns fragen, ob es sich lohnt auf Grund dieses kleinen Unterschiedes unsere Behandlungsmethode zu ändern. Um das festzustellen, müssen wir Zahlen und Statistik verlassen und die Lage im weitesten Sinne betrachten.

Zunächst muß betont werden, daß wir eine Adrenalektomie plus Ovariektomie vergleichen, die von jedem kompetenten Chirurgen ausgeführt werden kann, mit einer Hypophysektomie, ausgeführt von Mr. MURRAY FALCONER oder Mr. SCHURR, Chirurgen mit dem allerhöchsten operativen Standard, der durch eine Mortalität von nur 4% für eine wirklich vollständige Operation bewiesen wird. Hypophysektomie ist eine Operation mit enormer Sterblichkeit außer in den Händen von den allerbesten Chirurgen. Allein darum würde man wahrscheinlich sehr schlechte Resultate erhalten, wenn diese Operation für alle Patientinnen mit Brustkrebs empfohlen würde. Das Problem wird einem klar, wenn man die folgende Situation betrachtet. In Großbritannien sterben jährlich ungefähr 8000 Frauen an Brustkrebs. In unserer Klinik haben wir gefunden, daß nur ungefähr 6% dieser Frauen, die an Brustkrebs sterben, als untauglich für die Hypophysektomie anzusehen sind. Das würde heißen, daß ungefähr 7500 Patientinnen jährlich für diese Operation in Frage kämen. Ohne hierin eine absolute Genauigkeit beanspruchen zu wollen, würde ich schätzen, daß etwa 20 Neurochirurgen heute in Großbritannien eine Hypophysektomie unternehmen könnten, die mit einer Sterblichkeit von unter 5% belastet wäre, d. h. eine Sterblichkeit vergleichbar mit der der Adrenalektomie, durchgeführt von Durchschnittschirurgen. Wenn also jede Patientin, die geeignet wäre für die Hypophysektomie, dieser Operation unterworfen würde, dann hätten die wenigen erstklassigen Neurochirurgen 350 solcher Operationen jährlich unternehmen müssen. Selbst wenn wir zwei- oder dreimal so viele erstklassige

Neurochirurgen zur Verfügung hätten, würde die Handhabung eines solchen Problems immer noch am Mangel der Krankenhausbehandlungsmöglichkeiten scheitern.

Um daher den Unterschied zwischen diesen beiden Operationen lohnend zu machen, müßte der *Grad* des Unterschiedes sehr erheblich sein. Mit all den Einschätzungsmethoden, die uns zur Verfügung stehen, ist es nicht möglich, einen sehr beträchtlichen Unterschied zu zeigen, so daß die Adrenalektomie weiterhin unternommen werden muß.

Wie können wir nun bestimmen, welche Patientin der Adrenalektomie und welche der Hypophysektomie unterworfen werden soll? Manche Patientinnen werden es selbst entscheiden oder deren Arzt für sie. Oft sind diese Entschlüsse aus unvernünftigen Gründen gefaßt, z. B. aus Widerstreben, eine Operation am Kopf zu haben, oder aus dem Wunsch, von einem bestimmten Chirurgen oder an einem bestimmten Ort operiert zu werden.

Wenn aber der Chirurg selbst zu entscheiden hat, welche Operation unternommen werden soll, dann ist die ehrlichste Weise in einer großen Krankenhausserie die blinde Wahl.

Diese Umstände machen es daher vom ethischen Standpunkt möglich, eine kontrollierte Untersuchung fortzusetzen.

Bald müssen wir erwägen, warum es wünschenswert ist, mit einer kontrollierten Untersuchung fortzufahren, wenn der Hauptpunkt schon statistisch entschieden ist. Aber ehe wir das tun, können wir in einer allgemeinen Weise die Nebenwirkungen sowie die Vor- oder Nachteile dieser beiden Methoden beschreiben.

Adrenalektomie hat den Vorteil, daß jeder kompetente Chirurg sie ohne Gefahr unternehmen kann; sie hat den Nachteil, daß die meisten Chirurgen es vorziehen, in zwei Stadien zu operieren, wodurch extra Schmerzen, Angst und erneuter Krankenhausaufenthalt für die Patientin entstehen.

Hypophysektomie hat den Vorteil, daß es nur *eine* Operation ist; sie hat aber auch einige Nachteile. Erstens hat die Patientin ein starkes gefühlsmäßiges Widerstreben, eine Operation „am Gehirn" zu haben. Zweitens ist der Geruchssinn oft für immer verletzt oder verschwindet vollkommen, und endlich kann ein Diabetes insipidus eine ernste und verschlimmernde Komplikation sein, obgleich er oft nach ungefähr 6 Wochen aufhört. In unserer Serie hatten wir kein ernstes Problem durch Gesichtsfeldstörungen, obwohl diese von anderen beschrieben worden sind.

Warum soll die kontrollierte Untersuchung fortgesetzt werden, obgleich der Hauptpunkt entschieden ist? Um diese Frage zu beantworten, müssen wir den Gedanken der „Heterogenität" einführen. Hiermit meine ich, daß der fortgeschrittene Brustkrebs, wie viele andere Krankheiten, viele verschiedene Manifestationen zeigt. Wie wir gesehen haben, reagieren diese in verschiedener Weise auf die Behandlung. Ein Beispiel für die Heterogenität der Krankheit sind Herde in der Haut, im Knochen- und Drüsensystem usw. In manchen Fällen ist *ein* System mehr betroffen als das andere, und in einigen Fällen ist ein System ausschließlich betroffen.

Bis jetzt hat unsere Untersuchung gezeigt, daß die Hypophysektomie wirksamer ist als die Adrenalektomie, wenn zwei Gruppen heterogen hinsichtlich Altersstufe und Typ von Manifestationen verglichen werden. Wir wollen wissen, daß dieser Unterschied ebenso gültig für alle Manifestationen und alle Altersstufen ist. Es könnte sein, daß die Hypophysektomie besser ist für manche Manifestationen und die Adrenalektomie für andere und daß das Übergewicht an „Hypophysen-empfindlichen" Manifestationen in beiden Gruppen vielleicht den eventuell größeren Effekt der Adrenalektomie auf andere Manifestationen überschattet hat. Dies kann jedoch nur entschieden werden, indem man viel größeres Krankengut miteinander vergleicht, groß genug, um sie in das, was der Statistiker „Zellen" nennt, aufzuteilen; jede Zelle müßte eine so große Anzahl enthalten, um einen befriedigenden Vergleich miteinander zu ermöglichen. Wir haben hier in der Tat Material für ein Studium von vielen Jahren, bevor diese wichtigen Einzelheiten entschieden werden können.

Da nun, wie wir gezeigt haben, der Unterschied, obgleich statistisch bedeutsam, nicht lohnend oder, wie ich es genannt habe, „bestimmend" ist, d. h. uns nicht bestimmt, die *eine* Methode zugunsten der *anderen* aufzugeben, taucht die Frage auf: Worin besteht der Wert dieses nachweisbaren Unterschiedes?

Hier handelt es sich nicht um praktische Probleme, sondern um wissenschaftliche. Wie klein auch in unserem Falle der Unterschied zwischen den beiden Behandlungsmethoden *tatsächlich* ist, wenn er überhaupt bewiesen werden kann, so ist er doch von großem wissenschaftlichen Wert, selbst wenn er vom praktischen Gesichtspunkt aus nicht „bestimmend" ist. In dieser Untersuchung haben wir gezeigt, daß die Hypophysektomie auf die Krebszelle in der Brust einen Einfluß hat, der sich nach Art oder Grad von dem der Adrenalektomie unterscheidet. Diese Feststellung ist wissenschaftlich wichtig und zeigt den Weg zu weiterer Forschung — nämlich den Weg, die Wirkung zu erforschen, die das Wachstumshormon und andere Hormone der Hypophyse auf die Krebszelle ausüben.

Verlassen wir endlich die kalte Atmosphäre von Zahlen und Berechnungen und betrachten wir das Problem im Licht der menschlichen Werte. Wir können sagen, daß nach diesen beiden Operationen etwa ein Viertel bis ein Drittel der Patienten zufriedenstellende Remissionen hatte. Diese dauerten verschiedene Perioden, Monate oder Jahre, und die Patientin, die Verwandten und der Arzt betrachten es alle als sehr lohnend. In einem weiteren Drittel hat sich die Operation gelohnt, weil die Knochenschmerzen vermindert wurden und das Leben für einige Monate erträglich gemacht war. Der Rest zeigte kein Resultat, außer daß man etwas für die Patientin getan hatte und sie daher bis zum letzten Augenblick hoffte, und die Verwandten hatten den Trost, daß nichts unversucht gelassen war. Es erscheint jedoch wahrscheinlich, daß wir in der nahen Zukunft Patientinnen auf Grund ihrer Steroidspektra im Urin vor der Operation auswählen können. Dann würde viel unnötiges Leiden erspart, und der Anteil der Patientinnen, bei denen die Operation erfolgreich ist, würde größer sein.

Was wir tun ist jedoch Flickwerk in roher und zerstörender Weise. Die Zukunft der Behandlung von spätem und vielleicht frühem Brust- oder Prostatakrebs liegt nicht in der Hand des Chirurgen aber in Ihren Händen und denen des Biochemikers, des Experimental-Forschers und des klinischen Endokrinologen.

Meine Kollegen, denen ich viel zu verdanken habe, und ich betrachten es als eine große Ehre, daß einer von uns eingeladen wurde, um vor Ihnen zu sprechen, und ich hoffe, unsere Arbeit hat Sie ein wenig interessiert.

Literatur

ATKINS, H. J. B., M. A. FALCONER, J. L. HAYWARD and K. S. MACLEAN: Lancet 1957 I, 489.
HUGGINS, C., and T. L.-Y. DAO: J. Amer. med. Ass. **151**, 1388 (1953).
LUFT, R., and H. OLIVECRONA: J. Neurosurg. **10**, 301 (1953).

Die Heidelberger Erfahrungen mit der percutanen Hypophysenausschaltung bei Hypophysentumoren und bei sonst inkurablen Krebsfällen

Von

K. H. Bauer und E. Klar, Heidelberg

Mit 12 Abbildungen

Anlaß zu unserer ersten Hypophysenausschaltung mittels Hypophysenpunktion im Jahre 1948 gab eine endokrine Störung; nämlich eine hypophysär bedingte Struma bei einem Akromegalen. In diesem einen Fall haben wir einen anderen Weg beschritten als heute.

Von einem Bohrloch aus, paramedian neben dem Sinus, haben wir den Hypophysentumor mit einer entsprechend isolierten Nadel punktiert und nach den Erfahrungen bei der Coagulation des Ganglion Gasseri bei der Trigeminusneuralgie elektrocoaguliert (Abb. 1).

Schon nach 3 Monaten hat sich die Struma zurückgebildet, der Halsumfang ging von 48 auf 42 cm zurück (Abb. 2).

Der Patient hat seine schwere Arbeit als Schmied noch 10 Jahre lang ausgeführt und ist jetzt noch voll berufsfähig als selbständiger Geschäftsmann.

Seit dieser unserer ersten Elektrocoagulation eines intrasellären Hypophysentumors hat unsere Methode über mehrere Etappen einen längeren Entwicklungsgang durchgemacht. Schon vom 2. Fall an wurde die Nadel percutan, paranasal, transethmoidal in die Sella eingeführt.

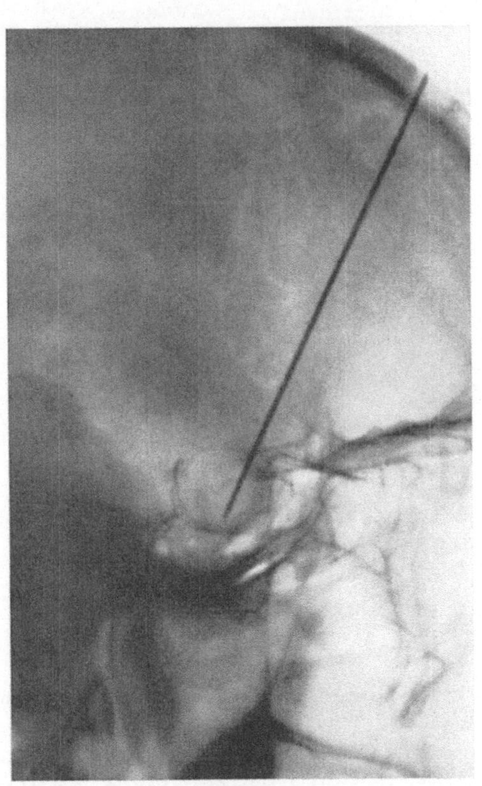

Abb. 1. Nadellage nach Einführung der Nadel von einem Bohrloch aus

Später wurde die Coagulation wegen der besseren Dosierbarkeit durch Einlage von Radiogold — anfangs 10, dann 50 mC — abgelöst. Insgesamt haben wir auf diese Weise 72 Hypophysentumoren behandelt, bislang ohne Todesfall.

4*

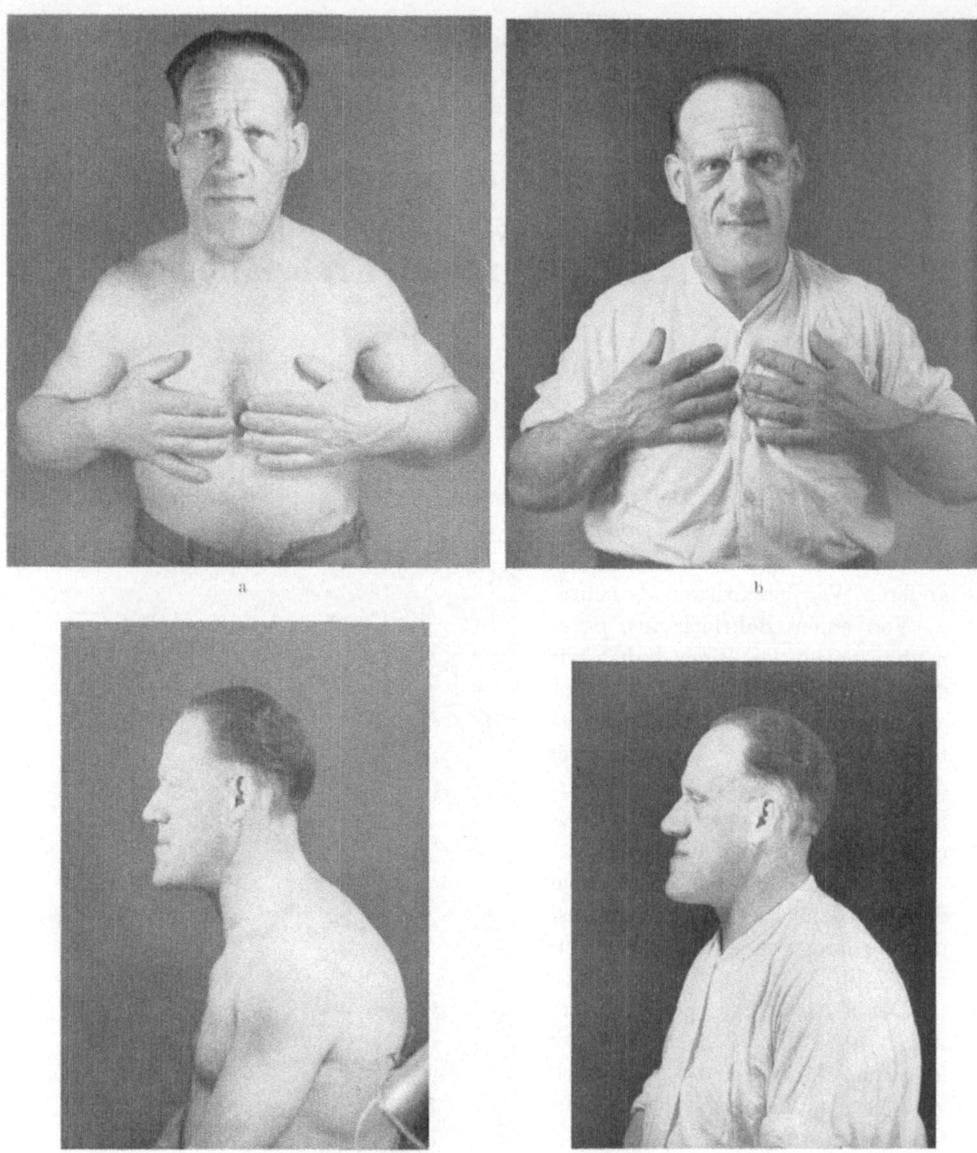

Abb. 2 a—d. a und c vor der Elektrocoagulation des Hypophysentumors. b und d Rückbildung der Struma auch noch nach 4 Jahren

Der Nachweis der Zerstörung des Hypophysentumors kann auf dreifache Weise erbracht werden:

1. endokrinologisch;

2. auf Grund der Zunahme der Leistungsfähigkeit bzw. der Wiederkehr der Arbeitsfähigkeit;

3. auf Grund des Rückgangs der Nachbarschaftssymptome.

Für den Patienten am eindruckvollsten ist die Rückbildung der Nachbarschafts-symptome. Bei einer 26jährigen hat sich die komplette Oculomotoriusparese bereits 4 Tage nach der Coagulation kombiniert mit einer Radiogold-Implantation zu-rückgebildet. Doppelbilder waren verschwunden, Lidhebung wieder in vollem Maße möglich. In diesem Falle ist noch erwähnenswert, daß sich eine bereits 2 Jahre ausgebliebene Menstruation vorübergehend wieder eingestellt hatte. Seit $2^1/_2$ Jahren ist die Patientin glücklich verheiratet. Wir verfügen noch über die Beobachtung der Rückbildung einer Oculomotoriuslähmung nach dem Eingriff in zwei weiteren Fällen. Auch Stauungspapillen als Folge eines aus der Sella herausgetretenen Tu-mors sahen wir zurückgehen.

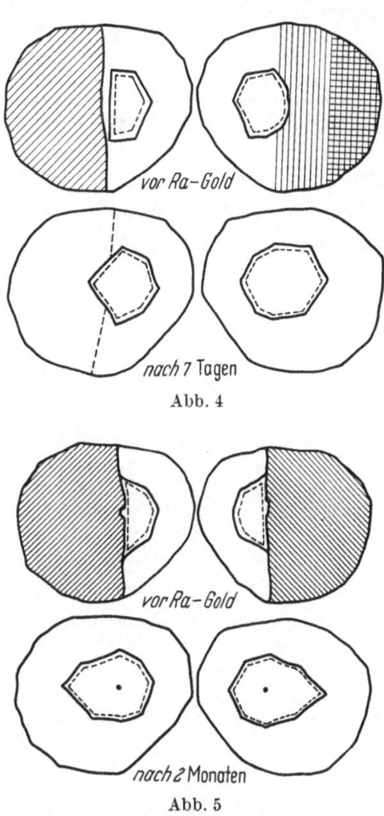

Abb. 4

Abb. 5

Abb. 4 und 5. Rückbildung der hemianopischen Ge-sichtsfeldstörungen nach Einlage von Radiogold in den Hypophysentumor

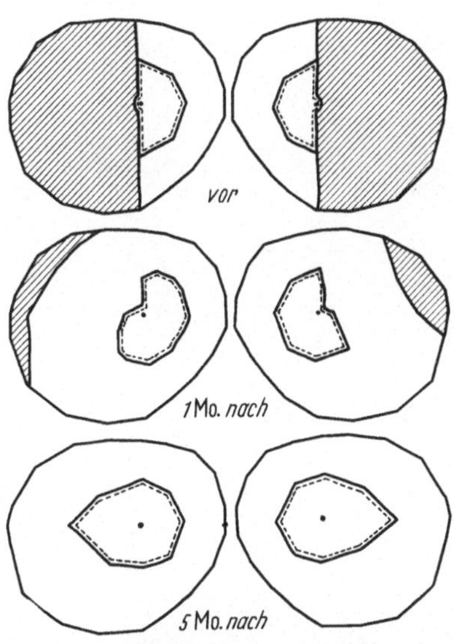

Abb. 3. Aufhellung des Gesichtsfeldes nach Coagulation

Besonders sinnfällig sind die Rückbildungen der hemianopischen Gesichtsfeld-störungen.

1 Fall nach Coagulation (Abb. 3),

2 Fälle nach Radiogold-Implantation (Abb. 4 und 5).

Der wichtigste Gradmesser für den Erfolg einer Behandlungsmethode ist wohl die Wiederkehr der Arbeitsfähigkeit, sie trat in 34 Fällen ein; bedingte Arbeitsfähig-keit in 30. Ein Behandlungserfolg ist somit in etwa 90% zu verzeichnen bei einer Mortalität = 0 (Tab. 1).

Die Weiterentwicklung bis zu unserer heutigen Technik, die wir am Ende des Vortrages in einem Film zeigen, ergab sich gewissermaßen zwangsläufig, nachdem sich das Indikationsgebiet für unser Vorgehen durch die Einführung der Hypophy-senausschaltung zur Behandlung sonst inkurabler Krebsfälle erheblich erweitert

Tabelle 1. *Resultate nach percutaner Hypophysenausschaltung bei Hypophysentumoren*

	Subjektiv			Objektiv			Arbeitsfähigkeit		
	gut	gebes-sert	unver-ändert	gut	gebes-sert	unver-ändert	ja	bedingt	nicht
Eosinophiles Adenom 25	16	8	1	12	11	2	15	8	2
Chromophobes Adenom 35	23	11	1	10	21	4	13	18	4
Cranio-pharyngeom 12 . .	8	3	1	5	5	2	6	4	2
72	47	22	3	27	37	8	34	30	8

hatte. Bewährt hat sich in der letzten Zeit eine Nadel mit einer seitlichen Öffnung an der Nadelspitze, wodurch die Radiogold-Seeds besser in die gewünschte Lage dirigiert werden können (Abb. 6). Abb. 7 zeigt das Nadelende vergrößert.

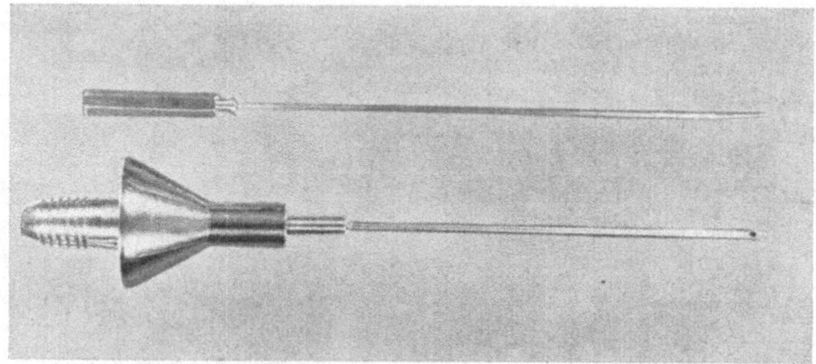

Abb. 6. Jetzt gebräuchliche Nadel zur Implantation von Radiogold in die Hypophyse mit seitlicher Öffnung an der Nadelspitze; das obere Ende ist trichterförmig erweitert

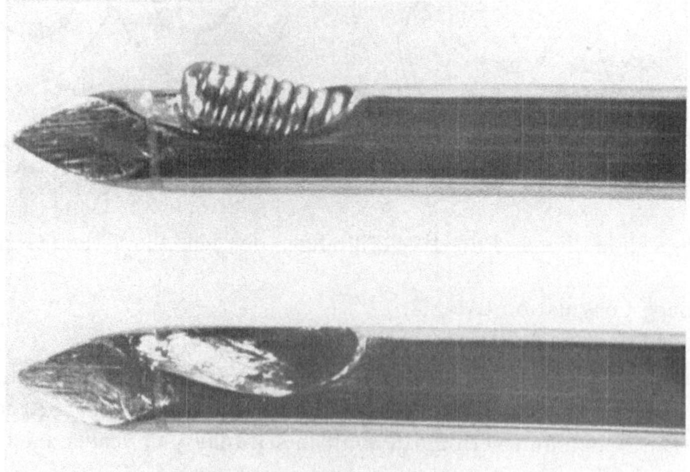

Abb. 7. Unteres Nadelende vergrößert, Spitze des Mandrins federnd

Insgesamt haben wir nach unserer Technik 456 Eingriffe in 439 Fällen durchgeführt (Tab. 2). Der Eingriff ist praktisch risikolos. Bis heute haben wir nur einen

Todesfall; bei einer schwerstkranken, im Allgemeinzustand stark reduzierten Patientin mit einem weit fortgeschrittenen, bereits 2mal operierten Fall von Ovarial-Ca. kam es bei ungestörter Anaesthesie und glatt verlaufendem Eingriff nach Abschluß der Operation zum Kammerflimmern, dem die Kranke nach etwa 20 min erlag.

An weiteren Komplikationen beobachteten wir in 16 Fällen Diabetes insipidus, der sich meistens leicht beherrschen ließ und oft nach 4—6 Wochen spontan abklang.

In 5 Fällen, in denen das Radiogold im oberen Bereich der Sella lag, wurden Sehstörungen, jedoch keine Amaurose beobachtet. Die Störung begann meistens mit einer oberen äußeren Quadrantenhemianopsie.

Tabelle 2

Anzahl der Eingriffe . . .	456
Anzahl der Fälle	439
Mamma-Carcinom. . . .	294
Hypophysentumoren . .	72
Prostata-Carcinom . . .	14
Sonstige maligne Tumoren	50
Andere Indikationen. . .	9
Coagulationen	72
Radiogold-Implant. . .	384

Durch operative Lösung arachnitischer Verwachsungen konnte ein Fortschreiten der Sehstörung verhindert werden. In einem Fall fand sich bei der Operation eine erbsgroße Metastase im Chiasma.

Bei 9 Liquorfisteln mußten wir 4mal operativ eingreifen, da der Liquorfluß länger als 8 Wochen andauerte. Nach CHIARI-OEHLECKER haben wir in diesen 4 Fällen die Sella-Vorderwand freigelegt, und auf das Punktionsloch, aus dem der Liquor heraussickerte, wurde ein Muskelstückchen aufgelegt und durch Gazetamponade fixiert. Erst nach 12—14 Tagen Entfernung des Tampons. Weitere Komplikationen traten in allen diesen Fällen nicht mehr ein.

Das Ausmaß der Gewebszerstörung der Hypophyse durch das Radiogold zeigt eine schematische Darstellung von Sagittalschnitten in 10 Fällen (Abb. 8). Die Schraffierung entspricht dem nekrotischen Bezirk.

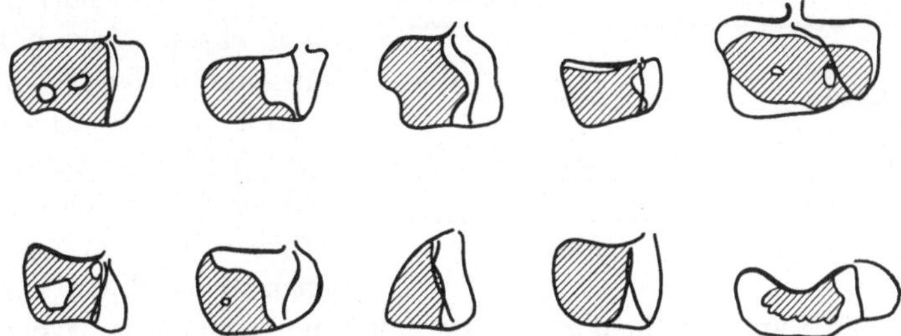

Abb. 8. Sagittalschnitt durch 10 Hypophysen; das schraffierte Feld zeigt die Ausdehnung der Nekrosen

Hier ein Medianschnitt in Lupenvergrößerung (Abb. 9), Nekrose im Vorderlappen mit einem leukocytären und stark hämorrhagischen Randsaum. Der Defekt entspricht der Lage des Radiogold-Seeds.

Nun zu den Ergebnissen:

Unter den Gebesserten nehmen die Objektiv-Gebesserten nur den geringeren Teil ein (Tab. 3).

Wir dürfen aber nicht übersehen, daß wir keine Auswahl der Patienten getroffen haben und somit der überwiegende Teil unserer Patienten Schwerstkranke mit generalisierten Metastasen waren, bei denen bereits jedwede Hormontherapie vorangegangen war — meistens auch die Ovariektomie. So ist z. B. in diesem Fall

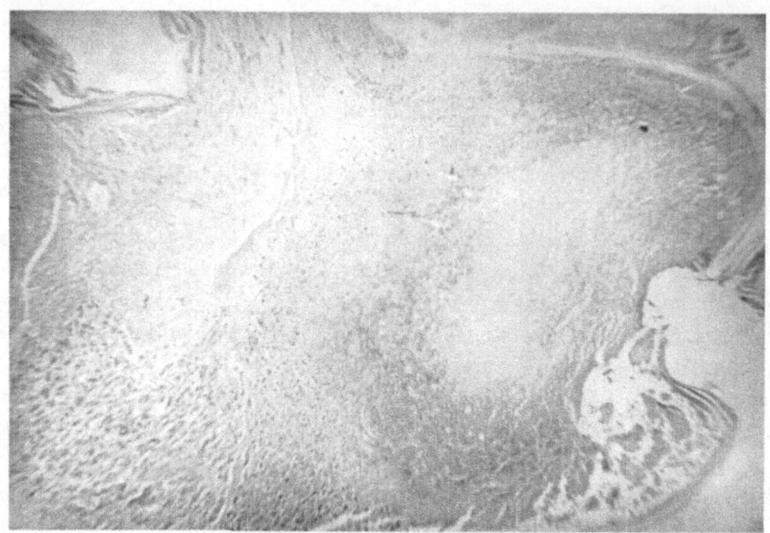

Abb. 9. Medianschnitt einer Hypophyse in Lupenvergrößerung; die buchtförmige Aussparung der Nekrose entspricht der ehemaligen Lage des Radiogolddrahtes. Der Nekrose schließt sich ein leukocytärer und hämorrhagischer Randsaum an

die rechte Beckenhälfte kaum noch zu erkennen (Abb. 10). 3 Monate später sahen wir eine Rekonstruktion mit Reossifikation des Beckens. Weitere Beispiele einer objektiven Besserung: Hier (Abb. 11) die Konsolidierung einer pathologischen Oberarmfraktur und (Abb. 12) Rückgang von Knochenmetastasen in einem weiteren Fall: Rekonstruktion der HWS.

Tabelle 3. *Ergebnisse bei 294 Patienten mit Mamma-Ca*

Objektive Besserung . . .	15,7% ⎫ 44,7%
Subjektive Besserung . . .	29,0% ⎬
Fragliche Besserung . . .	11,3%
Ohne Einfluß	22,6%
Nicht beurteilbar.	21,4%
	100,0%

Eine weitere klinische und damit für die Indikation wichtige Beobachtung möchten wir hervorheben. Bei den Patienten, bei denen weder objektiv eine Besserung noch eine Schmerzfreiheit erzielt werden konnte, trat eine psychische Veränderung auf. Sie kamen kurz nach dem Eingriff in eine euphorische Stimmungslage, die meist bis zum Tode anhielt. Wenn wir diese Fälle bei unserer Aufstellung auch als unbeeinflußt bezeichnet haben, so scheint uns dem Patienten doch ein gewisser Nutzen geschehen zu sein.

Eine Vorhersage, in welchem Fall die Hypophysenausschaltung einen Erfolg erwarten läßt, ist noch nicht mit Sicherheit möglich. Immerhin können wir auf Grund unserer Erfahrungen folgendes sagen:

Gut beeinflußbar waren 1. Fälle aus dem Altersbereich des Klimakteriums, 2. Fälle, in denen vorher die Ovariektomie vorgenommen war, 3. Fälle mit Knochenmetastasen. Unter letzteren waren die besten Erfolge zu erzielen, wenn nur einzelne Metastasen nachweisbar waren.

Einen frühzeitigen Hinweis auf einen zu erwartenden Erfolg bietet nach unseren Erfahrungen ein Absinken der Corticoide nach der Hypophysenausschaltung, dem in allen Fällen eine klinische Besserung folgte.

Nicht so gute Ergebnisse und auch hinsichtlich der Dauer der Remission fanden wir bei den jüngeren und postklimakterischen Patientinnen.

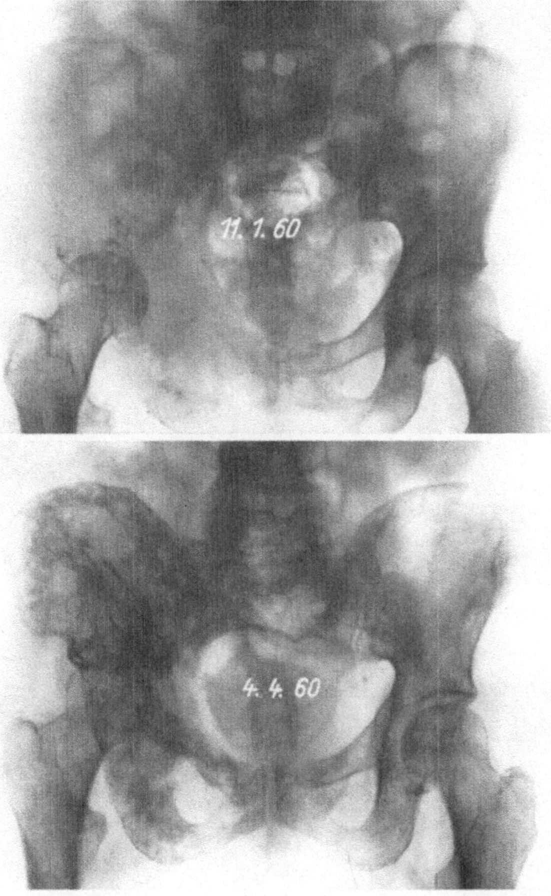

Abb. 10. Fortgeschrittene Metastasen in der rechten Beckenhälfte (oberes Bild); unteres Bild: Rekonstruktion mit Reossifikation des Beckens nach Radiogoldeinlage in die Hypophyse

So gut wie unbeeinflußt — abgesehen von wenigen Ausnahmen — blieben Weichteil-, Lungen- und Hirnmetastasen.

Bemerkenswert erscheint uns noch, daß die Erfolge bei der anfänglich niedrigen Dosierung von 12 mC nicht schlechter waren als bei der heute angewandten von 50 mC.

Die Vorteile der von uns geübten Technik der Hypophysenausschaltung scheinen uns in den folgenden Punkten zu liegen:

1. Der Eingriff ist technisch einfach auszuführen und erfordert nur einen Zeitaufwand von 5—10 min. Es konnten an einem Vormittag bis zu 10 Eingriffe vorgenommen werden. Bei der kurzen Halbwertzeit des radioaktiven Goldes (Au198)

ist die Möglichkeit, eine größere Zahl von Patienten innerhalb weniger Stunden zu behandeln, ökonomisch außerordentlich günstig.

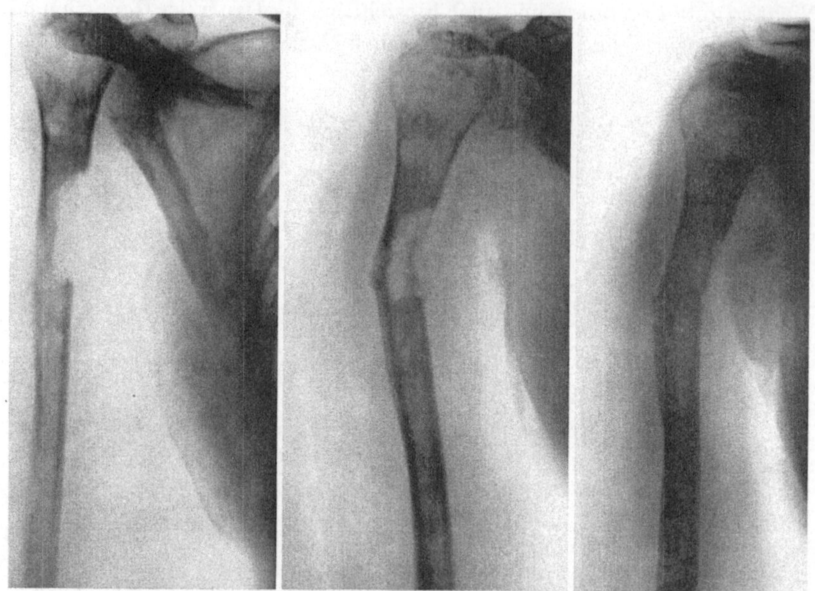

Abb. 11. Knochenmetastase im Humerus, pathologische Fraktur; Konsolidierung nach Radiogoldeinlage

2. Der Eingriff kann bei Patienten in jedem Alter, auch bei sehr schlechtem Allgemeinzustand, vorgenommen werden.

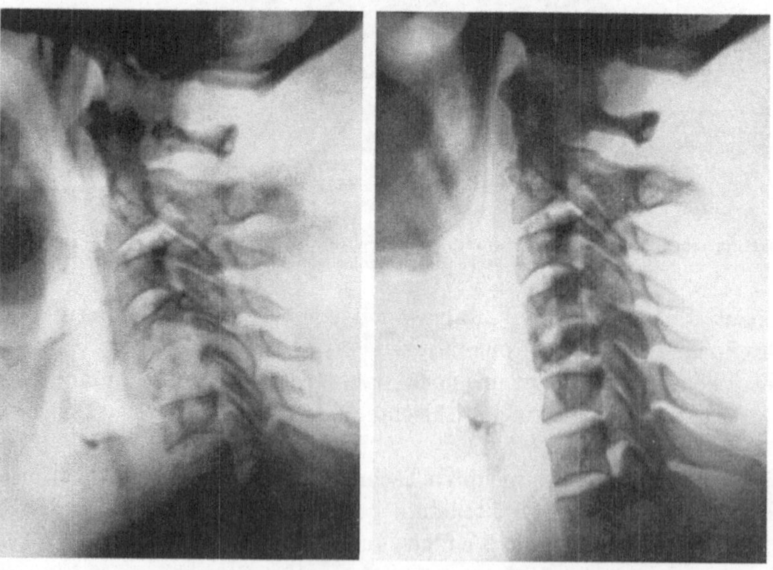

Abb. 12. Links: schwerste Destruktion der Halswirbelsäule durch Metastasen beim Mamma-Ca. Rechts: völlige Konsolidierung der HWS 6 Monate nach Radiogoldimplantation in die Hypophyse

3. Die Auswahl der Patienten für diesen Eingriff erleidet keinerlei Einschränkung aus dem Gesichtspunkt einer Gefährdung des Patienten. Es konnte bisher keine Komplikation beobachtet werden, die zu einer Einschränkung der Indikation Anlaß gegeben hätte.

4. Auch wenn weder eine objektive noch eine subjektive Besserung erzielt wird, kommt es häufig zu einer psychischen Veränderung, die dem Kranken sein Leiden leichter erträglich macht.

Filmbesprechung: Zur Implantation werden Seeds aus radioaktivem Gold Au[198] verwendet. Auf dem Strahlenschutztisch wird eine Capillare aus inaktivem Gold in einen kleinen Schraubstock eingespannt.

Dann wird der 0,3 mm starke und 76 mm lange im Uranreaktor aktivierte Golddraht vorsichtig mit einer Pinzette aus dem Bleibehälter entnommen und in die eingespannte inaktive Capillare eingeführt. Das strahlengeschützte Abschneidgerät wird auf den Strahlenschutztisch gestellt, und die mit dem aktiven Draht gefüllte Capillare wird in das Innenrohr des Abschneidegerätes eingeführt, in dem sie jetzt strahlengeschützt liegt und bei 160° C sterilisiert werden kann. Dies ist das gesamte für den Eingriff benötigte Instrumentarium. Die Implantationsnadel hat einen äußeren Durchmesser von 1,2 mm. Für die Einführung der Nadel ist ein spitz angeschliffener Mandrin eingesetzt. Wenn die Nadel liegt, wird dieser Mandrin entfernt und ein Trichter auf die obere Öffnung der Nadel aufgesteckt, durch diesen werden die Seeds dann eingeführt.

Das wichtigste Hilfsmittel zur Einführung der Nadel ist der Schirmbildverstärker. Der Patient ist in Rückenlage so gelagert, daß die Sella im seitlichen Strahlengang beobachtet werden kann. Der Eingriff erfolgt prinzipiell in Intubationsnarkose, um eine Aspiration zu verhindern, wenn es zu einer geringfügigen Blutung in den Nasen-Rachen-Raum kommen sollte. Bei mehr als 400 Eingriffen dieser Art haben wir nur in 2 Fällen hochgradiger Hypertension stärkere Blutungen beobachtet, die mit Hilfe einer Beloq-Tamponade zum Stehen gebracht werden konnten.

Für die Einführung der Nadel wählen wir den paranasalen Weg mit Einstich durch das Os lacrimale. Nach Abdrücken des Bulbus wird mit einem pfriemartigen Instrument die harte Lamelle des Os lacrimale perforiert. Die empfindliche Spitze des Mandrins der Implantationsnadel wird auf diese Weise geschont. Die Nadel wird jetzt von der Perforationsstelle durch das Os lacrimale geführt und mit zarten Hammerschlägen vorangetrieben. Dieser Vorgang wird ständig im Schirmbildverstärker beobachtet, und entsprechende Richtungskorrekturen werden gegeben. Derselbe Vorgang ist hier röntgenkinematographisch festgehalten. Nachdem so die Spitze der Nadel bis an die Sellavorderwand vorgedrungen ist, erfolgt jetzt die Kontrolle mit dem Bildwandler in der Sagittalebene. Die Nadelspitze soll jetzt in der Mittellinie oder 1—2 mm davor liegen. Liegt die Nadel auch in der zweiten Ebene befriedigend, wird sie mit einigen weiteren vorsichtigen Hammerschlägen in die Sella eingetrieben.

Der Mandrin mit der scharfen Spitze wird dann zurückgezogen, und auf die hintere Öffnung der Nadel wird der Trichter zum Auffangen der Seeds angesetzt. Jetzt werden die Seeds in der benötigten Länge mit dem strahlengeschützten Abschneidegerät zugeschnitten. Die Mikrometerschraube erlaubt ein exaktes Ablängen entsprechend der augenblicklichen Aktivität. Die abgeschnittenen

Seeds werden mit der Pinzette in den Trichter geworfen und mit einem stumpfen Mandrin in die Hypophyse vorgeschoben. Je nach Aktivität des Drahtes wird dieser Vorgang 3—4 mal wiederholt.

In der röntgenkinematographischen Aufnahme ist das Austreten der einzelnen Seeds deutlich zu sehen.

Nach Beendigung der Implantation, die etwa 1 min gedauert hat, wird die Nadel mit einem besonderen Instrument extrahiert. Der Eingriff ist damit beendet. Die richtige Lage der implantierten Seeds wird nach Beendigung des Eingriffs in Röntgenaufnahmen dokumentarisch festgehalten.

Bei dieser 50 jährigen Frau mit Mammacarcinom mit schwerster Destruktion der Halswirbelsäule und anderer Knochen haben wir den Eingriff in dieser Form durchgeführt und 50 mC Au^{198} implantiert. 6 Monate später war die Wirbelsäule völlig konsolidiert, und die Patientin lebte nahezu beschwerdefrei $2^1/_2$ Jahre.

University Department of Surgery, Western Infirmary, Glasgow

Bestrahlung der Hypophyse durch die Einpflanzung von Yttrium[90]

Von

A. P. M. FORREST

Mit 2 Abbildungen

Die Einpflanzung von radioaktiven Stäbchen in die Sella turcica auf dem Nasenweg ist technisch einfach und verursacht dem Patienten nur wenig Störung. Wenn jedoch die Hypophyse völlig zerstört werden soll, ohne den optischen Nerv und andere eng verbundene Strukturen zu beschädigen, dann ist es wesentlich, ein radioaktives Isotop zu wählen, das Strahlungen begrenzter Ausdehnung abgibt.

Yttrium[90] ist für diesen Zweck besonders geeignet, da es nur Elektronen hoher Energie (2,24 MeV) abgibt, die das Gewebe auf höchstens 11 mm durchdringen. Seine Halbwertszeit ist 64 Std., und es kann in einem Zustand hergestellt werden, der für die Einpflanzung in die Sella turcica geeignet ist, indem man gepreßte und gesinterte Stäbchen von Yttriumoxyd (Y_2O_3) in einem Pile aktiviert.

Einpflanzung der Stäbchen

In den Jahren 1956/57 haben wir 54 Patienten mit fortgeschrittenem Krebs (53 mit seinem Ursprung in der Brust) behandelt, indem wir zwei Stäbchen (6 × 2 mm, 50 mg) aus Yttrium[90], jedes 5 mc enthaltend, in die Sella turcica eingepflanzt haben (FORREST, 1957; FORREST et al., 1959). Die Stäbchen wurden durch zwei Kanülen eingeführt, eins durch jedes Nasenloch, und mit Hilfe einer Bildverstärker-Röntgeneinrichtung durch die Keilbeinhöhle gelenkt.

Die Einführung der Stäbchen in die Sella turcica wurde einfach und immer erreicht, aber es war schwierig, ihre Endstellung relativ zur Hypophyse zu regulieren, und sie wurden öfters im oberen oder unteren Teil der Sella turcica eingelagert. In der ersten Lage kommt es vor, daß die Yttrium[90]-Stäbchen dem optischen Nerven und dem Diaphragma sellae eine zu große Strahlendose geben, und 5 Patienten entwickelten Gesichtsfeldausfälle (glücklicherweise leicht und nicht fortschreitend); 10 Patienten entwickelten Rhinorrhoe, häufig durch Meningitis kompliziert. Niedrig gelagerte Stäbchen geben zu keiner Strahlungsgefahr Anlaß, aber in dieser Lage erhält der obere Teil der Drüse keine zerstörende Strahlungsdosis.

Das Ausmaß der Zerstörung der Hypophyse wurde post mortem histologisch bei 21 Patienten untersucht, die die Einpflanzung von 4 Tagen bis zu 18 Monaten überlebt hatten. Die Drüse war bei 4 Patienten völlig zerstört, bei

7 Patienten zu 95—99% und bei den übrigen 10 Patienten zu 50—90% (Tabelle 1). Der Zusammenhang zwischen der röntgenologischen Lage der Stäbchen und dem Grad der Zerstörung zeigte, daß die völlige Zerstörung der Drüse eine symmetrische Lage der Stäbchen erfordert, je eines im Mittelpunkt jeder Drüsenhälfte.

Tabelle 1. *Ausdehnung der Zerstörung der Hypophyse nach der Einpflanzung von Yttrium[90]-Stäbchen mit einer Gesamtaktivität von 8,5 bis 15,0 mC*

Ausmaß der Zerstörung in %	Zahl der Patienten
100	4
95—99	7
80—90	5
50—75	5

Von den 53 Patienten mit fortgeschrittenem Brustkrebs, die mit Yttrium[90]-Einpflanzung behandelt wurden, waren 16 in schlechtem Allgemeinzustand und für andere chirurgische Eingriffe ungeeignet. 8 Patienten waren vorher durch Adrenalektomie und Oophorektomie behandelt worden — nur 3 von den 16 Patienten haben sich vorübergehend gebessert (Tabelle 2). Die übrigen 28 Patienten hatten einen besseren Allgemeinzustand und wurden in eine Untersuchung eingeschlossen,

Tabelle 2. *Resultate der Behandlung von 54 Patienten durch Einpflanzung von Yttrium[90]-Stäbchen in die Sella turcica*

	Zahl behandelt	Rückbildung des Krebses
Brustkrebs		
Ungeeignet für andere Arten der Chirurgie . . .	16	3
Vorher durch Adrenalektomie und Oophorektomie behandelt	8	0
Für Adrenalektomie geeignet und im Versuch eingeschlossen	28	9
Akromegalie	1	1
Chorionepitheliom des Testikels	1	0

die den Zweck hatte, den Wert der Yttrium[90]-Einpflanzung mit dem der Adrenalektomie und Oophorektomie zu vergleichen. Bei dem Experiment wurden nur Patienten berücksichtigt, die für die Adrenalektomie geeignet waren, und die Wahl der Behandlung (Yttrium[90]-Einpflanzung oder Adrenalektomie und

Tabelle 3. *Ein Vergleich zwischen Yttrium[90]-Schraubeneinpflanzung der Hypophyse und Adrenalektomie und Oophorektomie bei Patienten mit metastasierenden Brustkrebs. (Behandelt Oktober 1955 bis Dezember 1956; Bewertung 1. März 1960)*

	Zahl der behandelten Patienten	Zahl mit Rückschritt des Krebses	Patienten mit Rückbildung: Durchschnittsdauer der Rückbildung	Zahl der Patienten am Leben	Patienten mit Rückbildung: Durchschnittsdauer des Überlebens
Y[90]-Stäbchen-Einpflanzung	28	9	84 Wochen	2	99 Wochen
Adrenalektomie + Oophorektomie . .	32	14	80 Wochen	3	103 Wochen

Oophorektomie) wurde dem Zufall überlassen. 28 durch Yttrium[90]-Einpflanzung behandelte Patienten und 32 durch Adrenalektomie und Oophorektomie behandelte Patienten waren zum Vergleich vorhanden; obwohl ein höherer Prozentsatz der

Patienten nach Adrenalektomie eine Rückbildung des Krebses aufwies, war die Dauer der Besserung in beiden Gruppen ähnlich (Tabelle 3). Zwei der 9 Patienten, die eine Rückbildung der Krankheit nach der Yttrium[90]-Einpflanzung aufwiesen, sind noch $3^1/_2$ und 4 Jahre nach der Behandlung am Leben und gesund.

I. R. Im April 1950 wurde bei dieser 56 Jahre alten Frau wegen eines verhärteten Brustkrebses eine radikale Mastektomie mit anschließender Röntgenbestrahlung durchgeführt. Sie blieb bis zum Februar 1955 gesund und entwickelte dann einen Pleuraerguß auf der linken Seite und ein Jahr später vielfältige unter der Haut liegende Krebsknötchen. Die Ausbreitung der Krankheit konnte durch Oestrogene nicht verhindert werden. Im April 1956 wurden 13 mc Yttrium[90] (zwei Stäbchen) in die Sella turcica eingeführt. Zur Zeit der Einpflanzung mußte der Erguß alle 2—3 Tage punktiert werden; seit der Einpflanzung ist eine Punktion nicht mehr nötig. Der Erguß ist verschwunden. Die Knötchen unter der Haut sind zurückgegangen, und ihr Allgemeinzustand bleibt ausgezeichnet.

J. S. Diese Frau, auch 56 Jahre alt, hatte einen Krebs der linken Brust, der mit Mastektomie und anschließender Röntgenbestrahlung behandelt wurde. Im September 1955 entwickelte sie Achselknoten, und im Januar 1956 wurde die Ausbreitung von Knoten über dem Schlüsselbein bemerkt. 6 Monate später bekam sie Bauchwassersucht und mehrere fühlbare Geschwülste im Unterleib. Die Adrenalektomie wurde versucht, aber die Nebennieren waren in eine Masse metastatischen Gewebes eingehüllt, was ihre Entfernung unmöglich machte. Die Eierstöcke waren gänzlich von Geschwulstmassen durchsetzt und wurden entfernt. Im Oktober 1956 wurden 13 mc Yttrium[90] (2 Stäbchen) in die Hypophyse eingepflanzt. Der Rückgang aller Geschwülste ist erfolgt. Die Patientin bleibt gesund, besorgt ihren Haushalt und arbeitet täglich in einer Fabrik.

Schraubeneinpflanzung

Auf Grund dieser Befunde haben wir eine abgeänderte Einpflanzungsmethode ausgearbeitet, um eine genaue Einlagerung der Yttrium[90]-Stäbchen in bestmöglicher Stellung in der Sella turcica gewiß zu machen (FORREST, BLAIR and VALENTINE, 1958). Jedes Stäbchen wurde in „Nylon" eingehüllt und in einer kleinen, rostfreien Stahlunterlage befestigt, die ein Schraubengewinde hat und

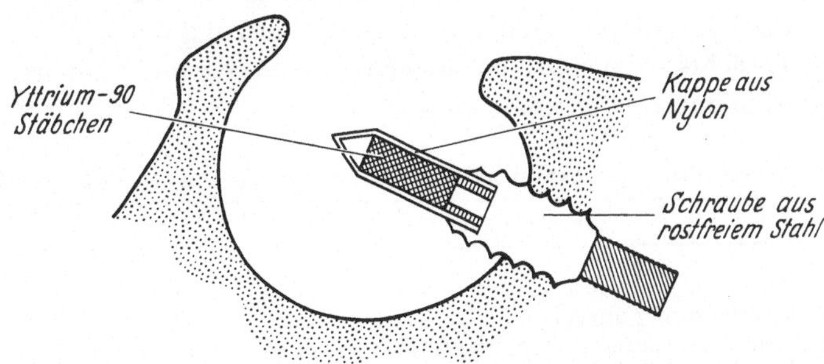

Abb. 1. Diagramm der Schraubeneinpflanzung

selbst in einem Bohrloch in der vorderen Wand der Sella turcica befestigt wird, so daß das radioaktive Stäbchen in die Drüse hineinreicht (FORREST et al., 1959) (Abb. 1, 2).

Diese Methode ist bisher bei 83 Patienten mit fortgeschrittenem Krebs (78 davon Brustkrebs) angewandt worden, weiterhin bei 5 Patienten mit Akromegalie, einem Patienten mit Cushing-Syndrom und einem Patienten mit schwerem Diabetes mellitus (Tabelle 4). Die größere Genauigkeit der Einlagerung der Stäbchen hatte weniger Komplikationen und ausgedehntere Zerstörung der Drüse zur Folge.

Die Gesamtdosis von Yttrium[90] bei den ersten 33 Patienten mit einer Sella turcica von normaler Größe betrug 13,0—14,5 mc. Strahlungsschäden außerhalb der Sella turcica bei 6 Patienten (Gesichtsfeldausfälle bei zwei Patienten, extraoculare Lähmung bei einem Patienten, Rhinorrhoe oder Meningitis bei 2 Patienten)

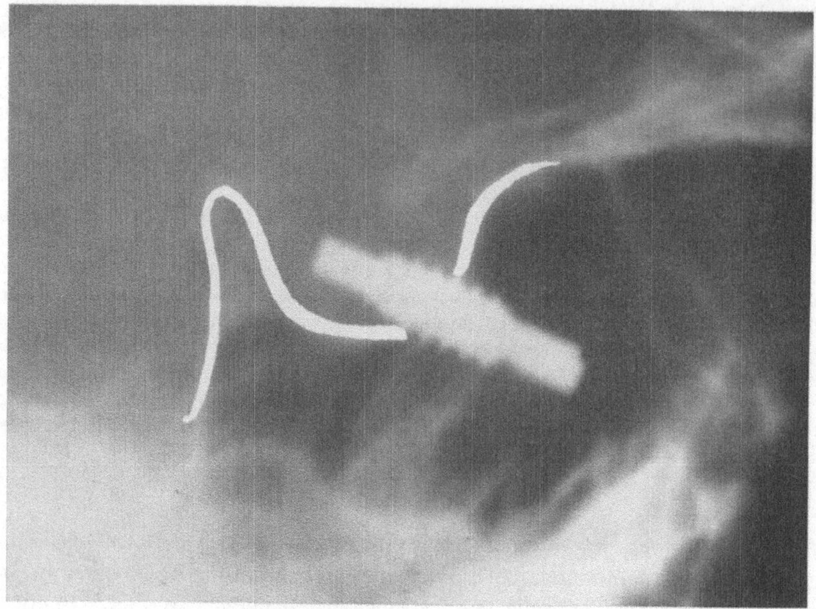

Abb. 2. Röntgenbild der Schraubeneinpflanzung

legten nahe, daß die Dosis zu groß war. Bei den folgenden 52 Patienten wurde sie auf 9 mc reduziert. Komplikationen sind seit Benutzung dieser Dosis selten vorgekommen. Gesichtsfeldausfall, extraoculare Lähmung und Rhinorrhoe sind bei nur je einem Patienten vorgekommen.

Tabelle 4. *Durch Yttrium[90]-Schraubeneinpflanzung der Hypophyse behandelte Patienten*

Krankheit	Patienten
Brustkrebs:	
Für andere Behandlung ungeeignet	26
Vorherige Adrenalektomie + Oophorektomie	26
Vorherige Yttrium[90]-Stäbcheneinpflanzung	5
Verbunden mit Adrenalektomie + Oophorektomie	2
Eingeschlossen in die Vergleichsserie Yttrium[90]-Schraubeneinpflanzung — Adrenalektomie	19
Andere Malignome:	
Melanoma	2
Magen	1
Eierstöcke	1
Pankreas	1
Endokrine Erkrankungen:	
Cushings Syndrom	1
Diabetes mellitus	1
Akromegalie	5
Gesamtzahl	90

Bei 15 Patienten mit einer Einpflanzung von 13,0—14,5 mc und bei 13 Patienten mit einer Einpflanzung von 9 mc ist das Ausmaß der Zerstörung der Drüse post mortem histologisch abgeschätzt worden. Die vollständige oder beinahe vollständige Nekrose des intrakapsulären Drüsenteils ist auffallend häufiger als mit der Einpflanzung freier Stäbchen (Tabelle 5).

Tabelle 5. *Ausdehnung der Zerstörung der Hypophyse post mortem histologisch geschätzt bei 22 Patienten nach Yttrium[90]-Schraubeneinpflanzung*

Ausdehnung der Zerstörung in %	Dosis von Y[90] 12,6—14,5 mC	9 mC	Gesamtzahl
100	7	4	11
95—99	8	3	11
80—90	—	3	3
80	—	—	—
Gesamtzahl	15	10	25

Die abgeänderte Methode erreichte auch bessere klinische Erfolge bei Patienten mit fortgeschrittenem Brustkrebs. Anfangs wurden nur Patienten mit Yttrium[90]-Schraubeneinpflanzung behandelt, wenn sie für andere endokrinchirurgische Behandlungsmethoden ungeeignet waren oder vorher durch Adrenalektomie und Oophorektomie behandelt worden waren. Viele dieser Patienten waren in schlechtem Allgemeinzustand. Sechs Patienten, die für eine allgemeine Anaesthesie ungeeignet waren, erhielten ihre Einpflanzung nur unter lokaler Betäubung mit Kokain. Vier von 26 für andere Operationen ungeeignete Patienten haben den eindeutigen Beweis für einen Rückgang der Krankheit über ein bis zwei Jahre ergeben; drei sind am Leben und gesund. Von den 26 Patienten, die zuerst mit Adrenalektomie und Oophorektomie behandelt worden waren, haben sich anscheinend zwei, deren Krankheit sich nach der Adrenalektomie gebessert hatte, als Folge der Einpflanzung in die Hypophyse weiter gebessert.

Als es klar wurde, daß die Yttrium[90]-Schraubeneinpflanzung mit verhältnismäßig seltenen Komplikationen vorgenommen werden konnte, erschien es berechtigt, sie in günstigeren Fällen anzuwenden. Seit Dezember 1958 wurde ein

Tabelle 6. *Ein Vergleich der Yttrium[90]-Schraubeneinpflanzung der Hypophyse mit Adrenalektomie und Oophorektomie bei Patienten mit metastasierendem Brustkrebs*
(Behandelt August 1958 bis März 1960, Bewertung 1. März 1960)

Behandlungsmethode	Zahl der Behandelten	Resultate der Behandlung		
		Rückbildung der Krankheit	Keine Wirkung	Wirkung noch nicht bewertet
Y[90]-Schraubeneinpflanzung. . . .	19	7	8	4
Adrenalektomie + Oophorektomie . .	18	4	11	3

weiterer Versuch unternommen, um ihren Wert mit dem der Adrenalektomie und Oophorektomie zu vergleichen; die Auswahl der Operation wurde wieder dem Zufall überlassen. Bisher enthält diese Serie, die fortgeführt wird, 19 mit Yttrium[90]-

Schraubeneinpflanzung und 18 mit Adrenalektomie und Oophorektomie behandelte Patienten; die vorläufigen Ergebnisse zeigen, daß beide Methoden anscheinend dieselbe Aussicht auf einen Rückgang der Krankheit haben (Tabelle 6).

Die Einpflanzung von Yttrium^{90}-Stäbchen mittels der Schraubenmethode scheint also eine ungefährliche und zuverlässige Zerstörungsmethode der Drüsenfunktion zu sein, und es mag sein, daß bei Patienten mit fortgeschrittenem Krebs dieser einfache Eingriff einer größeren Operation vorzuziehen ist.

Literatur

Forrest, A. P. M.: Yttrium^{90}-implantation of the pituitary. Proc. roy. Soc. Med. **50**, 862 (1957).
— D. W. Blair and J. S. Valentine: Screw implantation of the pituitary with Yttrium^{90}. Lancet **1958 II**, 192.
— — D. A. Peebles Brown, Helen J. Stewart, A. T. Sandison, R. W. Harrington, J. M. Valentine and P. T. Carter: Radio-active implantation of the pituitary. Brit. J. Surg. **47**, 61 (1959).

Aus dem Institut für Hygiene und Mikrobiologie der Universität des Saarlandes in Homburg/Saar
(Direktor: Prof. Dr. phil., Dr. med., Dipl.-Chem. W. ZIMMERMANN)

Hormonbestimmungen
bei Mamma- und Prostatacarcinom

Von

WILHELM ZIMMERMANN

Mit 5 Abbildungen

A. Hormonbestimmungen bei Krebspatienten haben immer wieder Interesse gefunden, da seit DOBRINER (1944) und anderen vermutet wird, daß der *Steroidstoffwechsel* beim Carcinom in qualitativer und quantitativer Hinsicht verändert sei, auch wenn es sich nicht gerade um hormonbildende Tumoren handelt. Vor allem reizen die anscheinend hormonabhängigen Tumoren der Prostata und der Mamma zu solchen Untersuchungen.

Betrachten wir zuerst die Verhältnisse beim Carcinom ganz allgemein, so scheint nach NEUKOMM (1951) und anderen Autoren die Ausscheidung von 17-Ketosteroiden und Oestrogenen unter Berücksichtigung von Alter und Geschlecht zuerst nicht merklich gestört zu sein. Erst wenn es bei fortgeschrittenen Fällen zur Kachexie kommt, pflegt die Ausscheidung dem allgemeinen körperlichen Zustand entsprechend abzunehmen. PIEGARI (1955) gibt dann z. B. eine Verringerung der 17-Ketosteroidausscheidung von 25—40% an. Wir fanden bei 11 männlichen Carcinompatienten im Alter von 43—70 Jahren, berechnet auf die Norm des jeweiligen Alters, im Mittel 71% mit einer Schwankung von 45 bis 115% der theoretisch zu erwartenden mittleren 17-Ketosteroidausscheidung, und bei 11 weiblichen Patienten im Alter von 47—65 Jahren im Mittel 65% mit einer Schwankungsbreite von 33—112%. Diese Erniedrigung ist aber unspezifisch; bei 14 weiteren Patienten ohne Tumordiagnose fanden wir z. B. im Mittel ebenfalls nur 72% mit einer Schwankung von 14—182%. Daß es sich dabei nicht um eine Insuffizienz der Nebennierenrinde handelt, geht aus Versuchen meines früheren Mitarbeiters WENNEMANN hervor, bei denen die Nebennieren auf ACTH und Pyrifer meist gut ansprachen. Die bei Carcinompatienten oft vorhandene Verringerung der Harnmenge wirkt sich auf die Steroidausscheidung erst aus, wenn die Urinmengen extrem niedrig werden; sonst bestehen keine Korrelationen.

B. Das, was allgemein für das Carcinom festgestellt wurde, trifft auch für das Prostata- und das Mammacarcinom zu.

Speziell beim **Prostatacarcinom** soll die *Gonadotropinausscheidung* bei unbehandelten Fällen nach SCOTT (1942) und anderen relativ niedrig sein; nach Kastration wird bekanntlich ein Anstieg verzeichnet (LORAINE, 1958).

Vortrag auf dem 7. Symposion der Deutschen Gesellschaft für Endokrinologie in Homburg (Saar) am 21. 4. 1960.

Bezüglich der *17-Ketosteroide* stellten schon SATTERTHWAITE u. Mitarb. (1941) und FRAME u. JEWITT (1944) fest, daß *keine Unterschiede gegenüber Gesunden gleichen Alters* bestehen. Auch die Untersuchungen BIRKEs (1954) ergaben, daß die 17-Ketosteroidausscheidung bei 16 von 21 Fällen innerhalb der Normalgrenzen lag. Zu dem gleichen Ergebnis kam auch BULBROOK (1959). NEUKOMM fand 1951 eine nur wenig verminderte Ausscheidung noch im Bereich des Normalen; DINGE-MANSE u. LAQUEUR (1940), SCOTT u. VERMEULEN (1942), McHENRY u. Mitarb. (1947), HELLSTRÖM u. Mitarb. (1957) und manche andere mehr haben eine erniedrigte Ausscheidung gesehen. Dagegen wurde eine relativ erhöhte Ausscheidung von DEAN (1943), BRENDLER (1948), SPOSITO u. PELOSIO (1949), TORTIQUE (1950), DE BEAUFOND (1952), FUCHS (1953), z. T. auch von uns gefunden.

Unmittelbar nach *Kastration* fanden BIRKE (1954), BULBROOK (1959) und auch andere meistens einen vorübergehenden Abfall der 17-Ketosteroide; spätestens nach 6 Monaten lag die Ausscheidung wieder im Bereich der Norm. Die von DEAN 1943 behauptete Vermehrung der 17-Ketosteroide nach Orchiektomie wurde damit nicht bestätigt. — In diesem Zusammenhang mag noch eine Arbeit von LEMON u. Mitarb. (1953) erwähnt werden, wonach carcinomatöses menschliches Prostatagewebe in vitro zugesetztes Testosteron schneller umsetzen soll als Gewebe von gutartig hypertrophierter Prostata.

Etwas ergiebigere Aufschlüsse könnte man vielleicht von einer *Fraktionierung* der neutralen 17-Ketosteroide erwarten. Besonders beachtet wurde seinerzeit die Behauptung von DOBRINER (1947), LIEBERMAN (1952) und ihren Mitarbeitern, daß Ätio-cholan-3(α),11(β)diol-17-on oder, anders ausgedrückt, 11-Hydroxy-ätio-cholanolon bzw. das daraus bei der Salzsäure-Hydrolyse entstehende Δ-9-ätio-cholen-3(α)ol-17-on kennzeichnend für Carcinom sei. PLANTIN u. BIRKE haben aber 1955 nachgewiesen, daß dieses normale Stoffwechselprodukt des Cortisolabbaus auch bei Gesunden regelmäßig vorkommt. Allerdings lassen sich die an C-11 oxydierten Ketosteroide bei der normalen Chromatographie schlecht trennen. PLANTIN hat daher diese Fraktion zuerst acetyliert und nochmals nach ZYGMUNTOWICZ chromatographiert.

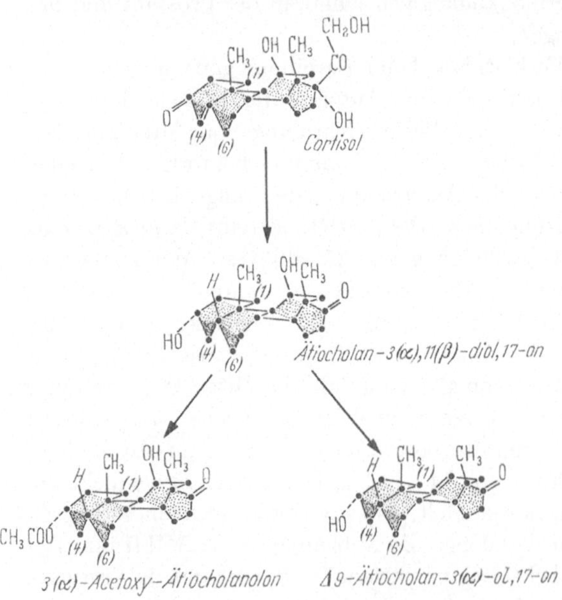

Abb. 1. 11-hydroxylierte 17-Ketosteroide

Danach waren zwei gut unterscheidbare Fraktionen vorhanden, die durch Infrarotspektrographie als 3(α)-Acetoxy-ätiocholan-11,17-dion und 3(α)-Acetoxy-ätiocholan-11(β)-ol-17-on identifiziert werden konnten. Die Fraktion mit dem Dobrinerschen 11-Hydroxy-ätiocholanolon war dabei aber tatsächlich etwas erhöht, so daß es schon möglich wäre, daß solche

11-hydroxylierten 17-Ketosteroide beim Prostatacarcinom zum mindesten vermehrt ausgeschieden werden. Auch nach Kastration und Adrenalektomie kommt es zu einer Zunahme des Hydrolyseartefaktes dieser Verbindung, dem Δ-9-ätiocholenolon, während die körpereigenen Testosteronabbauprodukte Androsteron und Ätiocholanolon fast verschwinden.

Sehr wichtig erscheint der Befund von HELLSTRÖM u. Mitarb. (1957), die ihre 33 Patienten mit Prostatacarcinom in drei Gruppen einteilten und zeigen konnten, daß dann, wenn die Ausscheidung von Androsteron + Ätiocholanolon vor der Behandlung niedrig liegt, eine Kastration diesen Wert kaum weiter erniedrigt und der klinische Effekt gleich Null ist. Ist die Ausscheidung dieser beiden Fraktionen etwas höher und sinkt sie nach der Kastration auf etwa die Hälfte ab, dann ist oft schon ein kleiner klinischer Erfolg zu verzeichnen; während in der Gruppe mit der höchsten Ausscheidung diese auf ein Drittel abfällt und die Operation den relativ besten Erfolg hat. Diese gleiche Gruppe reagiert auch am besten auf Adrenalektomie und Cortisontherapie. Die Autoren fordern danach vor jeder Kastration zuerst eine fraktionierte Steroidanalyse.

Das von ROBINSON (1948, 1949) sowie von PERRINI u. ZACCO (1955) und ZACCO u. Mitarb. (1955) behauptete Überwiegen von Ätiocholanolon über Androsteron bei Carcinom konnte von BIRKE u. Mitarb. (1954) nicht bestätigt werden; bei BRENDLER u. WINKLER (1959) war es nur in 3 von 5 Fällen vorhanden. Es ist also sicher kein konstantes Merkmal, auch wenn es gelegentlich beobachtet wird. Beim Mammacarcinom hat übrigens STAIB genau das umgekehrte Verhältnis gefunden.

Die *Dehydroepiandrosteron*ausscheidung ist nach HELLSTRÖM u. Mitarb. (1957) normal; sie wird von Kastration und Stilboestrolbehandlung nicht beeinflußt, aber nicht mehr meßbar nach Adrenalektomie oder Cortisonbehandlung.

Die *Ausscheidung der Oestrogene beim Prostatacarcinom* fand NEUKOMM 1951 ein wenig vermehrt. Dies trat besonders deutlich hervor, wenn er die Oestrogene je mg ausgeschiedenem 17-Ketosteroid berechnete. BULBROOK fand 1959 dagegen keine Abweichungen von der Norm. Nach Kastration nehmen die Oestrogene ab, ohne ganz zu verschwinden.

Die *Corticoide* sollten nach DOBRINER u. Mitarb. (1944) als formaldehydogene Steroide erhöht sein; im Gegensatz dazu findet BULBROOK (1959) bei den 17-ketogenen Steroiden keine Abweichung von der Norm. Unsere eigenen Werte scheinen eher etwas erniedrigt zu sein. Jedoch ist auffällig, daß nicht so ganz selten Überfunktion der Nebennierenrinde, die klinisch nicht auffällig zu sein braucht, mit Tumorwachstum vergesellschaftet ist (Literatur s. bei WEBSTER, 1959). Es wäre wohl noch mehr darauf zu achten, ob nicht bei unbehandelten Fällen eine zum mindesten vorübergehende Erhöhung der Corticoide im Blut oder im Harn vorkommt.

C. Betrachten wir nun entsprechend die Ausscheidungsverhältnisse beim **Mammacarcinom**. B. ZONDEK hatte schon 1931 festgestellt, daß das *follikelstimulierende Hormon* bei Genitalcarcinom erhöht ist; CRAMER u. WILDNER bestätigten dies auch für das Mammacarcinom. Nach NATHANSON (1944, 1947) und nach JORDE (1950) soll aber die Gonadotropinausscheidung unverändert und erst in der Menopause erhöht sein, während SEGALOFF 1954 angab, daß sie bei unbehandelten Patientinnen mit schlechter Prognose erniedrigt sei. LORAINE bezweifelte aber diesen Befund aus methodischen Gründen; er fand bei einer 1957 erfolgten

Nachprüfung bei 50 Patientinnen im Gegenteil, ähnlich wie vorher ZONDEK und CRAMER, daß die Gonadotropinausscheidung bei Patientinnen in schlechtem Zustand, die auch auf eine Behandlung nicht ansprachen, im Mittel erhöht war; dagegen war bei den anderen Patientinnen der Mittelwert derselbe wie bei Frauen ohne Carcinom im gleichen Alter. Dieser Befund ist auch der wahrscheinlichere; denn wenn bei schlechtem Allgemeinzustand die Gonadenfunktion abnimmt, müßten die Gonadotropine zunehmen. Daß die Prognose bei erhöhten Gonadotropinwerten schlechter ist, mag aber daran liegen, daß gleichzeitig damit andere Hypophysenhormone, vielleicht das somatotrope Hormon STH, erhöht sind.

Die *17-Ketosteroidausscheidung* liegt sowohl vor als auch nach der Menopause im jeweiligen Normalbereich; dabei können die Mittelwerte nach NATHANSON (1944, 1947) leicht erniedrigt sein. Der gleiche Autor fand bei Mäusen mit hoher und solchen mit niedriger Tumorrate keinen Unterschied in der 17-Ketosteroidausscheidung. WENNEMANN fand bei Frauen meist normale Werte, daneben aber auch sowohl erhöhte als auch bei fortgeschrittenen Stadien mehr oder weniger stark erniedrigte Ausscheidungsspiegel. STAIB untersuchte 1958 bei 6 Patientinnen mit Mammacarcinom im Vergleich mit 5 gesunden Frauen die 17-Ketosteroidausscheidung nach schonender, fermentativer Hydrolyse und nach DINGEMANSE *fraktioniert*. Bei drei Carcinompatientinnen im Spätstadium war bei gleichbleibender Gesamtausscheidung das Verhältnis von Androsteron zu Ätiocholanolon zugunsten von Androsteron verschoben; der Quotient betrug 1,4 gegenüber 0,66 bei Gesunden, bei denen mengenmäßig Ätiocholanolon Androsteron überwiegen soll. Also genau umgekehrt, wie es von ROBINSON bei Prostatacarcinom behauptet worden war. Der weitere Befund von STAIB, daß das schon im Zusammenhang mit dem Prostatacarcinom erwähnte 11-Hydroxy-ätiocholanolon bei *Frühstadien* — leider sind nur 2 Fälle untersucht — etwas erhöht war, dagegen nicht bei 3 Patientinnen im Spätstadium, ist recht interessant. Man sollte jedoch diese Untersuchungen wiederholen.

Über die *Oestrogenausscheidung* bei Frauen mit Mammacarcinom hatte NATHANSON schon 1946 auf der Laurentian Hormone Conference berichtet, daß keine wesentlichen Abweichungen von der Norm zu verzeichnen seien. Eine leichte Erniedrigung der Mittelwerte war nicht signifikant; doch soll das sonst in der Cyclusmitte vorhandene Maximum manchmal fehlen. Dies ist verständlich, wenn bei schweren Erkrankungen die Eierstocksfunktion sistiert. Nach NATHANSON liegt kein Beweis dafür vor, daß abnorme Hormonausscheidungsverhältnisse der Entwicklung eines Carcinoms voraufgehen oder sie begleiten. Bezüglich der Oestrogenausscheidung bei Mäusen mit hoher bzw. niedriger Tumorrate fand sich ebenso wie bei den erwähnten 17-Ketosteroiden kein Unterschied. DAO (1953), BREUER u. NOCKE (1957) und SCHUBERT (1959) fanden ebenfalls keine Besonderheiten beim Menschen. DICZFALUSY u. NOTTER (1959) trennten die Oestrogene mit der Brownschen Methode weiter auf. Sie fanden einen Quotienten für Oestriol zu Oestron + Oestradiol in der Follikelphase von 0,85, in der Corpus-luteum-Phase von 1,13. Nach Bestrahlung der Hypophyse sank dieser Wert auf 0,28 bzw. 0,16; bilaterale Oophorektomie brachte keine weitere Änderung. Das bedeutet, daß Oestriol stärker abnimmt als Oestron und Oestradiol zusammen, daß also die Einführung einer zusätzlichen Hydroxylgruppe an C-16 schlechter gelingt, wenn die Hypophyseneinwirkung fehlt.

Wenn beim Mammacarcinom die Ovarialfunktion ausfällt, dann sind die Nebennieren Quelle der restlichen Oestrogene. Werden die Nebennieren auch noch entfernt, dann kann es zu einem weiteren Rückgang der Oestrogenausscheidung kommen, die nach Dao (1953) mit klinischer Besserung einhergeht. Nach Bulbrook u. Greenwood (1957) kann aber — im Gegensatz zu Dao — die Oestrogenausscheidung auch nach operativer Entfernung von Eierstöcken, Nebennieren und Hypophyse anhalten. Strong u. Mitarb. (1956) sowie Brown u. Mitarb. (1957) schließen aus der Beobachtung, daß bei Patientinnen mit bilateraler Adrenalektomie und bilateraler Oophorektomie, gleich, ob die Operationen nun Erfolg hatten oder nicht, keine Unterschiede in der Oestrogenausscheidung bestehen, daß auch *keine Beziehungen zwischen endogener Oestrogenbildung und der Entwicklung eines Mammacarcinoms vorhanden sind.*

Die Ausscheidung der *Corticoide* bei Mammacarcinom wurde u. a. von Schubert u. Schroeder (1959) untersucht, es ergaben sich keine Besonderheiten. Wennemann fand die ketogenen Corticoide dabei meist normal, z. T. aber auch etwas erhöht.

D. Die Tatsache, daß beim Prostatacarcinom und beim Mammacarcinom gerne eine zusätzliche *Hormontherapie* getrieben wird, verschafft die Möglichkeit, Unterschiede im Stoffwechsel bei Carcinomträgern und Gesunden durch eine solche **Belastung** mit Androgenen, Oestrogenen oder Nebennierenrindenhormonen vielleicht eher fassen zu können. Wenn dabei gerne mit dem Begriff der „gegengeschlechtlichen Hormone“ gearbeitet wird, dann ist daran zu erinnern, daß die sog. „männlichen Hormone“ ebenso von der Frau produziert und ausgeschieden werden wie die sog. „weiblichen Hormone“ vom Mann, von beiden Geschlechtern jeweils sogar in gleicher Größenordnung. Nicht die Herkunft vom Manne bzw. von der Frau kennzeichnet diese Sexualhormone, sondern ihre Wirkung auf die sich von den Wolffschen bzw. den Müllerschen Gängen ableitenden Organe.

Wenn man bei solchen Belastungsversuchen eine bestimmte Menge Hormon zuführt und dann die Ausscheidung mißt, dann dürfte man eigentlich nur mit radioaktiv markierten Präparaten arbeiten; denn oft wird der größte Teil der zugeführten Steroide zu noch unbekannten Stoffen abgebaut, und man kann dann mit kolorimetrischen Gruppenanalysen nur einen Teil erfassen. Der Abbau ist vor allem auch vom Zustand der Leber abhängig. Zugeführtes *Testosteron* findet man bei gesunden Menschen im Mittel zu 35% mit einer Schwankungsbreite von 10 bis 70% in Form von Androsteron und Ätiocholanolon im Harn wieder; bei Leberkranken und sonstigen Schwerkranken sind es meist weniger als 30%. Die Abbaurate ist dabei nicht konstant, sondern auch beim gleichen Menschen oft recht variabel.

Zacco u. Mitarb. (1955) gaben 7 Patienten, darunter einem mit **Prostatacarcinom,** einmal je 100 mg *Testosteron* und beobachteten einen normalen Abbau. Sie schlossen daraus, daß die Produktion und nicht die Art des Abbaues verändert sei. Brendler u. Winkler (1959) gaben Männern mit Prostatacarcinom 1—3 Monate lang tgl. 100 mg *19-Nortestosteron-17(α)-äthyl.* Dieses kann nicht zu 17-Ketosteroiden abgebaut werden, da die 17-Stellung blockiert ist; es bremst aber die Hypophyse und bewirkt dadurch einen Rückgang der gesamten neutralen 17-Ketosteroide um 25—75%. Zugleich kam es zwar zu einer klinischen Besserung bei 4 von 5 Männern, es zeigte sich aber, daß das Tumorwachstum selber in keiner Weise beeinflußt worden war. Nach BRENDLER u. WINKLER widerspricht dies der These, daß die 17-Ketosteroide einen Index für die Aktivität des Prostatacarcinoms darstellten.

Zufuhr von Oestrogenen wird bei Männern mit Prostatacarcinom gerne zu therapeutischen Zwecken durchgeführt. Bei Belastung mit Oestradiol findet man etwa 10% in Form von Oestron und Oestriol neben unverändertem Oestradiol im Harn wieder auf, daneben nichtphenolische Abbauprodukte. Ein Teil wird durch die Galle ausgeschieden, der größte Teil aber bis zu jetzt noch unbekannten Verbindungen abgebaut; er ist nicht mehr als Steroid nachweisbar. Bei Lebererkrankungen ist der Abbau der Oestrogene ebenfalls gestört. Dabei sollen die Gonadotropine abnehmen, die 17-Ketosteroide unbeeinflußt bleiben oder auch leicht abfallen und, sofern natürliche Oestrogene zugeführt wurden, diese im Harn naturgemäß beträchtlich vermehrt ausgeschieden werden. Man kann daraus schließen, daß die Oestrogene in genügender Dosis die Hypophyse hemmen, was ja vor der Cortisonaera schon mit Cyren beim M. Cushing therapeutisch auszunutzen versucht wurde.

Daß der Abbau der zugeführten natürlichen Oestrogene bei Prostatacarcinom-Patienten nicht in normaler Weise vor sich gehe, sondern daß relativ mehr Oestriol als beim gesunden Menschen an Stelle von Oestron ausgeschieden würde, war von MAY u. STIMMEL 1948 behauptet worden. Es ist nicht wahrscheinlich, daß man aus den Befunden von MAY u. STIMMEL weitreichende Schlüsse ziehen kann. Sie wurden inzwischen von BULBROOK u. a. (1959) auch nicht bestätigt. Diese Autoren hatten bei Belastung ihrer Patienten mit synthetischen Oestrogenen einen vorübergehenden Rückgang der Hormonausscheidung, und zwar sowohl von Oestrogenen als auch von 17-Ketosteroiden und von ketogenen Steroiden gesehen, der etwa ein halbes Jahr andauerte. Vergesellschaftet damit war ein Rückgang des Tumorwachstums. Stieg dann die Hormonausscheidung, insbesondere diejenige der Oestrogene wieder an, dann kam es auch zu erneutem Tumorwachstum. Dagegen blieb bei den Patienten, die 5 Jahre oder mehr überlebten, die Ausscheidung an Oestrogenen und 17-Ketosteroiden niedrig. Hier scheinen also tatsächlich einmal *Beziehungen zwischen Hormonspiegel und Tumoraktivität* wenigstens in den ersten 2 Jahren nach Beginn der Behandlung nachweisbar zu sein. Nach 5jähriger Beobachtungszeit waren aber solche Korrelationen nicht mehr festzustellen. Nach BULBROOK vermindert sich die Überlebenschance, wenn die durch Oestrogenbehandlung versuchte Unterdrückung der endogenen Hormonproduktion nicht in genügendem Ausmaß gelingt. Diese Folgerungen stehen im Gegensatz zu STRONG u. Mitarb. (1956), die — allerdings beim Mammacarcinom — jede Beziehung zwischen endogener Oestrogenbildung und dem Tumor abstreiten.

Bei mit Stilboestrol behandelten Prostatacarcinom-Patienten hatte BIRKE 1954 die 17-Ketosteroidausscheidung *chromatographisch* untersucht. Bei Zufuhr von 5 mg Stilboestrol täglich waren die 17-Ketosteroide insgesamt um 17% vermindert, dabei Androsteron + Ätiocholanolon allein um 34%. Bei Belastung mit 30 mg täglich wurden die gesamten neutralen 17-Ketosteroide um 42% reduziert, Androsteron und Ätiocholanolon um 63%. Zusätzliche Kastration hatte keine weitere Wirkung.

In *eigenen Versuchen* gingen wir, ohne zuerst Kenntnis von der inzwischen veröffentlichten Bulbrookschen Arbeit zu haben, ähnlich wie dieser vor und bestimmten bei Patienten mit Prostatacarcinom vor und nach Behandlung mit Oestradiol-17-undezylat, einem lang wirkenden Schering-Präparat, die ausgeschiedenen

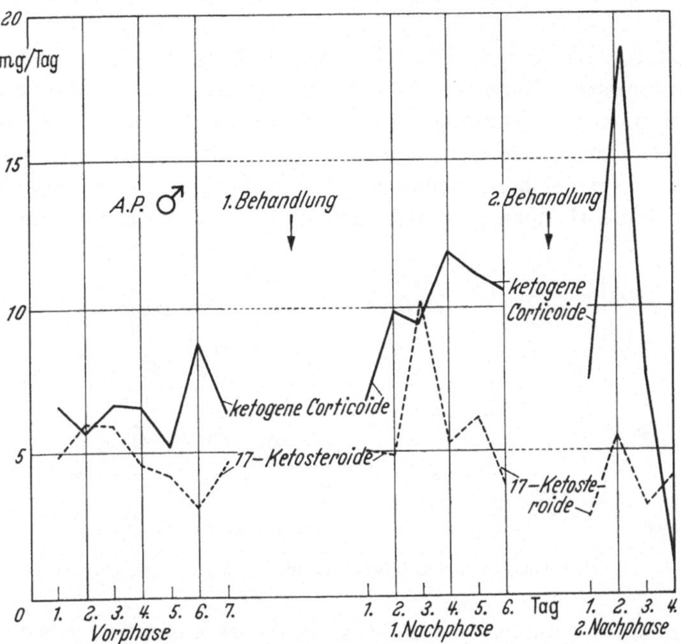

Abb. 2. Ausscheidung an Ketosteroiden und ketogenen Steroiden vor und nach Belastung, Fall A. P.

Oestrogene sowohl insgesamt kolorimetrisch in der Modifikation der Kober-Reaktion von ITTRICH (1958) als auch nach papierchromatographischer Auftrennung

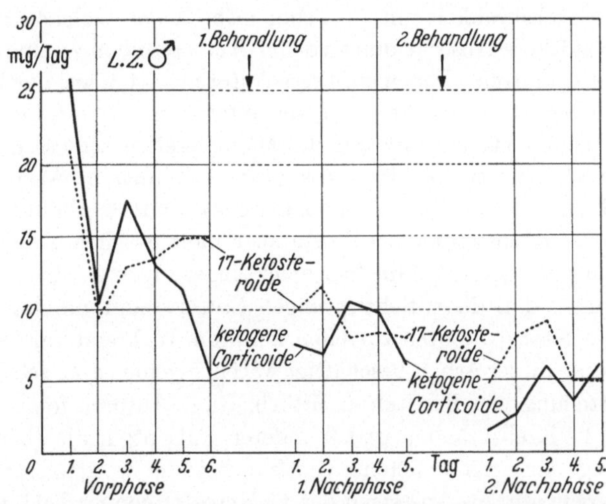

Abb. 3. Ausscheidung an Ketosteroiden und ketogenen Steroiden vor und nach Belastung, Fall L. Z.

in Oestron, Oestradiol und Oestriol, dazu die gesamten neutralen 17-Ketosteroide sowie die ketogenen Steroide nach NORYMBERSKI. Man hat bisher den Eindruck, daß sich kaum allgemeine Regeln aufstellen lassen.

Die 17-Ketosteroide sind teils erniedrigt, teils praktisch unverändert; die ketogenen Steroide teils erniedrigt, teils erhöht. Die ausgeschiedenen Oestrogene lassen ebenso insgesamt und nach Fraktionierung keine Gesetzmäßigkeiten erkennen.

Für eine statistische Sicherung reichen die bisherigen Werte nicht aus.

Recht interessante Einblicke in den Hormonstoffwechsel bei Prostatacarcinom ergeben sich auch bei *Belastung mit Corticosteroiden.* Obwohl die gesamten neutralen 17-Ketosteroide dabei nach Birke u. Mitarb. (1954) nicht merklich erniedrigt waren, fand er bei chromatographischer Fraktionierung, daß die Metaboliten der anabolen Hormone, nämlich Androsteron und Ätiocholanolon, zugunsten

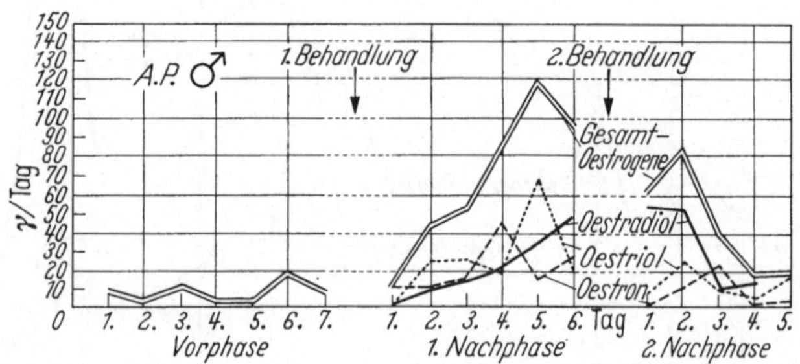

Abb. 4. Oestrogenausscheidung vor und nach Belastung mit Oestradiol-17-undezylat 100 mg, Fall A. P.

anderer Steroide vermindert waren; bei zusätzlicher Kastration verschwanden sie fast ganz. Dazu paßt die Beobachtung von Slaunwhite u. Mitarb. (1959) bei allerdings nur 3 Patienten, daß die Umwandlung von Cortison in 11-Ketoätiocholanolon und 11 (β)-Hydroxyätiocholanolon bei Prostatacarcinom größer als bei Gesunden sei. 1954 hatten schon Sokal u. Mitarb. behauptet, daß bei Belastung von Krebskranken mit Cortison, insbesondere solchen mit Prostatacarcinom, eine stärkere Ausscheidung von 17-Ketosteroiden zu finden sei als bei anscheinend carcinomfreien Personen. Diese Autoren hatten aus nur 103 17-Ketosteroidanalysen bei 10 Krebspatienten, darunter 6 mit Prostatacarcinom, und 8 weiteren Patienten etwas kühn auf die Möglichkeit geschlossen, diese unterschiedliche Reaktionsweise zur Krebsdiagnose auszunutzen. Auch noch andere Autoren wie Harrison und Valk sollen nach Slaunwhite erhöhte Umwandlung von Cortison in 17-Ketosteroide bei Prostatacarcinom gesehen haben. Aus theoretischen Erwägungen heraus, auf die hier nicht eingegangen werden soll, hätte man annehmen können, daß diese Behauptungen Sokals zum mindesten für einen großen Teil von Krebspatienten zutreffen könnten. Während wir 1956 noch mit einer Nachprüfung dieser Arbeit beschäftigt waren, erschien aber schon im gleichen Jahre eine Mitteilung von Bonner u. Mitarb. Diese Autoren folgerten aus ihren Versuchen bei 17 Krebskranken und 9 anderen Patienten, die ebenfalls wie bei Sokal 3—6 Tage lang mit je 300 mg Cortison belastet worden waren, daß zwar einige Personen ein starkes Ansteigen der 17-Ketosteroidausscheidung aufwiesen, andere dagegen nicht, und daß keine Beziehungen zur Anwesenheit oder Abwesenheit von Carcinom bestünden.

·Unseren *eigenen Nachprüfungen* lagen über 1000 Hormonanalysen der Ketosteroid- und Corticoidausscheidung bei 36 Patienten zugrunde. 22 waren Carcinomträger, bei den übrigen 14 Patienten ohne Carcinom wurde zur Kontrolle die gleiche Medikation durchgeführt. Den eigentlichen Versuchstagen mit Hormonbelastung gingen Vor- und Nachperioden ohne Hormongaben vorauf bzw. sie folgten. Um Unterschiede zwischen diesen Perioden statistisch sichern zu können, hätten sie bei täglichen Analysen von mindestens je 8—10 tägiger Dauer sein müssen. Aus äußeren Gründen war dies leider nicht möglich, so daß die einzelnen Beobachtungsperioden oft auf nur 3 Tage beschränkt bleiben mußten, nur vereinzelt konnten sie bis zu 14 Tagen ausgedehnt werden. Die gesamte Versuchsdauer je Patient schwankte zwischen 8 und 22 Tagen, die durchschnittliche Versuchsdauer betrug bei Krebspatienten 11,5 Tage, bei anderen Patienten 14,4 Tage. Es wurde dabei mit 3 verschiedenen Krankenhäusern mit 5 klinischen Abteilungen in Trier zusammengearbeitet. Die behandelnden Ärzte waren gebeten worden, während der gesamten Versuchsdauer möglichst keine Eingriffe chirurgischer, strahlentherapeutischer, medikamentöser oder anderer Art durchzuführen und den Harn der Patienten in der gesamten Versuchszeit vollständig sammeln zu lassen. Wenn ich diesen Trierer Kollegen, den Herren Prof. Dr. Brühl, Dr. Herfarth, Dr. Heun, Dr. Maret und Dr. Martini, auch sehr für die vorzügliche Zusammenarbeit zu danken habe, so ergab die Vielzahl der behandelnden Ärzte doch Unterschiede in der Art der Medikation. Da die Hormonbehandlung ärztlich indiziert sein mußte,

konnten die hohen von Sokal benutzten Dosen von 300 mg Cortison täglich keine Anwendung finden. Es wurden statt dessen z. B. 3 Tage lang je 150 mg Cortison oder auch andere Dosen, bei einzelnen Patienten statt Cortison 25—30 mg Prednison, gegeben. Vermeulen (1956) hat inzwischen nachgewiesen, daß Prednison zwar ähnlich wie Cortison abgebaut wird, aber nicht bis zu 17-Ketosteroiden, während die endogene Cortisolproduktion und dadurch bedingte 17-Ketosteroidausscheidung stark unterdrückt wird. Da der ursprüngliche Versuchsplan nicht eingehalten werden konnte, ist ein strenger Vergleich mit Sokal und eine statistische

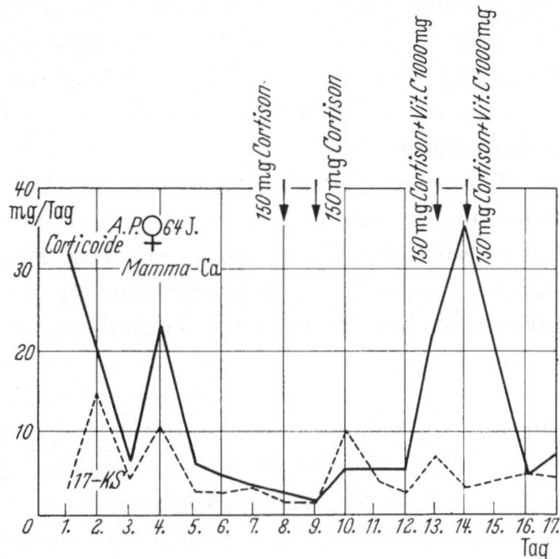

Abb. 5. 17-Ketosteroid- und Corticoidausscheidung bei Carcinom unter Cortisonbelastung, Fall P. A.

Auswertung nicht möglich; die ganze Arbeit hat nur den Charakter einer Orientierung. Bei den deswegen bisher nicht publizierten Versuchen kam es zu einer Erhöhung der 17-Ketosteroidausscheidung von mehr als 60% vom jeweiligen Mittelwert der betreffenden Versuchsperson vor Behandlung nur bei 6 von 22 Krebspatienten, d. i. weniger als ein Drittel, und bei 2 von 14 Nicht-Krebsträgern, also bei einem Siebentel. Die Erhöhung betrugt bei Krebskranken 66—265% und 83 bzw. 105% bei den beiden reagierenden Nicht-Krebskranken.

Dies ist zu wenig, um daraus Schlüsse im Sinne von Sokal ziehen zu können. Beziehungen zwischen Harnhormonspiegel vor Belastung und der nachfolgenden

Steigerung scheinen nicht vorhanden zu sein. Bei den übrigen Hormongruppen-analysen ergab sich, daß die ketogenen Corticoide in der Belastungsperiode von Krebspatienten im Mittel um 92% höher als in der Vorperiode ausgeschieden wurden, bei den anderen Patienten nur um 57% mehr. Die individuellen Schwankungen sind so groß, daß sich wirkliche Unterschiede zwischen Krebs- und Nicht-Krebspatienten kaum herauslesen lassen. Auch bei den sog. sauren Ketosteroiden kam es bei Krebspatienten unter der Corticosteroidbelastung zu einer größeren Steigerung (38%) als bei Nicht-Krebspatienten (16%).

Im ganzen ergibt sich, daß die Verwertung von zugeführtem Cortison bzw. Prednison bei Krebskranken z. T. vielleicht etwas anders sein mag als bei Gesunden; aber wesentliche Unterschiede gegenüber anderen Kranken, bei denen der Abbau von Nebennierenrindenhormonen wohl ebenfalls gestört ist, sind offenbar nicht vorhanden. Man kann daher ebenso wie BONNER den Schlußfolgerungen von SOKAL nicht folgen.

E. Beim **Mammacarcinom** werden ebenfalls aus therapeutischen Gründen gerne große Mengen von *androgenen Hormonen* gegeben. JORDE (1950) untersuchte bei solchen Patientinnen unter *Testosteronbelastung* die Ausscheidung von *Gonadotropinen*. Er kam zu dem Schluß, daß Zunahme der Ausscheidung oft — aber nicht immer — auch mit klinischer Besserung verbunden sei; daß dagegen bei ungünstig verlaufenden Fällen die Werte von vornherein niedrig liegen oder die Tendenz zum Absinken zeigen. Dies widerspricht etwas den vorhin erwähnten, allerdings ohne Belastung erhobenen Befunden; da man eher eine Bremsung der Hypophyse erwarten sollte, müßten die an sich interessanten Ergebnisse wohl noch einmal nachgeprüft werden.

Daß unter Testosteronbelastung im Harn vermehrt *17-Ketosteroide* und auch freies Testosteron auftreten, ist naheliegend. SCHUBERT u. SCHROEDER (1959) fanden aber, daß Krebskranke aus Testosteron weniger 17-Ketosteroide als Gesunde bilden und daß daher der Anstieg bei Patientinnen mit Mammacarcinom geringer als bei Gesunden sei. Vermutlich spielt der Zustand der Leber dabei eine Rolle.

BAYER, NOCKE u. BREUER wiesen 1957 nochmals auf die bekannte Tatsache hin, daß zugeführtes Testosteron im Körper in geringer Menge in Oestrogene umgewandelt werden kann; sie untersuchten die *Oestrogenausscheidung* unter Belastung mit Testosteron-oenanthat mit der Brownschen Methode. Während diese bei 3 Frauen in geschlechtsreifem Alter normal blieb, kam es bei 2 Frauen in der Menopause zu einem Anstieg der Oestrogene. Auch SCHUBERT u. SCHROEDER (1959) fanden die Oestrogene unter Testosteron teils erhöht, teils unverändert.

Die *Corticoidausscheidung* wurde von den gleichen Autoren bei 4 von 7 Patientinnen mit Carcinom unter der Belastung erhöht befunden, dagegen bei den übrigen 3 Patientinnen sowie 3 gesunden Frauen nicht. Dabei war bei den ersten vier mit Erhöhung reagierenden Frauen die Überlebenszeit größer.

ALLEN untersuchte (1957) bei 15 Patientinnen, die adrenalektomiert und hypophysektomiert waren und zur Erhaltung täglich 50 mg *Cortison* erhielten, die 17-Ketosteroidausscheidung unter chromatographischer Fraktionierung. Von den Befunden ist bemerkenswert, daß dann, wenn der Quotient von 11-Desoxy-17-Ketosteroiden — das sind also Androsteron + Ätiocholanolon — zu den 11-oxylierten 17-Ketosteroiden größer als 1 war, die Operation erfolgreich, d. h. die

Überlebenschance größer war als bei einem Quotienten kleiner als 1. HOBKIRK (1958) nimmt die 17-Ketosteroidausscheidung nach bilateraler Adrenalektomie als Maß dafür, ob die Operation wirksam genug verlaufen ist.

F. Wenn wir *zusammenfassend* nun versuchen wollen, eine vorläufige Bilanz über Sinn und Unsinn von Hormonanalysen bei Prostata- und Mammacarcinomkranken zu ziehen, dann kommt man zu dem von NEUKOMM schon 1951 allgemein gezogenen Schluß, daß die *diagnostische* Bedeutung offenbar recht gering ist, wenn man, ohne zu belasten, ganze Gruppen untersucht. Die 17-Ketosteroide sind kein Index für die Aktivität des Prostatacarcinoms (BRENDLER u. WINKLER, 1959), und die endogene Oestrogenbildung hat keine Beziehungen zur Entwicklung des Mammacarcinoms (STRONG u. a., 1956). Die oft gefundene Erniedrigung ist unspezifisch und wohl mehr durch den Zustand der Leber bedingt, die bei Carcinom oft in Mitleidenschaft gezogen ist. Wie weit man aus einer Erhöhung der 11-hydroxylierten 17-Ketosteroide auf ein Frühstadium schließen kann, wäre noch an größerem Material nachzuprüfen. Die manchmal vorkommende Erhöhung der 17-Ketosteroide unter hoher Cortisonbelastung ist zu unregelmäßig, um diagnostisch verwertbar zu sein. Der Quotient der Oestrogene zu den Androgenen, der nach NATHANSON (1944) wichtiger als absolute Werte sein soll, ist später überhaupt nicht mehr bearbeitet und beachtet worden.

Möglicherweise ist die *prognostische Bedeutung* solcher Untersuchungen größer. Eine Erhöhung der Gonadotropine bei Frauen mit Mammacarcinom soll nach LORAINE (1957) eine schlechte Prognose bedeuten, dagegen ein Anstieg unter Testosteronbelastung nach JORDE (1950) günstig sein. Ob man wirklich das Verhältnis der Desoxyketosteroide zu den 11-oxylierten 17-Ketosteroiden nach ALLEN (1957) prognostisch auswerten kann, bliebe nachzuprüfen. Am positivsten ist noch der Befund von HELLSTRÖM u. Mitarb. (1957), die vor jedem Eingriff bei Prostatacarcinom eine fraktionierte 17-Ketosteroidanalyse fordern, weil der Erfolg von Kastration, Adrenalektomie und Cortisontherapie um so besser sei, je höher vorher die Androsteron-Ätiocholanolon-Fraktion war. Wenn die Behauptung von HOBKIRK (1958), daß eine Adrenalektomie um so wirksamer sei, je geringer danach die 17-Ketosteroidausscheidung sei, von BRENDLER u. WINKLER (1959) auch bestritten wurde, so scheint aber doch die Oestrogenausscheidung bei Patienten mit Prostatacarcinom, wenigstens in den ersten 2 Jahren nach Beginn der Behandlung, prognostisch zu werten zu sein: Je niedriger, um so günstiger. Ob eine Erhöhung der Corticoidausscheidung unter Testosteronbelastung wirklich eine höhere Überlebenschance anzeigt, bliebe abzuwarten. Wenn bestätigt werden könnte, daß zum mindesten in manchen Stadien die Corticoidausscheidung erhöht ist, dann ergäbe sich eine vielleicht interessante Parallele zu dem Verhalten des Hormonstoffwechsels bei Infektionskrankheiten, insbesondere der Tuberkulose. Wenn hierbei die exsudative Form überwiegt, dann ist die Corticoidausscheidung relativ zur 17-Ketosteroidausscheidung etwas erhöht, während in der mehr produktiven Phase der Tuberkulose katabole und anabole Hormonabbauprodukte beide gleich und nur wenig gegenüber der Norm erniedrigt sind (HEESEN, SCHROEDER u. ZIMMERMANN, 1958). Man müßte wohl auch bei Hormonuntersuchungen bei Krebskranken mehr auf die Verlaufsformen achten.

Wenn man trotz dieser im ganzen geringfügigen Befunde nach etwaigen Zusammenhängen zwischen Hormonstoffwechsel und Tumorwachstum sucht, dann ist nach Bulbrook (1959) daran zu denken, daß 1. der Zustand eines Gewebes zu Beginn der Erkrankung besonders wichtig ist und daß hormonelle Veränderungen, die zur Entwicklung eines Carcinoms geführt haben könnten, mit dem klinischen Manifestwerden bereits wieder verschwunden sein können. Auch hierbei gibt es eine Parallele zu den Infektionskrankheiten, bei denen offenbar die von Zwischenhirn, Hypophyse und Nebennierenrinde gesteuerte, natürliche und unspezifische Widerstandskraft in den ersten wenigen Stunden nach dem Eindringen von Mikroorganismen dafür entscheidend ist, ob aus einem örtlichen Infekt eine später erst klinisch erkennbare Infektionskrankheit wird. Als 2. Möglichkeit sieht Bulbrook, daß die Gewebe selber empfindlicher reagieren und bereits auf kleinste Verschiebungen des Hormongleichgewichtes ansprechen. Auch hierfür gibt es eine Parallele, wenn man daran denkt, daß nach Tonutti hormonell aktivierte Organe besonders toxinempfindlich sind. 3. könnte nach Bulbrook die Ursache nicht in den Gonaden mit ihren Sexualhormonen, sondern in der Hypophyse zu suchen sein, wobei er vor allem diese letzte der drei Annahmen als die richtige annimmt.

Mir scheint, daß alle drei Möglichkeiten durchaus zusammen wirken können und daß die Sexualhormone bei dem Problem des Prostata- und Mammacarcinoms überbewertet werden. Man sollte das auslösende Agens nicht in den Gonaden, sondern in der Hypophyse suchen, und zwar in der Nachbarschaft des somatotropen Hormons STH. Engstrom, Engbring u. Schroeder zeigten 1956, daß Mammacarcinome auch entstehen können, wenn die Nebennieren operativ entfernt oder kaum funktionstüchtig sind. So kann eine durch das System Hypothalamus-Hypophyse-Nebennierenrinde bedingte Verschiebung des Hormongleichgewichtes, vielleicht mit einem nur vorübergehenden Überwiegen von STH, dazu führen, daß ein wie immer gearteter carcinogener Reiz, sagen wir z. B. ein Gift wie Benzpyren, auf ein hormonell empfindlicher gewordenes Organ besonders stark einwirken kann, in dem Sinne, daß die ersten Zellen zu Krebszellen entarten. Bis diese klinisch in Erscheinung treten, braucht die Hormonausscheidung keineswegs abnorm zu sein. Erst wenn der Tumor zu zerfallen beginnt, kann man annehmen, daß dann ähnliche körpereigene Zellzerfallsprodukte wie die Menkinstoffe bei der Infektion auftreten, die über Hypothalamus und Hypophyse das Hormongleichgewicht mehr oder weniger verändern.

Wenn man das Vorgetragene zu ordnen sucht, dann ist dies recht unbefriedigend, weil die Befunde so dürftig und oft widersprechend sind. Es ist nicht so leicht, Hormonanalysen auszuwerten. Leber- und Nierenerkrankungen müssen ausgeschlossen werden. Mit Einzelanalysen ist nichts anzufangen. Man muß lange Untersuchungsreihen durchführen, um den Größenordnungsbereich zu erkennen, in dem die Ausscheidung schwankt. Brauchbare Schlußfolgerungen können nur erhalten werden, wenn sich gefundene Unterschiede statistisch sichern lassen. Bei der großen Zahl der Krebskranken ist die kleine Zahl der untersuchten Patienten und Analysen erstaunlich. Mir selbst schien es seinerzeit zu gewagt, unser Material mit über 1000 Hormonanalysen bei 36 Patienten zu veröffentlichen; aber nur wenige Arbeiten wie die von Loraine oder von Bulbrook umfassen 50 oder mehr Patienten, meist sind es nur sehr wenige. Zwar ist auch jede Einzelbeobachtung als Hinweis wichtig, aber von gesicherten Ergebnissen könnte erst gesprochen werden, wenn größere Patientengruppen mit entsprechenden Vergleichspersonen über mehrere Jahre hinweg klinisch und endokrinologisch in ihrem ganzen Steroidspektrum beobachtet würden. Mir wäre es lieber gewesen, ich hätte zum 25. Geburtstag der m-Dinitrobenzolreaktion, der in diesem Monat gefeiert werden könnte, etwas Positiveres berichten können, aber nehmen wir es als Anfang und Anregung für spätere Arbeiten.

Zusammenfassung

Es wird über die Ausscheidung von Gonadotropinen, neutralen 17-Ketosteroiden, Oestrogenen und Corticoiden bei Patienten mit Prostata- und Mammacarcinom sowohl ohne als auch mit Belastung durch Zufuhr von androgenen, oestrogenen und Nebennierenrindenhormonen referiert. Dabei wird auch kurz über eigene Untersuchungen auf diesem Gebiet berichtet. Zum Schluß wird die diagnostische und prognostische Bedeutung solcher Hormonuntersuchungen besprochen und auf Parallelen zu dem Verhalten des Hormonstoffwechsels bei Infektionskrankheiten verwiesen.

Literatur

ALLEN, B. J., J. L. HAYWARD and W. H. MERIVALE: Lancet 1957 I, 496.

BAYER, J. M., W. NOCKE u. H. BREUER: Klin. Wschr. 1957, 682.

BEAUFOND, F. H. DE: J. Urol. méd. Chir. 58, 163 (1952).

BERLINER, M. L., D. L. BERLINER and TH. F. DOUGHERTY: J. clin. Endocr. 18, 109 (1958).

BIRKE, G., C. FRANKSSON u. L. O. PLANTIN: Acta endocr. (Kbh.) Suppl. 17 (1954).

BONNER, C. D., F. HOMBURGER and W. J. FISHMAN: Cancer (Philad.) 9, 234 (1956).

BRENDLER, H., and W. W. SCOTT: J. Urol. (Baltimore) 60, 937 (1948).

— and B. S. WINKLER: J. clin. Endocr. 19, 183 (1959).

BREUER, H., u. W. NOCKE: Acta endocr. (Kbh.) Suppl. 31, 319 (1957).

BROWN, J. B.: In: Endocrine aspects of Breast cancer, s. u. Currie.

— J. BRUCE, M. DOUGLAS, A. KLOPPER, J. A. LORAINE and J. A. STRONG: Acta endocr. (Kbh.) Suppl. 31, 273 (1957); Lancet 1956 II, 955.

BULBROOK, R. D., L. M. FRANKS and F. C. GREENWOOD: Acta endocr. (Kbh.) 31, 481 (1959).

— and F. C. GREENWOOD: Acta endocr. (Kbh.) Suppl. 31, 324 (1957).

— L. M. FRANKS and F. C. GREENWOOD: Brit. J. Cancer 13, 45 (1959).

BURT, F. B., R. P. FINNEY and W. W. SCOTT: Cancer (Philad.) 10, 825 (1957).

CURRIE, A. R.: Endocrine aspects of breast cancer. Edinburgh: Livingstone 1958.

CRAMER, H., u. G. P. WILDNER: Arch. Geschwulstforsch. 6, 36 (1953).

DAO, TH, L.-Y.: Science 118, 21 (1953).

DEAN, A. H., H. Q. WOODARD and G. H. TWOMBLY: J. Urol. (Baltimore) 49, 108 (1943).

DICZFALUSY, E., G. NOTTER, F. EDSMYR and A. WESTMAN: J. clin. Endocr. 19, 1230 (1959).

— and A. WESTMAN: Acta endocr. (Kbh.) 21, 321 (1956).

DINGEMANSE, E., and E. LAQUEUR: J. Urol. (Baltimore) 44, 530 (1940).

DOBRINER, K., C. P. RHOADS, S. LIEBERMAN, B. R. HILL and L. F. FIESER: Science 99, 494 (1944).

— S. LIEBERMAN and C. P. RHOADS: Cancer Res. 7, 711 (1947).

ENGSTROM, W. W., N. H. ENGBRING and C. M. SCHROEDER: J. clin. Endocr. 16, 1126 (1956).

FAVENTO, P. DE, e B. LOLLIS: Urologia (Treviso) 18, 539 (1951).

FRAME, E. G., and H. J. JEWITT: J. Urol. (Baltimore) 52, 330 (1944).

FUCHS, H. K.: Ärztl. Wschr. 1953, 333.

GEMZELL, C. A., G. BIRKE, J. HELLSTRÖM, C. FRANKSSON and L. O. PLANTIN: Acta endocr. (Kbh.) 12, 1 (1953).

GIBBA, A.: Arch. ital. Urol. 27, 240 (1954).

HARRISON, J. H., G. W. THORN and D. JENKINS: New Engl. J. Med. 248, 86 (1953).

HEESEN, W., C. SCHROEDER u. W. ZIMMERMANN: Beitr. Klin. Tuberk. 118, 193 (1958).

HELLSTRÖM, J., S. HULTBERG, A. WESTMAN, G. BIRKE, E. DICZFALUSY, C. FRANKSSON and L. O. PLANTIN: Acta endocr. (Kbh.) Suppl. 31, 261 (1957).

HOBKIRK, R.: J. clin. Endocr. 18, 636 (1958).

HORTLING, H., G. AF BJÖRKESTEN and L. HIISI-BRUMMER: Acta endocr. (Kbh.) Suppl. 31, 289 (1957).
ITTRICH, G.: Hoppe-Seylers Z. physiol. Chem. 312, 1 (1958).
— u. H. IGEL: Zbl. Gynäk. 81, 255 (1959).
JORDE, W. O.: Klin. Wschr. 1950, 744.
KELLIE, A. E.: Ciba Found. Endocr. 2, 284 (1952).
LEMON, H. M., H. H. WOTIZ and T. ROBITSCHER: J. clin. Endocr. 13, 948 (1953).
LIEBERMAN, S., L. B. HARITON, PH. HUMPHRIES, C. P. RHOADS u. K. DOBRINER: J. biol. Chem. 196, 793 (1952).
LORAINE, J. A.: The clinical application of hormone assay. Edinburgh: Livingstone 1958.
— J. A. STRONG and M. DOUGLAS: Lancet 1957 II, 575.
McHENRY, E. W., E. M. SEMMONS, R. PEARSE and E. G. MEYER: Cancer Res. 7, 534 (1947).
MAY, J. A., and B. F. STIMMEL: J. Urol. (Baltimore) 59, 396 (1948).
MOORE, R. A., M. L. MILLER and A. M. McLELLAN: J. Urol. (Baltimore) 44, 727 (1940).
NATHANSON, I. T.: J. clin. Endocr. 2, 311 (1942).
— Surgery 16, 108 (1944).
— New Engl. J. Med. 231, 764 (1944).
— Rec. Progr. Hormone Res. 1, 261 (1947).
NEUKOMM, S.: Schweiz. med. Wschr. 1951, 688, 833.
PARKER, T. G., and S. C. SOMMERS: A. M. A. Arch. Surg. 72, 495 (1956).
PEARLMAN, W. H.: Endocrinology 30, 270 (1942).
PERRINI, M., e. M. ZACCO: Folia endocr. (Pisa) 8, 231 (1955).
PFEFFER, K. H., u. G. W. LÖHR: Dtsch. med. Wschr. 1958, 504.
PIEGARI, G.: Exp. Med. Surg. 13, 353 (1955).
PLANTIN, L. O., and G. BIRKE: Acta endocr. (Kbh.) 19, 8 (1955).
— — E. DICZFALUSY, C. FRANKSSON, J. HELLSTRÖM, S. HULTBERG and A. WESTMAN: In: "Endocrine aspects of breast cancer" s. u. Currie.
PINCUS, G., and W. H. PEARLMAN: Cancer Res. 1, 970 (1941).
— Cancer Res. 2, 729 (1942).
ROBINSON, A. M.: Brit. J. Cancer 2, 13 (1948); 3, 62 (1949).
RUSCH, H. P., and P. R. KUNDERT: J. Urol. (Baltimore) 38, 316 (1937).
SANDBERG, A. A., E. CHANG and W. R. SLAUNWHITE: J. clin. Endocr. 17, 437 (1957).
SATTERTHWAITE, R. W., J. H. HILL and E. F. PACKARD: J. Urol. (Baltimore) 46, 1149 (1941).
SCHUBERT, K: Acta endocr. (Kbh.) 26, 173 (1957); 27, 36 (1958).
— and H. SCHRÖDER: Acta endocr. (Kbh.) 32, 23, 33 (1959).
SCOTT, W. W., and C. VERMEULEN: J. clin. Endocr. 2, 450 (1942).
SEGALOFF, A., D. GORDON, R. A. CARABASI, B. N. HORWITT, J. V. SCHLOSSER and P. J. MURISON: Cancer (Philad.) 7, 758 (1954).
SLAUNWHITE, W. R., B. LIST and J. E. SOKAL: J. Lab. clin. Med. 53, 737 (1959).
SOKAL, J. E., and K. W. BUCHWALD: Cancer (Philad.) 12, 183 (1959).
— PH. K. BONDY, P. J. COSTA, C. L. DEMING and B. M. HARVARD: Yale J. Biol. Med. 26, 345 (1954).
SOMMERS, S. C.: Cancer (Philad.) 10, 345 (1957).
SPOSITO, M., e. C. PELOSIO: Policlinico, Sez. prat. 56, 1137 (1949).
STAIB, W., u. W. SCHILD: Klin. Wschr. 1958, 600.
STRONG, J. A., J. B. BROWN, J. BRUCE, M. DOUGLAS, A. J. KLOPPER and J. A. LORAINE: Lancet 1956 II, 955.
TAYLOR, H. C., F. E. MECKE and G. H. TWOMBLY: Cancer Res. 3, 180 (1943).
TORTIGUE, M.: J. Urol. méd. chir. 55, 937 (1949); 56, 98 (1950).
VALK, W. L., and M. B. OZAR: Trans. Amer. Ass. gen-urin. Surg. 46, 76 (1954).
WEBSTER, G. D., J. C. TOUCHSTONE and M. SUZUKI: J. clin. Endocr. 19, 967 (1959).
WENNEMANN, J.: unveröffentlicht.
VERMEULEN, A.: J. clin. Endocr. 16, 163 (1956).
— Acta endocr. (Kbh.) 23, 113 (1956).
WEST, C. D., B. DAMAST and O. H. PEARSON: J. clin. Invest. 37, 341 (1958).
WYK, J. J. VAN, G. S. DUGGER, J. F. NEWSOME and P. Z. THOMAS: J. clin. Endocr. 20, 157 (1960).

YOLTON, N., and C. REA: Proc. Soc. exp. Biol. (N. Y.) 45, 54 (1940).
ZACCO, M., M. PERRINI e F. STORELLI: Folia endocr. (Pisa) 8, 763 (1955).
ZIMMERMANN, W.: Bericht an die Deutsche Forschungsgemeinschaft 1956.
— Med. Mschr. 1959, 104.
— Hoppe-Seylers Z. physiol. Chem. 233, 257 (1935).
ZONDEK, B.: Die Hormone der Ovarien und des Hypophysenvorderlappens. Berlin 1931.

Diskussion

K. D. VOIGT (Hamburg):

Herr ZIMMERMANN hat mit seinen gründlichen Ausführungen einen Überblick über das komplizierte Gebiet der Hormonausscheidung beim Mamma- und Prostatacarcinom gegeben, zu dem ich ihm herzlich gratulieren möchte. Interessieren würde mich, zu erfahren, welche Bedeutung er der Veränderung des Androsteron/Ätiocholanolon-Quotienten beimißt. Da diese beiden Steroidmetaboliten als Abbaustufe verschiedener Steroidhormone zu betrachten sind, kann eine Änderung ihrer Relation zum mindesten auf drei Wegen zustande kommen: Einer veränderten Sekretionsleistung steroidbildender Drüsen, einem veränderten Abbau in der Leber oder endlich, wenn diese Vorstellung zu Recht existiert, einer veränderten Utilisation in der Peripherie. Vergessen werden sollte auch nicht, daß unterschiedliche Androsteron/Ätiocholanolon-Quotienten, wie sie beim Prostata- und Mammacarcinom gefunden werden, Ausdruck eines geschlechtsspezifischen Leberabbaus sein können. Hinweisen möchte ich endlich darauf, daß die Konjugierungsrate beim Prostatacarcinom eventuell einen besseren Maßstab zur Erfassung pathologischer Steroidausscheidung darstellt. Nach FISHMAN u. Mitarb. muß man annehmen, daß die Prostata zum mindesten zur Glucuronidierung befähigt ist.

W. ZIMMERMANN (Homburg):

Es ist richtig, die Produktion in der Drüse, die „Utilisation" und die Ausscheidung zu unterscheiden; der Blutspiegel kann erhöht, die Ausscheidung gleichzeitig erniedrigt sein. Veränderungen in Art und Ausmaß der Veresterung der Steroide hängen vom Zustand der Leber ab, sie sind daher wohl nicht für Carcinom spezifisch. Der prozentuale Anteil der Fraktionen nach chromatographischer Trennung der 17-Ketosteroide ist schon normalerweise so wenig konstant, daß die bei Carcinom behaupteten Abweichungen wohl meist noch in den natürlichen Schwankungsbereich fallen.

Aus der Pharmakologischen Abteilung der Asta-Werke AG, Brackwede/Westf.
(Leiter: Professor Dr. N. Brock)

Zur Wirkung von Stilboestrol-Diphosphat (Honvan) beim Prostata-Carcinom

Von

N. Brock

Auf der Grundlage der Arbeiten von Huggins (*19, 20*) hatten Druckrey und Raabe 1952 das Stilboestrol-Diphosphat[1] (StDP) in die Therapie des Prostata-Carcinoms eingeführt. Von den verschiedenen Oestrogenen wurde gerade das Stilboestrol für diese Entwicklung gewählt, da Druckrey, Danneberg und Schmähl nachgewiesen hatten, daß das freie Stilboestrol — zufolge seiner beiden phenolischen OH-Gruppen — neben und unabhängig von seiner oestrogenen Wirkung ausgesprochene cytostatische Eigenschaften besitzt. Bei der bisher üblichen Anwendung von Stilboestrol zur Therapie des Prostata-Carcinoms ließ sich jedoch die cytostatische Wirkung praktisch nicht ausnutzen, da die Löslichkeit des Stilboestrols in den Körperflüssigkeiten so begrenzt ist, daß eine genügende Konzentration am Wirkungsort nicht zu erzielen war. Nach der Bindung an Phosphorsäure war es möglich, das Stilboestrol in einer wasserlöslichen, pharmakologisch indifferenten „Transportform" in hohen Dosen gefahrlos (*11*) zu verabfolgen.

Nach den Vorstellungen Druckreys erfolgt durch die saure Phosphatase im Prostata-Krebsgewebe — begünstigt durch das schwachsaure Milieu des Tumorgewebes — eine Dephosphorylierung des intravenös zugeführten StDP. Auf diese Weise wird am Ort der Wirkung die „Wirkform", das cytostatisch hoch aktive Diphenol frei und reichert sich hier auf Grund seiner geringen Wasserlöslichkeit an. Da die Phosphatase-Aktivität in der Prostata sowie im Prostata-Krebsgewebe um mehr als das Tausendfache höher ist als in anderen Organen, erfolgt die Phosphatabspaltung und damit die Freisetzung des Stilboestrols bevorzugt im Tumorgewebe, während die Dephosphorylierung in anderen Körpergeweben zurücktritt. Auf diese Weise konnte die Selektivität der bisherigen Oestrogen-Therapie, die mit zahlreichen „Nebenwirkungen" belastet war, erheblich gesteigert werden.

Das StDP hat sich in der Therapie des Prostata-Carcinoms — wie zahlreiche Arbeiten des In- und Auslandes bestätigen (Lit. vgl. 5) — bewährt. Auch bei Patienten, die auf die übliche Behandlung mit freien Oestrogenen nicht mehr ansprachen, war noch in etwa einem Drittel der Fälle eine eindeutige Besserung möglich, so daß die überlegene therapeutische Wirksamkeit des StDP wohl außer Zweifel steht.

---

[1] Honvan, Asta-Werke AG, Chemische Fabrik, Brackwede/Westf.

Die Vorstellungen DRUCKREYs begründeten ein neues Chemotherapie-Prinzip, dem gerade im Hinblick auf die unbefriedigende Gesamtsituation der Tumorbehandlung besondere Bedeutung zukommt. Es besteht darin, daß das Pharmakon nicht in der wirksamen Form appliziert wird, sondern in einer leicht resorbierbaren und eliminierbaren, aber inaktiven „Transportform", aus der dann erst im Körper, und zwar speziell in dem anzugreifenden Gewebe selbst, die eigentliche „Wirkform" freigesetzt wird. Dieses Prinzip hat sich inzwischen auch in der allgemeinen Chemotherapie des Krebses am Beispiel des Cyclophosphamids[1] (*1, 6*) als fruchtbar und fortschrittlich erwiesen.

Neuerdings haben nun HOHLWEG u. GROOT-WASSINK, ferner DÖRNER u. ZABEL sowie DÖRNER und KNAPPE aus dem gleichen Arbeitskreis Versuchsergebnisse mitgeteilt, die sie zu einer Ablehnung dieser theoretischen Vorstellungen veranlaßt haben; dabei wird aber die überlegene therapeutische Wirkung des StDP und der Vorteil der Wasserlöslichkeit und der guten Verträglichkeit voll anerkannt. Im einzelnen betrifft die Ablehnung:

1. die Spaltung des StDP im Organismus,

2. die Möglichkeit einer Anreicherung des freigesetzten Oestrogens im Prostata-Krebsgewebe und schließlich,

3. die Annahme einer zusätzlichen, direkt cytostatischen Wirkung.

Diese Ablehnung ist aus folgenden Gründen nicht stichhaltig.

1. Die leichte Spaltung von StDP durch die saure Prostata-Phosphatase *in vitro* ist genügend gesichert. Zunächst konnten DRUCKREY und RAABE zeigen, daß das StDP durch menschliche Prostata-Phosphatasen leicht gespalten wird; sodann bestätigten BRANDES und BOURNE im London Hospital, daß menschliche Prostata-Phosphatasen im homogenisierten Prostata-Gewebsbrei das StDP rasch hydrolysieren. Weiter konnten ARNOLD und KLOSE den Abbau zum freien Stilboestrol chemisch verfolgen und dabei Stilboestrol-Monophosphat als Zwischenprodukt nachweisen. Daß die Spaltung auch *in vivo* erfolgt, wird gerade durch die Beobachtungen von HOHLWEG und GROOT-WASSINK bewiesen, die in entsprechenden Versuchen an Kaninchen zeigen konnten, daß 64% der gegebenen Dosis StDP als Glucuronat ausgeschieden wurde (*17*); die Bildung des Glucuronats setzt aber naturgemäß die vorherige Spaltung des Phosphats voraus. Die bereits früher von DRUCKREY und RAABE an kastrierten weiblichen Ratten im Vaginalabstrich beobachtete hohe oestrogene Wirksamkeit von StDP, die praktisch der des freien Stilboestrols entspricht, macht also nicht die Annahme notwendig, daß der Ester selbst oestrogen wirkt, sondern kann durchaus durch die Freisetzung des Stilboestrols aus StDP im Organismus erklärt werden.

2. Trotz der nachweisbaren Spaltung konnten HOHLWEG und GROOT-WASSINK an Ratten keine Anreicherung des freigesetzten Stilboestrols in der Prostata feststellen. Zu gleichen negativen Ergebnissen kam FERGUSSON an Prostata-Krebs-Patienten nach einmaliger Gabe einer — allerdings verhältnismäßig niedrigen — Dosis von ^{14}C-markiertem StDP, so daß auch er die Annahme einer Anreicherung ablehnte.

Diesen Einwänden ist entgegenzuhalten, daß eine Anreicherung überhaupt nur stattfinden kann, wenn so hohe Dosen von StDP gegeben werden, daß die

---

[1] Endoxan, Asta-Werke AG, Chemische Fabrik, Brackwede/Westf.

Konzentration des freigesetzten Stilboestrols die Löslichkeitsgrenze überschreitet. Um diese Frage zu prüfen, haben wir die Löslichkeit von Stilboestrol in menschlichem Serum experimentell bestimmt. Bei diesen Versuchen zeigte sich, daß die direkte Lösung der Substanz im Serum auch bei Anwendung eines feinen Pulvers extrem langsam erfolgt. Nach vorheriger Lösung in einer kleinen Menge eines Lösungsvermittlers ließ sich jedoch eine Konzentration von mehr als 100 mg/l Stilboestrol in Lösung bringen, so daß die Löslichkeit in Gewebsflüssigkeiten erheblich größer ist, als auf Grund der geringen Wasserlöslichkeit der Substanz allgemein angenommen wird. Deshalb kann eine *Anreicherung* des freigesetzten Stilboestrols in der Prostata nur nach Gabe sehr hoher Dosen StDP erwartet werden. Nach Gaben niederer Dosen bleibt die im Gewebe freigesetzte Stilboestrol-Konzentration unterhalb der kritischen Löslichkeitsgrenze. Ferguson mußte sich demgegenüber wegen der Gefahr einer ^{14}C-Schädigung der Patienten auf die einmalige Gabe einer geringen Dosis beschränken. Sie liegt erheblich unterhalb der therapeutisch bewährten Dosierung und ist viel zu klein für das Auftreten einer Anreicherung im Prostata-Gewebe.

Die Richtigkeit dieser Auffassung wurde inzwischen durch neuere Beobachtungen von Segal, Marberger und Flocks überzeugend begründet. Diese Autoren stellten bei einem Vergleich mit anderen Organgeweben (z. B. Fett und Muskulatur) eine bis zu 100fach höhere Anreicherung von Stilboestrol im Prostatagewebe fest. Die Anreicherung war dosisabhängig (Tab. 1). Nach Applikation kleiner Dosen ($\leq$ 125 mg) von StDP war eine Anreicherung von Stilboestrol nicht erkennbar; nach 500 mg StDP war dagegen zwischen der ersten und achten Stunde nach der Infusion eine etwa 10fache, nach 1000 und 2000 mg sogar eine 100fach höhere Konzentration von freiem Stilboestrol im Prostatagewebe festzustellen als in Muskulatur oder Fettgewebe. Damit ist die Möglichkeit einer erheblichen Anreicherung bewiesen und zugleich gezeigt, daß diese nur bei hoher Dosierung erfolgt. Segal u. Mitarb. kommen daher zu dem Schluß: „Die Annahme einer spezifischen Spaltung der Verbindung in der Prostata ist die einzig sinnvolle Grundlage, um die höheren Konzentrationen, die in der Drüse vorgefunden werden, zu erklären" und folgern weiter, daß dieses Grundprinzip für den klinischen Gebrauch von StDP wohl begründet zu sein scheint.

Tabelle 1. *Konzentration an freiem Oestrogen in 10 g Gewebe, 1 Std. nach i.v.-Infusion von Stilboestrol-Diphosphat bei Prostata-Krebs-Patienten in Abhängigkeit von der Dosierung (nach [24])*

Dosis Stilboestrol-diphosphat (mg)	Konzentration an freiem Stilboestrol		Anreicherung in Prostata
	Fett oder Muskel (μg)	Prostata (μg)	
50	< 0.025	< 0.025	—
125	< 0.025	0.025	gering
500	< 0.025	0.25	10fach
1000	0.25	25	100fach
2000	0.25	25	100fach

3. Im Gegensatz zu uns vertreten Hohlweg u. Mitarb. den Standpunkt, daß das StDP *nur* als Oestrogen wirke und daß sein therapeutischer Effekt bei Prostata-Krebs allein auf der von Hohlweg 1932 entdeckten Hemmung der

gonadotropen Hypophysenfunktion (*15, 18*) und der damit bedingten Verringerung der androgenen Inkretion der Hoden beruhe. Das trifft für die Wirkung der freien Oestrogene in der üblichen Applikationsart — also in Form der öligen Lösung oder in Form des Implantates — mit großer Wahrscheinlichkeit zu und dürfte wohl auch für das StDP in *niederer* Dosierung gelten. Die beim Prostata-Carcinom therapeutisch auffallend stärkere Wirkung hoher Dosen StDP läßt sich jedoch damit allein nicht erklären. Wenn die Ansicht von HOHLWEG zu Recht bestünde, müßte die Implantation eines Oestrogendepots, das eine weitaus stärkere und länger andauernde Hemmung der gonadotropen Hypophyseninkretion und damit auch der Hodenfunktion bewirkt als das StDP, auch bei Prostata-Krebs wirksamer sein. Dies ist aber auch nach Ansicht von HOHLWEG sicherlich nicht der Fall. Darüber hinaus wäre zu erwarten, daß die vollständige Ausschaltung der Hoden durch Orchiektomie schon allein weit günstigere Resultate liefern müßte als die bloße Hemmung ihrer androgenen Inkretion durch die Oestrogen-Therapie. Die klinische Erfahrung spricht eher für das Gegenteil, denn bei der Oestrogen-Therapie wird sogar zumeist auf eine zusätzliche Kastration verzichtet.

Ein weiteres wichtiges Kriterium für das Vorherrschen einer oestrogenen Systemwirkung liegt in der Gynäkomastie, die bei der Behandlung von Prostata-Krebs-Patienten mit freiem Stilboestrol oder anderen Oestrogenen in der Regel beobachtet wird. Ihre Stärke kann geradezu als Gradmesser für die oestrogene Wirkung gelten. Wenn nur diese allein entscheidend wäre, müßte das StDP auf Grund seiner stärkeren therapeutischen Wirksamkeit gegenüber dem Prostata-Krebs und vor allem unter Berücksichtigung der extrem hohen Dosierung eine entsprechend stärkere proliferationsfördernde Wirkung auf die Brustdrüsen haben als die freien Oestrogene bei der üblichen Implantationstherapie. Gerade das Gegenteil trifft zu. Die Wirkung des StDP auf die Brustdrüse ist nach der einheitlichen Beobachtung aller behandelnden Ärzte bemerkenswert gering. Daraus folgt, daß zwischen der Wirkung des freien Stilboestrols und seines Phosphorsäureesters doch erhebliche Unterschiede bestehen. Die bei alleiniger Bedeutung der oestrogenen Wirkung notwendig zu erwartende Parallelität der Effekte auf die Hypophyse, die Hoden, die Brustdrüsen und das Prostata-Carcinom ist jedenfalls sicher nicht vorhanden. Vielmehr geht die Wirkung der therapeutisch angewandten hohen Dosen von StDP bei Prostatakrebs über den rein oestrogenen Effekt erheblich hinaus und kann durch ihn allein nicht erklärt werden. Wesentlich erscheint hier, daß das Stilboestrol eindeutig zwei verschiedene Wirkqualitäten besitzt, nämlich eine oestrogene und eine cytostatische, worauf ja DRUCKREY und RAABE bereits in ihrer ersten Arbeit hingewiesen haben. Maßgebend für den jeweiligen biologischen Effekt ist einerseits die spezielle Applikationsart der Substanz, andererseits das Reaktionsvermögen des Organismus bzw. der einzelnen Organe. So wird man je nach der angewendeten Methodik die eine oder andere Wirkqualität des Stilboestrols bei der Applikation als StDP herausarbeiten und wissenschaftlich begründen können. Es ist aber nicht möglich, einen in einem bestimmten Test erhobenen Befund einfach auf andere Versuchsbedingungen zu übertragen. So interessiert die oestrogene Wirkung der Substanz bei Frauen, über die DÖRNER und ZABEL berichten, nicht bei der therapeutischen Anwendung beim Prostata-krebs des Mannes. Entscheidend ist hier vielmehr die von SEGAL u. Mitarb. nachgewiesene Anreicherung der Substanz im Prostata-Gewebe. Dabei spricht die

Beobachtung, daß der überlegene klinische Effekt vor allem im Bereich hoher Dosen in Erscheinung tritt, die nachgewiesenermaßen gerade zu einer erheblichen Anreicherung von freiem Stilboestrol im Prostata-Gewebe führen, doch für eine direkte Wirkung auf die Prostatakrebszellen selbst.

Eine direkte Wirkung von Oestrogenen und speziell von Stilboestrol auf die Zellteilung und den Mitoseablauf ist außer am Modell des befruchteten Seeigeleies (*10*) an zahlreichen weiteren Beispielen nachgewiesen worden. Als erste hatten v. Moellendorf sowie Lettré an Gewebekulturen eine direkte „Mitosegift-Wirkung" des Stilboestrols beobachtet. In Versuchen an Paramaezien fand Brock (*4*) das freie Stilboestrol im Gegensatz zum phosphorylierten Ester cytostatisch hoch aktiv. Am Walker-Carcinom der Ratte konnte Schmähl durch gehäuftes Auftreten von Chromosomenbrücken in der Ana-Telophase der Mitose einen ein deutigen cytostatischen Effekt des Stilboestrols nachweisen, während Oestron wirkungslos blieb. Sullivan und Allen fanden neuerdings Oestrogene und Androgene bei intratumoraler Injektion in Hautmetastasen von Brustkrebs direkt wirksam, und für den speziellen Fall des Prostatagewebes haben Dirscherl und Brever bei Stoffwechselmessungen in vitro mit der Warburg-Methode eine direkte celluläre Wirkung wahrscheinlich gemacht. Überzeugend ist auch der Nachweis einer direkten Wirkung von Stilboestrol von Lasnitzki und später von Franks an Gewebekulturen der Prostata (Maus) geführt worden.

Damit ist die Möglichkeit einer direkten Hemmwirkung von freigesetztem Stilboestrol auf das Prostatagewebe bei der StDP-Therapie gut begründet. Sie setzt aber eine ausreichende Konzentration am Wirkungsort voraus. Bei der üblichen Therapie mit Stilboestrol-Implantaten wird die Schwellenkonzentration sicher nicht erreicht, wohl aber dürfte die nach hohen Dosen StDP auftretende Anreicherung von freiem Stilboestrol im Gewebe des Prostatakrebses, die nach Segal u. Mitarb. 25 μg in 10 g Gewebe, also das 100fache im Vergleich zu anderen Geweben für die Dauer von mehreren Stunden beträgt, für direkte cytostatische und proliferationshemmende Effekte genügen. Am Seeigelei als Modell waren bereits bei geringeren Konzentrationen starke Hemmungen der Zellteilungen zu beobachten, und zwar auch dann, wenn die Einwirkungsdauer auf wenige Minuten beschränkt war.

Der Wirkungsmechanismus eines Pharmakons ist stets ein besonders schwie-riges Problem, dessen Klärung nur unter Berücksichtigung aller experimentellen und klinischen Erfahrungen möglich ist. Die Verallgemeinerung der Befunde von Hohlweg ist problematisch, eine solche Betrachtungsweise würde den not-wendigen Fortschritt nur hemmen. Das zeigt gerade das vorliegende Beispiel, denn die Annahme einer ausschließlich indirekten Wirkung hätte die Einführung eines klinisch so wertvollen Medikamentes wie das Honvan in die Therapie des Prostata-Carcinoms von vornherein als nutzlos erscheinen lassen und damit den an vielen Kranken bewährten Fortschritt unmöglich gemacht.

Zusammenfassung

Die günstige therapeutische Wirkung hoher Dosen Stilboestrol-Diphosphat (Honvan) bei Prostatakrebs läßt sich durch die Annahme einer indirekten Wir-kung über die Hypophyse allein nicht erklären. Hierfür wird eine zusätzliche direkte Wirkung des freigesetzten Stilboestrols auf das Gewebe des Prostata-Krebses selbst mitverantwortlich gemacht. Diese Auffassung wird durch die klinische Erfahrung gestützt, daß die überlegene Wirksamkeit des StDP nur im Bereich der hohen Dosen zur Geltung kommt, die auch zu einer erheblichen — bis 100-fachen — Anreicherung von freiem Stilboestrol im Gewebe des Prostata-Carcinoms führen.

Literatur

1. ARNOLD, H., F. BOURSEAUX u. N. BROCK: Naturwissenschaften **45**, 64 (1958).
2. — u. H. KLOSE: Arzneimittel-Forsch. **7**, 471 (1957).
3. BRANDES, D., and G. H. BOURNE: Lancet **1955**, I, 481.
4. BROCK, N.: Chemotherapie in der Chirurgie. Zweites Freiburger Symposion über Grundlagen und Praxis chemischer Tumorbehandlung, 17.—19. Juli 1953, S. 266.
5. — Z. Krebsforsch. **62**, 9 (1957).
6. — Arzneimittel-Forsch. 8, 1 (1958).
7. DIRSCHERL, W., u. H. BREVER: Z. Krebsforsch. **59**, 253 (1953).
8. DÖRNER, G., u. G. KNAPPE: Klin. Wschr. **38**, 67 (1960).
9. — u. H. ZABEL: Zbl. Gynäk. **81**, 1788 (1959).
10. DRUCKREY, H., P. DANNEBERG u. D. SCHMÄHL: Naturwissenschaften **39**, 381 (1952).
11. — u. K. KAISER: Dtsch. med. Wschr. **81**, 1084 (1956).
12. — u. S. RAABE: Klin. Wschr. **30**, 882 (1952).
13. FERGUSSON, J. D.: Brit. J. Urol. **30**, 397 (1958).
14. FRANKS, L. M.: Brit. J. Cancer **13**, 59 (1959).
15. HOHLWEG, W., u. M. DOHRN: Klin. Wschr. **11**, 233 (1932).
16. — u. K. A. GROOT-WASSINK: Klin. Wschr. **35**, 502 (1957).
17. — — Dtsch. Gesundh.-Wes. **14**, 152 (1959).
18. — u. K. JUNKMANN: Klin. Wschr. **11**, 321 (1932).
19. HUGGINS, C.: Klin. Wschr. **36**, 1102 (1958).
20. — and C. V. HODGES: Cancer Res. **1**, 293 (1941).
21. LASNITZKI, I.: Cancer Res. **14**, 632 (1954).
22. LETTRÉ, H.: Hoppe-Seylers Z. physiol. Chem. **278**, 201 (1943).
23. MOELLENDORF, W. V.: Klin. Wschr. **18**, 1098 (1939).
24. SEGAL, S. J., R. MARBERGER and R. H. FLOCKS: J. Urol. (Baltimore) **81**, 474 (1959).
25. SULLIVAN, R. D., and A. C. ALLEN: Proc. Amer. Ass. Cancer Res. **2**, 50 (1955).
26. SCHMÄHL, D.: Arzneimittel-Forsch. **4**, 481 (1954).

Aus dem Institut für experimentelle Endokrinologie der Charité, Berlin
(Direktor: Prof. Dr. W. Hohlweg)

Experimentelle und klinische Untersuchungen zur Klärung des Wirkungsmechanismus von Diäthyl-stilboestroldiphosphat beim Prostatacarcinom

Von

W. Hohlweg, G. Dörner und G. Knappe

Mit 2 Abbildungen

Auf Grund der Tatsache, daß Stilboestrolphosphat beim Seeigelei nur eine geringe, freies Stilboestrol eine sehr starke „cytostatische" Wirkung hat (*1*), entwickelte Druckrey seine Theorie über eine gezielte Chemotherapie des Prostatacarcinoms mit Stilboestrolphosphat (*2*). Das Stilboestrolphosphat soll als oestrogen und cytostatisch unwirksame Transportform in den Körper gelangen und erst in der Prostata bzw. im Prostatacarcinomgewebe von der dort in großer Menge vorhandenen sauren Phosphatase gespalten und als „cytostatisch" wirksames Stilboestrol deponiert werden. Es wirke dann direkt auf die Carcinomzellen cytostatisch, ja sogar cytotoxisch ein.

Nun besteht zunächst die Frage, ob die hemmende Wirkung des freien Stilboestrols auf die Zellteilung des Seeigeleies überhaupt als eine cytostatische Wirkung im üblichen Sinne zu betrachten ist. Die umfangreichen Untersuchungen von Agrell sprechen dagegen. Agrell (*3*) hat festgestellt, daß das natürliche Follikelhormon Oestradiol, welches man doch sicher nicht als Cytostaticum betrachten kann, beim Seeigelei 100 mal so stark hemmend wirksam ist wie Colchicin! Er hat auch Unterschiede im Angriffspunkt der Hemmwirkung zwischen dem Cytostaticum Colchicin und dem Follikelhormon aufgedeckt. Die cytostatische Wirkung des Oestradiols kann sofort beendet werden, wenn die Embryonen in hormonfreies Meerwasser gebracht werden, während der cytotoxische Effekt des Colchicins auch dann noch lange anhält. Agrell stellte fest, daß die Seeigelembryonen selbst ein Steroid produzieren, welches die Zellteilung in einer sehr ähnlichen Art wie Oestradiol hemmt. Dieses Steroid, wie auch die Oestrogene, greifen wahrscheinlich als hormonale Faktoren in den Generationsvorgang ein. Agrell fand interessante Zusammenhänge zwischen dem DNS-Gehalt normaler und mit Oestradiol behandelter Embryonen. Unter normalen Verhältnissen steigt der DNS-Gehalt an, bei Oestradiolzusatz fällt er ab. Im weiteren Verlauf der Entwicklung der Embryonen nimmt der Gehalt des Cytoplasmas an DNS wieder ab, und die Embryonen verlieren dann auch ihre Empfindlichkeit gegenüber dem Oestradiol. Es ist bemerkenswert, daß auch beim Säugetier Follikelhormon — zu Beginn der Gravidität verabreicht — die Implantation bzw. die Entwicklung der Eier hemmt, daß jedoch im späteren Verlauf der Gravidität verhältnismäßig große Mengen an

Oestrogenen für die Entwicklung der Embryonen notwendig sind (*4*). Die von mir und meinen Mitarbeitern GROOT-WASSINK, DÖRNER, KNAPPE und ZABEL (*5—7*) durchgeführten experimentellen und klinischen Untersuchungen lassen keinen Zweifel mehr offen, daß die Wirkung des Stilboestrols auf die Prostata bzw. das Prostatacarcinom eine rein hormonale ist, und dasselbe Ergebnis erbrachten die Versuche von FERGUSSON (*8*) mit markiertem Stilboestrolphosphat.

Wir stellten zunächst durch Versuche an Rattenweibchen fest, daß das Stilboestrolphosphat bei subcutaner, intravenöser, oraler und intravaginaler Darreichung entsprechend seinem Stilboestrolgehalt oestrogen wirksam ist. Bei Rattenmännchen konnte eine Depot-Bildung von freiem Hormon durch die Phosphataseaktivität des Gewebes weder in der Prostata, noch im Lebergewebe, noch im Körperfett nach intravenöser Zufuhr sehr großer Stilboestrolphosphatmengen beobachtet werden.

Die hemmende Wirkung von drei untersuchten Oestrogenen und zwar des Stilboestrolphosphats und -sulfats und des Depot-Präparates Dimethoxystilboestrol auf Hoden, Samenblasen und Prostata ging vollkommen parallel und entsprach der antigonadotropen Wirkung, d. h. der Hemmung der gonadotropen Hypophysenvorderlappenfunktion der angewandten Oestrogene und war also allein hormonal erklärbar.

Nach intravenöser Injektion werden schon am 1. Tag mindestens 50%, in den ersten 4 Tagen insgesamt etwa 65% des verabreichten Stilboestrolphosphats als Stilboestrolglucuronid ausgeschieden. Die Umesterung des Stilboestrolphosphats in das Glucuronid findet sicher in der Leber statt. FERGUSSON (*8*) konnte nach Injektion von markiertem Stilboestrolphosphat bei Prostatacarcinompatienten eine Stunde nach der Injektion eine hohe Konzentration nur in der Leber feststellen, und er schließt schon daraus, daß eine direkte Wirkung auf das Prostatacarcinom wenig wahrscheinlich ist. Die relativ kurze Wirkungsdauer, die hohe Dosen an Stilboestrolphosphat in unseren Tierversuchen zeigten, sprechen dafür, daß eine Spaltung in freies Stilboestrol und eine Deponierung desselben kaum in Frage kommt, sondern daß das Material größtenteils umgeestert und rasch ausgeschieden wird.

Den letzten Zweifel, daß neben einer hormonalen auch eine cytostatische Wirkung des Stilboestrols auf die Prostata in Frage kommt, behoben unsere Implantationsversuche mit Stilboestrol und dem Cytostaticum *Bayer* E 39 direkt in die Prostata.

In der Abb. 1 sieht man oben Samenblasen und Prostata eines normalen Rattenmännchens. Zwischen den beiden Prostatalappen ist die Harnblase zu erkennen. In der Mitte links sind die Organe eines Tieres, dem 10 Tage vorher 7,5 mg freies Stilboestrol in den linken Prostatalappen implantiert wurden, abgebildet. Deutlich erkennt man, daß beide Prostatalappen ebenso wie die Samenblasen gleichmäßig verkleinert sind. Aus dem Implantat ist das Stilboestrol in den Blutkreislauf gelangt, hat die gonadotrope Hypophysenfunktion gebremst und dadurch die Hodenfunktion gehemmt. Der Ausfall der Androgenproduktion führte zur Atrophie von Prostata und Samenblasen. Die Hoden waren signifikant kleiner als die unbehandelter Kontrollen. Eine lokale Wirkung des Implantats ist nicht zu erkennen, auch histologisch ließ sich ein cytotoxischer Effekt nicht nachweisen.

Samenblasen und Prostata in der Mitte rechts stammen von einem Rattenmännchen, welchem etwa 1 mg E 39 in den linken Prostatalappen implantiert wurden.
Der Lappen mit Implantat ist deutlich verkleinert, der rechte und die Samenblasen
sind unbeeinflußt und entsprechen denen der Kontrollen. Histologisch ließ sich im
Lappen mit Implantat ein deutlicher cytotoxischer Effekt nachweisen (Abb. 2).

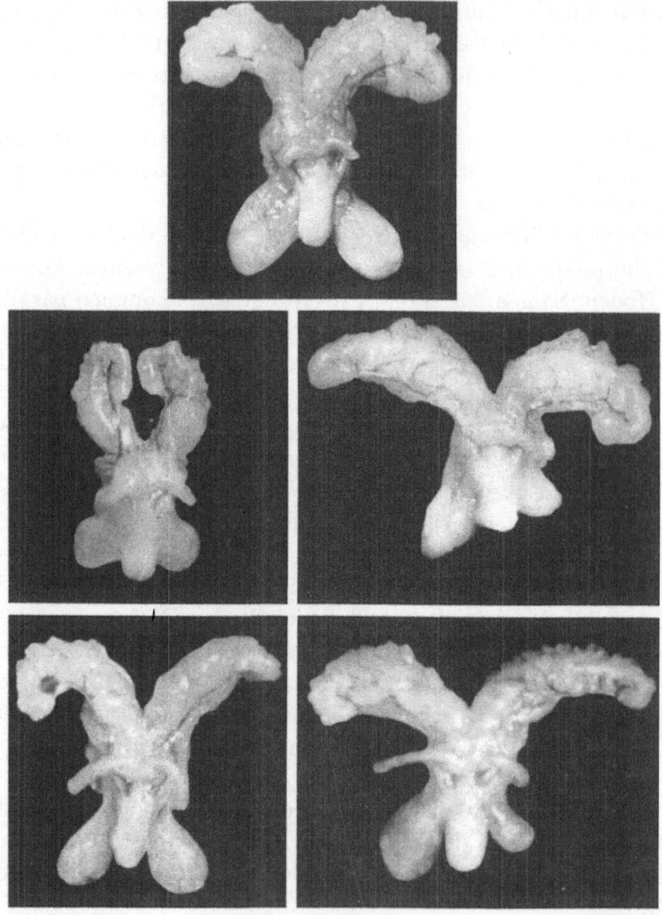

Abb. 1.

Unten links sind nun Samenblasen und Prostata eines Rattenmännchens zu
sehen, dem die gleiche Dosis Stilboestrol wie dem obigen Tier implantiert wurde,
das jedoch außerdem jeden 2. Tag 10 IE Choriongonadotropin subcutan erhalten
hat. Der Hemmeffekt des implantierten Stilboestrols ist durch das gonadotrope
Hormon aufgehoben worden. Das Stilboestrol konnte zwar die gonadotrope
Funktion des Hypophysenvorderlappens unterdrücken, das zugeführte Gonadotropin hat jedoch den Ausfall des endogenen Gonadotropins kompensiert und die
Hodenfunktion aufrechterhalten.

Unten rechts ist das Ergebnis derselben Versuchsanordnung bei Implantation
von E 39 dargestellt. Man sieht, daß die Verkleinerung des Prostatalappens als

Folge der lokalen cytotoxischen Wirkung von E 39 nicht durch eine gleichzeitige Gonadotropinzufuhr zu beheben ist.

In der Abb. 2 sieht man links den Schnitt durch die Prostata eines normalen Rattenmännchens, in der Mitte die hormonale Hemmwirkung der Stilboestrol-implantation und rechts die cytotoxische Wirkung der E 39-Implantation. Während die Hormonimplantation zur gleichmäßigen Hemmung beider Lappen führt, löst das Cytostaticum nur in dem Lappen, in den es eingebracht wird, einen cytotoxischen Effekt aus.

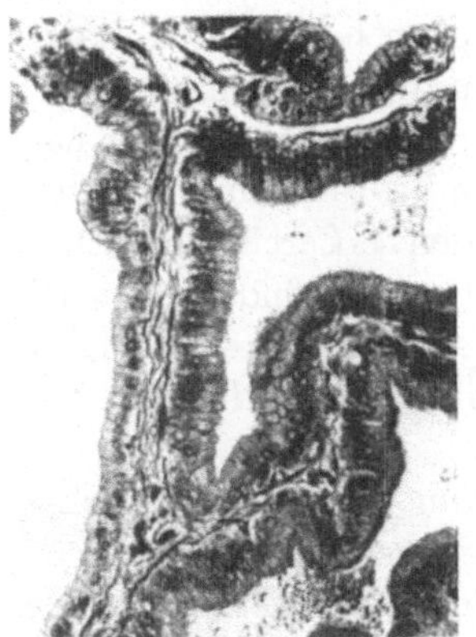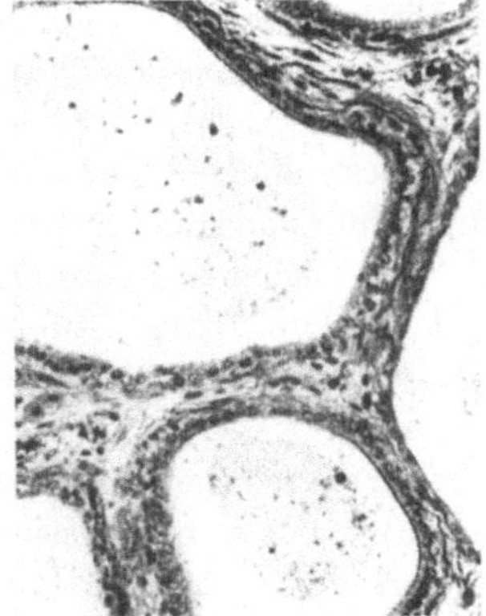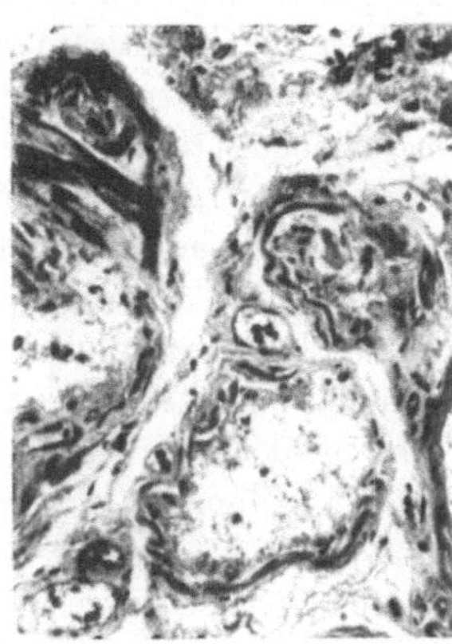

Abb. 2.

Ich glaube, daß jetzt wirklich kein Zweifel mehr bestehen kann, daß Stilboestrolphosphat beim Prostatacarcinom nur auf Grund seines antigonadotropen Effektes wirksam ist und daß es keine direkte lokale cytostatische Wirkung auf das Prostatagewebe hat. Ich habe schon erwähnt, daß FERGUSSON Patienten den Phosphorsäureester von markiertem Stilboestrol injiziert und keine Anreicherung von Stilboestrol im Prostata- bzw. Metastasengewebe beobachten konnte. Wie kann man sich nun die klinisch beobachtete Tatsache erklären, daß Stilboestrolphosphat in manchen Fällen auch dann noch wirksam ist, wenn die Therapie mit den anderen Oestrogenen zu versagen beginnt? Ich glaube, daß dafür zwei Gründe in Frage kommen:

Das Sexualzentrum im Zwischenhirn regelt die gonadotrope Hypophysenfunktion nach der Höhe des Keimdrüsenhormonspiegels im Blut. Es reagiert geschlechtsunspezifisch, d. h. ein Ansteigen des Oestrogen- oder des Androgenspiegels führt zu einer Verminderung der neurohormonalen Stimulation der gonadotropen Hypophysenfunktion. Sowohl die intramuskuläre als auch die orale Zufuhr oestrogener Steroidhormone, z. B. Oestradiolbenzoat bzw. Äthinyloestradiol, als auch die der üblichen synthetischen Oestrogene kann selbst bei höchster Dosierung nur eine relativ geringe Bluthormonkonzentration erzeugen, weil diese Stoffe sehr schlecht in wäßrigem Milieu löslich sind. Die intravenöse Zufuhr des in Wasser leicht löslichen Stilboestrolphosphats führt direkt zu einer enorm hohen Wirkstoffkonzentration im Blut und dadurch zur raschen Blockade der gonadotropen HVL-Funktion. Es ist also ohne weiteres erklärbar, daß, wenn nach längerer Zufuhr der üblichen Oestrogene eine Gewöhnung des Hypophysenzwischenhirn-Systems an den erhöhten Oestrogenspiegel im Blut eingetreten ist und ihre antigonadotrope Wirkung abnimmt (*4*), nur die intravenöse Zufuhr von Stilboestrolphosphat eine antigonadotrope Wirkung erzielen kann. Ein therapeutischer Effekt ist allerdings nur dann zu erwarten, wenn noch eine Androgenabhängigkeit des Prostatacarcinomgewebes vorhanden ist.

Die zweite Möglichkeit beruht auf einer Wirkung des Stilboestrolphosphats, die nicht direkt mit einer Beeinflussung der Gonadotropinsekretion zusammenhängt. Gemzell (*9*) hat festgestellt, daß Oestrogene einen Anstieg des ACTH-Spiegels im Blut hervorrufen, und wir fanden, daß Stilboestrolphosphat in dieser Hinsicht sehr wirksam ist. Die mit Stilboestrolphosphat behandelten Ratten zeigten Veränderungen der Nebennieren und der Thymusdrüsen wie nach ACTH-Injektionen, und auch bei unseren klinischen Untersuchungen konnten wir nach intravenöser Injektion von Stilboestrolphosphat analoge Beobachtungen machen.

Es ist nun bekannt, daß die Zufuhr von Glucocorticoiden bei Carcinompatienten eine günstige Beeinflussung des allgemeinen subjektiven Befindens bewirkt, und es läßt sich dadurch die Wirkung einer Stilboestrolphosphattherapie bei orchidektomierten Patienten erklären, bei denen eine antigonadotrope Wirkung nicht mehr in Frage kommt.

Ein Phänomen, welches bei der klinischen Anwendung von Stilboestrolphosphat beobachtet wurde, können wir uns bisher nicht erklären. Bald nach Beginn der intravenösen Injektion empfinden männliche Patienten Sensationen in der Dammgegend, die von Druckrey auf die direkte Wirkung des Stilboestrolphosphats auf das Prostatacarcinomgewebe zurückgeführt wurden. Da aber auch Frauen die gleichen Sensationen in der gleichen Körpergegend während oder kurz nach der Injektion empfinden (*7*), kann die Erklärung von Druckrey nicht richtig sein.

Zusammenfassend ist zu sagen, daß alle Ergebnisse unserer tierexperimentellen und klinischen Untersuchungen sowie die von Fergusson und von Agrell gemachten Beobachtungen nicht in Übereinstimmung mit der Hypothese von Druckrey über eine lokale cytostatische Wirkung des Stilboestrolphosphats auf das Prostatacarcinom zu bringen sind.

Literatur

1. Druckrey, H., P. Danneberg u. D. Schmähl: Naturwissenschaften **39**, 381 (1952).
2. — u. S. Raabe: Klin. Wschr. **30**, 882 (1952).
3. Agrell, I.: C. R. Soc. Biol. (Paris) **149**, 1322 (1955).
4. Hohlweg, W.: Hormone der Keimdrüsen. In: Biologie und Pathologie des Weibes von Seitz-Amreich. München: Urban & Schwarzenberg 1953.
5. — u. K. A. Groot-Wassink: Dtsch. Gesundh.-Wes. **14**, 152 (1959).
6. Dörner, G., u. G. Knappe: Klin. Wschr. **38**, 67 (1960).
7. — u. H. Zabel: Zbl. Gynäk. **81**, 1788 (1959).
8. Fergusson, J. D.: Brit. J. Urol. **30**, 397 (1958).
9. Gemzell, C. A.: Acta endocr. (Kbh.) **11**, 221 (1952).

Diskussion

H. Gerhartz (Berlin):

Der experimentelle Befund einer gegenüber Colchicin geringeren cytostatischen Wirkung des Stilboestroldiphosphates kann nicht als Beweis einer mangelnden cytostatischen Eigenschaft gewertet werden. Colchicin als reines Mitosegift spiegelt nur *eine* cytostatische Wirkungsrichtung. Cytostatica mit wesentlich größerer klinischer Bedeutung als Colchicin — wie alkylierende Substanzen oder Antimetaboliten — lassen nicht nur eine colchicinähnliche Hemmung des Mitoseablaufes im wesentlichen vermissen, sondern treffen den Zellcyclus in der DNA-Reproduktionsphase, der Interphase.

Bayer-E 39 ist eine schwer lösliche Substanz, die klinisch als alkoholische Lösung zur Anwendung gelangt. Bei lokaler Darreichung ist sein Wirkungseffekt durch die relativ hohe Alkoholbeimengung mitbestimmt. Aussagen über seine lokale cytostatische Wirksamkeit bedürfen also des Vergleiches mit entsprechenden, E 39-freien Alkoholinjektionen. Die Installation von kristallinem E 39 wird cytostatisch wirksam erst mit seiner Lösung im Gewebe, da E 39 als alkylierende Substanz erst mit der Aufspaltung seiner Äthylenimin-Ringe reagiert. Der cytostatische Effekt ist weiterhin dosisabhängig. Vergleichende Testungen bedürfen der Berücksichtigung entsprechender Dosisrelationen.

G. Dörner (Berlin):

Unsere tierexperimentellen und klinischen Untersuchungen haben ergeben, daß Stilboestrolphosphatzufuhr außer zur hormonalen Kastration zu einer vermehrten Glucocorticoidproduktion führt, die für die günstigen therapeutischen Erfolge beim Prostatacarcinom mit verantwortlich zu sein scheint.

Nach täglichen Injektionen von 5 mg Stilboestrolphosphat kam es bei der Ratte — wie nach ACTH-Zufuhr — zur starken Hyperämie, Hypertrophie, progressiven Transformation und Lipoidverarmung der Nebennieren, was durch gleichzeitige Glucocorticoidgaben verhindert werden konnte. Als Zeichen einer gesteigerten Glucocorticoidsekretion nach Stilboestrolphosphatzufuhr trat ein starker thymolytischer Effekt auf, der bei adrenalektomierten Tieren ausblieb.

Beim Menschen wurde von uns nach 2—3 intravenösen Injektionen von 250 mg Stilboestrolphosphat eine hochsignifikante Erhöhung der freien Porter-Silber-Chromogene im Plasma nachgewiesen. Parallel dazu war als Ausdruck einer gesteigerten Glucocorticoidaktivität ein Abfall der eosinophilen Zellen auf durchschnittlich weniger als 50% des Ausgangswertes festzustellen.

Die selbst bei orchidektomierten Patienten mit Prostatacarcinom nach Stilboestrolphosphatzufuhr beobachteten subjektiven Besserungen sind damit leicht erklärbar, da Glucocorticoidgaben bei Patienten mit malignen Tumoren bekanntlich die gleichen Wirkungen hervorrufen.

G. Knappe (Berlin):

Ausgehend von der Vorstellung, daß ein Cytostaticum ein zu schnellem Wachstum stimuliertes Organ in diesem Wachstum hemmen müßte, haben wir bei infantilen Rattenmännchen Stilboestrolphosphat in hoher Dosierung gleichzeitig mit Testosteronpropionat verabreicht. Samenblasen und Prostatae dieser Tiere wiesen danach eine starke Vergrößerung auf und waren sogar noch etwas schwerer als bei nur mit Testosteronpropionat behandelten Ratten. Wurde dagegen das Androgen mit dem als Cytostaticum bekannten Stoff „E 39" kombiniert verabfolgt, kam es nur zu einer relativ schwachen Stimulierung von Samenblasen und Prostatae, die hochsignifikant leichter blieben als bei den nur mit Testosteronpropionat behandelten Tieren. Auch diese Befunde sprechen gegen eine cytostatische Wirkung des Stilboestrolphosphats.

W. Grab (Gießen):

Bei dieser Diskussion möchte ich mir einige Bemerkungen zur allgemeinen Pharmakologie erlauben. Es ist selbstverständlich, daß eine Phenolverbindung durch Veresterung in ihren Eigenschaften verändert wird und dabei auch verschiedene Wirkungen ausübt. Dafür gibt es zahlreiche Beispiele, nicht zuletzt aus der Pharmakologie der Hormone. Durch die verschiedene Veresterung wird aber nicht nur die Löslichkeit des Pharmakons verändert, sondern auch weitere Eigenschaften. In seinem bekannten Buch hat Herr Druckrey alle Bedingungen übersichtlich dargestellt, die notwendig sind, damit ein Stoff in einem bestimmten Organ wirksam wird. Zu diesen Bedingungen gehören außer der Löslichkeit des Stoffes im Plasma aber auch die Durchblutung des Organs, die Fähigkeit des Stoffes, dort durch die Capillarwand zu treten, die spezifische Affinität zu den Zellen dieses Organs und schließlich auch Abbau und Ausscheidung des Wirkstoffs. Nach diesen Darlegungen in Druckreys Buch ist man von einer besonderen Anreicherung des Stilboestrol-Diphosphats in der Prostata nicht mehr überzeugt. Tatsächlich haben auch die Versuche von Fergusson mit markiertem Stilboestrol gezeigt, daß sich nach Gabe des Diphosphatesters *nicht* mehr Stilboestrol in der Prostata anreichert als nach Stilboestrol in anderer Form; allein auf diesen Befund können wir uns stützen. Das Diphosphat ist also kein entscheidender Fortschritt in der Therapie; bei höheren Dosen des Diphosphats wird eben auch wieder mehr ausgeschieden. — Im übrigen möchte ich noch darauf hinweisen, daß das Prinzip schon lange bekannt ist, einen Arzneistoff in einer verkleideten Form zuzuführen, so daß der Wirkstoff erst im Körper langsam frei gesetzt wird. Dieses Prinzip verwendet man bewußt wohl schon seit 50 Jahren.

G. Geyer (Wien):

Der Feststellung von Herrn Prof. Hohlweg, daß das brennende Gefühl, das nach Injektion von Stilboestrolphosphat am Damm verspürt wird, nichts mit der Prostata zu tun hat und auch bei der Frau auftritt, ist zweifellos zuzustimmen. Es ist dazu zu sagen, daß diese Sensation auch nichts mit dem Stilboestrolanteil des Präparates zu tun hat, denn sie tritt nach Injektion von Testosteronphosphat, Prednisolonphosphat und Dexamethasonphosphat in genau der gleichen Lokalisation und Intensität auf. Ich glaube daher, daß dieses Phänomen von den Phosphorsäureestern der verschiedensten Steroide hervorgerufen wird und nicht für das Stilboestrol spezifisch ist.

N. Brock (Brackwede):

Die Versuchsergebnisse von Hohlweg u. Mitarb. sind — wie ich in meinem Vortrag begründete — keineswegs zwangsläufig auf die Wirkung des ungespaltenen StDP zu beziehen, sondern können durchaus mit der Freisetzung von Stilboestrol aus StDP erklärt werden. Diese Versuche, die nur *eine* Seite der Stilboestrol-Wirkung beleuchten, sind zudem recht spezieller Natur und dürften schon aus diesem Grund kaum eine genügende Basis bieten, den Wirkmechanismus hieraus zu erklären und abzuleiten bzw. eine sowohl theoretisch als auch tierexperimentell gut fundierte Vorstellung zu Fall zu bringen. Dies ist um so weniger der Fall, als Hohlweg nicht einmal den Versuch gemacht hat, zu den von mir angeführten experimentellen Beobachtungen und Befunden (insbesondere zu der bis einhundertfachen Anreicherung von Stilboestrol im Prostatagewebe nach Applikation als StDP) Stellung zu nehmen, die seiner eigenen Auffassung entgegenstehen, aber die Theorie von Druckrey stützen. Eine einseitige Auswahl von Resultaten zur Aufstellung von Hypothesen und Theorien ist aber naturwissenschaftlich nicht statthaft.

Zu der Argumentation von Hohlweg ist im einzelnen noch folgendes zu sagen:

1. Schlußfolgerungen hinsichtlich der cytostatischen Wirkung von Oestron und Stilboestrol am Seeigelei sind nicht statthaft, wenn nicht die angeführte cytostatische Wirkung von Oestron auch in anderen Versuchsanordnungen bestätigt wird. Die Zellteilungshemmung stellt nur ein Symptom dar, dem verschiedenartige Wirkmechanismen zugrunde liegen können (vgl. Brock, Druckrey, Herken).

2. Ein Vergleich lokaler Effekte von Stilboestrol und von E 39-Bayer ist nicht möglich, da die Substanzen sich durch völlig verschiedenartige funktionelle Gruppen auszeichnen, die einen verschiedenen Wirkmechanismus bedingen.

Die Klärung des Wirkmechanismus ist für den Pharmakologen ein besonders schwieriges Problem, das für die meisten Pharmaka noch der Lösung harrt und ohne den Einsatz biochemischer Methoden kaum zu lösen ist. Man sollte daher derzeit den unfruchtbaren Streit beenden und zunächst noch weitere experimentelle Befunde und klinische Daten sammeln, um später zu der gut fundierten Theorie von Druckrey erneut Stellung zu nehmen. In jedem Falle kann der Wirkmechanismus erst im pharmakologischen Sinne als geklärt gelten, wenn die experimentellen und klinischen Beobachtungen befriedigend gedeutet werden können.

W. Hohlweg (Berlin):

Herr Brock läßt Tierversuche nur gelten, wenn sie das von Druckrey und ihm eingeführte Präparat HONVAN als „Cytostaticum" erscheinen lassen, nicht aber, wenn sie einwandfrei das Gegenteil beweisen. Um dem Einwand zu begegnen, daß die Rattenprostata keine saure Phosphatase enthält und daher andere Verhältnisse als beim Prostatacarcinom vorliegen, haben wir *freies* Stilboestrol, das nach Druckrey cytostatisch bzw. bei genügender Konzentration cytotoxisch auf das Prostatagewebe einwirken soll, direkt in die Prostata implantiert. Ein Implantat von 7,5 mg entspricht einem Depot von 2500 mg in der Prostata des Mannes, einer Konzentration, die durch i.v.-Injektion von HONVAN niemals erreicht werden kann. Und diese enorme Anhäufung von Wirkstoff in der Prostata war ohne Wirkung, wenn die hormonale Bremsung der gonadotropen Hypophysenfunktion durch Gonadotropinzufuhr kompensiert wurde! Auch histologisch konnte dann kein lokaler cytotoxischer, ja nicht einmal der geringste cytostatische Effekt festgestellt werden. Dieses Versuchsergebnis ist so eindeutig und überzeugend, daß ich es mir ersparen konnte, auf eine Reihe von Argumenten einzugehen, die Herr Brock zur Rettung der Hypothese von Druckrey vorgebracht hat.

Aus dem Hauptlaboratorium der Schering A. G., Berlin-West (Leiter: Prof. Dr. K. JUNKMANN)

Zur nervösen Beeinflussung von Cyclus und spontanem Mammatumorwachstum bei Mäusen

Von

WOLFGANG JÖCHLE

Mit 1 Abbildung

Eigene Voruntersuchungen an Ratten hatten die cyclusaufhebende, dauerbrunstinduzierende Wirkung permanenter Beleuchtung bei weiblichen Wistarund Sprague-Dawley-Ratten bestätigt (*18, 19, 21*). Durch pathologisch-anatomische als auch histologische Befunde konnte wahrscheinlich gemacht werden, daß dieser Effekt auf einer chronischen Stimulierung endogener Oestrogensekretion durch einen primär nervösen Reiz beruht (*21*).

Diese Ergebnisse regten dazu an zu untersuchen, ob Mäuse des mammatumorbelasteten Inzuchtstammes C_3H in ähnlicher Weise auf Dauerbelichtung reagieren, ob Mäuse unter diesen Bedingungen gezüchtet werden können und ob durch Haltung unter Dauerbelichtung der Zeitpunkt des Auftretens der Tumoren wie der des tumorbedingten Absterbens zu beeinflussen ist. Aus Geschwistern eines Wurfes wurden dazu 4 Inzuchtlinien aufgebaut, von denen 2 bei permanenter Beleuchtung, 2 bei 12stündigem Licht/Dunkelwechsel über 22 Monate gehalten wurden.

Als Ergebnis der in dieser Zeit gemachten Beobachtungen konnte im einzelnen festgestellt werden:

1. Der Sexualcyclus weiblicher C_3H-Mäuse wird durch Dauerbelichtung nicht aufgehoben; die Dauer der Oestrusphase ist jedoch gegenüber den Kontrolltieren um durchschnittlich 20—24 Std. verlängert. Vereinzelt konnten abnorm lange Oestrusperioden beobachtet werden; es fehlte jedoch eindeutig der Hang zum Daueroestrus, der gleichartig gehaltene Ratten auszeichnet.

2. C_3H-Mäuse lassen sich unter Dauerbelichtung züchten; die absolute Zuchtleistung erscheint nach den in Tab. 1 niedergelegten Zuchtergebnissen bei normalgehaltenen Tieren geringfügig besser als die der dauerbelichteten Versuchsgruppen.

Tabelle 1. *Zuchtlebensleistungen unterschiedlich gehaltener weiblicher C_3H-Mäuse*

	dauerbelichtete Tiere	normalgehaltene Tiere
1. Durchschnittl. Wurfgröße	6.0	5.3
2. Durchschnittl. Wurfzahl	4.105	4.730
3. Durchschnittl. Gesamtzahl geborener Junger	24.6	25.2
4. Prozentsatz abgesetzter Junger	76.9%	82.0%
5. Geschlechtsverhältnis bei den abgesetzten Jungen	105:96	99:100

Berücksichtigt man jedoch die eindeutig kürzere Lebenszeit dauerbelichteter Zuchttiere — wonach normalgehaltenen Zuchttieren eine um etwa 50 Tage längere Zuchtperiode zur Verfügung stand — sowie die höhere Anzahl geborener Junger pro Wurf unter Dauerbelichtung, so ist die relative Lebensleistung dauerbelichteter Zuchttiere eindeutig der der Kontrollen überlegen.

Tabelle 2. *Angehen von Mammatumoren und tumorbedingtes Absterben bei unterschiedlich gehaltenen weiblichen C₃H-Mäusen*

	dauerbelichtete Tiere	normalgehaltene Tiere
I. Zuchttiere:		
durchschnittl. Lebensalter in Tagen:		
beim erkennbaren Angehen des Tumor-		
wachstums	253.71	308.83
beim tumorbedingten Absterben.	315.37	355.81
II. Tiere, die mit vasektomierten Männchen		
gepaart wurden:		
durchschnittl. Lebensalter in Tagen:		
beim erkennbaren Angehen des Tumor-		
wachstums	300.6	348.9
beim tumorbedingten Absterben.	345.4	406.4

3. Bei dauerbelichteten weiblichen Zuchttieren waren Mammatumoren durchschnittlich um 55 Tage, das tumorbedingte Absterben um 40 Tage früher zu beobachten (Lebensalter in Tagen). Die Unterschiede sind trotz der aus technischen Gründen kleinen Tierzahl, die für die Endauswertung zur Verfügung stand (36 Tiere), signifikant.

Da dauerbelichtete Tiere durchschnittlich 10 Tage später als die Kontrollen zur Zuchtverwendung angesetzt wurden, betrug der Abstand zwischen Zuchtansatz und erstem Auftreten von Tumoren bei dauerbelichteten Tieren etwa 170, bei normalgehaltenen Tieren etwa 235 Tage. Der Unterschied im Auftreten der Tumoren und dem vorzeitigen Absterben vergrößert sich unter diesem Blickwinkel auf 65 bzw. 50 Tage (Tab. 2). Die in Abb. 1 kurvenmäßig dargestellten Zeitpunkte des Auftretens der Tumoren wie die

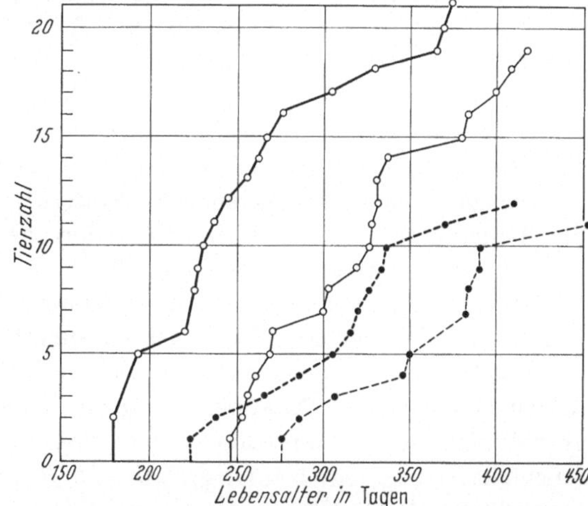

Abb. 1. Zeitpunkte des Auftretens der Tumoren wie die des tumorbedingten Absterbens bei unterschiedlich gehaltenen weiblichen C₃H-Mäusen.

○————○ Auftreten der Tumoren bei dauerbelichteten Tieren
●– – – –● Auftreten der Tumoren bei normalgehaltenen Tieren
○————○ tumorbedingtes Absterben bei dauerbelichteten Tieren
●– – – –● tomorbedingtes Absterben bei normalgehaltenen Tieren

des tumorbedingten Absterbens zeigen eine eindeutige Linksverschiebung durch Dauerbelichtung. Auffällig ist, daß entsprechend dieser Darstellung die Tumorwachstumskurve bei den Kontrollen noch weitgehend rechts von der Absterbekurve belichteter Tiere plaziert ist.

4. Bei dauerbelichteten weiblichen Tieren, die zusammen mit vasektomierten
männlichen Tieren gehalten worden waren, konnte das Auftreten von Mammatumoren durchschnittlich 50 Tage früher, das tumorbedingte Absterben um 60
Tage vor dem Tod gleichartig gehaltener Kontrolltiere nachgewiesen werden. War
dieser Ansatz selbst auch zu klein (26 Tiere), um statistisch bewertet werden zu
können, so bestätigt er jedoch die an Zuchttieren gewonnenen, gesicherten
Ergebnisse.

5. Dauerbelichtete Zuchttiere trugen ihre Tumoren durchschnittlich 15 Tage
länger als die Kontrollen; dem entsprach, daß nach dem Spontantod das Tumor-
gewicht 31,4% des Körpergewichts beanspruchte gegenüber nur 23,0% bei den
Kontrollen.

Da die Haltungsbedingungen für beide Versuchsabteilungen über die gesamte
Versuchsdauer bezüglich Kleinklima, Fütterung, Haltung und pflegerischer Be-
treuung weitestgehend konstant erhalten werden konnte, sind die vorgelegten
Ergebnisse mit großer Wahrscheinlichkeit der aufgehobenen Licht/Dunkel-
periodik, der lebenslangen Dauerbelichtung der C_3H-Mäuse zuzuschreiben.

Licht wirkt in diesem Zusammenhang wohl ausschließlich über das Auge: es
stimuliert über den sog. energetischen Anteil der Sehbahnen das Zwischenhirn,
wo der nervöse Reiz in hypophysensteuernde Impulse wahrscheinlich neuro-
sekretorischer Art umgesetzt wird (16, 23, 30).

Dauerbelichtung beeinflußt auf diesem Wege den Cyclus, indem sie die Oestrus-
dauer verlängert, ohne die Periodik aufzuheben; Dauerlicht behindert im Zucht-
versuch keinesfalls die Fruchtbarkeit, sondern fördert sie augenscheinlich. Trotz
des Speciesunterschiedes in der sexuellen Reaktion auf Dauerlicht — verglichen
mit Ratten — ist in Übereinstimmung mit zahlreichen anderen Säuger- und
Wirbeltierarten (2, 18, 18, 22, 33) die sexuell anregende Lichtwirkung auch hier
erkennbar. Dabei scheint die Betonung der gonadotropen Stimulierung auf der
FSH-Produktion zu liegen. Die zentrale Stellung des Zwischenhirns in diesen Vorgängen konnte in eigenen Versuchen bestätigt werden (21), die bewiesen, daß sich
die Dauerlichtwirkung auf die Genitalorgane der Ratte durch narkotische
Zwischenhirnblockade unterbrechen läßt.

Frühzeitiges Auftreten von Mammatumoren und vorzeitiges tumorbedingtes
Absterben bei weiblichen Tieren mammatumorbelasteter Mäusestämme — voran
des hier benützten Stammes C_3H — wurden bislang übereinstimmend nur endokrinen Einflüssen (der Wirkung oestrogener Hormone), Graviditäten und Pseudo-
graviditäten als auch infektiöser Einwirkung (durch ein Virus, den Bittnerschen
Milchfaktor) zugeschrieben (1, 4, 5, 6, 7, 8, 9, 10, 12, 13, 17, 26, 27, 29, 31, 32).

Es liegt nahe, in Übereinstimmung mit den beschriebenen Lichteinwirkungen
auf die Sexualsphäre, die gleichzeitig zu beobachtende Acceleration des tumorösen
Geschehens auf die unter Dauerlicht anscheinend gesteigerte Oestrogensekretion
zurückzuführen. Nicht auszuschließen ist daneben eine durch die unphysiologischen
Haltungsbedingungen erzwungene „vorzeitige" Erschöpfung physiologischer
Reglersysteme (23), zumal die Dauerbelichtung zwanglos einer Dauerstresswirkung
gleichgesetzt werden kann, Dauerstress aber das Auftreten von Mammatumoren
bei Mäusen acceleriert, ohne die Tumorfrequenz zu beeinflussen (28). Der physiologische Nebennierenfunktionscyclus der Maus ist bekanntlich mit einer Fülle
gekoppelter tagesrhythmischer Organ- und Gewebsfunktionen an den normalen

Licht/Dunkelrhythmus im Tagesablauf adaptiert (*14*). Dessen Aufhebung durch Dauerbelichtung bewirkt u. a. eine Verlängerung solcher Rhythmen auf 25 bis 26 Std. (*3*); damit wird unter Umständen eine Acceleration lichtbedingter Lebensvorgänge bewirkt, die hier einer „Lebensverkürzung" gleichkommen kann. Auch in diesen Fällen wirkt Licht über Auge und Zwischenhirn auf nervösen, neurosekretorischen und humoralen Bahnen auf die Erfolgsorgane.

MÜHLBOCK hat darauf hingewiesen, welche Bedeutung dem Studium der endokrinen Situation bei der Mammatumorentstehung der Maus zukommt im Hinblick auf die Mammatumorgenese beim Menschen (*24, 25*). Die in Zuchtverwendung stehende Maus kann demnach bedingt mit der kinderreichen Frau, die pseudogravide Maus mit der Frau ohne Kind verglichen werden. Nachdem nunmehr die endokrinen Einflußmöglichkeiten auf die Mammatumorgenese weitgehend erarbeitet wurden, scheint es notwendig, diejenigen unbekannten Umweltfaktoren kennenzulernen, die Einfluß auf das Neuroendokrinium und seine Erfolgsorgane nehmen können.

Licht stimuliert nicht nur das Sexualgeschehen der Maus und beschleunigt somit anlagebedingtes Mammatumorwachstum: Der Jahresgang der Konzeptionshäufigkeiten beim Menschen, an der Geburtenkurve abzulesen und seine örtlich unterschiedliche Ausprägung zwischen Polar- und Wendekreis (*11, 22*) beweist auch hier Zusammenhänge zwischen Lichtangebot und Sexualfunktionen, denen noch zu wenig Beachtung geschenkt wird. Die Lichtflut im Zivilisationsmilieu mit ihren möglichen Folgeerscheinungen — nervösen und endokrinen Dysregulationen mit tumeröser Entartung endokrin stimulierter Erfolgsorgane — scheint in Zukunft eingehenderer Beachtung wert zu sein.

Literatur

1. ANDERVONT, H. B.: Eleventh Annual Sympos. Fundamental Cancer Res. Tex. Rep. Biol. Med. **15**, **3**, 14—28 (1957).
2. ASCHOFF, J.: Studium generale 8, 12, 742—776 (1955).
3. — Pflügers Arch. ges. Physiol. **225**, 189 (1952).
4. BITTNER, J. J.: Eleventh Annual Sympos. Fundamental Cancer Res. Tex. Rep. Biol. Med. **15**, **3**, 211—225 (1957).
5. — J. nat. Cancer Inst. 21, 4, 631 (1958).
6. BLAIR, S. M., P. B. BLAIR and T. A. DAUNE: Endocrinology **61**, 6, 643—651 (1957).
7. BLAIR, P. B.: Science **127**, 3297, 518 (1958).
8. BOOT, L. M., et O. MÜHLBOCK: Acta Un. int. Cancr. **12**, 569—581 (1956).
9. CHAI, C. K., and E. S. RUSSELL: J. nat. Cancer Inst. **16**, 6, 1335—1352 (1956).
10. DE OME, K. B., J. J. FAULKIN jr., H. A. BERN and P. B. BLAIR: Cancer Res. **19**, 515—520 (1959).
11. DE RUDDER, B.: Studium generale 8, 12, 776—782 (1955).
12. GALLICO, E.: Tumori **41**, 1, 230—239 (1955).
13. HADFIELD, G.: Ann. roy. Coll. Surg. Engl. **22**, 73—106 (1958).
14. HALBERG, FR.: Z. Vitamin-, Hormon- u. Fermentforsch. **10**, 3—4, 225—296 (1959).
15. HAMMOND, J., jr.: Vitam. and Horm. **12**, 157—206 (1954).
16. HOLLWICH, F.: In „Auge und Zwischenhirn", 95—136. Stuttgart 1954.
17. HUMMEL, K. P., and C. C. LITTLE: J. nat. Cancer Inst. **23**, 4, 813—821 (1959).
18. JÖCHLE, W.: Endokrinologie **33**, 5—6, 287—295 (1956).
19. — 4. Sympos. Dtsch. Ges. Endokrinologie. Berlin 1956, 284—288. Berlin: Springer-Verlag.
20. — Zuchthygiene 1, 4, 238—248 (1957).
21. — Tierhaltung und Tierzucht im Zivilisationsmilieu (Veröffentlichung in Vorbereitung).

22. Leidl, W.: Klima und Sexualfunktion männlicher Haustiere. Hannover: Verlag Schaper 1958.
23. Lippert, E.: Z. Naturforsch. **13b**, 6, 410—411 (1958).
24. Mühlbock, O.: Schweiz. med. Wschr. **85**, 17, 387 (1955).
25. — Cancer **10**, 731—733 (1957).
26. Olivi, M., G. Consolandi e G. Barbieri: Lav. Ist. Anat. Univ. Perugia **15**, 3, 241—270 (1955).
27. Prehn, R. T., J. M. Main and M. Schneidermann: J. nat. Cancer Inst. **14**, 4, 895—904 (1954).
28. Reznikoff, M., and D. E. Martin: J. psychosom. Med. **2**, 56—60 (1957).
29. Richardson, Fl. L., and K. P. Hummel: J. nat. Cancer Inst. **23**, 1, 91—107 (1959).
30. Scharrer, E.: Klin. Wschr. **1937 II**, 1521—1523.
31. Schubert, K.: Arch. Geschwulstforsch. **15**, 2, 142—158 (1959).
32. Squartini, F.: Lav. Ist. Anat. Univ. Perugia **16**, 2, 143—167 u. 177—198 (1956).
33. Yeates, N. T.: Daylight Changes (Capt. 8 in Progress in Physiol. of Farm Animals by J. Hammond). London 1954.

Aus dem Histologischen Institut der Universität des Saarlandes in Homburg/Saar
(Direktor: Prof. Dr. H. Ferner)

Zur Histobiologie und -pathologie des Inselorganes der Bauchspeicheldrüse

Von

Helmut Ferner

Mit 4 farbigen Abbildungen

Das Pankreas als inkretorisches Organ gehört trotz der nunmehr 40 Jahre zurückliegenden Entdeckung und Darstellung des Insulins sowie der ebenso lange währenden erfolgreichen therapeutischen Anwendung zu den unterentwickelten Gebieten der Endokrinologie. Nach der Entdeckung des Insulins gab es eine lange Pause und die moderne Forschung auf dem Gebiete des Inselorganes hat einen späten Start gehabt.

Ich sehe meine Aufgabe darin, Ihnen das morphologische Substrat der inneren Sekretion des Pankreas vor Augen zu führen, das Inselorgan also, von dem heute vornehmlich die Rede sein wird.

Noch vor weniger als zwei Jahrzehnten sah man im Inselorgan nur die Produktionsstätte und Quelle des Insulins. Wohl wurde als störend empfunden, daß an diesem nicht einmal beim evidenten Insulinmangeldiabetes ein überzeugendes Substrat mikroskopisch nachgewiesen werden konnte, das einer kritischen Prüfung standgehalten hätte, geschweige denn bei anderen Diabetesformen. Das war der Hauptgrund, warum nicht wenige Diabetologen zu der Vorstellung auswichen, daß das Pankreas beim Diabetes eben gar nicht oder nur am Rande des Geschehens beteiligt sei und die entscheidenden ätiologischen und pathogenetischen Faktoren eben anderswo z. B. im Zwischenhirn, in der Hypophyse, im vegetativen Nervensystem, in den Nebennieren usw. zu suchen seien, wobei es merkwürdigerweise nicht störend empfunden wird, daß auch dort keine Alteration nachzuweisen ist.

Eine ganz neue Situation war entstanden, als man im Inselorgan ein zweites Hormon, das Glucagon, entdeckte und dieses auf ein besonderes Zellsystem beziehen konnte. Man zweifelt heute nicht mehr an seinem Hormoncharakter und an seiner physiologischen Bedeutung für den Stoffwechsel. Wenn man aber an die Geschichte seiner Entdeckung denkt, dann kommt einem jene Sentenz von Schopenhauer in den Sinn: „Jeder Wahrheit ist nur ein kurzes Siegesfest beschieden zwischen den langen Zeiträumen, in denen sie als Unsinn verlacht und in denen sie als Selbstverständlichkeit geringgeschätzt wird."

Als Pioniere der Forschung auf dem Gebiete der inneren Sekretion in den letzten beiden Jahrzehnten seien hervorgehoben:

G. Gomori, der durch seine Färbemethoden zur Differenzierung zweier Inselzelltypen 1941 und 1950 die Voraussetzungen für die Erforschung des morphologischen und funktionellen Dualismus des Inselorganes entscheidend verbesserte;

Dunn, der durch die Entdeckung des Alloxandiabetes 1943 ein weites Feld der experimentellen Morphologie der Inseln und der Pathophysiologie des experimentellen Diabetes eröffnete;

Thorogood und Zimmermann, Candela, Sutherland und de Duve, sowie Karl Gaede, welche in den Jahren 1945—1950 die Existenz eines zweiten Inselhormones „Glucagon" und seine Herkunft aus den A-Zellen nachwiesen, das dann 1953 durch Staub, Behrens und Sinn kristallinisch rein dargestellt wurde;

v. Holt u. Mitarb., welche 1954 experimentell belegten, daß die physiologische Blutzuckerregulation ohne A-Zellensystem als Glucagonquelle nicht möglich ist und schließlich

Achelis, Haack und Hardebeck, welche 1955 die Sulfonylharnstoffe mit hypoglykämisierender Wirkung als „orale Antidiabetica" entwickelten.

Merkwürdigerweise hat die Elektronenmikroskopie wesentlich neue Erkenntnisse auf diesem Gebiet, die nicht auch schon lichtmikroskopisch gebahnt gewesen wären, bis heute nicht erbringen können.

Das Inselsystem fassen wir heute als inkretorisches Doppelorgan auf, in welchem *zwei* Hormone durch zwei cytologisch-färberisch wohl unterscheidbare, aber topisch eng vergesellschaftete Zellsysteme synthetisiert, gespeichert und an die Blutbahn abgegeben werden. Die beiden Systeme sind allen Wirbeltieren eigen, den Fischen etwa ebenso wie Säugern und Mensch. Nomenklatorisch willkürlich wird das eine, welches das Glucagon produziert, als A-Zellensystem bezeichnet, während die B-Zellen und nur diese, die Insulinquelle darstellen. Die angloamerikanischen Autoren sprechen meist von α- und β-Zellen, obwohl der Erfinder der Buchstaben Lane, ein Amerikaner, die A-Zellen deswegen so bezeichnete, weil deren Granula bei Fixierung in *Alkohol* erhalten bleiben, die der B-Zellen aber verschwinden.

Wenn ich sage, daß die Systeme allen Wirbeltieren eigen sind, so ist andererseits zu betonen, daß sie sich bei den einzelnen Species cytologisch und in der Reaktion auf experimentelle Noxen außerordentlich verschieden verhalten. Die Übertragung morphologischer und experimenteller Befunde von einer Species auf eine andere — auch wenn sie etwa wie das Meerschweinchen und die Ratte als Nager miteinander verwandt sind — ist nicht möglich und nicht wenige Mißverständnisse und Polemiken finden in der Außerachtlassung dieses Umstandes ihre Erklärung bzw. Aufklärung.

Ich zeige Ihnen nun einige Beispiele des morphologischen Dualismus des Inselorganes bei Säugern und Mensch.

Histochemie

Die Charakterisierung der beiden Zellsysteme ist aber nicht nur färberisch möglich, sondern auch histochemisch, z. B. durch den Nachweis verschiedener Enzyme, welche in dem einen oder dem anderen System in unterschiedlicher Konzentration angetroffen werden, oder sogar durch den Nachweis von Bausteinen der Inselhormone selbst.

Eine hohe Aktivität an *saurer Phosphatase* findet sich in den *B-Zellen*, nicht aber in den A-Zellen (Beispiel: Ratte und Mensch), während umgekehrt die *alkalische Phosphatase und Esterase* in den *A-Zellen* (und in den Capillarwänden) nachzuweisen ist (Beispiel Ratte, GÖSSNER 1959).

Auch beim Alloxandiabetes der Ratte kommt es nach GÖSSNER infolge der Schädigung und des Schwundes der B-Zellen in den Rest-Inseln zu einem Fehlen der Aktivität für saure Phosphatase, während alkalische Phosphatase und Esterase nachweisbar sind. Bei einem Fall von schwerem jugendlichem Diabetes fand sich in den Inseln keine saure Phosphatase, dagegen zahlreiche Zellen mit Esteraseaktivität (GÖSSNER).

Dieser Unterschied scheint bereits von praktischer Bedeutung geworden zu sein insofern, als A-Zelltumoren eine starke Aktivität an unspezifischer Esterase und kaum an saurer Phosphatase zeigen, während umgekehrt B-Zelltumoren von Patienten mit hypoglykämischen Anfällen stammend, eine starke Aktivität an saurer Phosphatase aufweisen (GÖSSNER 1960). Somit können die Enzymteste zur Sicherung der cytologischen Zelldifferenzierung wertvolle Dienste leisten. Besonders interessant ist der unmittelbare histochemische Nachweis der Hormone Glucagon und Insulin in den A-Zellen und den B-Zellen durch histochemische Markierung von Bausteinen, die nur jenem oder diesem Hormon eigen sind oder von Umwandlungsprodukten solcher Bausteine. Es ist SCHIEBLER und SCHIESS-LER z. B. gelungen, in den B-Zellen das Insulin durch Behandlung der Schnitte mit saurer $KMnO_4$-Lösung und Färbung mit Pseudoisocyanin nachzuweisen. Es kommt durch das $KMnO_4$ zu einer oxydativen Aufspaltung der Disulfidbrücken und Bildung von SO_3-Gruppen, die mit den Pseudoisocyaninfarbstoffen metachromatisch reagieren. Wenn der Schnitt vor der Färbung nicht oxydiert wurde, dann unterbleibt die metachromatische Reaktion. Reininsulin und insulinhaltige Fraktionen reagieren nach Oxydation ebenfalls metachromatisch mit Pseudoisocyaninen.

Auf einer anderen Basis gelingt der histochemische Nachweis des Glucagons in den A-Zellen. Er gelingt auf Grund des Umstandes, daß das Glucagon in hoher Konzentration (5,2%) *Tryptophan* enthält, das im Insulin gar nicht vorhanden ist. Die sog. PCB-Reaktion nach ADAMS, GLENNER und LILLIE fällt in der Zymogenregion der Drüsenacini wegen des hohen Tryptophangehaltes des Chymotrypsins stark positiv aus und ergibt außerdem eine deutliche Anfärbung der A-Zellen, während sich die B-Zellen negativ verhalten. Zumindest mit gewissen Einschränkungen kann somit der Ausfall der Tryptophanreaktion auch als Indicator für den Glucagongehalt der A-Zellen angesehen werden.

Erwähnt sei ferner noch der außerordentlich hohe Zinkgehalt der Inselzellen, der aber beiden Zellsystemen eigen ist und für die Unterscheidung nicht herangezogen werden kann.

Somit läßt auch das Ergebnis der histochemischen Analyse keinen Zweifel daran, daß wir es tatsächlich mit 2 Systemen zu tun haben.

Wenden wir uns nunmehr den Verhältnissen beim Menschen zu, mit denen ich mich im folgenden ausschließlich beschäftigen werde.

Das Inselorgan ist bereits während der embryonalen Entwicklung des Menschen in besonderem Maße quantitativ und qualitativ differenziert. Ante partum besteht beim Menschen etwa $^1/_4$ des Pankreasgewebes aus bereits differenzierten,

d. h. dicht mit spezifischen Körnchen versehenen Inselzellen. Es ist ja bekannt, daß die Hormonausbeute aus fetalen Drüsen besonders reichlich ist. Man versteht das, wenn man bedenkt, daß die Zuckerassimilation für das Wachstum und die Differenzierung des fetalen Organismus eine unerläßliche Voraussetzung ist. Der Embryo ist selbstverständlich auf die Glucose aus dem mütterlichen Organismus angewiesen, aber die Inselhormone Insulin und Glucagon beginnt er schon in einem sehr frühen Stadium, vermutlich schon bei einer Keimlänge von wenigen Millimetern, selbst zu produzieren. Für diese Differenzierung und die weitere Ausbildung gibt der Glucosespiegel des mütterlichen und des fetalen Blutes den entsprechenden Reiz ab. Es weisen die Inseln von Feten diabetischer Mütter eine Hypertrophie und Hyperplasie der B-Zellen auf als Reaktion auf die Hyperglykämie. Wenn wir auch differenzierte Inselzellen schon bei sehr frühen Stadien nachweisen können und die entsprechenden Hormone aus fetalen Drüsen zu gewinnen sind, soll damit nicht behauptet werden, daß sie mit denen des Erwachsenen völlig identisch seien.

Die allerersten Inselzellen, die in frühen Stadien der Pankreasentwicklung (anastomosierende epitheliale Schläuche) beobachtet werden, liegen als singuläre Elemente oder in kleinen Grüppchen im Epithel des primitiven Gangsystems in Analogie zu den Verhältnissen bei den primitiven Wirbeltieren, etwa den Haifischen, bei denen sie in dieser Position ausschließlich zeitlebens gefunden werden. Richtige „Inseln" gibt es da gar nicht.

Auch das Pankreas des erwachsenen Menschen und der Säuger enthält zeitlebens im Epithel der Gänge vereinzelte Inselzellen als Reminiszenz an die ontogenetische und phylogenetische Entwicklung. Dieser Umstand hat FEYRTER (1938) veranlaßt, den Begriff des „insulären Gangorganes" aufzustellen. Damit ist die Gesamtheit der im Epithel der Gänge gelegenen vereinzelten Inselzellen gemeint. Sie werden aber auch zwischen den Epithelzellen der exokrinen Endstücke in gleicher Weise vereinzelt gefunden.

Von den „inselpotenten" Zellen des Gangepithels und den Drüsenendstücken aus entwickeln sich die „Inselsprossen", deren größere zumindest bereits den cytologischen Dualismus erkennen lassen. Sie bestehen aus 2 Zelltypen, die sich durch ihre verschieden färbbare Granulierung unterscheiden lassen.

Mehrere Inselsprossen benachbarter Drüsenschläuche wachsen unter Vergrößerung und Einschluß von Capillaren wie auf ein unsichtbares Zentrum zu und formieren sich zu einem „Inselfeld", dessen periphere Zellen immer noch ausgiebig mit dem Gangepithel und dem der Drüsenschläuche zusammenhängen. Eine „Insel" wird dann aus einem Inselfeld dadurch, daß sich die Grenzen zwischen den Inselsprossen verwischen und der Zusammenhang mit der Umgebung mehr und mehr gelöst wird. Aber immer noch unterscheidet sich eine fetale Insel in mehrfacher Hinsicht von einer Langerhansschen Insel des Erwachsenen:

1. Durch die besondere AB-Relation, d. h. das prozentuale Verhältnis, mit dem die beiden Zelltypen an der Zusammensetzung des Organes beteiligt sind. Dieses Verhältnis ist in der Fetalzeit und beim Kleinkind grob 1:1 bis 1:1,5, beim gesunden Erwachsenen aber etwa 1:4 und beim älteren Menschen immer noch 1:3.

2. Ein weiterer Unterschied ist in der topischen Anordnung der beiden Zelltypen innerhalb einer Insel zu erkennen. Die A-Zellen bilden in der embryonalen Insel einen dicken, mehr oder weniger geschlossenen Mantel um einen meist

exzentrisch liegenden B-Zellenkern. Wir sprechen von fetalen Mantelinseln, später sind die A-Zellen einzeln an den Capillaren liegend über die ganze Insel verteilt, mit Bevorzugung der Randzone der Insel.

3. Die Granulierung beider Zelltypen ist in der Embryonalzeit dichter und auch intensiver färbbar als in den L. I. des Erwachsenen.

4. Die Mantelinseln und ihre Vorstadien sind auf die Flächeneinheit des Schnittes bezogen zahlreicher, d. h. dichter liegend als die L. I. des Erwachsenen, wenn auch kleiner.

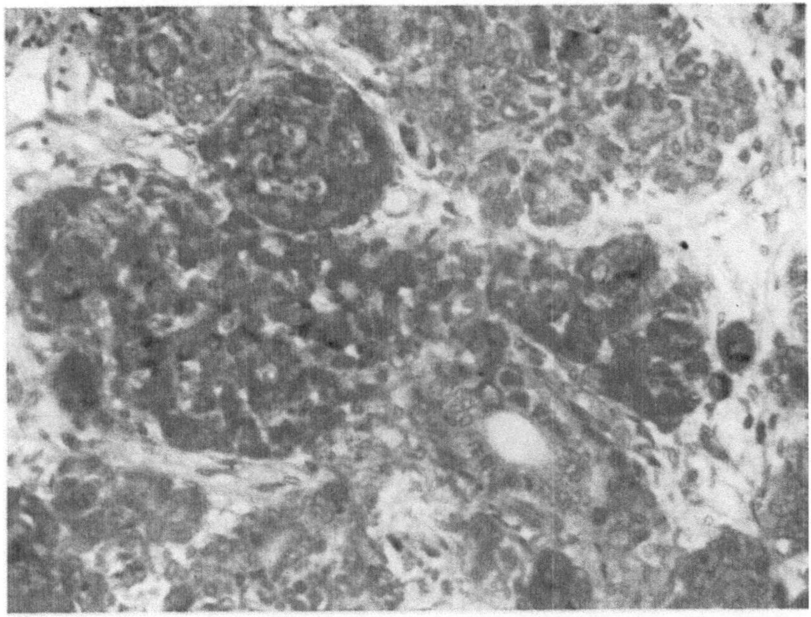

Abb. 1. Pankreas eines menschlichen Embryo (34 cm). Inselkomplex in der Nachbarschaft eines Ausführungsganges. A-Zellen intensiv rot, B-Zellen blau granuliert, Gomori-Färbung

Über die Gründe der engen topischen Vergesellschaftung beider Zellsysteme ist uns nichts bekannt, wohl aber haben wir Vermutungen über die Bedeutung der Dissemination der L. I. im exokrinen Parenchym. Der höhere Insulingehalt der aus den Inseln austretenden Capillaren, welche die exokrinen Drüsenendstücke umspinnen, beeinflußt Struktur und Funktion der Drüsenacini, zumindest der unmittelbar um die Inseln herumliegenden. Das Insulin hat auf die Drüsenendstücke eine Nah- oder Kontaktwirkung, was an den getrennten A- und B-Inseln der Vögel z. B. besonders deutlich wird. Die Hypoplasie des exokrinen Pankreas beim Insulinmangeldiabetes ist z. T. wenigstens auch durch den örtlichen Insulinmangel in den Pankreascapillaren selbst bedingt.

Vergleicht man die Inseln des gesunden erwachsenen Menschen mit den embryonalen oder kleinkindlichen, so fällt die geringere Intensität der Granulierung und ihrer Färbbarkeit sofort ins Auge, viele „entgranulierte Zellen" ebenso wie die andersartige quantitative Beteiligung der A- und B-Zellen an der Zusammensetzung der Inselepithelien. Die AB-Relation, d. h. das prozentuale Verhältnis der beiden Zelltypen an der Zusammensetzung des gesamten Inselorganes

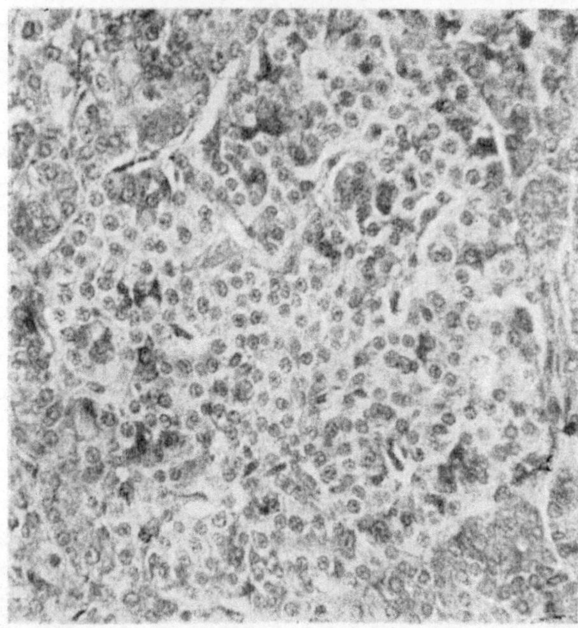

Abb. 2. Langerhanssche Insel eines gesunden erwachsenen Menschen. Ein Teil der B-Zellen blau granuliert, ein großer Teil der B-Zellen ungranuliert und deswegen „hell" erscheinend. Gomori-Färbung

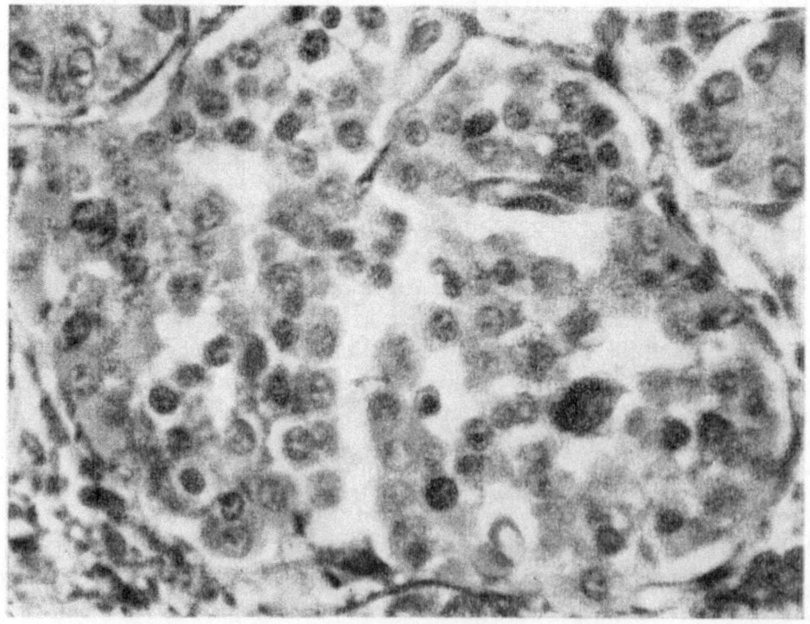

Abb. 3. Langerhanssche Insel von einem menschlichen Diabetiker. Der überwiegende Teil der Inselzellen sind A-Zellen (rot), nur wenige (blau granulierte) B-Zellen. Gomori-Färbung

ist eine Größe, welche in erster Linie von der Entwicklungsstufe des Organismus bzw. dem Lebensalter abhängig ist.

Es erweist sich, daß der Prozentsatz der A- und B-Zellen an der einzelnen Insel bzw. an der Inselscheibe, welche wir jeweils im histologischen Schnitt beurteilen, sehr variiert, daß aber bei Auszählung von mindestens 50 Inselscheiben ein konstanter Prozentsatz der A- und B-Zellen gefunden wird. Das Inselorgan besteht beim ausgewachsenen Säuger und beim gesunden erwachsenen Menschen bis zum 50. Lebensjahr aus rund 80% B-Zellen und 20% A-Zellen, wobei Schwankungen um einige wenige Prozent in der einen oder anderen Richtung als normal gelten können. Die Zählungen verschiedener Untersucher bei Laboratoriumstieren variieren nur um wenige Prozent, so daß wir hier mit einem gültigen Prinzip arbeiten können und Verschiebungen der AB-Relation im Zuge experimenteller Einwirkung mit charakteristischen Stoffwechseländerungen verbunden sind, von denen die Änderung der Blutzuckerhöhe die markanteste darstellt.

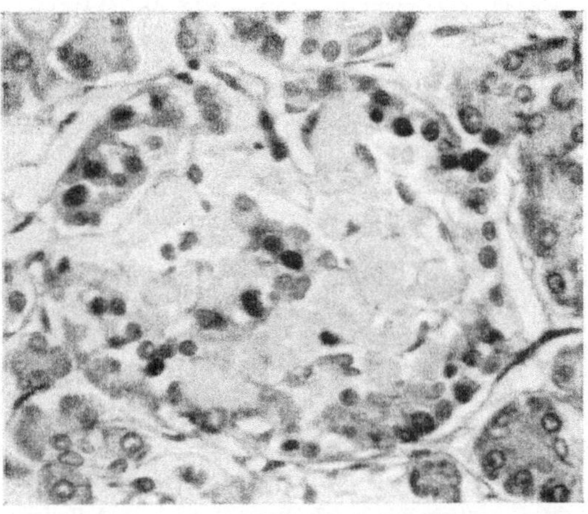

Abb. 4. Lagerhanssche Insel von einem Altersdiabetiker mit Hyalinisierung. Die noch vorhandenen Inselzellen sind überwiegend A-Zellen (rot granuliert). Gomori-Färbung

Im höheren Lebensalter jenseits des 50. Lebensjahres und bei allen Zuständen einer ausgesprochenen Reduktion des allgemeinen Stoffwechsels nimmt der Anteil der A-Zellen an der Zusammensetzung der Inseln zu, so daß SEIFERT (1958) eine Art Lebenskurve der AB-Relation aufstellen konnte, vermutlich infolge des Verschwindens eines Teiles der B-Zellen. Damit ist die Zunahme der A-Zellen nur eine relative. Die wohl markanteste Verschiebung der AB-Relation in der menschlichen Pathologie finden wir beim kindlichen und jugendlichen Diabetes, was ich schon vor 20 Jahren angegeben habe (FERNER 1942). Die oft zahlreichen und normal großen Inseln erweisen sich nahezu vollständig aus A-Zellen aufgebaut, B-Zellen bilden einen verschwindend geringen Anteil. Die Insulin-Ausbeute aus solchen Drüsen ist trotz zahlreich vorhandener Inseln so gut wie Null. Für den Alters-Diabetes ist ebenfalls die relative Zunahme der A-Zellen charakteristisch, doch ist sie selten so hochgradig. Sie fällt mit der jenseits des 50. Lebensjahres nachweisbaren relativen Zunahme des A-Zellensystems überhaupt zusammen, die physiologisch ist. In der Verschiebung der AB-Relation beim Diabetes haben wir den einzigen morphologischen Befund vor uns, der auf einen ursächlichen Zusammenhang mit der diabetischen Stoffwechselstörung hinweist, besonders ausgesprochen beim kindlichen Diabetes und beim permanenten Alloxan-Diabetes. So unterschiedlich auch die einzelnen Tierspecies auf diabetogene Noxen reagieren, so sicher ist, daß ein schweres permanentes diabetisches Zustandsbild nur bei Zerstörung und Untergang des B-Zellen-Systems beobachtet wird.

Literatur

ACHELIS, J. D., E. HAACK u. K. HARDEBECK: Über neue blutzuckersenkende Substanzen. Naunyn-Schmiedebergs Arch. exp. Path. Pharmak. **228**, 163—164 (1956). (22. Tg. Dtsch. Pharmakol. Ges. 1955.)

— u. K. HARDEBECK: Über eine neue blutzuckersenkende Substanz. Dtsch. med. Wschr. **80**, 1452—1455 (1955).

ADAMS, C. W. M.: A p-dimethylaminobenaldehyde-intrite method for the histochemical demonstrations of tryptophane and related compounds. J. clin. Path. **10**, 56—62 (1957).

CANDELA, J. L.-R.: The hyperglycemic-glycogenolytic factor produced by the pancreas. J. clin. Endocr. **12**, 245 (1952).

DUNN, S. J., H. L. SHEEHAN and Mc. NGB. LIETCHIE: Necrosis of islets of Langerhans produced experimentally. Lancet **244**, 484 (1943).

GAEDE, K.: Das blutzuckersteigernde Prinzip des Pankreas. Verh. dtsch. Ges. inn. Med. **55**, 646 (1949).

— Neuere Erkenntnisse über die innere Sekretion des Pankreas und deren Bedeutung für die Regulation des Kohlenhydratstoffwechsels. Verh. dtsch. Ges. inn. Med. **57**, 534 (1951).

— Neues vom Glucagon. Z. ges. inn. Med. **7**, 364—366 (1952).

— H. FERNER u. H. KASTRUP: Über das zweite Kohlenhydratstoffwechselhormon der Bauchspeicheldrüse (Glucagon) und seine Herkunft aus dem Zellensystem. Klin. Wschr. **1950**, 388—399.

GLENNER, G. G.: The histochemical demonstration of indol derivatives by the rosindole reaction of E. Fischer. J. Histochem. Cytochem. **5**, 297—304 (1957).

— and R. D. LILLIE: The histochemical demonstration of indole derivatives by the postconpled p-dimethylaminobenzylidene reaction. J. Histochem. Cytochem. **5**, 279—296 (1957).

GÖSSNER, W.: Histochemischer Nachweis hydrolytischer Enzyme mit Hilfe der Azofarbstoffmethode. Histochemie **1**, 48—96 (1958).

— Zur Enzymhistochemie der Langerhansschen Inseln. Verhandl. Dtsch. Ges. Pathol. 42. Tg., Wien 1958, 125—130. Stuttgart: Gustav Fischer Verlag 1959.

— Metastasierendes Inselzellcarcinom vom A-Zelltyp usw. Dtsch. med. Wschr. **85**, 434—437 (1960).

GOMORI, G.: Obersvation with differential stains on human islets of Langerhans. Amer. J. Path. **17**, 395—406 (1941).

— Aldehydfuchsin: a new stain for elastic tissue. Amer. J. clin. Path. **20**, 665—666 (1950).

— A rapid one-step trichrome stain. Amer. J. clin. Path. **20**, 661—664 (1950).

HOLT, C. v., L. v. HOLT, B. KRÄHNER u. J. KÜHNAU: Chemische Ausschaltung der A-Zellen der L. I. Naunyn-Schmiedebergs Arch. exp. Path. Pharmak. **224**, 66 (1954).

— — — — Über die Wirkung der chemischen Ausschaltung der A-Zellen der L. I. auf den Alloxandiabetes. Naunyn-Schmiedebergs Arch. exp. Path. Pharmak. **224**, 78 (1954).

SCHIEBLER, T. H., u. S. SCHIESSLER: Über den Nachweis von Insulin mit den metachromatisch reagierenden Pseudoisocyaninen. Histochemie **1**, 445—465 (1959).

SEIFERT, G.: Zur Orthologie und Pathologie des qualitativen Inselzellbildes (nach Bensley-Terbrüggen). Virchows Arch. path. Anat. **325**, 379—396 (1954).

— Die pathologische Morphologie der Langerhansschen Inseln, besonders bei Diabetes mellitus des Menschen. Verh. dtsch. Ges. Path. 42. Tg. Wien 1958, 50.84. Stuttgart: Gustav-Fischer Verlag 1959.

STAUB, A., L. SINN and O. K. BEHRENS: Purification and crystallization of hyperglycemic glycogenolytic factor (HGF). Science **117**, 628—629 (1953).

— — — Characterization of glucagon (hyperglycemic-glycogenolytic factor). Fed. Proc. **13**, 303 (1954).

— — — Purification and crystallization of glucagon. J. biol. Chem. **214**, 619—632 (1955).

SUTHERLAND, E. W., and CHR. DC. DUVE: Origin and distribution of the hyperglycemic glycogenolytic factor of the pancreas. J. biol. Chem. **175**, 663 (1948).

THOROGOOD, E., and B. ZIMMERMANN: Effects of pancreatectomy on glycosuria and ketosis in dogs made diabetic by alloxan. Endocrinology **37**, 191 (1945).

Pathologisches Institut der Universität Hamburg (Direktor: Prof. Dr. med. C. Krauspe)

Elektronenmikroskopische Befunde am Inselorgan*

Von

W. Gusek und J. Kracht

Mit 3 Abbildungen

Nachdem die elektronenmikroskopische Methodik in den letzten Jahren durch adäquate Präparations- und Schnittmethoden für die Untersuchung biologischer Objekte brauchbar geworden ist, hat sie auf fast allen Gebieten der normalen und pathologischen Cytologie Anwendung gefunden. Der mit ihr erzielte Gewinn muß bekanntlich mit einem entsprechend höheren technischen Arbeitsaufwand erkauft werden. Es ergibt sich daraus, daß der methodische Anwendungsbereich weniger im Quantitativen zu suchen ist als vielmehr in der Lösung einzelner qualitativer Fragen, so auch im Falle der Inselmorphologie.

Meine Aufgabe besteht deshalb darin, im folgenden über einige ausgewählte submikroskopische Befunde am Inselorgan zu berichten, indem ich mich auf eigene, gemeinsam mit Kracht vorgenommene Untersuchungen beziehe, die wir an normalen und stimulierten Inselzellen der Ratte und des Menschen durchführten.

Wir stellten uns bei unseren Untersuchungen folgende Fragen: Einmal die Suche nach der Ultrastruktur der normalen Inselzellen zugleich unter dem Gesichtspunkt der evtl. möglichen elektronenoptischen Differenzierung von A- und B-Zellen, besonders ihrer Granula.

Zweitens hofften wir dabei, Aussagen über die Genese der inkretorischen Granula machen zu können, was am menschlichen Material möglich war.

Letztlich stellten wir uns zur Aufgabe, mit Hilfe der Elektronenmikroskopie feinstrukturelle Charakteristica an stimulierten B-Zellen aufzufinden:

1. Im Tierexperiment erfolgte die Stimulierung bei der weißen Ratte durch Verwendung der Sulfonylharnstoffe BZ 55, D 860 und gegenregulatorisch durch Applikation von Cortison. An diesen in der Regel vergrößerten Inselscheiben ließen sich zugleich Aussagen zur vieldiskutierten Frage der Inselhyperplasie und der acino-insulären Transformation machen.

2. Beim Menschen hatten wir dagegen die seltene Möglichkeit, am Naturexperiment im Falle eines operativ gewonnenen hormonalaktiven B-Zellenadenoms Befunde an den Adenomzellen selbst und am proliferierten periadenomatösen Gangepithel zu erheben und mit normalen menschlichen Inselzellen zu vergleichen.

Die an normalen Ratteninseln durchgeführten Kontrolluntersuchungen ergaben entsprechend den Befunden anderer Untersucher (Bencosme u. Pease, Ferreira, Gaede u. Mitarb., Lacy, Stoeckenius u. Kracht) folgende Feinstruktur der Inselzellen:

---

* Mit Unterstützung durch die Deutsche Forschungsgemeinschaft.

Die A-Zelle charakterisiert sich durch einen kleineren, meist auch dunkleren Kern und ein helleres Cytoplasma. Die spezifischen Granula erscheinen dunkler als in B-Zellen. Im Cytoplasma verstreut liegen Mitochondrien.

Der B-Zellkern ist größer und zeigt randständige Chromatinverdichtungen und mittelgroße Nucleolen. Das Cytoplasma erscheint auf Grund höheren RNS-Gehaltes dunkler. Die RNS liegt einerseits in freier Granulaform und andererseits

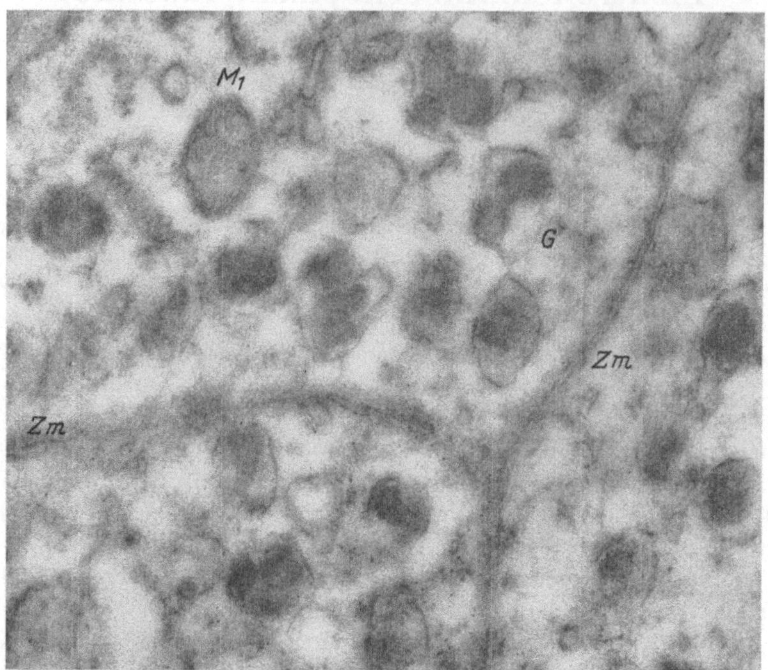

Abb. 1. Ausschnitt aus menschlichen B-Zellen. Zm = Zellmembran, G = Granulum, M₁ = mitochondrien-ähnliche Körper. 64300:1

in Gestalt meist längerer Ergastoplasmalamellen vor. Es finden sich oft mehrere in Kernnähe gelagerte, meist großblasige Golgi-Apparate. Die Dichte der inkretorischen Granula ist in B-Zellen nahezu gleich der Dichte von Mitochondrien und insgesamt weniger hoch als in A-Zellen (s. auch Bencosme u. Pease, Ferreira, Gaede u. Mitarb., Lacy, Stoeckenius u. Kracht). Die inkretorischen Granula liegen bei beiden Zellarten meist etwas exzentrisch innerhalb von Vacuolen, die dem cytoplasmatischen Hohlraumsystem, dem endoplasmatischen Reticulum Porters (1945) und Palades (1954) anzugehören und welchem die Granula zu entstammen scheinen (Lacy, Stoeckenius u. Kracht). Ihre Herkunft ist aber nicht sicher.

Ferreira beschreibt als einziger bei der Ratte definitiv die Produktion der β-Granula durch den Golgi-Apparat.

Abgesehen von der höheren Dichte und dem gering größeren Mittelwert (Stoeckenius u. Kracht) der α-Granula, sind beide Granulaformen feinmorphologisch gleich.

Gaede u. Mitarb. berichten allerdings über ein weiteres Unterscheidungsmerkmal, indem nach ihren Untersuchungen beide Granulaformen zwar einen unregelmäßig bänderförmigen Aufbau aufweisen, der jedoch am α-Material verschwommener, am β-Granulum ausgeprägter und kontrastreicher sei.

Deutliche feinmorphologische Differenzen zwischen α- und β-Granula fanden sich dagegen an den von uns untersuchten menschlichen Inselzellen, die bisher

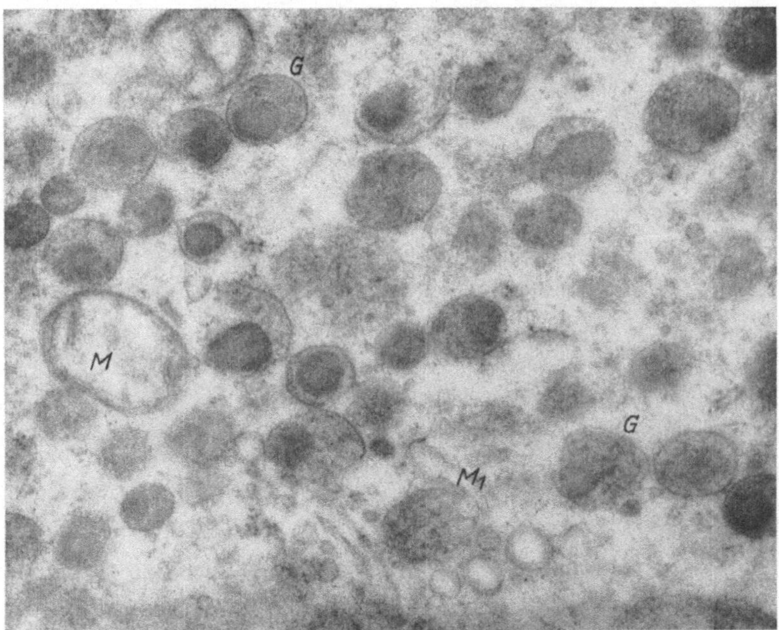

Abb. 2. Ausschnitt aus menschlichen A-Zellen. Zahlreiche α-Granula (G) mit charakteristischer Struktur; der lamellierte Grundkörper erinnert an Mitochondrien. M = Mitochondrien, M_1 = mitochondrienähnliche Körper. 52000:1

nur beim Hund (Lacy 1957) und bei der Katze (Bencosme u. Pease) nachgewiesen werden konnten. Darüber hinaus ist die Ultrastruktur der α-Granula des Menschen in ihrer Art neu!

Die Granula der menschlichen B-Zellen (Abb. 1 u. 3) sind morphologisch denen der Ratte, des Meerschweinchens und Kaninchens ähnlich (vgl. auch Bencosme u. Pease, Ferreira, Gaede u. Mitarb., Lacy, Stoeckenius u. Kracht). Insgesamt ist das Innengranulum beim Menschen jedoch unregelmäßiger in Größe und Gestalt, liegt mitunter auch in der Mehrzahl vor.

Anders hingegen das α-Granulum (Abb. 2). Es ist größer und elektronendichter. Ein rundes oder ovales sehr elektronendichtes Innengranulum liegt meist exzentrisch in einem rundlich-ovalen Grundkörper weniger ausgeprägter Dichte. Beide werden von einer deutlichen einfachen, oft auch doppeltkonturierten Membran umgeben, die partiell unterbrochen sein kann. In der Matrix des Grundkörpers lassen sich manchmal noch recht deutlich Cristae mitochondriales-ähnliche Doppelmembranen erkennen, und zahlreiche Übergangsstufen machen die mitochondriale Genese der A-Zellgranula sehr wahrscheinlich.

Die A-Zellen selbst kennzeichnen sich durch einen wenig großen unregelmäßig konfigurierten Zellkern mit scholliger Chromatinverteilung und grobem Nucleolus. Das Cytoplasma erscheint durch die enge Lagerung und Dichte der Granula dunkel. Es enthält mehrere Mitochondrien und freie RNS-Granula. Der Golgi-Apparat ist in den Ultradünnschnitten nicht immer zu finden.

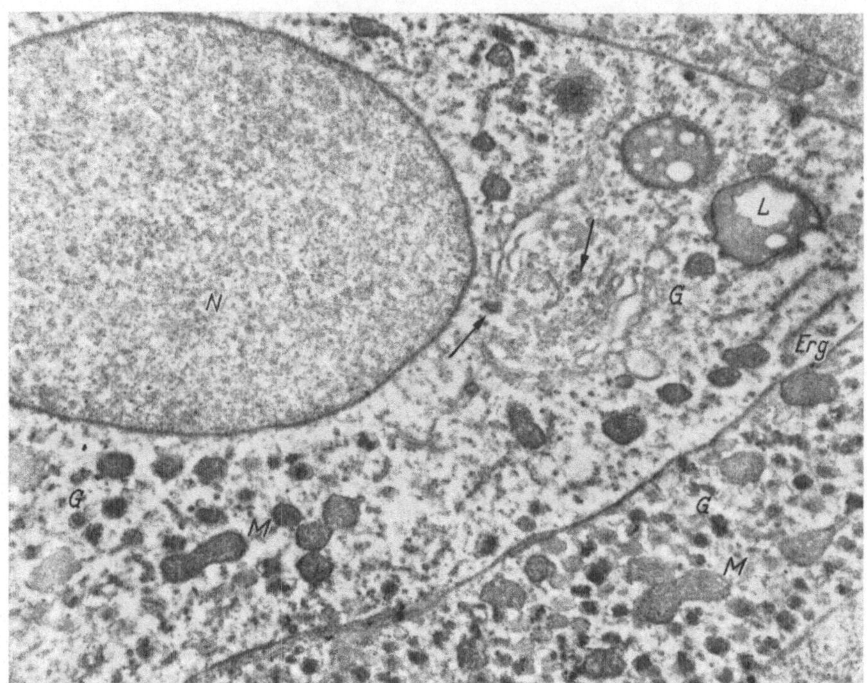

Abb. 3. Menschliche B-Zellen. M = Mitochondrien, Erg = Ergastoplasma, L = Lipoidkörper, G = großer Golgi-Komplex mit zwei Centriolen (↗), G = Granula, N = weitgehend gleichmäßig granulierter Nucleus

In enger Nachbarschaft zu Capillaren und A-Zellen fanden wir vereinzelt Zellen, die im wesentlichen morphologisch den A-Zellen gleichen und ganz vereinzelt α-Granula enthalten. Das Cytoplasmabild ist wenig gut strukturiert und enthält geschwollene und verdämmernde Mitochondrien.

Diese Zellform würde unseres Erachtens der beim Menschen vorkommenden D-Zelle entsprechen (vgl. Ferner 1952).

Im Gegensatz zu A- und D-Zelle wirkt die B-Zelle heller (Abb. 3). Ihr Granula- und Mitochondriengehalt wechselt. Man erkennt mehrfach Lipoidkörper. Es finden sich neben freien RNS-Granula lange Ergastoplasmalamellen und ein meist gut differenzierter großer Golgi-Komplex, der mitunter Centriolen enthält. Es läßt sich beobachten, daß der Gehalt der B-Zellen an inkretorischen Granula mit dem Reichtum an Ergastoplasma und der Größe und Ausdifferenzierung der Golgi-Komplexe in reziproker Proportion steht. Das heißt, daß die Zellen mit den morphischen Substraten der erhöhten Funktion stärker degranuliert sind. Der Kern der B-Zellen ist durchwegs heller als bei A-Zellen und weist ein feingranulär-homogenes Karyoplasma auf, das mittelgroße gut umgrenzte Nucleolen enthalten kann.

Die elektronenoptische Untersuchung der normalen Langerhansschen Insel des Menschen hat also wie bei anderen Species A- und B-Zellen mit Hilfe ihrer bekannten topographischen Verteilung unterscheiden lassen. Es haben sich darüber hinaus auch feinstrukturelle Unterschiede selbst der inkretorischen Granula ergeben, die in dieser Eindeutigkeit bisher nur an der Insel des Hundes und der Katze gefunden wurden. Die Herkunft der α-Granula aus Mitochondrien konnte dabei wahrscheinlich gemacht werden.

Es erhebt sich nun weiterhin die Frage nach der Ultrastruktur der aktivierten Insel!

Wir untersuchten sie einmal bei Ratten, deren Inselsystem durch mehrwöchige Applikation von BZ 55, D 860 und Cortison stimuliert worden war.

Feinstrukturell fanden wir (vgl. GUSEK u. KRACHT, 1959a und 1959b) als submikroskopisch-morphologisches Substrat einer erhöhten Zellaktivität in den B-Zellen: vergrößerte Nucleolen, vermehrtes Vorkommen von Golgi-Apparaten, nicht nur in loco typico in Kernnähe, sondern auch bis weit zur Zellperipherie sowie Mitochondrienvergrößerungen durch Verlängerungen. Die aktivierten B-Zellen sind weitgehend granulaarm und zeigen eine erhebliche Anreicherung von RNS in diffuser Form und als Ergastoplasma, was einer erheblichen Verdichtung des Cytoplasma entspricht.

Dieses Substrat der Zellstimulierung gilt in geringerem Ausmaß und unregelmäßiger auch für die A-Zellen; insbesondere wurden vergrößerte Nucleolen in A-Zellkernen beobachtet.

Lichtmikroskopisch werden bei derartig behandelten Tieren Vergrößerungen der Inselscheiben beobachtet mit teils unscharfen Randkonturen und Übergangsformen, die an eine direkte acino-insuläre Transformation denken lassen (s. BÄNDER, CREUTZFELDT u. GEGINAT, GEPTS, KRACHT).

Elektronenoptisch finden sich im Bereich dieser Verzahnungsbezirke des in- und exkretorischen Gewebes dem Inselgewebe eng anliegend dunkle Zellen mit inkretorischen Granula, zahlreichen Golgi-Elementen und Mitochondrien. Andererseits sieht man solche Zellen den Inseln kappenförmig aufsitzend. Mit zunehmender Auflockerung und Aufhellung des Cytoplasmas kommt es dabei zu einer proportional zunehmenden Anreicherung inkretorischer Granula. Dem Aufbau nach handelt es sich hierbei um Zwischenformen und kontinuierliche Übergangsstufen offenbar neugebildeter Acinuszellen zu Inselzellen, die auch auf den elektronenoptischen Bildern ein ausgesprochen trübes und verwaschenes Aussehen aufweisen.

Wir deuten sie als Zellelemente im Sinne der „trüben Zellen" von NEUBERT (vgl. GUSEK u. KRACHT, 1959a u. 1959b).

Diese Befunde entsprechen einerseits einer Inselvergrößerung auf dem Wege der normalen embryonalen und postfetalen Entwicklung durch *indirekte* acino-insuläre Transformation im Sinne von LAGUESSE, NEUBERT, BARGMANN u. a.

Andererseits fanden sich auch Acinuszellen, welche sich durch ihren allgemein charakteristischen Aufbau als solche ausweisen, die aber gleichzeitig, und zwar meist an ihrem insulären Pol, Granula vom inkretorischen Typ enthalten.

Mit diesen Befunden dürfte die Annahme, daß Zellen vom exkretorischen Typ unter besonderen Umständen zu Zellen vom inkretorischen Typ transformiert werden können, nämlich die Frage einer funktionellen *direkten* acino-insulären Transformation, in ihrer prinzipiellen Existenz neu belebt und erhärtet werden.

Die Möglichkeit, hochaktive B-Zellen des Menschen elektronenmikroskopisch zu untersuchen, wie sie durch das Naturexperiment im Falle eines hormonal-aktiven Inselzelladenomes vorliegen, erscheint aus verschiedenen Gründen interessant.

Abgesehen von der allgemeinen pathologischen submikroskopischen Tumor-cytologie, die den Pathologen interessant und hier nur erwähnt werden soll, ist hiermit die Gelegenheit gegeben, normale und hochaktive B-Zellen des Menschen morphologisch zu vergleichen.

Aus noch laufenden Untersuchungen wollen wir hier in diesem Zusammenhang nur einige Befunde demonstrieren, die der vergleichenden Betrachtung wegen wesentlich erscheinen.

In Anbetracht seiner Bedeutung für den Stoffwechsel der Zelle erscheint zunächst der *Golgi-Apparat* interessant. Schon die normale B-Zelle zeichnete sich durch einen gut ausgebildeten Golgi-Komplex aus (s. Abb. 3).

In Adenomzellen kann er sich durch eine erhebliche Hypertrophie hervorheben (Gusek 1959, s. auch Haguenau u. Bernhard), besteht aber durchweg aus den klassischen Komponenten: Doppellamellen, Vesikel und Granula (vgl. Clermont, Dalton u. Felix, Sjöstrand u. Hanzon u. a.).

In zahlreichen Adenomzellen zeigten sich große und gut differenzierte Golgi-Elemente, welche mitunter halbkreis- oder kreisförmig hyaline Cytoplasmaareale umschließen, die sich besonders in Kernnähe fanden. Sie haben einen Durchmesser von 3—4 μ und zeichnen sich durch Verlust der cytoplasmatischen Feinstruktur aus. Schnittserien lassen auf eine Kugelform dieses Hyaloplasma schließen. Histochemisch lassen sich Muco- und Glykoproteide nachweisen.

Innerhalb dieser juxtanucleären Höfe liegen wiederholt kleine Körperchen, die anhand ihrer Lage und Feinstruktur als Centriolen identifiziert werden können (vgl. de Harven u. Bernhard, Policard u. Mitarb., Stoeckenius, Gusek). Die Centriolen können in der Einzahl, aber auch in der Mehrzahl vorliegen.

Es handelt sich bei diesen Gebilden also um die pathologisch vergrößerten Zentralapparate, die nicht nur von lichtmikroskopischen Untersuchungen an Inselzelladenomen her bekannt sind (vgl. Ferner 1952). Sie kommen in Tumor-zellen überhaupt häufig vor sowie in Epitheloid- und Riesenzellen des tuberkulösen Granulationsgewebes bzw. beim Morbus Boeck (Gedigk, Hamperl), also in Zellelementen, die einem besonderen Stoffwechsel unterliegen.

Die zentrale Stellung des Golgi-Apparates im Stoffwechsel und Wasserhaushalt der Zelle ist immer wieder betont worden (vgl. Haguenau u. Bernhard, Hirsch, Policard u. Mitarb.). Die engen morphologischen Beziehungen des vergrößerten Zentralapparates und der Golgi-Elemente lassen deshalb auf enge funktionelle Verbindungen zwischen den beiden Zellorganen schließen.

Die Zahl und Feinstruktur der Mitochondrien in den Adenomzellen wechselt, das endoplasmatische Reticulum der glatten und rauhen Form ist reichlich ausgebildet. Im Gegensatz zu dem Cytoplasma der normalen menschlichen B-Zelle und der experimentell stimulierten der Ratte finden sich in Adenomzellen niemals

Ergastoplasmalamellen. Dies ist als morphischer Ausdruck einer Entdifferenzierungstendenz zu werten, die recht häufig bei der elektronenmikroskopischen Tumorcytologie zu beobachten ist. Der Zellkern in Adenomzellen ist durchweg groß, meist rundlich-oval und enthält oft einen dichten Nucleolus. Niemals haben wir bisher in Adenomzellen typische inkretorische Granula gefunden.

Statt dessen sieht man recht häufig im Cytoplasma der dann sehr großen Adenomzellen rundliche, verschieden dichte granuläre bis homogene Einschlüsse, die entweder frei im Cytoplasma liegen oder von einer meist unscharfen Grenzmembran umschlossen werden. Hier handelt es sich um die lichtmikroskopisch als Kolloidkugeln (vgl. FERNER) angesprochenen Zelleinschlüsse. Die granulären Bestandteile dieser Einschlüsse erinnern manchmal an kleine Mitochondrien bzw. an die sog. „microbodies" (vgl. RHODIN, GANSLER u. ROUILLER). Manchmal ähneln sie auch virusartigen Körpern. Wir haben Anhalt, daß sie aus zerfallenden Mitochondrien entstehen, was wiederum auf eine mitochondriale Herkunft der inkretorischen Granula verweist.

Ohne daß wir mit unseren elektronenmikroskopischen Befunden, die ja methodisch bedingt quantitativ nur immer relativ gering sein können, zu den verschiedenen Konzeptionen zur Genese der Inselzelladenome Stellung nehmen wollen, in der sich FEYRTER und FERNER kontradiktisch gegenüberstehen, darf zum Abschluß noch einmal kurz auf unsere Befunde am hyperplastischen periadenomatösen Gangsystem im menschlichen Pankreas hingewiesen werden, bei dessen Untersuchung über die Feinstruktur menschlicher Inselzellen überhaupt erstmalig berichtet werden konnte (GUSEK u. KRACHT, 1959c). Durch die nunmehr gegebene Möglichkeit des Vergleiches mit normalen menschlichen A- und B-Zellen können die im Gangsystem isoliert gefundenen Inselzellen jetzt auch elektronenoptisch als A-Zellen identifiziert werden. Ihre Klassifikation als A-Zellen hatte vordem indirekt mit Hilfe der Granulafärbung wahrscheinlich gemacht werden können.

Meine sehr verehrten Damen und Herren! In der zur Verfügung stehenden Zeit ist der Versuch unternommen worden, die Anwendungsmöglichkeit der elektronenmikroskopischen Methode auf dem Gebiet der Inselmorphologie und -cytologie zu demonstrieren.

Unsere eigenen Kontrolluntersuchungen an den Inseln der normalen Ratte ergaben übereinstimmende Ergebnisse mit anderen Untersuchern.

Im Experiment ließen sich Aussagen zur Ultrastruktur der stimulierten Insel machen, und darüber hinaus konnte im besonderen zur vieldiskutierten Frage der direkten und indirekten acino-insulären Transformation Stellung genommen werden.

Menschliche A- und B-Zellen unterscheiden sich deutlich insbesondere hinsichtlich der Feinstruktur ihrer Granula. Die Herkunft der α-Granula aus Mitochondrien ist wahrscheinlich, ihre Feinstruktur für den Menschen allein spezifisch.

Untersuchungen am hormonalaktiven B-Zellenadenom erlauben Einblicke in die Feinstruktur der Zelle und besonders der pathologisch vergrößerten Zentralapparate und der Kolloideinschlüsse; typische inkretorische Granula waren in Adenomzellen nicht nachzuweisen. Bei den isolierten Inselzellen im Gangepithel handelt es sich um A-Zellen.

Literatur

Bargmann, W.: Handbuch der mikroskopischen Anatomie des Menschen, VI/2. Berlin: J. Springer 1939.
Bänder, A.: Medizin u. Chemie 6, 119 (1958).
Bencosme, S. A., and D. C. Pease: Endocrinology 63, 1 (1958).
Clermont, Y.: J. biophys. biochem. Cytol. 2, Suppl. 119 (1956).
Creutzfeld, W., u. G. Geginat: Arzneimittel-Forsch. 1958, 464.
Dalton, A. J., and F. M. Dalton: J. Histochem. Cytochem. 2 (5), 374 (1954).
Ferner, H.: Das Inselsystem des Pankreas. Stuttgart: Georg Thieme 1952.
Ferreira, D.: J. Ultrastructure Res. 1, 14 (1957).
Feyrter, F.: Ergebn. allg. Path. path. Anat. 36, 3 (1943).
Gaede, K., W. Runge u. L. Carbonell: Z. Zellforsch. 49, 690 (1959).
Gansler, H., u. C. Rouiller: Schweiz. Z. Path. 19, 217 (1956).
Gedigk, P.: Virchows Arch. path. Anat. 325, 366 (1954).
Gepts, P.: Contribution à l'étude morphologique des îlots des Langerhans au cours du diabéte. Etude des variations, quantitatives des différents constituants insulaires. Les Editions. Acta Medica Belgica, Bruxelles 1957.
Gusek, W.: Arch. ital. Patol. 3, 1788 (1959).
— u. J. Kracht: 6. Symposion dtsch. Ges. Endokrinologie 246 (1959 a).
— — Frankfurt. Z. Path. 70, 98 (1959 b).
— — Endokrinologie 38, 316 (1959 c).
Haguenau, F., et W. Bernhard: Arch. Anat. micr. Morph. exp. 44, 27 (1955).
Hamperl, H.: Med. Welt 14, 702 (1940).
de Harven, E., u. W. Bernhard: Z. Zellforsch. 45, 378 (1956).
Hirsch, G. Ch.: Naturwissenschaften 45, 345 (1958).
Kracht, J.: Therapie d. Monats 8, 250 (1958).
Lacy, P. E.: Anat. Rec. 128, 255 (1957).
— Diabetes 6, 498 (1957).
— A. F. Cardeza and W. D. Wilson: Diabetes 8, 36 (1958).
Laguesse, E.: Lit. b. Bargmann, 1939.
Neubert, K.: Arch. Entwickl.-Mech. Org. 111, 29 (1927).
Palade, G. E., and K. R. Porter: J. exp. Med. 100, 641 (1954).
Policard, A., M. Bessis, J. Breton et J. P. Thiery: Exp. Cell Res. 14, 221 (1958).
Porter, K. R., A. Claude and F. Fullam: J. exp. Med. 81, 233 (1945).
Rhodin, J.: Correlation of ultrastructural organisation and function in normal and experimentally changed proximal convoluted tubule cells of the mouse kidney. An electron microscopic study including an experimental analysis of the conditions for fixation of the renal tissue for high resolution electron microscopy. Stockholm 1954.
Sjöstrand, I. S., and V. Hanzon: 3rd Intern. Conf. on Electron Micr., 426. London 1954. Roy. Microscop. soc. London 1956.
Stoeckenius, W.: Frankfurt. Z. Path. 68, 404 (1957).
— u. J. Kracht: Endokrinologie 36, 135 (1958).

Diskussion

E. F. Pfeiffer (Frankfurt a. M.):

Bei Herrn Dr. Guseks Vortrag haben besonders die Befunde interessiert, die bei Insulomen mit Hilfe des Elektronenmikroskops erhoben worden waren. Diese Befunde stimmten sehr gut mit denen überein, die wir mit anderer Methodik bei zwei Inselzelladenomen in Frankfurt erheben konnten. Beide Male lagen klinisch klassische Insulome vor. Darüber hinaus konnten wir bei mehrfachen Gelegenheiten erhöhte Insulinspiegel im Blute finden. Trotzdem ließ sich in den Operationspräparaten keine Anfärbung der Granula mit konventionellen Färbetechniken erzielen und auch histochemisch mit der Färbung auf Thiolgruppen (SS- und SH-Gruppen) kein Insulin nachweisen. Ebenso ergab auch die biologische Testung eines Insulomextraktes kein Insulin. Ich möchte daher fragen, ob ähnliche Beobachtungen auch noch von anderen Herren gemacht worden sind und welche Erklärung man hierfür finden könnte. Kann es sich etwa darum handeln, daß bei derartigen Fällen durch die dauernde Glucose-Infusion während der Operation praktisch alles Insulin aus dem Tumor herausgelockt ist?

W. Runge (Homburg):

Zum Problem der acinoinsulären Transformation und zu den von Herrn Gusek gezeigten elektronenmikroskopischen Inselbildern möchte ich betonen, daß bei unseren übermikroskopischen Inselstudien zusammen mit Carbonell und Gaede in Caracas ähnliche Anlagerungen inselcellulären Cytoplasmas an und in exokrinen Pankreaszellen gesehen wurden. Hält man sich den dreidimensionalen Bau der Inselzellen vor Augen und vergegenwärtigt sich die oftmals tentakelartigen Fortsätze der peripheren Inselzellen, welche oft durch und über die Bindegewebsgrenze der Insel hinausreichen, so muß man sich mit der Technik nach Gegebenheiten des Materials richten.

Bei Schnittdicken von 100 Å hat man dann keinen Anhalt mehr, der als Beweis einer acinoinsulären Transformation gewertet werden kann. Unsere Untersuchungen wurden an Ratten durchgeführt.

W. Creutzfeldt (Freiburg i. Brsg.):

Ich möchte Herrn Gusek fragen, ob die normalen menschlichen β-Zellen, die er in elektronenoptischen Bildern zeigte, von dem Inseladenomträger stammten oder von anderen Patienten. Ich habe nämlich lichtoptisch bei Adenomträgern häufig sehr granulaarme β-Zellen gefunden, und die gezeigten Bilder waren auffällig granulaarm. Sodann zu dem Befund der fehlenden β-Granula in den Adenomzellen und damit gleichzeitig zu der Bemerkung von Herrn Pfeiffer über einen fehlenden Insulingehalt in einem Adenom mit dem klinischen Bild des perniziösen Hyperinsulinismus: Es gibt hier wohl alle Möglichkeiten von Granulierung der Tumorzellen. Meist sind sie granulaarm oder granulafrei. Bisweilen sieht man jedoch auch hochaktive Tumoren mit reichlichem Granulagehalt. Ich selbst sah kürzlich zwei Adenome, die ich gemeinsam mit Paul E. Lacy untersuchte, und die sowohl licht- wie elektronenoptisch von β-Granula strotzten. Bemerkenswert bei diesen Fällen war die Tatsache, daß sich mit der Coons-Technik (Fluorescein-Isocyanit-Markierung von Anti-Insulin-Serum des Meerschweinchens) in den Tumorzellen kein Insulin nachweisen ließ, während die Inseln der gleichen Fälle im umgebenden Pankreas eine starke Fluorescenz aufwiesen. Das würde für eine andere Antigenität des Tumorinsulins sprechen. Denn im biologischen Test enthielten die Tumoren Insulin, und klinisch bestand ein perniziöser Hyperinsulinismus. Nach meiner Meinung kann man bisher nichts bei derartigen Befunden verallgemeinern und muß mehr Tumoren mit modernen Methoden untersuchen.

J. Kracht (Hamburg):

Das von uns elektronenmikroskopisch untersuchte hormonalaktive β-Zelladenom war lichtmikroskopisch granulafrei. Die Granulaverarmung ist unter diesen Gegebenheiten zweifellos Ausdruck der Hypersekretion im Rahmen des perniziösen Hyperinsulinismus, zusätzlich mag der operative Eingriff mit allen seinen Faktoren, insbesondere Zug und Druck „granulaausschüttend" wirken. In dieser Richtung bestehen Parallelen zum Phäochromocytom, das intra operationem bekanntlich große Hormonmengen ausschüttet und unter Umständen auch an chromaffinen Granula weitgehend verarmt sein kann. Gut granulierte hormonalaktive und funktionell autonome β-Zellenadenome kommen im eigenen Material nicht vor, sind aber typisch für die als Nebenbefund vorkommenden hormonal stummen Varianten.

Schlußwort

W. Gusek (Hamburg) zu W. Runge (Homburg):

Ich danke Herrn Runge für seine interessanten Bemerkungen zu diesem schwierigen Problem, dessen endgültige Lösung durch weitere zu erwartende Untersuchungen noch zu sichern ist. Wie die demonstrierten Aufnahmen zeigten, liegen die inkretorischen Granula auch im Falle der sog. acino-insulären Transformation in einem einfach begrenzten Hohlraum. Sollte es sich jedoch um eine Invagination tentakelartiger Fortsätze der Inselzellen in die Acinus-Zellen handeln, bleibt zu bedenken, daß die Granula dann von zirkulären Doppelmembranen umgeben sein müßten: einmal nämlich von der Cytoplasmamembran des invaginierten Inselzellfortsatzes als innere Membran, und zweitens von dem — durch den tentakelartigen invaginierten Inselzellfortsatz — eingestülpten Plasmalemma der Acinus-Zelle selbst als äußere Membran.

Unsere Ultradünnschnitte wurden mit dem Ultramikrotom nach Porter-Blum hergestellt; eine Schnittdicke, die 200 Å unterschreiten könnte, ist deshalb nicht wahrscheinlich.

Zu W. Creutzfeldt (Freiburg i. Brsg.) und E. F. Pfeiffer (Frankfurt a. M.):

Die elektronenoptisch untersuchten normalen menschlichen Inseln stammen von anderen Patienten, nicht von dem Insulomträger. Von diesem wurde aber über die Adenomzellen hinaus auch das hyperplastische periadenomatöse Gangsystem untersucht.

Wie erwähnt, fanden sich bei unseren bisherigen Untersuchungen in den Adenomzellen keine einwandfreien inkretorischen Granula. Es zeigten sich nur die demonstrierten homogenen oder aus unscharfen granulären Elementen zusammengesetzten Einschlüsse, die wir mit den lichtmikroskopischen Kolloidkugeln identifizieren. Zu bemerken bleibt allerdings, daß wir in Ausstoßung befindliche Kolloidkugeln sahen bzw. vollständig ausgeschleuste *inter*cellulär liegende Kugeln unterschiedlichen Erhaltungszustandes.

Physiologisches Institut der Medizinischen Fakultät, Zagreb, Jugoslawien

Die Zellenrelation in den Langerhansschen Inseln der Ratte in verschiedenen Lebensaltern

Von

N. Pokrajac, M. Vranić, L. Rabadija und N. Allegretti

Mit 2 Abbildungen

Die relative Frequenz der B- und A-Zellen in den Langerhansschen Inseln zeigt charakteristische Verschiebungen in der Abhängigkeit vom Alter. Es wurde festgestellt, daß die Prozentzahl der B-Zellen von der Geburt bis zur Zeit der Reife zunimmt, u. zw. beim Menschen (2, 4, 18, 19), beim Meerschweinchen (14) und bei der Ratte (11, 15). Nach der Zeit der Reife bleibt die B/A-Relation nicht konstant. Seifert (19) hat bei Menschen nach dem 50. bis 60. Lebensjahr wieder eine Abnahme der relativen Zahl der B-Zellen bemerkt. Dasselbe konnten wir bei alten Meerschweinchen (1, 14) sowie bei alten Ratten (15) beobachten. Über die Abnahme der Prozentzahl der B-Zellen im Alter bei der Ratte wurde gleichzeitig auch von Hellman (8) berichtet.

Um diesen Beziehungen zwischen Alter und den Veränderungen in der Prozentzahl der Inselzellen näher zu kommen, wurde die relative Zahl der B-Zellen bei 45 männlichen Albinoratten in verschiedenen Lebensaltern bestimmt, worüber in der oben erwähnten vorläufigen Mitteilung (15) teilweise bereits berichtet wurde.

Material und Methodik

Fünfundvierzig männliche Albinoratten in verschiedenem Lebensalter (20, 45, 60, 75, 120, 200 und 300 Tage) wurden nach einem etwa 18 stündigen Hungern durch Entblutung getötet. Am selben Tag, innerhalb 3 Std. (8—11 Uhr vormittags), tötete man die Tiere aus verschiedenen Altersgruppen, um Variationen so weit wie möglich auszuschalten. In den 4 μ dicken Pankreasschnitten, die mit Chromhämatoxylin-Phloxin nach Gomori (7) gefärbt wurden, ist die Prozentzahl der B-Zellen durch Auszählung von über 3000 Inselzellen pro Ratte bestimmt worden. Für die Auszählung gelangten die Inseln in das Gesichtsfeld vollkommen zufällig.

Ergebnisse und Diskussion

1. *Prozentzahl der B-Zellen und Zuwachsrate in Abhängigkeit vom Alter.* Die Ergebnisse sind in der Abb. 1 dargestellt, aus der entnommen werden kann, daß vom 20. bis zum 60. Lebenstag die Prozentzahl der B-Zellen zunimmt, um bei älteren Tieren wieder abzunehmen. In der statistischen Auswertung wurden die Prozente der B-Zellen als absolute Zahlen betrachtet. Die Unterschiede zwischen

dem Mittelwert der Altersgruppe von 60 Tagen und den Mittelwerten aller übrigen
Altersgruppen wurden mit dem t-Test geprüft. Die Zunahme der B-Zellenfrequenz
bis zum 60. Lebenstag ist hoch signifikant (20 gegenüber 60 Tage alten Ratten
$p < 0,005$, und 45 gegenüber 60 Tage alten $p < 0,001$). Am 60. Lebenstag wird
der höchste Prozentsatz der B-Zellen erreicht. Danach nimmt die Prozentzahl der
B-Zellen wieder ab. Bei 75 Tage alten Ratten ist die Abnahme statistisch noch
nicht signifikant. Die Prozentzahl der B-Zellen wird aber vom 120. Lebenstag an
mit einem signifikant niedrigeren Wert als bei 60 Tage alten Tieren stabilisiert.

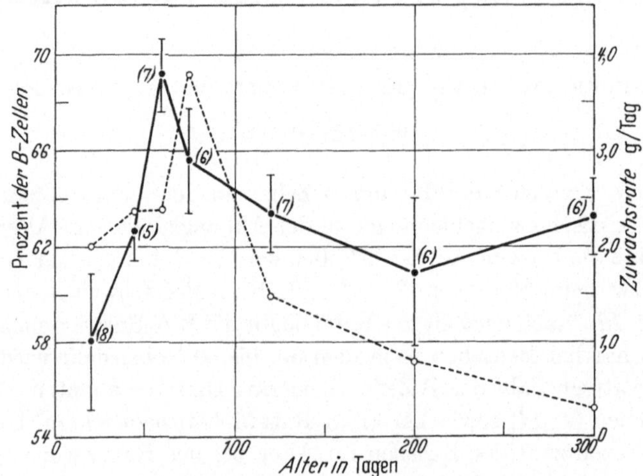

Abb. 1. Prozentzahl der B-Zellen und Zuwachsrate in Abhängigkeit vom Alter. Abszisse: Alter in Tagen. Linke
Ordinate: Prozent der B-Zellen / ●——● /; Standardfehler des Mittelwertes /I/. Rechte Ordinate: Zuwachsrate
/○-----○/ in g/Tag. In den Klammern Zahl der Tiere

Die entsprechenden p-Werte für 120, 200 bzw. 300 Tage alten Ratten gegenüber
den 60 Tage alten sind: $p < 0,02$, $p = 0,03$ bzw. $p < 0,025$.

Bei erwachsenen Menschen und Meerschweinchen machen die B-Zellen normalerweise etwa 80% der Inselzellen aus (4, 13). Die Durchschnittsprozente der
B-Zellen bei der Ratte liegen dagegen niedriger. Für erwachsene Normalratten
werden z. B. folgende Prozentzahlen der B-Zellen (Differentialfärbung nach Gomori) angegeben: Mosca 74% (11), Goldner u. Volk 74% (6), Hellman 70% (8).
Unser Wert für die erwachsenen, 60 Tage alte Ratten (B = 69%) ist etwa von
derselben Größenordnung.

Aus Abb. 1 geht vielmehr hervor, daß die Kurve der Prozentzahl der B-Zellen
und die Kurve der Zuwachsrate einen ähnlichen Verlauf zeigen und daß die
Maxima fast zu derselben Zeit erreicht werden. Wenn wir die Zuwachsrate als
ein Kriterium für die Wachstumshormontätigkeit ansehen wollen, könnte diese
Beobachtung physiologische Beziehungen zwischen Wachstumshormon (STH)
und Inselorgan andeuten. Über solche Beziehungen liegen in der Literatur mehrere,
aber nicht eindeutige Angaben vor. Bei erwachsenen Tieren konnten weder durch
Hypophysektomie noch durch Verabreichung von Wachstumshormon übereinstimmende Abweichungen in der Inselzellmorphologie beobachtet werden (5, 6,
9, 10, 12). Es seien aber die Versuche von Mosca (12) erwähnt, der die B/A-
Relation bei Ratten, die jung hypophysektomiert waren, untersuchte. Die

Zunahme der Zahl der B-Zellen, die bei normalen Tieren während der ersten 3—4 Monate stattfindet, bleibt bei hypophysenlosen Ratten aus. Durch Behandlung mit STH und ACTH (nicht aber mit STH allein) konnte die Zunahme der Prozentzahl der B-Zellen bis auf normale Werte erzielt werden. Das Wachstumshormon fördert, direkt oder indirekt, die Insulinsekretion (*3, 20*). Insulin selbst hat bei hypophysektomierten Ratten eine wachstumsfördernde Wirkung (*17*). Jedenfalls scheint es möglich, daß in dem Wachstumsprozeß beide Hormone eng mit im Spiele sind. Unsere Ergebnisse (Abb. 1) möchten diese Annahme indirekt unterstützen, da die Einwirkung vom Wachstumshormon (die Zuwachsrate) und die relative Frequenz der B-Zellen unter physiologischen Bedingungen in ähnlicher Weise verlaufen. Es sei noch erwähnt, daß die Aktivitätskurven der Serumphosphatasen einen ähnlichen Verlauf wie die Zuwachsrate und die Prozentzahl der B-Zellen zeigen; die Maxima fallen am 45. Lebenstag (*16*). Im Lebensalter zwischen 45 und 75 Tagen scheinen also mehrere metabolische Vorgänge im ähnlichen Sinne vorzugehen.

2. *Prozentzahl der B-Zellen in den Inseln verschiedener Größe und die relative Frequenz der Inseln.* Es kann nun die Frage gestellt werden, ob die beobachtete Verschiebung im Prozentsatz der B-Zellen gleichmäßig in den Inseln aller Größen vorkommt, oder ob die verschieden großen Inseln auch einen verschiedenen B-Zellenprozentsatz zeigen. Um dies zu beantworten, wurden alle Tiere in drei Altersgruppen geordnet. Somit stellen die 20 und 45 Tage alten Ratten die Gruppe der

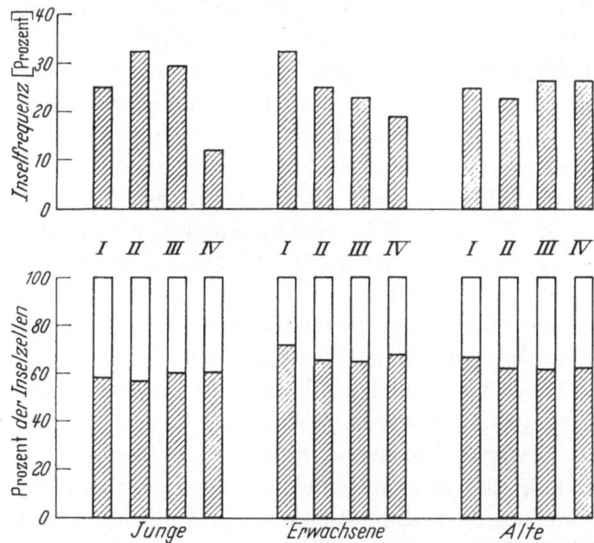

Abb. 2. Prozent der Inselzellen und relative Inselfrequenz in verschiedenen Inselklassen in Abhängigkeit vom Alter. Unten: Prozent der Inselzellen (B-Zellen schraffiert, A-Zellen weiß). Oben: relative Inselfrequenz. Inselklassen: I: < 25, II: 26—50, III: 51—100, IV: > 101 Zellen pro Inselschnitt

jungen Tiere, die 60 und 75 Tage alten die Gruppe der erwachsenen Tiere und die übrigen (120, 200 und 300 Tage alten) die Gruppe der alten Tiere dar. Bei jeder von diesen drei Altersgruppen wurden die Inseln nach der Gesamtzahl der Zellen pro Inselschnitt in vier Klassen eingeteilt und zwar: Klasse I: bis 25 Zellen, Klasse II: von 26 bis 50 Zellen, Klasse III: von 51 bis 100 Zellen und Klasse IV: mehr als 101 Zellen. Die Ergebnisse gibt die Abb. 2 wieder.

Wie ersichtlich (Abb. 2 unten), sind innerhalb jeder der drei Altersgruppen die Prozentzahlen der B-Zellen zwischen den vier Inselklassen gleichmäßig verteilt. Dies wurde mit dem „Median Test" geprüft, womit keine Unterschiede statistisch nachgewiesen werden konnten. Die in Abb. 1 gezeigten Verschiebungen der B-Zellenprozente in der Abhängigkeit vom Alter gehen also in allen Inselklassen parallel vor.

Ferner (4) hat bei der Ratte auch keine Unterschiede der B/A-Relation zwischen kleinen und großen Inseln gefunden. Hellman (8) konnte dagegen in den kleinsten Inseln bei erwachsenen und alten Ratten eine höhere B-Zellenfrequenz beobachten. Es soll aber hervorgehoben werden, daß die Klassenintervalle der Inseln in der Arbeit von Hellman und in diesem Bericht nicht dieselben sind. Bei Meerschweinchen konnten wir (unveröffentlicht) auch deutliche Unterschiede der B-Zellenfrequenz in verschiedenen Inselklassen beobachten: die kleinsten Inseln zeigen den höchsten Prozentsatz der B-Zellen bei alten Tieren, während bei jungen gerade die größten Inseln die höchste B-Zellenfrequenz aufweisen.

Die relative Inselfrequenz ist auch in der Abb. 2 (oben) dargestellt. Die Frequenz der Inseln in den vier Inselklassen zeigt deutliche Unterschiede zwischen den drei Altersgruppen. Innerhalb der jungen und erwachsenen Tiergruppe sind die Inseln mit verschiedener Frequenz in den Klassen vertreten. Innerhalb der Gruppe der alten Tiere dagegen sind die Inseln gleichmäßig zwischen den vier Klassen verteilt. Die Verteilung der absoluten Inselfrequenzen wurde mit dem χ^2-Test geprüft[1]. Der Unterschied in der Verteilung der Inselfrequenzen ist hoch signifikant, wenn man alle drei Altersgruppen zusammen prüft ($\chi^2 = 82{,}878$, $p < 0{,}001$), sowie wenn die Kombinationen von nur zwei Gruppen betrachtet werden (erwachsene — junge: $\chi^2 = 34{,}581$, $p < 0{,}001$; erwachsene — alte: $\chi^2 = 20{,}122$, $p < 0{,}001$; junge — alte: $\chi^2 = 63{,}714$, $p < 0{,}001$). Innerhalb der Gruppe der jungen sowie erwachsenen Ratten sind die Inseln zwischen den angegebenen Inselklassen auch signifikant verschieden verteilt (junge: $\chi^2 = 85{,}437$, $p < 0{,}001$; erwachsene: $\chi^2 = 29{,}547$, $p < 0{,}001$). Nur innerhalb der Gruppe der alten Tiere dürfte die Null-Hypothese, daß die Inseln gleichmäßig zwischen den vier Inselklassen verteilt sind, nicht abgelehnt werden ($\chi^2 = 3{,}046$, $p > 0{,}05$).

Mit zunehmendem Alter nimmt die relative Frequenz der Inseln in der größten Klasse (über 101 Zellen) ständig zu. Bemerkenswert ist, daß die höchste Inselfrequenz innerhalb der kleinsten Inselklasse nicht bei den jungen, sondern bei erwachsenen Tieren gefunden wurde. Gleichzeitig wurde der höchste B-Zellenprozentsatz gerade bei diesen Tieren und in dieser Inselklasse gefunden. Diese Beobachtung könnte vielleicht auf eine Neubildung der Inseln in diesem Lebensalter hindeuten. Es könnte nun die Frage gestellt werden, ob die Zunahme der Prozentzahl der B-Zellen und die Vermehrung der kleinsten Inseln bei erwachsenen Ratten durch einen gemeinsamen stimulierenden Faktor verursacht sein könnten.

Herrn Prof. Ferner sind wir zu großem Dank verpflichtet, daß er uns veranlaßte, einige unserer Ergebnisse auf diesem Symposion vorzubringen. Herrn Doz. Dr. B. Petz (Institut für Medizinische Forschung in der Jugoslawischen Akademie der Wissenschaft und Kunst, Zagreb) danken wir für die wertvollen

---

[1] Der χ^2-Test ergab sich als geeignet, da innerhalb jeder der drei Altersgruppen die Berechnung der Rang-Korrelation keine Abhängigkeit der Verteilung relativer Inselfrequenzen zwischen einzelnen Inselklassen aufwies.

Vorschläge in der statistischen Analyse und Frl. I. BEKAVAC und Frl. A. KUNA
für die vorzügliche technische Mithilfe.

Literatur

1. ALLEGRETTI, N., u. N. POKRAJAC: Naturwissenschaften **43**, 525 (1956).
2. CARDELL, B. S.: J. Path. Bact. **66**, 335 (1953).
3. DE BODO, R. C., and N. ALTSZULER: Vitam. and Horm. **15**, 205 (1957).
4. FERNER, H.: Das Inselsystem des Pankreas. Stuttgart: G. Thieme Verlag 1952.
5. — u. E. TONUTTI: Z. Zellforsch. **38**, 267 (1953).
6. GOLDNER, M. G., and B. W. VOLK: Ciba Found. Coll. Endocrin. **9**, 75 (1956).
7. GOMORI, G.: Amer. J. Path. **17**, 395 (1941).
8. HELLMAN, B.: Acta endocr. (Kbh.) **31**, 80 (1959).
9. ISAAC, J. P., et C. ARON: C. R. Soc. Biol. (Paris) **147**, 494 (1953).
10. KRACHT, J.: Naturwissenschaften **40**, 607 (1953).
11. MOSCA, L.: Quart. J. exp. Physiol. **41**, 433 (1956).
12. — Quart. J. exp. Physiol. **42**, 267 (1957).
13. — Istofisiologia delle isole pancreatiche. Milano: Fondazione D. Ganassini 1959.
14. POKRAJAC, N., u. N. ALLEGRETTI: Naturwissenschaften **45**, 372 (1958).
15. — L. RABADIJA, M. VRANIC u. N. ALLEGRETTI: Naturwissenschaften **46**, 338 (1959).
16. RABADIJA, L., M. VRANIC, N. ALLEGRETTI u. N. POKRAJAC: Experientia (Basel) **15**, 134 (1959).
17. SALTER, J., and C. H. BEST: Brit. med. J. **1953** II, 353.
18. SCHULTZE-JENA, B. S.: Virchows Arch. path. Anat. **323**, 653 (1953).
19. SEIFERT, G.: Virchows Arch. path. Anat. **325**, 379 (1954).
20. YOUNG, F. G.: Rec. Prog. Hormone Res. **8**, 471 (1953).

Diskussion

M. TITLBACH (Prag):

In unserem Laboratorium haben wir eine ähnliche Arbeit über die Veränderungen des Prozentsatzes der β-Zellen während der Geschlechtsreifung durchgeführt. Solche Schwankungen des Prozentsatzes der β-Zellen haben wir aber nicht gefunden, und ich bin überrascht, daß Sie so kleine Veränderungen, wie etwa 6% der β-Zellen, statistisch so hoch singifikant finden.

N. POKRAJAC (Zagreb):

Die beobachteten Differenzen sind statistisch signifikant und somit auch real. Einen ganz ähnlichen Verlauf der Kurve der Prozentzahl der β-Zellen in der Abhängigkeit vom Alter haben wir auch bei Meerschweinchen gefunden. Es kann sich also um ein allgemeines biologisches Phänomen handeln, da grundsätzlich dieselben Veränderungen in der Prozentzahl der β-Zellen beim Menschen, beim Meerschweinchen und bei der Ratte beschrieben wurden.

Aus dem Pathologischen Institut der Universität Hamburg (Direktor: Prof. Dr. C. KRAUSPE)

Das Inselorgan im Hungerzustand*

Von

J. KRACHT und U. E. KLEIN

Mit 2 Abbildungen

Nachdem in den letzten Jahren das Substrat der Insel mit aktiviertem B-Zellensystem (ACTH, Glucocorticoide, Sulfonylharnstoffe) definiert worden ist (14c, d), lag es nahe, das Verhalten der Insulinbildner im Zustand der Inaktivität zu konkretisieren. Totaler Nahrungsentzug in Form von Hunger, protrahierte Unterernährung, Kohlenhydrat-freie Nahrung (Fettkost), Insulingaben ohne endogenen Bedarf und Adrenalektomie gelten als klassische Versuchsanordnungen für Fragen der Sekretionsruhe des insulinbildenden Systems. Obwohl dieses Vorgehen bessere Voraussetzungen für einheitliche Befunde gewährleisten sollte, als dies bei insulinmobilisierenden Eingriffen der Fall ist, sind die entsprechenden Angaben in der Literatur kaum weniger widerspruchsvoll als im Beginn der Sulfonylharnstoffära für die aktivierte Insel. Die einen finden im Hungerzustand eine Hyperplasie des Inselgewebes (1, 20, 21), andere eine Atrophie (7); schließlich liegen auch Angaben über unveränderte Inselgröße vor (11). Wir selbst haben Inselscheiben der Ratte nach akutem Nahrungsentzug (8—14 Tage) ausplanimetriert und gravimetrisch ausgewertet und fanden sowohl eine durchschnittliche Größenminderung der Einzelinsel als auch eine absolute Gewichtsabnahme gegenüber der Norm (15). Eine relative Zunahme des Inselgesamtvolumens kann unseres Erachtens durch die Atrophie des exkretorischen Gewebes bei Inanition vorgetäuscht werden. Umstrittener ist der Granulierungsgrad der B-Zellen. In der Literatur finden sich überwiegend Angaben über Granulaverarmung bis Entgranulierung dieses Zelltyps (3, 5, 9, 10, 19), die als Ausdruck der Sekretionsruhe im Rahmen von Sparmaßnahmen des Stoffwechsels bei Kohlenhydratmangel gewertet werden. Im eigenen Material folgt einer flüchtigen initialen Entgranulierung, die mit der Alarmreaktion zusammenhängen dürfte, mit zunehmender Dauer der Inanition eine Anreicherung mit B-Zellengranula. Der an sich schon ausgeprägte Granulierungsgrad von Ruheinseln unbehandelter Tiere kann dabei noch übertroffen werden. Da ähnliche Befunde auch nach hochdosierten Insulingaben ohne endogenen Bedarf erhoben werden (s. a. 16) und außerdem der durchschnittliche Granulierungsgrad der B-Zellen im Hungerzustand durch zusätzliche Insulingaben oder vorherige Fettkost noch potenziert wird, sind wir geneigt, die Übergranulierung der B-Zellen der akuten Inanition als typisch zuzuordnen. Eine obligatorische Granulaverarmung der B-Zellen scheint bei experimentellem Hypo-

---

* Mit Unterstützung der Research Foundation, New York.

insulinismus die Ausnahme zu sein. Wir sahen sie gelegentlich nach überdosierten Insulingaben ohne endogenen Bedarf; im akuten Hungerzustand dagegen nur in einzelnen Inseln nach 14tägiger Nahrungskarenz. Sie beginnt dann im Inselzentrum und ist hier mit dem Maximum an Kernatrophie gekoppelt. Die quantitative Proportionalität zwischen Granulagehalt der B-Zellen und Insulingehalt des Pankreas (*4*, *6*, *12*) ist im Falle eines stimulierten B-Zellensystems (SuH, Steroiddiabetes) Ausdruck echter Mehrleistung, beim Diabetes mellitus dagegen ein Kriterium für die Funktionsminderung des insulinbildenden Apparates. Trotz reichlicher B-Zellengranulierung und vermehrten Zinkgehalts der Inseln (*18*, *22*) wird der Insulingehalt des Pankreas im Hungerzustand von den meisten Autoren als vermindert angegeben. Diese Diskrepanz zwischen Granulierungsgrad und Hormongehalt der B-Zellen bei Inanition müßte in vergleichenden biochemischen, licht- und elektronenmikroskopischen Untersuchungen geklärt werden. Der Granulierungsgrad der B-Zellen im Hungerzustand erlaubt zunächst nur den Schluß, daß Insulin oder Vorstufen gespeichert werden und somit mit Sicherheit die Sekretion, nicht aber die Produktion sistiert. Sekundäre Granulaverarmung im Spätstadium dürfte folgerichtig Ausdruck schließlichen Versiegens restlicher Insulinproduktion sein. Für die Integrität einer basalen Insulinproduktion im Hungerzustand spricht außer der Granulierung auch die prompte Reaktivierbarkeit atrophischer B-Zellen. Nach 6 Tagen Hunger reagieren sie auf BZ 55 nicht nur mit Entgranulierung, sondern mit nahezu allen übrigen Kriterien der Aktivierung, wenn auch nicht in der gleichen Intensität wie ein B-Zellensystem normaler Ausgangslage. Durch Kombination von Nahrungsentzug mit Sulfonylharnstoffen wird der Hungereffekt am B-Zellenapparat verhindert. Zur Stimulierung atrophischer B-Zellen sind aber offenbar nur direkt angreifende β-cytotrope Reize fähig. Indirekte, über die Blutzuckerkonzentration oder durch Gegenregulation ausgelöste Stimulierung, wie z. B. nach Adrenalingaben oder Glucagonzufuhr, vermag sich dagegen am atrophischen B-Zellensystem nicht auszuwirken. Auch die funktionelle Adaptation der B-Zellen nach längerem Nahrungsentzug ist der Glucosetoleranz nach zu urteilen verzögert. Nach Glucosebelastung wird die hyperglykämische Phase langsamer als unter normalen Bedingungen normalisiert (s. a. *17*). Durch Kohlenhydratmangelkost in Form fettreicher Nahrung wird dieser Effekt ebenfalls potenziert. Einen Hungerdiabetes vermochten wir bei der Ratte bisher nicht zu erzeugen. Vergleichend morphologisch entspricht die Granulastapelung der B-Zellen im Hungerzustand Speicherungsvorgängen der Vorderlappenzellen im Zustand der Inaktivität bzw. dem Kolloidreichtum der Ruheschilddrüse. Sie ist für den Inaktivitätszustand der B-Zellen jedoch nicht allein kennzeichnend. Zusätzlich sind die Involution und Hyperchromasie der B-Zellkerne, die Abnahme der Kernplasmameßstrecke und dementsprechend auch die Zunahme der Kernzahl pro Flächeneinheit heranzuziehen. Über eine Verkleinerung der B-Zellen berichtet auch BAKER (*2*).

Das B-Zellensubstrat im Hungerzustand birgt unter der Perspektive der Wechselbeziehungen des Inselorgans zur Nebennierenrinde noch insofern Besonderheiten in sich, als bei Nebennierenrindenüberfunktion (ACTH, Corticoide, Steroiddiabetes), insbesondere bei gesteigerter Gluconeogenie, gegenregulatorisch aktivierte Insulinproduzenten vorliegen, während bei Nebennierenrindenunterfunktion (Adrenalektomie, Adrenostatica) die Involution der B-Zellen typisch ist.

Im akuten Hungerzustand ist die Nebennierenrinde der Ratte maximal corticotrop
stimuliert, die B-Zellen zeigen dagegen das Äquivalent der Funktionsruhe. Dies
ist wohl nur so zu verstehen, daß die kompensatorisch auf Hunger gesteigerte
Gluconeogenie aus Fett und Eiweiß allein Normoglykämie aufrechterhalten kann,

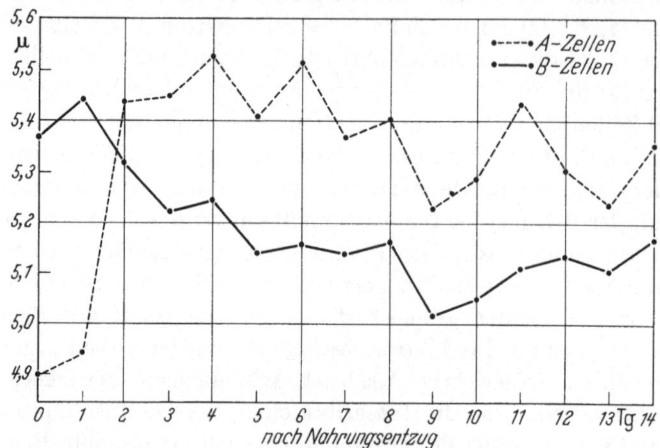

Abb. 1. Kerngrößenverhalten von A- und B-Zellen der Langerhansschen Inseln der Ratte im Hungerzustand

die Blutzuckerkonzentration aber nicht weiter erhöht wird, so daß sinnwidrige
Gegenregulationen des B-Zellensystems unterbleiben. Auch die Aktivierung des
glucagonbildenden Systems im Hungerzustand dürfte dem Zweck der Mobilisation
von Kohlenhydratreserven dienen. Schon am 2. oder 3. Hungertag ist eine deutliche

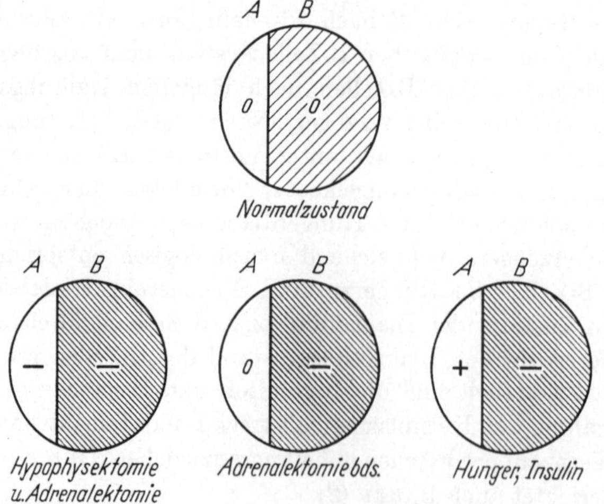

Abb. 2. Kerngrößenvarianten der A-Zellen bei inaktivem B-Zellensystem (Ratte)

Kernschwellung der A-Zellen nachweisbar, so daß in geeigneten Fällen die normalerweise vorhandene Kerngrößendifferenz zwischen A- und B-Zellen aufgehoben
und gefördert durch die Involution der B-Zellkerne das Kerngrößenniveau dieses
Zelltyps von den A-Zellkernen sogar überschritten werden kann (Abb. 1). Ein

gleichartiges A-Zellenverhalten in Verbindung mit atrophischen B-Zellen findet sich als Anpassungsreaktion auf ständige Hypoglykämien nach intensiver Insulinzufuhr ohne endogenen Bedarf. Auf Grund verschiedener A-Zellensubstrate ist dadurch die Möglichkeit zur Differenzierung der kausalen Genese eines involvierten B-Zellensystems gegeben. Die in Frage kommenden Möglichkeiten sind in Abb. 2 skizziert. A-Zellenhyperplasie (*8*) wurde von uns bei Inanition nicht beobachtet, die A-B-Zellrelation war nicht verschoben. Im weiteren Verlauf resultiert eine Entgranulierung der A-Zellen, später können Zeichen der Erschöpfung und sogar Kerninvolution hinzutreten. In diesem Stadium kann das A-Zellensubstrat im Hungerzustand der blasigen Umwandlung der A-Zellen nach IPTD (*13*) sehr ähnlich sein. Unterschiede sind jedoch durch die stets intakte Kernstruktur der A-Zellen im Hungerzustand und dadurch gegeben, daß regressive Veränderungen im Gegensatz zum IPTD erst in Spätstadien auftreten, aber ebenso wie nach IPTD reversibel sind. Die Möglichkeiten zur Beinflussung stimulierter A-Zellen im Hungerzustand sind gering. Im Gegensatz zu den Verhältnissen beim Normaltier gelang es uns nicht, diesen Zelltyp unter gleichzeitigem Einfluß von Glucagon zur Inaktivitätsatrophie zu bringen (*14a, b*). Der A-Zellen-stimulierende Reiz im Hungerzustand ist somit auch bei gleichzeitiger Anwendung von Glucagon stärker als die A-Zellen-involvierende Potenz des glykogenolytischen Prinzips. Indirekt kann hieraus auf den Mehrbedarf an Glucagon im Hungerzustand geschlossen werden.

Zusammenfassung

Im akuten Hungerzustand sind die Inselscheiben der Ratte im Vergleich zur Norm durchschnittlich verkleinert. Histometrische Kriterien sprechen für einen Inaktivitätszustand der B-Zellen. Diese sind mit Ausnahme einer Initialphase übergranuliert, obwohl die einzelne Inselscheibe nicht stärker granuliert sein muß als Ruheinseln mit Standardkost gefütterter Tiere. Erst in Spätstadien kommen gelegentlich und auf einzelne Inseln begrenzte sekundäre, in den Inselzentren beginnende Granulaverarmungen vor. Die B-Zellenübergranulierung bei Inanition wird als Ausdruck der Sekretionsruhe bei erhaltener basaler Produktion und Speicherung von Insulin bzw. Insulinvorstufen gewertet und durch Fettkost bzw. zusätzliche Insulingaben potenziert. Insulinotrope Reize (z. B. Sulfonylharnstoffe) reaktivieren sekundär atrophische B-Zellen bzw. verhindern deren Involution auf Nahrungsentzug. Gegenregulatorisch insulinmobilisierende Reize wirken sich dagegen im Hungerzustand an den B-Zellen nicht aus. Die Glucagonbildner bieten bereits in den ersten Hungerphasen Zeichen der Hyperaktivität; über ein Stadium der Entgranulierung treten im weiteren Verlauf Rückbildungsvorgänge auf, die eine sekundäre Erschöpfung wahrscheinlich machen. Das Inselsubstrat im Hungerzustand repräsentiert somit Äquivalente des Hungerstoffwechsels: maximale Einschränkung der Kohlenhydratverbrennung durch weitgehendste Drosselung der Insulinsekretion und Mobilisation der Kohlenhydratreserven durch Aktivierung des glykogenolytischen Prinzips. Trotz maximaler corticotroper Stimulierung der Nebennierenrinde wirkt sich der der Adaptation und besonders auch der Gluconeogenie dienende Glucocorticoidüberschuß im Hungerzustand am Inselorgan nicht aus.

Literatur

1. AUBERTIN, E., A. LACOSTE, R. SARIC et E. CASTAGNOU: C. R. Soc. Biol. (Paris) **120**, 1107 (1935).
2. BAKER, B. L.: Rec. Progr. Horm. Res. **7**, 331 (1952).
3. BARRON, S. S.: Arch. Path. **46**, 159 (1948).
4. BELL, E. T.: Diabetes **2**, 125 (1953).
5. BEST, C. H., R. E. HAIST and J. H. RIDEOUT: J. Physiol. **97**, 107 (1939).
6. — J. CAMPBELL, R. E. HAIST and A. W. HAM: J. Physiol. **101**, 17 (1942).
7. EVANS, M. A., and R. E. HAIST: Amer. J. Physiol. **167**, 176 (1951).
8. FERNER, H.: Virchows Arch. path. Anat. **309**, 87 (1942).
9. HAIST, R. E., and C. H. BEST: Canad. med. Ass. J. **44**, 81 (1941).
10. — Physiol. Rev. **24**, 409 (1944).
11. — and E. J. PUGH: Amer. J. Physiol. **152**, 36 (1948).
12. HARTROFT, W. S., and G. A. WRENSHALL: Diabetes **4**, 1 (1955).
13. HOLT, C. v., u. H. FERNER: Z. Zellforsch. **42**, 305 (1955).
14. KRACHT, J.: a) Naturwissenschaften **40**, 607 (1953); b) Jber. Borstel **3**, 164, 170 (1954/55). Berlin-Göttingen-Heidelberg: Springer-Verlag 1956; c) Endokrinologie **36**, 146 (1958); d) Verhdl. dtsch. Ges. Path. **42**, 115 (1959).
15. — Y. C. Lo u. J. RALL: Endokrinologie **39**, 35 (1960).
16. LATTA, J. ST., and H. TH. HARVEY: Anat. Rec. **82**, 281 (1942).
17. LUNDBAEK, K.: Yale J. Biol. Med. **20**, 533 (1948).
18. MASKE, H.: Acta neuroveg. (Wien) **8**, 51 (1953).
19. NERENBERG, S. T.: Amer. J. clin. Path. **23**, 340 (1953).
20. RETTERER, E.: C. R. Soc. Biol. (Paris) **96**, 98 (1927).
21. SSOBOLEW, L. W.: Virchows Arch. path. Anat. **168**, 91 (1902).
22. WOLFF, H., u. D. RINGLEB: Z. ges. exp. Med. **124**, 236 (1954).

Die histometrischen Untersuchungen wurden dankenswerterweise von Frl. Dr. E. BÜCKMANN durchgeführt.

Intermediärstoffwechsel der Glucose
unter zellphysiologischem Aspekt

Von

THEODOR BÜCHER

Mit 16 Abbildungen

Den Intermediärstoffwechsel der Glucose unter zellphysiologischem Aspekt zu betrachten, heißt drei verschiedene Muster der metabolischen Organisation in ihren Beziehungen zur Funktion der Zellen und zu den morphologischen Mustern zu studieren: Das Muster der Enzyme, das Muster der freien Nucleotide und das Muster der Substrate. Die Problemstellung wechselt dabei von Zelltyp zu Zelltyp. Über den speziellen Problemen stehen jedoch allgemeine Regeln der cellulären Koordination. Sie sind in den letzten Jahren in einer Reihe von Arbeitskreisen in verschiedenen Ländern durchdacht und experimentell bearbeitet worden (*1*).

Auf Wunsch der Organisatoren dieses Symposiums möchte ich in der zur Verfügung stehenden kurzen Zeit einige Beispiele für die Denkweisen dieses Gebietes geben. Dabei ist weder eine Diskussion der Regelkreise der hormonellen Steuerung des Kohlenhydratmetabolismus geplant, noch gestattet der Status der derzeitigen Erfahrung den Entwurf einer generellen Theorie.

Enzym, freies Nucleotid und Substrat

Wir betrachten in Abb. 1 ein bis an die Grenze des Erlaubten vereinfachtes Modell eines Zellkompartiments (*2*), um die gegenseitigen Beziehungen und die cytologischen Besonderheiten der drei Klassen von Elementen der metabolischen Organisation zu veranschaulichen. Die *Enzyme* sind als Makromoleküle relativ unbeweglich und verlassen im Regelfall das Kompartiment nicht. Oft sind sie sogar strukturell verankert. Jedenfalls haben wir jedem Zellkompartiment ein spezifisches Muster der katalytisch wirksamen Prinzipien, der Enzyme, zuzuordnen (Abb. 14). Ähnliches gilt für die koordinierenden Prinzipien, die *freien Nucleotide* (*3*). Sie sind niedermolekular und daher freier in der Beweglichkeit (Abb. 15, 16). Doch wird auch ihr Aktionsradius durch die Wände des Zellkompartiments beschränkt. Sie können nicht durch die Zellwand permeieren, und im Regelfall wird ihre Beweglichkeit auch durch die übrigen intracellulären Membranen behindert. Durch ihre Fähigkeit, stoffliche Gruppen der verschiedensten Art aufzunehmen und abzugeben, durch ihre Transportmetabolit-Funktion, vollführen die freien Nucleotide Kreisläufe. Sie vermitteln zwischen den an den Platz gebundenen Enzymproteinen und der fließenden Kette der Substratumsetzungen. Die Kette der *Substrate* ist in unserem Schema offen gezeichnet. Sie reicht über die Grenzen der Zellabteilung hinaus. Ziehen wir die Bilanz der

Stoffumsetzungen des Kompartiments, dann treten weder die Enzyme noch die freien Nucleotide in Erscheinung. An der oft zitierten Parallele zwischen Stoffwechsel und Produktionsprozeß am laufenden Bande (Enzym gleich Werkmann, freies Nucleotid gleich Werkzeug und Substrat gleich Werkstück) kann man sich diese Verhältnisse veranschaulichen.

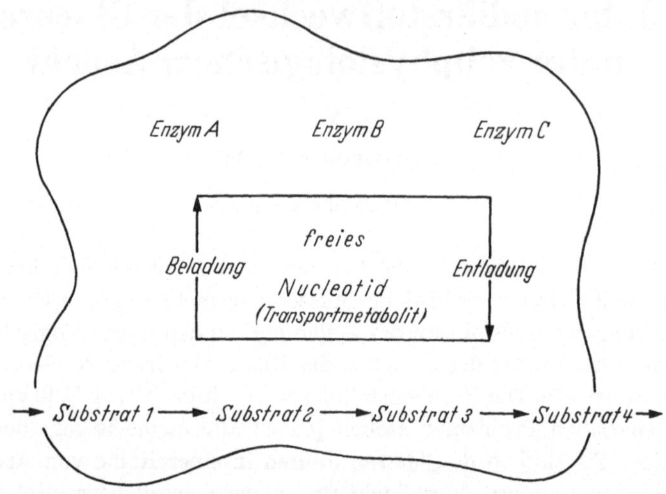

Abb. 1. Zusammenwirken von Enzym, freiem Nucleotid und Substratkette in einem Zellkompartiment

Die Substratmuster als „feste Struktur"

Wir wenden uns nunmehr dem Muster der Substrate, die sich von der Glucose ableiten, zu. Mit Abb. 2 (4) möchte ich Ihnen ein Phänomen demonstrieren, für das meines Wissens in der Literatur noch kein Name geprägt worden ist. Die Eigenart dieses Phänomens wird am einfachsten durch eine Erläuterung des Versuchs verständlich. Er besteht im Vergleich der Substratmuster im Status der Ruhe und im Status einer hohen Arbeitsleistung. Der Sauerstoffverbrauch und damit die Flußgeschwindigkeit der Stoffwechselketten sind bei der Arbeit des hier studierten Insektenflugmuskels etwa hundertmal größer als in Ruhe. Das ist in der linken Spalte der Abbildung dargestellt worden. Das Muster der Zwischenmetabolite und freien Nucleotide in den übrigen Spalten der Abbildung zeigt im Vergleich zu der hundertfachen Flußgeschwindigkeit der Stoffwechselketten nur geringe Veränderungen. Der Spiegel der Zwischenstoffe ist im Höchstfalle verdoppelt. Wir sind also mit dem Phänomen konfrontiert, daß das Muster der Substrate eine nur wenig variierende, eine „feste" physiologische Struktur darstellt, welche durch die Flußgeschwindigkeit der Substratketten nur in untergeordnetem Maße beeinflußt wird.

Dieses Phänomen läßt auf ein umfangreiches System der Koordination schließen. Das wird am leichtesten durch eine finale Betrachtung verständlich. Stellen wir uns auf die Basis des Aktionsmusters und betrachten von dort den Status des ruhenden Gewebes, dann können wir sagen, das für die Aktion des Muskels erforderliche Metabolitmuster sei bereits in der Ruhe weitgehend vorgebildet. Mit anderen Worten ausgedrückt bedeutet das: Der ruhende Muskel ist in wesentlichen Schritten seiner Reaktionsketten parat zur Aktion. Der Aufbau

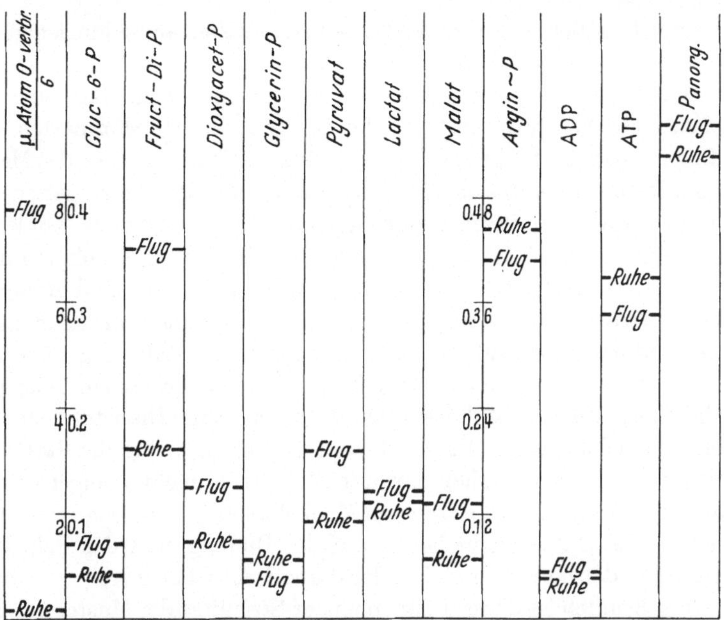

Abb. 2. Zellatmung (linke Spalte) und Zellgehalt an Schlüsselmetaboliten des energieliefernden Stoffwechsels (übrige Spalten) im Insektenflugmuskel (Locusta migratoria) in der *Ruhe* und 20 sec nach Beginn des *Fluges* (*4*). Enzymatische Metabolitbestimmung im Perchlorsäure-Extrakt [Methodik in (*15*)]

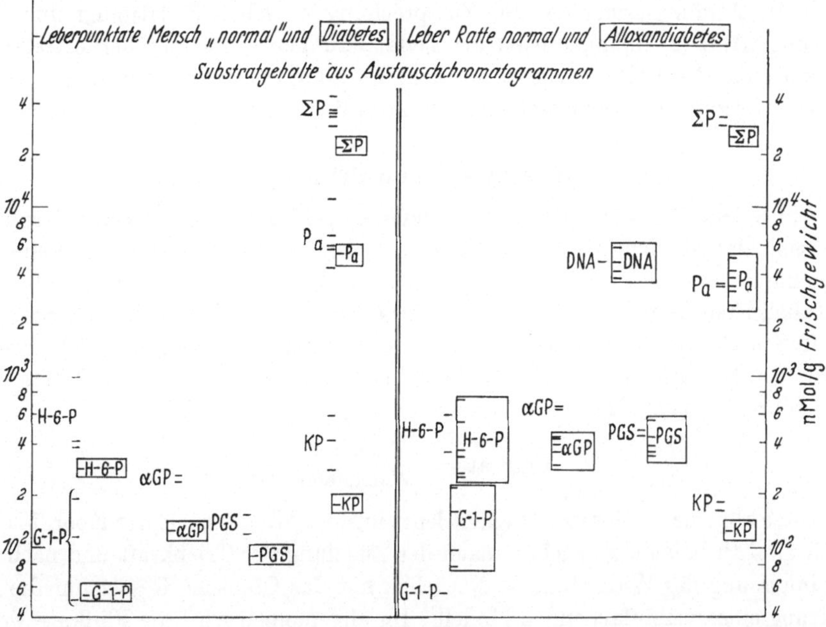

Abb. 3. Metabolitgehalt der menschlichen Leber und der Rattenleber (*6*). Die Abkürzungen* der Metabolite stehen in der Höhe der Mittelwerte (logarithmischer Maßstab). Die umrandeten Werte betreffen links einen Fall von Diabetes zu Beginn der Insulinbehandlung, rechts unbehandelten Alloxandiabetes 4 Wochen nach dem Eingriff. Methodik: Austauschchromatographie an Leberpunktaten (*20*)

---

* Anmerkung: Abkürzungen der Metabolite in Abb. 3: DNA = Desoxynucleinsäure, α-GP = Glycerin-1-phosphat, G-1-P = Glucose-1-phosphat, H-6-P = Glucose-6-phosphat + Fructose-6-phosphat, KP = Kreatinphosphat, PGS = Phosphoglycerat, ΣP = anorganisches + organisch gebundenes Phosphat, P_a = anorganisches Phosphat

des Aktionsmusters, der sich über relativ sehr lange Zeiträume hinziehen könnte, ist während der Ruhe bereits vorbereitet.

Unser Modell, der Flugmuskel der Insekten, ist in hohem Maße und mit besonderer metabolischer Kapazität auf die energetische Transformation spezialisiert (5). Das Prinzip der funktionellen Unabhängigkeit weiter Teile des Metabolitmusters vom Funktionsstatus scheint jedoch auch für Gewebe zu gelten, die wie die Leber vorwiegend in stofftransformierender Beziehung zum Kohlenhydrat stehen. Ich zeige in Abb. 3 (6) das Muster einiger Kohlenhydratabkömmlinge der menschlichen Leber und jener der Ratte. Dem Normalstatus sind Analysen des menschlichen Diabetes (an Leberpunktaten im Anfangsstadium der Behandlung mit Insulin) und des unbehandelten Alloxandiabetes der Ratte gegenübergestellt. Auch hier können wir weitgehende Analogien der Muster erkennen. Beispielsweise weichen die Spiegel der phosphorylierten Hexosen beim Diabetes nicht grundlegend vom Normalstatus ab. Dieser Befund ist für die Leber der Ratte bereits von Frunder und Kollegen erhoben worden (7). Er ist nicht weniger erstaunlich als die Konstanz der eingangs erörterten Muskelmuster, wenn man bedenkt, wie unterschiedlich die Situation in bezug auf die Bildung und das Schicksal des Kohlenhydrats in der normalen und in der diabetischen Leber ist (vgl. Abb. 7).

Sehr wahrscheinlich ist dieses Phänomen der Stabilität der Muster der Kohlenhydratmetabolite, das wir an zwei Beispielen demonstriert haben, zellphysiologisch grundlegend. Speziellere Phänomene der Koordination [vgl. die Beiträge in (1)] wie der sog. Pasteureffekt, die Effekte von Crabtree, von Chance und Hess, wie auch die Atmungskontrolle, die Entsprechung zwischen Zellatmung und Zellleistung (Abb. 2, links), dürfen als Teiläußerungen eines hier hervortretenden allgemeinen Prinzips betrachtet werden. Es äußert sich in einer Zügelung der Konzentrationen der Schlüsselmetabolite des Kohlenhydratstoffwechsels.

Koordinierende Prinzipien

Auf welche Weise werden die Metabolitspiegel im Status der Ruhe dergestalt gezügelt, daß sie dem Muster der Arbeits-Spiegel angenähert sind? Um eine allgemeine Basis zu gewinnen, haben wir uns zunächst zu verdeutlichen, daß unter metabolischem Aspekt sich Ruhe und Arbeit durch die Flußgeschwindigkeit der Stoffwechselketten unterscheiden. Wir haben daher zu überlegen, welche grundsätzlichen Möglichkeiten es für die Beeinflussung eines Stromes von Stoffen gibt. Das führt uns zum Ohmschen Gesetz:

$$\text{Flußrate} = \frac{\text{Triebkraft}}{\text{Widerstand}}.$$

Diese allgemeine Gesetzmäßigkeit lehrt uns, im Wechselspiel der Koordination nach zwei Prinzipien zu suchen, nach der Zügelung der Triebkraft und nach der Beeinflussung des Widerstandes. Natürlich hat das Ohmsche Gesetz nur die Bedeutung eines vereinfachenden Modells. Im allgemeinen wird die Flußrate weder direkt proportional der Triebkraft noch direkt umgekehrt proportional zum Widerstand, sondern eine wesentlich kompliziertere Funktion dieser Größen sein. Jedoch hat Alberty kürzlich eine Formel für die Flußgeschwindigkeit einer enzymatisch katalysierten Reaktion im Fließgleichgewicht aufgestellt, welche dem Ohmschen Gesetz analog ist (Abb. 4). Die Triebkraft entspricht in dieser Formel dem Abstand $[\varDelta S]$ des Metabolitspiegels im Fließgleichgewicht von der Konzentration $[\bar{S}]$, die der gleiche Metabolit im (statischen) Massenwirkungsgleichgewicht einnehmen würde. Der Widerstand wird dann durch die Konzentration und die kinetischen Konstanten des Enzyms repräsentiert. Ist dieser Widerstand klein, d. h. die Aktivität des katalytisch wirkenden Enzyms hoch, dann ist auch bei hoher Flußrate die Abweichung der Metabolitspiegel von den Konzentrationen, die dem Massenwirkungsgleichgewicht entsprächen, nur gering. Das scheint bei vielen Gliedern der Reaktionskette des Kohlenhydratwechsels der Fall zu sein. Es trifft jedoch nicht auf alle Glieder zu. Wir müssen vielmehr annehmen, daß gerade bei wichtigen Schlüsselreaktionen und besonders im Status der Ruhe dem Fluß der Stoffe ein erheblicher Widerstand entgegensteht. Dementsprechend sind die Konzentrationen der Metabolite beiderseits des Gleichheitszeichens der Reaktion weit vom Status des Massenwirkungsgleichgewichts entfernt. Der Fluß der Reaktion wird durch hohe Triebkraft gegen einen beträchtlichen Widerstand erzwungen.

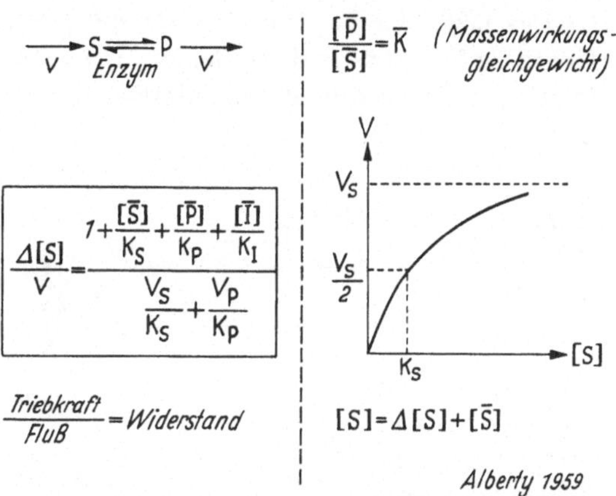

$$\frac{\varDelta[S]}{V}=\frac{1+\dfrac{[\bar{S}]}{K_S}+\dfrac{[\bar{P}]}{K_P}+\dfrac{[\bar{I}]}{K_I}}{\dfrac{V_S}{K_S}+\dfrac{V_P}{K_P}}$$

$$\frac{Triebkraft}{Fluß}=Widerstand$$

Abb. 4. Flußgeschwindigkeit v einer enzymatisch katalysierten Reaktion im Fließgleichgewicht (8). Die eigentliche Formel steht links umrandet, der Rest erläutert die Symbole: S = Ausgangsprodukt, P = Endprodukt (in der oben skizzierten Flußrichtung), I = eventuell vorhandener Inhibitor, K_S usw. = Michaeliskonstanten. Die eingesetzte Enzymkonzentration ist proportional zu V_S (vgl. rechts Mitte)

Wenn wir den Mechanismus der Koordination der Substratspiegel ergründen wollen, dann ist es zweckmäßig, die genannten beiden Möglichkeiten zu unterscheiden.

Bevor wir mit der Erörterung fortschreiten, sei noch angemerkt, daß in Abb. 4 die Formulierungen von ALBERTY auf der Basis der Michaelis-Theorie dargestellt sind (9). Der Ausdruck rechts des Gleichheitszeichens in der entscheidenden mittleren Formel links kann als Ganzes durch die sog. ,,steady state Relaxationszeit" gemessen werden. Auf dieser Basis hat die Formel allgemeinere Gültigkeit.

Fließgleichgewichte bei hoher Triebkraft

Wenn wir nach diesen etwas abstrakten Erörterungen wieder anschaulich werden wollen, dann können wir den Strom der Substrate mit dem Lauf des Wassers in der Natur vergleichen. Das Bild ist allerdings gewagt; es kann in der Praxis nur mit vielen Vorbehalten verwertet werden. Die Reaktionsschritte mit hoher Triebkraft entsprächen dann dem Lauf der Gewässer im Gebirge und Reaktionsschritte mit niedriger Triebkraft dem Lauf des Wassers in den Niederungen, in den Betten breiter Ströme und in Kanalsystemen. Wollten wir die Wasserführung regeln, dann hätten wir in jedem dieser Gebiete unterschiedlich zu verfahren.

In der Region des Gebirges befinden wir uns bei einer Reihe von Reaktionsschritten des Kohlenhydratmetabolismus, in denen Phosphatgruppen umgesetzt werden. Das energetische Gefälle zwischen energiereichem Phosphat und Esterphosphat einerseits sowie zwischen Esterphosphat und anorganischem Phosphat andererseits bedingt zwei Typen von Reaktionssystemen mit großer Triebkraft in einseitiger Richtung. Solche Reaktionsschritte dürfen zumeist als praktisch irreversibel betrachtet werden.

Das erste der in Abb. 5 zusammengestellten Prinzipien der metabolischen Kontrolle führt uns in diese Region. Dieser Typ der Steuerung durch gegenläufige Reaktionen beansprucht das Interesse der Endokrinologen in besonderem Maße.

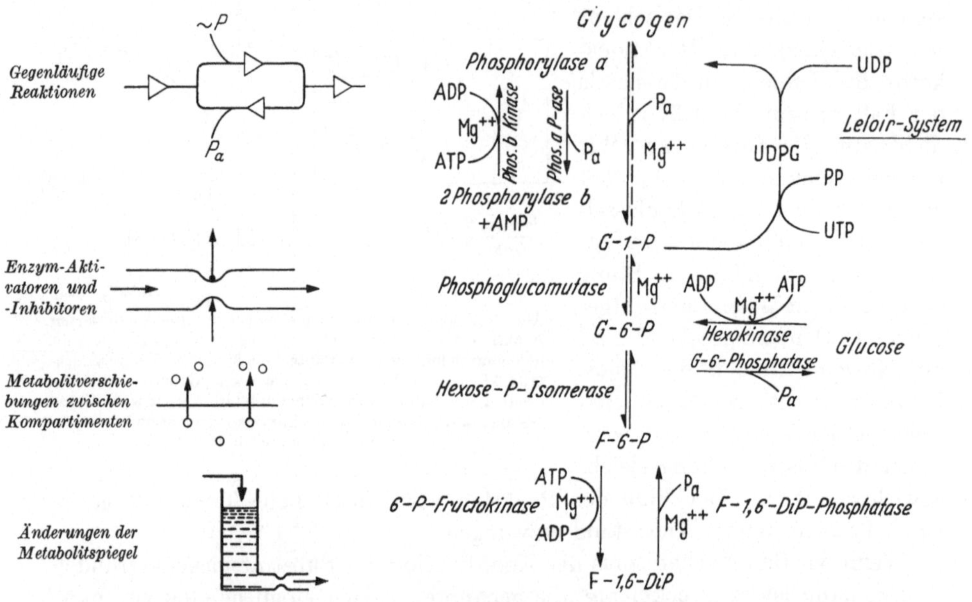

Abb. 5. 4 Möglichkeiten für Änderungen der Flußgeschwindigkeit in den Substratketten

Abb. 6. Gegenläufige Reaktionen im Glucosemetabolismus der Leber. Einzelheiten zu den Reaktionsschritten dieses Systems findet man beispielsweise bei BERTHET [dieses Kolloquium und (21)]

Als ein einzigartiges Beispiel kann der Abschnitt des Kohlenhydratmetabolismus zwischen den drei Schlüsselpunkten der freien Glucose, des Glykogens und des Hexosediphosphates gelten, den wir in Abb. 6 vereinfacht dargestellt haben. Unsere Kenntnisse sind hier in letzter Zeit außerordentlich bereichert worden. Insgesamt wissen wir nunmehr um vier Paare von gegenläufigen Reaktionssystemen in diesem Bezirk. Bei allen ist das Ungleichgewicht durch die Partnerschaft energiereichen Phosphats oder Esterphosphats vorgegeben. Es sind also jeweils zwei gegenläufige praktisch irreversible Reaktionen gegeneinandergeschaltet. Ich muß mich mit der Anführung des Beispiels begnügen. Seine Erörterung würde den Rahmen des Vortrags sprengen.

Es sei jedoch mit Abb. 7 auf die Untersuchungen des Arbeitskreises von HASTINGS hingewiesen. Sie zeigen, in welch hohem Maße solche Kreisläufe durch gegenläufige Reaktionen wirksam sein können. Über die Hälfte der in Leberschnitten phosphorylierten Glucose wird unter Opferung der Triebkraft energiereichen Phosphats wieder als Glucose ausgeschieden.

Zum zellphysiologischen Aspekt des Prinzips der gegenläufigen Reaktionen ist dreierlei zu sagen:

1. Die gegenläufigen Reaktionen sind zumeist in verschiedenen Zellkompartimenten lokalisiert.

2. Diese Bezirke erscheinen allgemein als prädestiniert für den Eingriff endokriner Faktoren in das Gefüge des Intermediärstoffwechsels.

3. Ein wesentlicher Teil der Zügelung solcher Systeme scheint jedoch durch automatische Koordination innerhalb des Zellmetabolismus zu erfolgen.

Der letztgenannte Aspekt führt uns zu den in Abb. 5 an zweiter Stelle genannten Prinzipien, der Beeinflussung der katalytischen Aktivität eines Enzyms durch Aktivierung oder Inhibierung. Auch hier müssen wir uns darauf beschränken, an einem Beispiel die prinzipielle Möglichkeit solcher Prozesse darzulegen. Das geschieht mit Abb. 8. Hier werden kinetische Untersuchungen zur Wirkung der 6-Phospho-Fructokinase dargestellt (*10, 11*). Die Stellung dieses Enzyms im System des Glucoseabbaus ist aus Abb. 6 ersichtlich. Die Versuche zeigen, in welch hohem Maße die Geschwindigkeit der Phosphorylierung von Fructose-6-phosphat zu Fructose-1,6-diphosphat bei konstanter Konzentration des katalysierenden Enzyms vom Spiegel des Magnesiums, des Adenosintriphosphats und des Substrats abhängt. Dieses Beispiel zeigt uns insbesondere die enge Verwandtschaft der Umsetzungen einer Reihe von phosphathaltigen Substraten zum Spiegel von Metallionen. Gerade in bezug auf das Magnesium sind in der letzten Zeit Hinweise aus verschiedenen Richtungen aufgefunden worden,

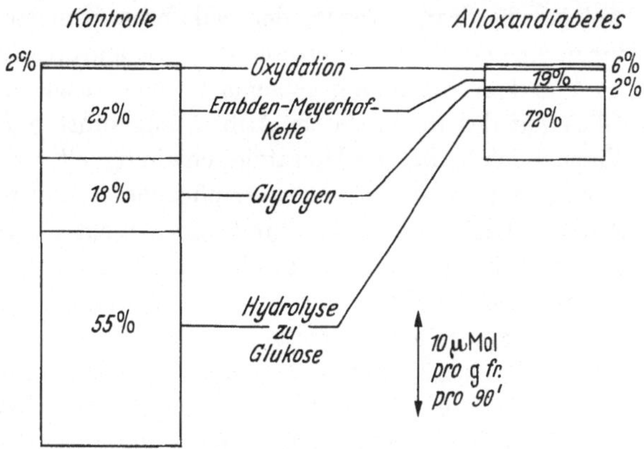

Abb. 7. Ausmaß der Phosphorylierung von Glucose zu Glucose-6-phosphat und metabolisches Schicksal des Glucose-6-phosphats in Leberschnitten (K$^+$-Medium) von normalen und alloxandiabetischen Ratten. Vgl. das Reaktionsschema in Abb. 6 [Daten aus (*22*)]

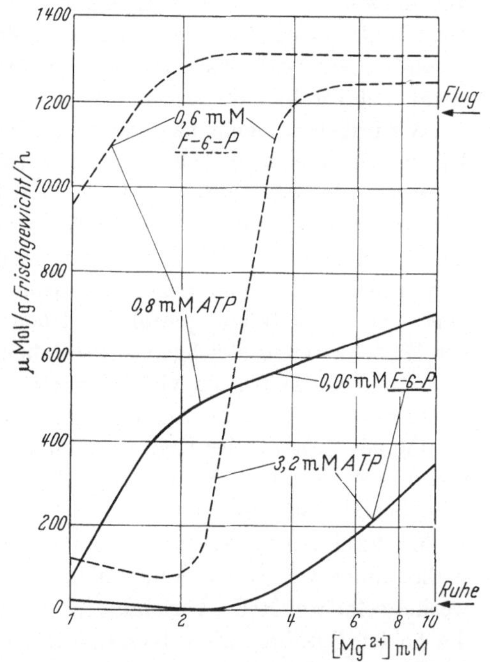

Abb. 8. Einfluß der Spiegel des Fructose-6-phosphats, des ATP und der Magnesiumionen auf die katalytische Wirkung bei konstanter Konzentration der 6-P-Fructokinase(*11*). Reaktionsgleichung in Abb. 6; die Geschwindigkeit der Bildung von Fructose-diphosphat wurde gemessen (Ordinate). Gestrichelte Kurven 0,6 M Substrat; ausgezogene Kurven 0,06 M Substrat. Sucroseextrakt aus dem Insektenflugmuskel; die Umsatzgeschwindigkeit wird auf das Gewicht des extrahierten Gewebes bezogen; die Flußrate der Glykolysekette in Ruhe und im Fluß (Abb. 2) ist rechts durch Pfeile gekennzeichnet

welche uns dazu anregen, der cellulären Konzentration der freien Magnesiumionen eine erhebliche koordinierende Bedeutung zuzuordnen.

Von dem in Abb. 8 gegebenen Beispiel ausgehend, können wir auch kurz einen
Blick auf das dritte der in Abb. 5 angeführten Kontrollprinzipien werfen. Der
Versuch lehrt, daß die Umsatzgeschwindigkeit der Reaktion wesentlich durch die
Konzentration des Adenosintriphosphats beeinflußt wird. Nehmen wir an,
Adenosintriphosphat wird durch einen nicht näher zu erörternden Mechanismus
aus dem Kompartiment, in dem unser Enzym lokalisiert ist, in ein anderes
Kompartiment abtransportiert, dann wird die Flußrate dieser Reaktion bei
gleichen Spiegeln aller anderen Partner wesentlich beeinflußt. Die Möglichkeit
solcher Mechanismen ist in letzter Zeit insbesondere von den Arbeitskreisen
LYNENs (12) und CHANCEs (13) zur Erklärung von Phänomenen der cellulären
Koordination herangezogen worden [vgl. auch (1)].

Dem Massenwirkungsgleichgewicht angenäherte Reaktionssysteme

Das Gemeinsame an den vorstehend skizzierten Mechanismen besteht darin,
daß sie uns in erster Linie im Zusammenhang mit der Betrachtung von Fließ-
gleichgewichten interessieren, die weit vom Massenwirkungsgleichgewicht entfernt sind. Solche Systeme sind zwar außerordentlich wichtig, sie sind jedoch im
gesamten Netzwerk des Intermediärstoffwechsels in der Minderzahl. Wir dürfen
sie als Schlüsselpunkte ansehen.

Wir fragen nunmehr nach den Strecken, die diese Schlüsselpunkte verbinden.
Dürfen wir annehmen, daß hier dem metabolischen Strom nur wenig Widerstand
entgegensteht, daß er durch kleine Triebkräfte im Fluß gehalten wird? Dürfen
wir, um nochmals auf das Bild der Wasseradern zurückzugreifen, den größten Teil
des Metabolismus als in Niederungen fließend betrachten? Als eine Konsequenz
von großer zellphysiologischer Bedeutung wäre dann anzunehmen, daß die Proportionen der Metabolitspiegel in solchen Gefilden unter dem direkten Regiment
des Massenwirkungsgleichgewichtes stehen. Angesichts der außerordentlich hohen
cellulären Konzentration vieler Enzyme der Hauptketten des Intermediärstoffwechsels erscheint diese Annahme plausibel. Sie würde die theoretische Beherr-
schung des Systems der Koordination außerordentlich vereinfachen. Ihre experimentelle Prüfung ist daher in letzter Zeit in Angriff genommen worden. Sie bereitet
erhebliche Schwierigkeiten.

Mit zwei Beispielen aus diesem Gebiet können wir uns dem Thema dieses
Kolloquiums wieder ein wenig nähern. Sie führen uns in jenen Teil des Netz-
werkes cellulärer Redoxbeziehungen, in dem die Wasserstoffübertragungen durch
die beiden Pyridinnucleotidsysteme OTTO WARBURGs, das DPN-System und das
TPN-System, koordiniert werden.

Extramitochondriales DPN-System

Es ist allgemein bekannt, daß im extramitochondrialen Kompartiment der
Leber drei DPN-spezifische Dehydrogenasen in außerordentlich hoher Aktivität
lokalisiert sind: Glycerophosphat-dehydrogenase (GDH), Lactat-dehydrogenase
(LDH) und Malat-dehydrogenase (MDH). Die drei Reaktionen, welche durch diese
Enzyme katalysiert werden, sind in Abb. 9 zusammengefaßt. Die Abbildung soll

darauf hinweisen, daß diese drei Reaktionen im gleichen Kompartiment lokalisiert sind und daher durch das gleiche System freier Nucleotide koordiniert werden.

Auf der Basis dieser Gegebenheiten betrachten wir die in Abb. 10 dargestellten Metabolitgehalte in der Leber normaler und alloxandiabetischer Ratten (2, 14).

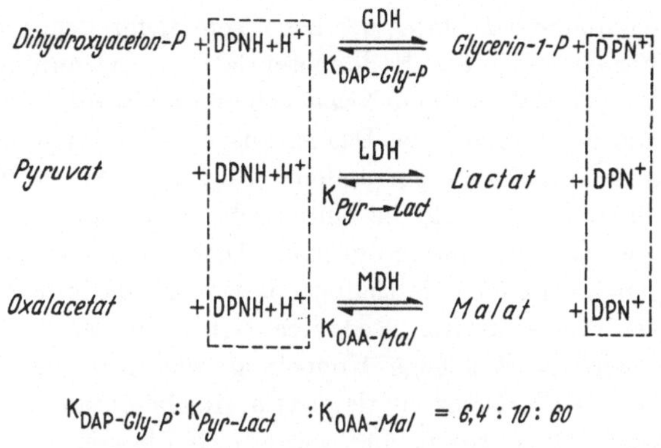

Da wir mit dem Versuch fragen, wieweit die drei Reaktionssysteme der Abb. 9 dem Massenwirkungsgleichgewicht angenähert sind, interessieren uns in erster Linie die Quotienten der Metabolitgehalte. Sie sind für jedes der drei Reaktionssysteme in die Abb. 10 eingetragen. Da die Skala der Figur logarithmisch aufgeteilt ist, entsprechen sie übrigens den Abständen der Metabolitgehalte. Der Vergleich der normalen und der diabetischen Leber zeigt, daß diese Quotienten im diabetischen Status wesentlich höher sind als im normalen. Die Proportionen zwischen den Quotienten sind jedoch in beiden Fällen nahezu gleich. Sie stimmen weitgehend mit den Proportionen der Massenwirkungskonstanten überein, wie wir aus dem Vergleich der Zusammenstellung in Abb. 9 und der Daten in Abb. 10 entnehmen können. Dieser Befund macht in hohem Grade wahrscheinlich, daß alle drei Reaktionssysteme dem Massenwirkungsgleichgewicht weitgehend angenähert sind [Diskussion in (15)]. In die Massenwirkungsbeziehung aller drei Systeme geht natürlich einunddieselbe Konzentration der oxydierten Stufe des Diphosphopyridinnucleotids und einunddieselbe Konzentration der reduzierten Stufe dieses koppelnden freien Nucleotids ein.

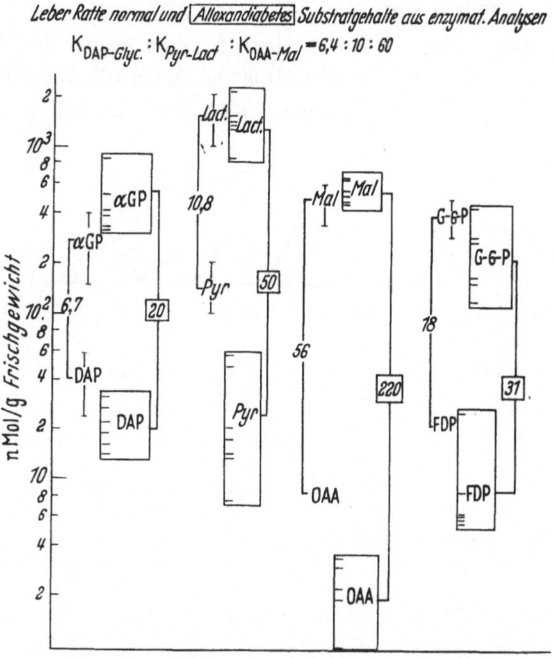

Abb. 9. Reaktionen der DPN-spezifischen Dehydrogenasen des extramitochondrialen Kompartiments

Abb. 10. Metabolitgehalte* in der normalen (15) und alloxandiabetischen (umrandet) (14) Leber der Ratte. Zur Art der Darstellung vgl. Abb. 3

---

* Anmerkung. Abkürzungen: DAP = Dihydroxyacetonphosphat, FDP = Fructose-diphosphat, G6P = Glucose-6-phosphat, αGP = L-Glycerin-1-phosphat, Lact = Lactat, Mal = Malat, OAA = Oxalacetat, Pyr = Pyruvat

Unter diesen Prämissen dürfen wir aus den absoluten Werten der Quotienten schließen, daß die reduzierende Kraft des extramitochondrialen DPN-Systems im Status des Alloxandiabetes größer ist als in der normalen Leber. Eine für den metabolischen Status der Leber sehr tiefgreifende Folge der relativ geringfügigen Verschiebung des Redoxpotentials im extramitochondrialen DPN-System um etwa 20 mV nach dem Negativen besteht in einer Senkung der Spiegel des Pyruvats und des Oxalacetats. Das ist aus der Abbildung abzulesen. Es sei bemerkt, daß diese Ergebnisse ein anderes Bild von der Stoffwechselsituation im Alloxandiabetes geben als die Untersuchungen anderer Autoren. Auch hier müssen wir uns eine ins einzelne gehende Diskussion versagen. Wir wollen jedoch den allgemeinen Aspekt festhalten, daß durch die Annahme einer reversiblen Führung der drei erörterten Redoxreaktionen in der Nähe des Massenwirkungsgleichgewichtes eine enge Koppelung wichtiger metabolischer Systeme durch das DPN-DPNH-System des extramitochondrialen Raumes zur Diskussion gestellt wird. Diese Koppelung würde sich übrigens über das System Lactat-Pyruvat des extracellulären und vasculären Raumes mehr oder minder fest auf alle Gewebe des Organismus erstrecken (2).

Extramitochondriales TPN-System

Wie die Erörterungen im vorhergehenden zeigen, sind wir beim derzeitigen Stand der Methodik darauf angewiesen, die Bedeutung des Massenwirkungsgesetzes für die Koordination intracellulärer Reaktionen induktiv abzutasten. Solche Untersuchungen sind schwer zu schildern. Ich möchte Ihnen jedoch die Fortschritte nicht vorenthalten, die sich auf die Funktion des Triphosphopyridinnucleotid-Systems beziehen.

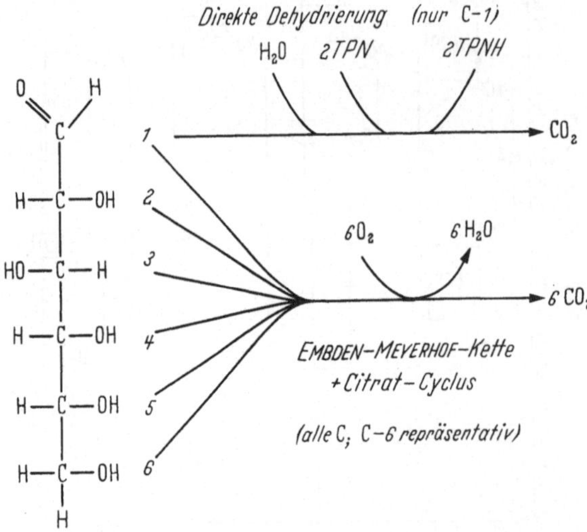

Im extramitochondrialen Kompartiment wird Wasserstoff in dieses System in erster Linie durch die beiden dehydrierenden Reaktionen des sog. direkt oxydierenden Abbaus der Glucose eingeschleust (Abb. 11). Durch Verwendung differenziell etikettierter Glucose läßt sich die Geschwindigkeit dieses Prozesses an intakten Geweben verfolgen. Die Grundlage des Verfahrens ist durch den Umstand gegeben, daß die direkte Oxydation der

Abb. 11. Schema zur CO_2-Entwicklung aus differentiell etikettierter Glucose

Glucose das Kohlenstoffatom 1 des Moleküls bevorzugt in Kohlendioxyd eingehen läßt. Bei der allgemeinen Verbrennung des Moleküls tragen dagegen alle Kohlenstoffatome gleichberechtigt zur Kohlendioxydentwicklung bei. Die Differenz C_1 minus C_6 im Kohlendioxyd kann daher unter gewissen Umständen als ein

Maß für die Beladung des extramitochondrialen TPN-Systems mit Wasserstoff dienen. Diese Methode ist in letzter Zeit in der Diabetesforschung durch die Untersuchungen an epididymalem Fettgewebe bekannt geworden.

Untersuchungen mit der geschilderten Methode an zahlreichen Geweben haben zu dem Schluß geführt, daß die Beladung des TPN-Systems mit Wasserstoff durch den Verbrauch dieses Wasserstoffs gesteuert wird. In den in Abb. 12 dargestellten Versuchen (*16*) wird das durch die Einführung eines künstlichen Wasserstoffverbrauchers demonstriert. Pyocyanin wurde in diesen Versuchen als Redoxmediator zu Leberschnitten gegeben. Der in vieler Beziehung aufschlußreiche Versuch zeigt den enormen Anstieg der Kohlendioxydentwicklung aus dem Kohlenstoffatom 1 der Glucose unter dem Einfluß dieses Farbstoffs, der eine Verbindung zwischen dem Sauerstoff und dem Wasserstoff des TPN-Systems herstellt.

Im Sinne unserer allgemeinen Fragestellung dürfen wir aus diesen Versuchen schließen, daß die Redoxbeziehungen zu den Wasserstoffdonatoren des TPN-Systems, des Glucose-6-phosphats und des 6-Phosphogluconats, durch ein Massenwirkungsgleichgewicht bestimmt werden. Die Wasserstoffacceptoren dieses Systems führen in gänzlich anderen Bezirk, als diejenigen des DPN-Systems. Hier stehen

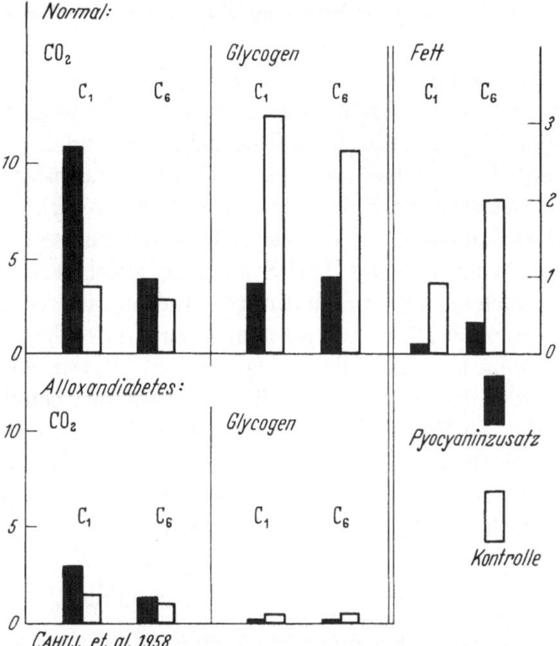

Abb. 12. Schicksal des Kohlenstoffs differentiell etikettierter Glucose (Abb. 11) in normalen und alloxandiabetischen Ratten (Leberschnitte). Durch den Zusatz von Pyocyanin als Redoxmediator wird ein zusätzlicher Weg der Oxydation reduzierten TPN's eröffnet. Dadurch wird die direkte Wasserstoffübertragung aus Glucose-6-phosphat wesentlich stimuliert ($C_1 - CO_2$ minus $C_6 - CO_2$). Nach den Daten von (*16*)

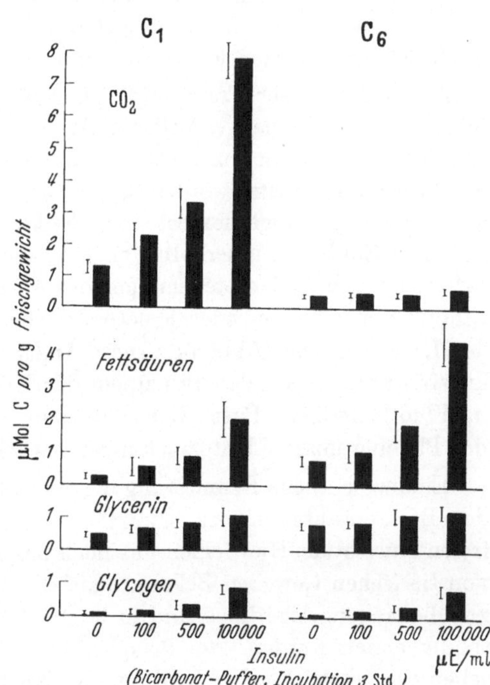

Abb. 13. Einfluß variierender Insulinkonzentration auf das metabolische Schicksal differentiell etikettierter Glucose (Abb. 11 u. 12) im Fettgewebe der Ratte; aus (7)

die Prozesse der reduktiven Biosynthese im Vordergrund. Das wird durch nichts besser demonstriert als durch die Insulinwirkung auf das Fettgewebe. Die in Abb. 13 dargestellten Versuche sind in diesem Sinne nach dem bereits Gesagten ohne weiteres verständlich. Neben der Fettsynthese kennen wir heute viele andere Prozesse der reduktiven Biosynthese, die an das TPN-System angeschlossen sind (*18*). Es ist daher von großer Bedeutung zu wissen, daß dieses System sich mit den Wasserstoff liefernden Substraten im Massenwirkungsgleichgewicht befindet. Man darf ihm dann eine reduzierende Kraft zumessen, die um Größenordnungen höher ist als diejenige des DPN-Systems im gleichen Kompartiment. Die Konsequenzen, die sich aus diesenVerhältnissen ergeben, sind kürzlich an anderer Stelle dargelegt worden (*3, 18*). Wir müssen uns hier auf den Hinweis beschränken, daß das TPN-System als eine celluläre Quelle von Wasserstoff mit hohem Druck betrachtet werden kann, die durch die Spezifität der beteiligten Fermente dort angezapft wird, wo Wasserstoff für synthetisch hydrierende Prozesse verwendet wird. Das DPN-System des gleichen Raums kann auf der Grundlage der Spezifität anderer Wasserstoff übertragender Fermente dagegen als ein Niederdrucksystem der Wasserstoffüberführung betrachtet werden.

Ausblick

Der augenblickliche Stand des Gebietes hat es mir nicht erspart, vor Ihnen ein recht komplexes Bild zu entwerfen. Die Zellphysiologie ist noch immer eine sehr junge Wissenschaft. Es gilt daher behutsam zu verfahren und ihre Entwicklung nicht zu stören. Wir sollten uns daher hüten, sie in das zu enge Kleid einseitiger Betrachtung zu zwängen. Ich hoffe, Ihnen den Eindruck vermittelt zu haben, daß sich eine solche Pflege reichlich lohnen wird. Der in den letzten Jahren erzielte Fortschritt ist gedanklich und experimentell gleicherweise beträchtlich. Wie werden wir voranschreiten?

Angesichts dieser Frage muß ich zunächst bekennen, daß ich meinen Ausführungen eine Reihe wesentlicher Beschränkungen auferlegt habe. Insbesondere ist stillschweigend die enzymatische Ausrüstung der Zelle als eine starr vorgegebene Struktur vorausgesetzt worden. Wir wissen jedoch, daß die enzymatischen Muster in gewissem Umfange flexibel sind. Sie können sich unter hormonellen und diätetischen Einflüssen innerhalb weniger Tage ändern. Ein eindrucksvolles Beispiel dafür ist durch die Untersuchungen des Arbeitskreises von CHAIKOF (*19*) über den Einfluß von Glucose- oder Fructose-reicher Kost auf das enzymatische Muster der Leber gegeben (Abb. 14). Diese Änderungen geben den hier erörterten, sich kurzfristig auswirkenden Prinzipien der Koordination eine in manchen Stücken im Fluß befindliche Basis. Das sollte weit mehr, als es bislang geschehen ist, bei der Planung unserer Untersuchungen berücksichtigt werden.

Eine wesentliche Erweiterung der Aspekte ist auch von der Vervollständigung der Bestandsaufnahme zu erwarten. Das betrifft insbesondere die Muster der freien Nucleotide. Hier fehlen uns noch nahezu vollständig die Möglichkeiten, das von tierischen Geweben Bekannte auf die Verhältnisse in menschlichen Organen zu übertragen. Allerdings sind in letzter Zeit erhebliche Fortschritte in der Methodik erzielt worden (*20*). Beispiele für die sich hier anbahnende Entwicklung geben die vergleichenden Analysen der Nucleotidmuster des menschlichen Leber-

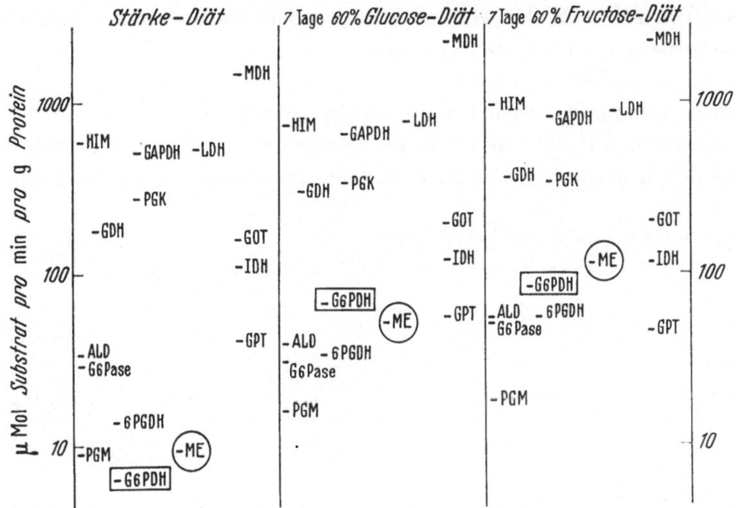

Abb. 14. Einfluß von Hexose-Diät auf das enzymatische Muster der Rattenleber*. Beachte die Zunahme der TPN-spezifischen Enzyme Glucose-6-phosphat-dehydrogenase (G6PDH), 6-Phosphogluconat-dehydrogenase (6PGDH) und „malic enzyme" (ME) um mehr als eine Größenordnung. Nach den Daten von (19)

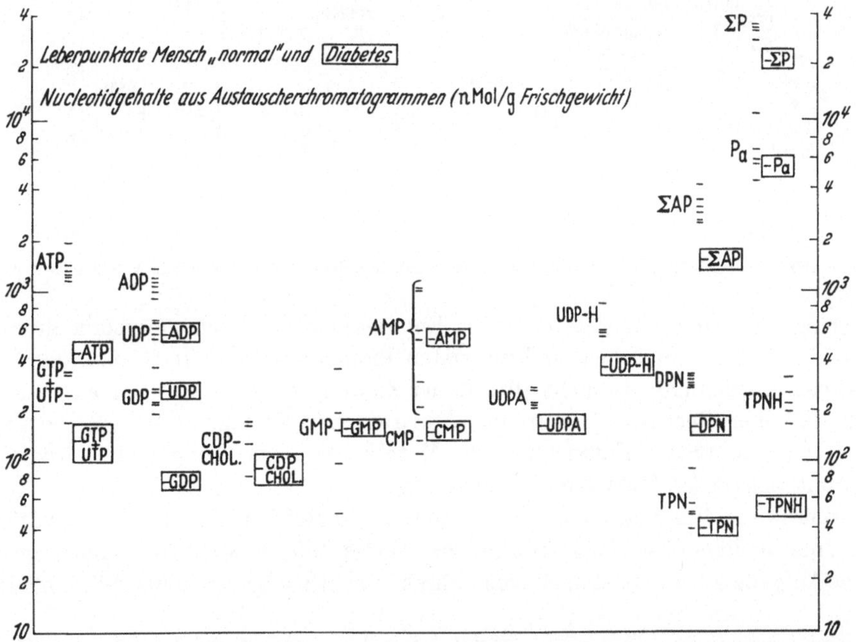

Abb. 15. Nucleotidmuster** menschlicher Leberpunktate. Zur Methodik und Art der Darstellung vgl. Abb. 3

* Anmerkung. Abkürzungen, soweit nicht in der Legende genannt: ALD = Aldolase, GAPDH = Glyceraldehyd-3-phosphat-dehydrogenase, GDH = Glycerophosphatdehydrogenase, G6Pase = Glucose-6-phosphatase, GOT = Glutamat-Oxalacetat-transaminase, GPT = Glutamat-Pyruvat-transaminase, IDH = Isocitrat-dehydrogenase, LDH = Lactat-dehydrogenase, MDH = Malat-dehydrogenase, PGK = Phosphoglycerat-kinase.

** Anmerkung. Abkürzungen in den Abb. 15 u. 16: ATP = Adenosintriphosphat, ADP = Adenosindiphosphat, AMP = Adenosinmonophosphat, GTP, GDP, GMP = entsprechende Guanosinphosphate, CDP, CMP = entsprechende Cytidinphosphate, CDP-Chol = CDP-Cholin, UTP, UDP = entsprechende Uridinphosphate, UDPA = UDP-Acetylglucosamin, UDPH = UDP-Glucose + UDP-Galactose, UDP* = UDP + UDP-Glucuronsäure, ΣAP = Summe der Adeninnucleotide, ΣP = anorganisches + organisch gebundenes Phosphat, P_a = anorganisches Phosphat, DNA = Desoxynucleinsäure.

punktats (*6*) in Abb. 15, die wir dem entsprechenden Muster der normalen und alloxandiabetischen Rattenleber gegenüberstellen können (Abb. 16).

Wenn ich in meinen Ausführungen auch mathematische Ansätze weitgehend vermieden habe, so müssen wir uns doch vergegenwärtigen, daß das ganze Gebiet der Koordination auf eine quantitativ rechnerische Behandlung zustrebt. Die angesichts der Komplexität der zu erwartenden Ansätze fast aussichtslose Lage

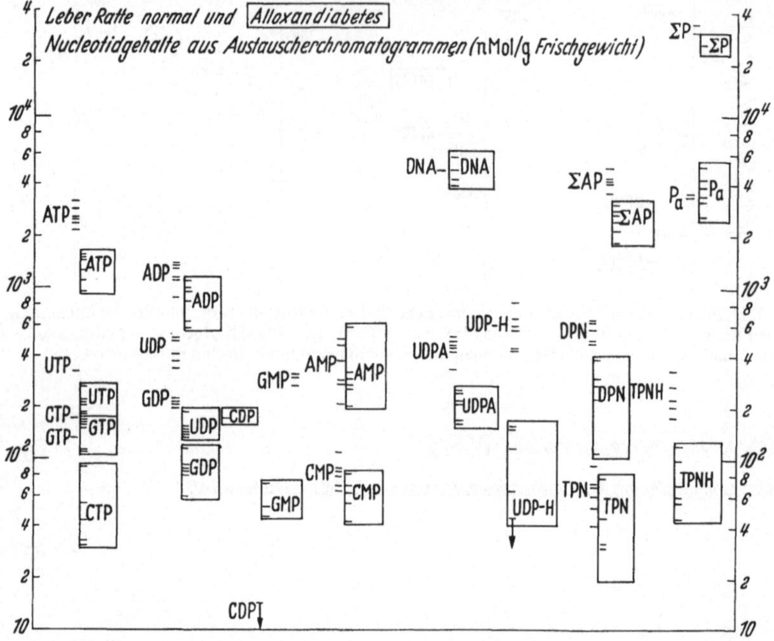

Abb. 16. Nucleotidmuster* der Leber normaler und alloxan-diabetischer Ratten. Vgl. Abb. 3 u. 15

vergangener Zeiten hat sich durch die Entwicklung der Rechenmaschine grundlegend geändert. Auch hier sind die ersten Pionierarbeiten bereits in Angriff genommen worden (*13*). In nicht allzu ferner Zukunft werden dem Theoretiker und dem Kliniker Rechenverfahren und Apparate zur Verfügung stehen, die ihm gestatten, die weitere Entwicklung des Metabolismus aus wenigen, die Situation charakterisierenden Meßwerten vorauszusagen.

Würde der Vortragende zu diesen Zeiten sein Referat über die Koordination des Intermediärstoffwechsels in ähnlicher Weise anlegen wie heute? Ich glaube, seine Aufgabe sollte bereist in einigen Jahren wesentlich besser zu überblicken sein.

Literatur

1. Ciba Foundation Symposium on the Regulation of Cell Metabolism. London 1959.
2. BÜCHER, TH., u. M. KLINGENBERG: Angew. Chem. **70**, 552 (1958).
3. SCHMITZ, H.: In: Freie Nucleotide, 11. Colloquium d. Gesellschaft f. Physiol. Chem. Berlin-Göttingen-Heidelberg: 1960 (im Druck).
4. BISHAI, F. R., u. TH. BÜCHER: unveröffentlicht.
5. VOGELL, W., F. R. BISHAI, TH. BÜCHER, M. KLINGENBERG, D. PETTE u. E. ZEBE: Biochem. Z. **332**, 81 (1959).

* Siehe Fußnote ** S. 141.

6. PAPENBERG, K., u. TH. BÜCHER: unveröffentlicht.

7. SÖNNICHSEN, N., H. FRUNDER, H. BÖRNIG u. G. RICHTER: Hoppe-Seylers Z. physiol. Chem. **316**, 209 (1959).

8. ALBERTY, A., and G. G. HAMMES: Internat. Colloquium über schnelle Reaktionen in Lösungen. Hahnenklee/Harz 1959.

9. ALBERTY, A.: Advanc. Enzymol. **17**, 1 (1956).

10. LARDY, H., and R. E. PARKS, jr.: In Enzymes "Units of Biological Structure and Function", bes. S. 584. New York: 1956.

11. PETTE, D., u. TH. BÜCHER: unveröffentlicht.

12. LYNEN, F.: In Neuere Ergebnisse aus Chemie und Stoffwechsel der Kohlenhydrate. 8. Colloquium d. Gesellschaft f. Physiol. Chem. Berlin-Göttingen-Heidelberg: 1958.

13. HESS, B., u. B. CHANCE: Naturwissenschaften **46**, 248 (1959).

14. HOHORST, H. J.: unveröffentlicht.

15. HOHORST, H. J., F. H. KREUTZ u. TH. BÜCHER: Biochem. Z. **332**, 18 (1959).

16. CAHILL, G. F. jr., A. B. HASTINGS and J. ASHMORE: J. biol. Chem. **230**, 125 (1958).

17. WINEGRAD, A. I., and A. E. REYNOLD: J. biol. Chem. **233**, 267, 273 (1958).

18. KLINGENBERG, M., u. TH. BÜCHER: Ann. Rev. Biochem. **29**, 669 (1960).

19. FITCH, W. M., and I. L. CHAIKOF: J. biol. Chem. **235**, 554 (1960).

20. SCHNITGER, H., K. PAPENBERG, E. GANSE, R. CZOK, TH. BÜCHER u. H. ADAM: Biochem. Z. **332**, 167 (1959).

21. BERTHET, J.: Amer. J. Med. **26**, 703 (1959).

22. ASHMORE, J., G. F. CAHILL jr., A. B. HASTINGS and S. ZOTTU: J. biol. Chem. **224**, 225 (1957).

Department of Biochemistry, University of Cambridge, Great Britain

Growth hormone and carbohydrate metabolism

By

A. KORNER

With 1 figure

I have been asked to talk about, and to review, the problem of the influence of anterior pituitary Growth Hormone (GH) on carbohydrate metabolism. I will attempt to do this but I must start with the usual reminder that one cannot consider one hormone in isolation from the others, nor the effects of a hormone on carbohydrate metabolism without consideration of its effects on other metabolic pathways, so that while most of my remarks will be concerned with carbohydrate metabolism and with growth hormone I shall not hesitate to introduce other hormones and other substrates as they appear necessary.

The administration of purified growth hormone to suitably prepared and selected species of experimental animal can produce two contrasting effects on carbohydrate metabolism. The initial effect, which is characterized by a lowering of the blood sugar and an increased utilization of glucose, is termed the *insulin-like action* of growth hormone. This gives way, on continued administration of growth hormone to certain species of animals, to the better known *diabetogenic effect* of growth hormone which is characterized by depression of the rate of utilization of glucose, by high blood sugar levels and by insensitivity of muscle to the stimulatory action of insulin on glucose uptake.

Before attempting to reconcile these opposed effects of the single hormone, I will briefly recall the evidence on which the conclusion that they exist are based.

Insulin-like action of GH

The sort of results obtained by MILMAN and RUSSELL (1950) are a good example of the type of experiment used to demonstrate the insulin-like action of GH. These workers used a single injection of 0.3 mg/100 g. body wt. of GH in the adult fasting rat and found a moderate fall in blood sugar which lasts for some hours. In adrenalectomized rats the fall of blood sugar-level was much greater (and was sometimes fatal) but no fall in blood sugar could be elicited in alloxan-diabetic rats.

This type of result has been observed in many species of animal by other workers and further confirmation of this insulin-like effect of GH was obtained from experiments with *in vitro* systems. Mammary gland slices have been used but the more usual system is the isolated rat diaphragm. The experiments of PARK and his associates (1952) are typical of this type of work. They showed that the glucose uptake by isolated diaphragm from hypophysectomized rats which had been treated with GH rose for about an hour after GH administration and then fell to less than the normal level. This initial rise represents the 'insulin-like' action of GH while the subsequent fall is an example of the diabetogenic effect which I shall discuss later on.

GH stimulation of insulin release from the β cells

The simplest explanation of the insulin-like action of GH is that it is elicited by GH stimulation of insulin release from the β cells of the islets of Langerhans of the pancreas, and indeed the evidence that GH can do this, in some species of animals, is very strong and can be summarised as follows:

1. The indirect evidence of MILMAN, DE MOOR and LUKENS (1951) who showed that GH will only cause growth in pancreatectomized cats maintained on a constant dose of insulin if extra insulin, over and above that needed to control the diabetes, is given together with the GH. The implication of these studies is that GH causes growth by stimulating insulin secretion from the pancreas.

2. Direct evidence in the *dog* was obtained by BENNETT (1955) using a pancreatic transplant technique. He showed that pancreatectomized dogs, into which a pancreas had been transplanted, showed a decrease in blood sugar level following GH administration. He interpreted these results in terms of GH stimulation of insulin release from the β cells.

3. RANDLE and YOUNG (1956) used the diaphragm method to measure insulin-like activity of the plasma of the cat. They showed that cats treated with GH for some days had a significantly higher insulin-like activity in their plasma than untreated cats. Plasma of pancreatectomized cats deprived of insulin showed no insulin-like activity by this assay method. Since pancreatectomized cats given insulin and growth hormone showed no higher levels of insulin activity than those given insulin alone, RANDLE and YOUNG concluded that GH stimulates insulin release from the β cells of the cat and is not influencing the rate of utilization or destruction of insulin.

4. RANDLE (1954a) was also able to show that human hypopituitary patients had lower than normal blood insulin activity and that higher values than normal were found in cases of acromegaly and gigantism.

5. With regard to the *rat* the situation is somewhat confused. ANDERSON and LONG (1948) perfused the isolated rat pancreas and found that GH injection caused an apparent fall in the amount of insulin released from the pancreas. It was later pointed out that the assay method they used would be affected by the glucagon which is, no doubt, secreted by the isolated pancreas, so that their result cannot be accepted as evidence of a lack of GH effect on insulin secretion rate in the rat.

6. RANDLE and YOUNG (1956) were unable to show a significant rise in insulin-like activity of rat plasma following GH administration. There was, however, a slight rise but it was not a statistically significant one. These workers were, however, able to show that hypophysectomized rats had a lower blood insulin level than normal ones and that administration of GH to the hypophysectomized rat raised this blood insulin level towards normal.

7. ENGEL and his associates (1958) have good evidence of GH-stimulated release of insulin from the pancreas. They have made use of the fact that insulin

has the unique property of increasing the glycogen content of adipose tissue of the rat. GH does not have this ability but administered glucose does, provided that the pancreas is present. These workers showed that 4 mg of GH in intact rats causes the deposition of almost as much glycogen in adipose tissue as 0.5 units of insulin. No such deposition of glycogen occurs when eviscerated rats are treated with GH.

Although the evidence summarized shows that GH does stimulate the release of insulin from the β cells of the islets of Langerhans in many species of animal, this cannot be the entire explanation of the insulin-like action of GH, for KURTZ and his associates (1951) were able to demonstrate an insulin-like action of GH in the acutely pancreatectomized dog. This important result was confirmed by PARK and his coworkers (1952) who showed that an insulin-like effect on the diaphragm could be obtained in eviscerated rats which have been treated with GH. Similarly, the demonstration that GH, added *in vitro* to the isolated diaphragm from hypophysectomized rats, causes a stimulation of glucose uptake could not be explained in terms of a GH-effect on the secretion of insulin by the pancreas.

Nevertheless, the insulin-like activity of GH does appear to depend on the availability of insulin in the tissues, for the response is not obtained in chronically diabetic rats, nor in pancreatectomized dogs which have been deprived of insulin for 72 hours (BEST and SIREK, 1955) whereas the response is obtained in pancreatectomized dogs which are deprived of insulin for shorter periods.

The explanation usually vouchsafed for the insulin-like action of GH in acutely pancreatectomized animals is that GH releases insulin from a bound and inactive form in the tissues and thus allows it to stimulate glucose uptake. OTTAWAY (1953) is a strong exponent of this hypothesis and points out that GH added *in vitro* to the diaphragm from the alloxan-diabetic rat elicits no insulin-like action unless the rat has been treated with insulin before removal of the diaphragm. In support of this idea are the results obtained by RANDLE (1954 b) who showed that GH added *in vitro* enhanced the stimulatory activity that insulin has on glucose uptake by diaphragm of normal rats. It is of course possible that GH is acting in some other way in these *in vitro* experiments perhaps by preventing the breakdown of insulin by enzymes or by preventing it from attaching itself to glass. STADIE's ideas of the mechanism of action of insulin by attachment to the muscle, however, fit in nicely with this hypothesis. If insulin is bound to diaphragm in an inactive form in the way suggested and is then released by GH, it must be postulated that this initial binding is to a non-active site and that GH moves it to an active site on the muscle surface.

Although the idea that GH releases insulin from a bound form in tissues is fairly widely accepted it should be said that there is as yet no direct evidence to support the hypothesis.

Diabetogenic effect of GH

The diabetogenic effect of GH is a very well documented phenomenon. Ever since HOUSSAY and his colleagues in the 1920s and 30s showed that removal of the anterior lobe of the pituitary gland alleviated the severity of pancreatic diabetes in a wide range of species of animal, more and more evidence of this effect has accumulated. That the anti-insulin effect is caused by growth hormone was demonstrated by Cotes, Reid and Young in 1949 and has since been amply confirmed by many other workers. Idiohypophyseal, or temporary, diabetes can be induced by administration of ox GH to dogs, cats, ferrets, monkeys, rabbits, goats and other species. Puppies, kittens, rats and lactating or pregnant cats do not respond by diabetes to GH treatment unless they are partially pancreatectomized or have been treated with corticosteroids in addition to the GH.

If the dog, which can be cited as an example, is given 1—5 mg/kg/day of GH it gains body weight and retains nitrogen but does not exhibit hyperglycaemia until some days after GH treatment has begun. Lipaemia, ketonaemia, polyuria, polydipsia, glycosuria, and ketonuria may result and diabetic coma and death may ensue. The β cells of the islets of Langerhans undergo degranulation and hydrophic changes set in. These changes appear to be accompanied by a large accumulation of glycogen in the β cells and a resultant squeezing and compressing of the endoplasmic reticulum towards the periphery of the cell. If diabetes persists after the cessation of GH administration a metahypophyseal diabetes is said to exist. In cases of spontaneous remission, or recovery from diabetes after treatment with tolbutamide, the β cells show replacement of the accumulated glycogen by endoplasmic reticulum, by Golgi apparatus and by β cell granules containing rhomboid crystals of what appears to be insulin (Lever and Jeacock).

Before attempting to explain these opposed actions of GH on carbohydrate metabolism we must be sure that they are really manifestations of the same hormone, for there might be a diabetogenic impurity present in the GH preparations used which is responsible for the diabetogenic effects and similarly there might be an insulin-like impurity which is responsible for the insulin-like effects.

Reid (1951; 1952) measured the ratio of growth-promoting and diabetogenic activities of ox GH which had been subjected to various partially inactivating procedures. He found that every procedure he used (removing some of the amino acid from the protein, iodonating or otherwise blocking OH groups of tyrosine etc.) reduced the growth-promoting activity to the same extent as the diabetogenic activity. Raben and Westermeyer (1951) prepared pig GH and claimed it to be free of diabetogenic activity, but when this preparation was examined by both Reid and Houssay, weak diabetogenic activity was found. The growth promoting activity was also weak and the two activities were parallel.

It is of course difficult to be sure that proteins are pure. Ox GH, which was accounted pure for some years, proved in the hands of Pierce (1954) to contain a small impurity separable by counter-current distribution. The removal of the impurity did not alter the growth-promoting activity of the GH. Li (1957) measured the number of N-terminal amino acids present throughout the purification of human growth hormone by his method and found that they steadily decreased with purification until only one remained. On the surface this might seem a good test of purity but it was later shown that his HGH had some TSH in it (Bergenstal et al., 1957).

Nonetheless, encouraging evidence for the idea that the diabetogenic activity of GH is an integral part of the GH molecule is provided by HGH. This substance has physico-chemical properties which are quite different from those of ox GH (see Table 1). It is clear that the molecular weight and isoelectric point of HGH is much lower than that of ox GH and the structures plausibly suggested for them are quite different. Furthermore impressive evidence is advanced in favour of the purity of HGH especially as prepared by Raben's method (RABEN, 1958) and yet human growth hormone, like that of ox or pig, is also diabetogenic. LUFT and his associates (1958) who treated diabetic patients with HGH were forced, by the resulting exacerbation of the diabetes, to give extra insulin and to desist from the treatment with HGH.

Table 1. *Comparison of ox and human growth hormones*

Species	Ox	Human
Stimulates nitrogen retention in	Ox, Cat, Ferret, Goat Rat, Dog, Rabbit	Man Monkey, Rat
Does not stimulate nitrogen retention in	Man, Monkey	—
Molecular Weight	45,000	27,000
I. E. P.	6·85	4·9
Amino acid residues	400	245
Cystine residues	4	2
N-terminal residues	phenylalanine, alanine	phenylalanine
C-terminal residues	phenylalanine	phenylalanine
Possible shape	Al⌐ Phe──┴──Phe	Phe—Phe

Apart from comparatively minor impurities we must agree that the best ox and human GH preparations are fairly pure, but another question arises. What alterations occur in the GH molecule injected before it exerts its physiological action ? Perhaps different changes occur producing more than one modified GH each of which produces only one of the many effects on metabolism reported for GH ?

It has been suggested that all the GH molecules isolated from several species and which differ, sometimes considerably, in their chemical structure, contain an identical *core* and that the rest of the molecule merely determines the species specificity of the GH molecule. It is known that considerable portions of GH molecules may be digested away with proteolytic enzymes without loss of growth-promoting activity and LI has pointed out that the proportion of the total protein which can be removed in this way without loss of growth promoting activity is in direct proportion to the size of that particular molecule of GH. No evidence for the 'core' hypothesis has so far been produced.

OTTAWAY and PAUL (1957) have separated about 3% of ox GH by ultrafiltration at pH 12 and claim that this filtrate contains much of the insulin-like activity of the original GH while the residue, which still retains growth producing activity, has little insulin-like activity. This claim has not yet been confirmed by other workers and in view of the need for insulin before GH can assert its growth-promoting activity this claim must be treated with reserve.

That the diabetogenic action elicited by GH is caused by a modified GH molecule is, by contrast, well established.

The evidence for this belief can be summarized as follows:

1. Diaphragms isolated from hypophysectomized rats show greater glucose uptake than those from normal rats.

2. GH administered to normal or hypophysectomized rats depresses the glucose uptake subsequently shown by the isolated diaphragm (KRAHL, 1951; PARK and KRAHL, 1949; PARK et al., 1952).

but

3. GH given to hypophysectomized-adrenalectomized rats gives no such inhibitory response. If, however, GH is given together with adrenal steroids (which alone cause no inhibition) then the inhibition is again seen. In other words GH is modified by adrenal steroids to give a substance which acts antagonistically to the action of insulin on the uptakes of glucose by muscle (PARK et al., 1952).

4. Alloxan-diabetic rat plasma contains an antagonist to insulin action on glucose uptake by isolated rat diaphragm. This antagonist requires the presence of both GH and adrenal steroids before it appears and it is associated with the β lipoprotein fraction of blood (PARK and BORNSTEIN, 1953; BORNSFEIN, 1953; WHITNEY and YOUNG, 1957).

5. Other inhibitors of glucose uptake and antagonists to insulin action are known to exist in blood. Some may be related to growth hormone (see RANDLE, 1960). For instance, a GH and steroid dependent antagonist of insulin action occurs in the globulin fraction of plasma of pancreatectomized cats and is not a lipoprotein because it is not inactivated by freezing and thawing.

To summarize so far

GH stimulates insulin secretion from the β cells of the islets of Langerhans of most species of animal and probably releases insulin from an inactive form bound to tissue. The extra insulin and the subsequent hypoglycaemia stimulate the release of glucose from the liver (WALL et al., 1957). GH and the corticosteroids together produce an antagonist to insulin action which results in a lowered sensitivity of muscle tissue to insulin stimulation of glucose uptake. In those animals where secretion of insulin cannot continue under the stimulus of GH, diabetes results possibly because of the temporary or permanent exhaustion of the β cells of the islets of Langerhans (YOUNG, 1939, 1941, 1944, 1945).

How are we to interpret these effects of GH on carbohydrate metabolism in terms of the physiological role of GH?

GH, apart from its effects on carbohydrate metabolism which have already been discussed, stimulates increased utilization of fat and the biosynthesis of protein. In order to achieve this latter end GH needs the presence of insulin. There is good evidence for the belief that insulin is the protein-anabolic hormone which GH stimulates and directs towards causing protein synthesis. This evidence is summarized as follows:

1. MILMAN, DE MOOR and LUKENS (1951) showed that GH elicited no growth in pancreatectomized cats unless more insulin was given than was needed to control diabetes. No nitrogen retention was observed in pancreatectomized-hypophysectomized cats treated with GH unless insulin was also given.

2. Similar results were obtained with the hypophysectomized-alloxan diabetic rat (BEST, 1955) and the pancreatectomized rat (SCOW, 1957).

3. LUKENS and McCANN (1955) showed that hypophysectomized cats can synthesise protein in the absence of GH when insulin is given. Somewhat similar experiments were reported to be successful in rats by SALTER and BEST (1953), LAWRENCE, SALTER and BEST (1954) and GRIFFITHS (1956), but WAGNER and SCOW (1957) are not convinced on this point.

4. MANCHESTER, RANDLE and YOUNG (1959) found that insulin added *in vitro* enhances incorporation of radioactive amino acids into protein of isolated diaphragm of hypophysectomized rats.

5. KORNER (1960) has found that treatment of hypophysectomized rats with insulin enhances the amount of an injected dose of radioactive amino acid which is incorporated into protein by mitochondria and microsomes of rat liver. He has also shown that insulin treatment of hypophysectomized rats enhances incorporation of radioative amino acids into protein of microsomes in a cell-free system.

All this points to the role of insulin in protein biosynthesis guided and stimulated by GH. But if GH, in order to cause protein biosynthesis were simply to stimulate the secretion of extra insulin from the pancreas, the resultant hypoglycaemia would be disasterous. The tendency towards hypoglycaemia is overcome in two main ways. a) The secretion of corticosteroids is increased under the stimulus of the low blood sugar so that gluconeogenesis is speeded up, and b) GH and the corticosteroids form the antagonists to insulin action mentioned above thus decreasing the sensitivity of muscle to the stimulation by insulin of glucose uptake. By this means GH can cause protein synthesis without the danger of hypoglycaemia.

Thus, so long as the β cells of the pancreas are able to continue the secretion of insulin, growth occurs; but when insulin can no longer be secreted — possibly because inordinate demands on the insulin synthesizing system of the β cells has caused atrophy and degeneration of them, then diabetes results.

Thus young animals (puppies and kittens) which have the capacity for growth, lactating and pregnant cats and dogs, and rats (which grow all their lives) do not become diabetic even after chronic GH treatment; but adult dogs, cats and men, where insulin cannot be produced in the quantities required, respond to excessive GH by the development of diabetes (YOUNG, 1939, 1941, 1944, 1945).

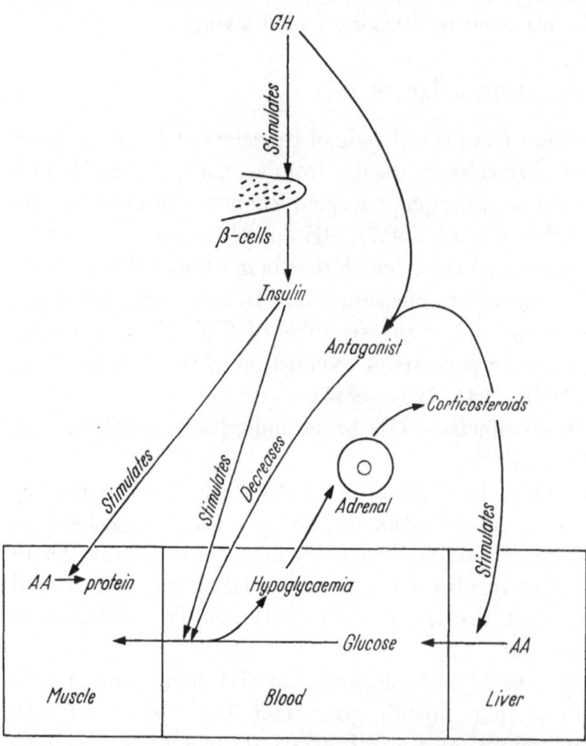

Fig. 1.
Summary of the effect of growth hormone on carbohydrate metabolism

This conclusion is summarized in Figure 1.

The role of GH on carbohydrate metabolism is designed to stimulate protein synthesis. First insulin is secreted to cause increased glucose uptake and to stimulate protein synthesis. Secondly, the resulting hypoglycaemia stimulates release of corticosteroids which enhance gluconeogenesis. Thirdly the GH-steroid antagonists prevent an excessive depression of blood sugar and thus prevent an excessive gluconeogenesis from amino acids, which would deplete the substrates available for protein biosynthesis.

References

ANDERSON, E. and J. A. LONG: Recent Progr. Hormone Res. 2, 209 (1948).

BENNETT, L. L.: In Hypophyseal Growth Hormone, Nature and Actions, p. 447. New York: McGraw-Hill 1955.

BERGENSTAL, D. M., H. A. LUBS, L. F. HALLMAN, J. PATTEN, H. J. LEVINE and C. H. LI: J. Lab. clin. Med. 50, 791 (1957).

BEST, C. H., and SIREK, quoted by BEST: In Hypophyseal Growth Hormone, Nature and Actions, p. 246. New York: McGraw-Hill 1955.

BORNSTEIN, J.: J. biol. Chem. 205, 513 (1953).

COTES, P. M., E. REID and F. G. YOUNG: Nature (Lond.) 164, 209 (1949).

ENGEL, F. L., T. ALBERTSON, J. FREDERICKS and E. LOPEZ: Endocrinology 63, 99 (1958).

GRIFFITHS, M.: Proc. roy. Soc. B 145, 259 (1956).

HOUSSAY, B. A.: New Engl. J. Med. 214, 961 (1936).

KORNER, A.: Biochem. J. 74, 471 (1960).

KRAHL, M. E.: Ann. N. Y. Acad. Sci. 54, 549 (1951).

KURTZ, M., R. C. DE BODO, S. P. KIANG and A. ANCOWITZ: Proc. Soc. exp. Biol. (N. Y.) 76, 21 (1951).

LAWRENCE, R. T. B., J. M. SALTER and C. H. BEST: Brit. med. J. 2, 437 (1954).

LEVER, G., and M. JEACOCK: (1960) private communication.

LI, C. H.: Fed. Proc. 16, 775 (1957).

LUKENS, F. D. W., and S. McCANN: In The Hypophyseal Growth Hormone, Nature and Actions, p. 225. New York: McGraw-Hill 1955.

LUFT, R., D. IKKOS, C. A. GEMZELL and H. OLIVECRONA: Lancet 1958 I, 721.

MANCHESTER, K. L., P. J. RANDLE and F. G. YOUNG: J. Endocr. 18, 395 (1959).

MILMAN, A. E., P. DE MOOR and F. D. W. LUKENS: Amer. J. Physiol. 166, 354 (1951).

— and J. A. RUSSELL: Endocrinology 47, 114 (1950).

OTTAWAY, J. H.: Brit. med. J. 2, 357 (1953); Biochim. biophys. Acta 11, 443 (1953).

— and J. PAUL: Biochim. biophys. Acta 24, 592 (1957).

PARK, C. R., and J. BORNSTEIN: J. biol. Chem. 205, 503 (1953).

— D. H. BROWN, M. CORNBLATH, W. H. DAUGHADAY and M. E. KRAHL: J. biol. Chem. 197, 151 (1952).

— and M. E. KRAHL: J. biol. Chem. 181, 247 (1949).

PIERCE, J. G.: Biochem. J. 57, 16 (1954).

RABEN, M. S.: Recent Progr. Hormone Res. 15, 71 (1958).

— and V. W. WESTERMEYER: Proc. Soc. exp. Biol. (N. Y.) 78, 550 (1951).

RANDLE, P. J.: Brit. Med. J. 1954a I, 1237.

— Nature (Lond.) 174, 1053 (1954b).

— In Diabetes, p. 257. New York: Paul C. Hoeber 1960.

— and F. G. YOUNG: Ciba Soc. Symposia 9, 35 (1956).

REID, E.: J. Endocr. 7, 120 (1951); J. Endocrin. 8, 50 (1952).

SALTER, J. M., and C. H. BEST: Brit. med. J. 2, 353 (1953).

SCOW, R. O.: Endocrinology 61, 582 (1957).

WAGNER, E. M., and R. O. SCOW: Endocrinology 61, 419 (1957).

WALL, J. S., R. STEELE, R. C. DE BODO and N. ALTSZULER: Amer. J. Physiol. 189, 51 (1957).

WHITNEY, J. E., and F. G. YOUNG: Biochem. J. 66, 648 (1957).

YOUNG, F. G.: Brit. med. J. 2, 393 (1939).

— Brit. med. J. 2, 897 (1941).

— Brit. med. J. 2, 715 (1944).

— Biochem. J. 39, 515 (1945).

Neue Ergebnisse auf dem Gebiet der Physiologie des Insulins

Von

H. Maske

Einleitung mit Inhaltsübersicht

Die Vorstellungen und Erkenntnisse über die Wirkung und über den Eigenstoffwechsel des Insulins haben sich in den letzten 10—15 Jahren grundlegend geändert. Es wurden Fortschritte in der chemischen und immunologischen Differenzierung von Insulinen verschiedener Species erzielt. Neuere Untersuchungen über die Bindung des Insulins an Serumeiweißkörper und an Gewebe erscheinen besonders bemerkenswert im Hinblick auf die Tatsache, daß beim Altersdiabetes Insulin sowohl im Pankreas als auch im Blut wohl in einer inaktiven gebundenen Form vorhanden ist. Auch über die Bedeutung der Insulin-Antikörper läßt sich heute auf Grund von Arbeiten mit neu entwickelten Techniken mehr aussagen. Die klassischen Arbeiten über den Wirkungsmechanismus des Hormons befaßten sich fast ausschließlich mit dessen Wirkung auf die Muskulatur. Es gibt eine Reihe neuerer und sehr interessanter Beobachtungen über den Einfluß des Insulins auf den Stoffwechsel der Leber und des Fettgewebes, die weitere Erkenntnisse vermittelt haben. Während man früher unter dem Einfluß des Hormons lediglich das selbst gewählte enge Feld des Kohlenhydrat-Stoffwechsels betrachtet hat, ist man in den letzten Jahren dazu übergegangen, auch den Eiweiß-Stoffwechsel und den Fett-Stoffwechsel im Zusammenhang mit der Insulinwirkung zu untersuchen. Es ist jedoch bis heute nicht gelungen, eine unmittelbare Aktion des Insulins an oder in der Zelle zu finden, die alle Insulinwirkungen erklären würde. Es werden immer noch sowohl Veränderungen der Permeabilität der Zellwand und der intracellulären Organellen für Glucose, Aminosäuren usw. als auch eine Beeinflussung fermentgesteuerter Stoffwechselprozesse diskutiert. Für die Vorgänge der Insulin-Speicherung und der Insulin-Ausschüttung haben sich neue Gesichtspunkte, vor allem durch elektronenmikroskopische Untersuchungen und durch Insulin-Bestimmungen im Pankreas-Venenblut ergeben. Im folgenden soll ein Überblick über neue Ergebnisse auf dem Gebiet der Insulinphysiologie gegeben werden.

Chemie des Insulins

Seit der Strukturaufklärung des Insulins durch Sanger (1) konnten Unterschiede in der Aminosäurenzusammensetzung von Insulinen verschiedener Species innerhalb des Hormonmoleküls lokalisiert werden (2, 3). Die Unterschiede sind beschränkt auf die Aminosäuren 8, 9 und 10 in der A-Kette, die innerhalb eines durch Cystin geschlossenen Peptidringes liegen. Während die Aminosäuresequenz der beiden Peptidketten des Hormons bekannt ist, wird über die dreidimensionale Struktur noch diskutiert; das Vorhandensein der Disulfidbrücken zwischen den beiden Peptidketten erschwert die Vorstellung von sog. Helixstrukturen, wie sie sonst für Proteine allgemein akzeptiert werden. Gleiche Schwierigkeiten bereitet bisher noch die Lösung der Frage nach den Beziehungen zwischen Struktur und Wirksamkeit; während eine chemische Modifikation der meisten freien Amino- und aliphatischen Hydroxylgruppen anscheinend die biologische Aktivität nicht beeinflußt, geht die Wirkung nach einer Veresterung der Carboxylgruppen oder stärkeren Veränderungen an den phenolischen Hydroxyl- und den Imidazolyl- gruppen ebenso verloren wie nach einer Spaltung der Disulfidbrücken. Der enzy- matische Abbau durch Chymotrypsin, Pepsin oder Papain macht das Hormon unwirksam; nach vorsichtiger Behandlung mit Carboxypeptidase oder Trypsin erhält man jedoch Derivate mit biologischer Aktivität (4).

Die Bindung und Inaktivierung von Insulin durch Gewebe und durch Serumeiweißkörper

Es ist seit längerem bekannt, daß Insulin durch Proteine gebunden werden kann. Das bekannteste Beispiel sind die bei physiologischem p_H schlecht löslichen Doppelkomplexe des Hormons mit Protamin bzw. Globin und Zink, die als Depot- Insuline verwendet werden. Insulin selbst bildet in Gegenwart von Zink und beim Fehlen von stärkeren Komplexbildnern Molekülaggregate mit höherem Molekular- gewicht (5).

Es ist außerdem bekannt, daß der Insulinwirkung eine Bindung des Hormons an Gewebe, z. B. Rattenzwerchfell, vorhergehen muß, wobei quantitative Be- ziehungen zwischen Bindung und Wirkung gefunden wurden (6). Über die Art der Bindung werden bisher vor allem zwei Vorstellungen diskutiert: 1. eine komplexe Bindung über zweiwertige Metalle, nachdem die Insulin-Wirkung am Ratten- zwerchfell durch Äthylendiamintetraessigsäure in Konzentrationen von 10^{-5}—10^{-4} molar unterdrückt werden kann (7); 2. eine Bindung des relativ lipoidlöslichen Hormons an lipophile Bezirke der Zelloberfläche durch relativ schwache van der Waal'sche Kräfte. Nach BUTTERFIELD bestehen Unterschiede in der Insulin- Fixation im peripheren Gewebe zwischen Normalen und Diabetikern. Nach der Injektion kleiner Dosen von mit J^{131} markiertem Insulin in die Arteria brachialis wurde bei Diabetikern und bei Patienten mit Akromegalie mehr Insulin im venösen Blut gefunden als bei Gesunden (8). Die ersten Untersuchungen über eine Inakti- vierung von Insulin durch Serumeiweiß gehen auf BORNSTEIN und PARK zurück; diese Autoren beobachteten, daß Lipoproteinfraktionen von alloxan-diabetischen Ratten Insulin im Rattenzwerchfelltest inaktivieren (9). KRAHL fand dieselben Insulin inaktivierenden Lipoproteine dann auch im Serum gesunder Ratten; er berechnete, daß 1 cm³ Serum von hungernden Ratten die Wirkung von min- destens 0,0004—0,001 E Insulin auf die Glucoseaufnahme von Rattenzwerchfell verhindern kann (10). Bei entsprechenden Untersuchungen mit menschlichen Seren durch VALLANCE-OWEN zeigte eine Fraktion, die Albumin und α-Globulin enthielt, den stärksten Anti-Insulin-Effekt (11). Diese Befunde stehen im Wider- spruch zu den Ergebnissen von anderen Untersuchungen über die Bindung von Insulin an Serumproteine; bei der Elektrophorese wurde mit J^{131} markiertes

Insulin von verschiedenen Autoren immer wieder im Bereich der β-Globuline und gelegentlich auch der γ-Globuline gefunden (*12, 13*).

Bei der Diskussion der Ergebnisse muß man jedoch berücksichtigen, daß die Untersuchungen mit Seren sowohl von gesunden Personen als auch von Diabetikern durchgeführt worden sind. Außerdem wurde von den einzelnen Arbeitsgruppen nicht die gleiche Technik verwendet. Der Nachweis des Hormons in den jeweiligen Proteinfraktionen wurde mit verschiedenen biologischen oder radiochemischen Methoden geführt; jedoch bergen beide Arten von Methoden große Fehlerquellen in sich. Auch die verschiedenen zur Fraktionierung der Proteine angewendeten Methoden — Aussalzen oder Elektrophorese auf Papier bzw. in Agar — und die unterschiedlichen Versuchsbedingungen — Verdünnung, Puffer, pH, Ionenstärke usw. — sind sicher nicht ohne Einfluß auf die Ergebnisse.

Zusammenfassend kann man bisher lediglich feststellen, daß die Menge des im Plasma gefundenen Insulins für dessen Wirksamkeit nicht allein ausschlaggebend ist. Wenigstens ein Teil des Hormons ist an bestimmte Serumproteine gebunden; diese Bindung kann unter verschiedenen Bedingungen so stark sein, daß das Insulin seine Aktivität in der Peripherie nicht oder nicht voll ausüben kann. Es gibt weiter Anhaltspunkte dafür, daß weitere dem Insulin direkt entgegenwirkende Faktoren existieren, deren Natur bisher nicht bekannt ist. Eine Aufklärung der Insulin-Bindung und des Insulin-Antagonismus im Blut wird wahrscheinlich zur Klärung der Frage beitragen, warum Altersdiabetiker mit annähernd normalen Insulinmengen im Pankreas und im Blut zuckerkrank sind.

Insulin-Antikörper

Unabhängig von der Insulin-Bindung an die β-Globuline bei Gesunden und nicht mit Insulin behandelten Diabetikern gibt es echte Insulin-Antikörper. Ihr Nachweis ist verhältnismäßig schwierig, weil das Insulin ein schwaches Antigen ist. Die Verwendung von mit J^{131} markiertem Insulin hat den Nachweis der Antikörper sehr erleichtert (*14*). Das markierte Insulin wurde sowohl bei den elektrophoretischen Methoden als auch bei der präparativen Ultrazentrifugierung von Insulin-Antiserum-Mischungen verwendet. Diese Methoden haben sich gegenüber den klassischen immunologischen Verfahren im Falle des Insulins als überlegen gezeigt.

Die Insulin-Antikörper lassen sich elektrophoretisch lokalisieren. Sie gehören wahrscheinlich zu den γ-Globulinen (*15, 16, 17*). Weitere Untersuchungen haben gezeigt, daß es anscheinend verschiedene Typen von Insulin-Antikörper-Komplexen gibt, die sich in ihrer Dissoziationsgeschwindigkeit unterscheiden und denen infolgedessen wohl auch eine unterschiedliche Bedeutung für die Entstehung einer Insulinresistenz zukommt (*18*). Rinder- und Schaf-Insulin wurden sehr viel stärker gebunden als Schweine- und Pferde-Insulin. Da diese verschiedenen Tier-Insuline sich in ihrer Aminosäurenzusammensetzung nur in der 8-, 9- und 10-Stellung der A-Kette unterscheiden, ist anzunehmen, daß diese Gegend des Moleküls für die Antigeneigenschaft und für die Reaktion des Moleküls mit dem Antikörper wichtig ist (*19*).

Verschiedene experimentelle Beobachtungen beweisen die biologische Bedeutung der Insulin-Antikörper: Wright beobachtete einen Anstieg des Blutzuckers bis auf etwa 300 mg-% am Kaninchen nach der intravenösen Injektion von Meerschweinchenserum, das infolge einer Sensibilisierung mit Rinder-Insulin Antikörper enthielt (20). MOLONY und COVAL konnten durch wiederholte Injektionen von Serum sensibilisierter Meerschweinchen bei Mäusen einen Diabetes erzeugen (21). Die Antikörper sind auch verantwortlich für ein verzögertes Verschwinden des Insulins aus dem Blut und schützen außerdem das Insulin vor dem Abbau durch Leberinsulinase und wahrscheinlich auch vor anderen insulinabbauenden Fermenten. Es konnte weiter gezeigt werden, daß anscheinend quantitative Beziehungen zwischen dem Insulinbedarf und der Menge des vorhandenen insulinbindenden Globulins bestehen (22). Im allgemeinen übersteigt die Insulinbindungsfähigkeit des Serums der meisten insulinbehandelten Patienten 10 E Insulin pro Liter Serum nicht. Seren von insulinresistenten Patienten können jedoch zwischen 50 und 500 E pro Liter und mehr binden (23). Die Insulinresistenz konnte in einzelnen Fällen durch Gaben von Glucocorticoiden oder von ACTH reduziert bzw. beseitigt werden. Die weitere Differenzierung von Faktoren, die für eine Insulinbindung im Serum Gesunder und die für eine Insulininaktivierung durch Insulin-Antikörper bei Diabetikern verantwortlich sind, wird zeigen, wieviel Gesichtspunkte letzten Endes bei der Betrachtung einer Insulininaktivierung im Serum berücksichtigt werden müssen.

Die Insulin-Wirkung auf verschiedene Organe

Als Erfolgsorgane der Insulinwirkung standen bisher die Leber und die Muskulatur im Blickpunkt der Diskussion. Dazu ist in den letzten Jahren als weiterer wesentlicher Faktor das Fettgewebe gekommen. Die Höhe des Blutzuckerspiegels wird ohne Zweifel sowohl durch den Verbrauch in der Peripherie als auch durch den Glucosenachschub aus der Leber reguliert. Offen ist bis heute lediglich die Frage, in welchem Umfang die einzelnen Faktoren zur Erhöhung des Blutzuckers beim Diabetes beitragen. Nachdem einfache Blutzuckerbestimmungen nichts über die Herkunft der Glucose aussagen, war eine Beantwortung dieser Frage bis heute nicht möglich. Erst in den letzten Jahren wurden neue Methoden entwickelt, die geeignet sind, etwas mehr Klarheit in diese Problematik zu bringen. Wenn die Blutglucose im Stoffwechselgleichgewicht durch eine konstante Infusion mit C^{14}-Glucose gleichmäßig markiert wird, lassen sich akute Verschiebungen zwischen Zuckerproduktion und Zuckerverbrauch gut nachweisen. Mit dieser Methode beobachtet man bei gesunden und diabetischen Versuchstieren unter dem Einfluß von Insulin einen vermehrten Umsatz von Glucose in der Peripherie, aber auch häufig eine reduzierte Glucoseabgabe durch die Leber. Exogen zugeführtes Insulin scheint den Ausgleich einer Hypoglykämie durch eine vermehrte Glucoseproduktion der Leber zu stören. Diese Erkenntnis basiert auf Beobachtungen, daß die Glucoseproduktion durch die Leber plötzlich zunimmt, wenn eine Insulininfusion beendet wird (24). Eine andere neuerdings angewendete Technik besteht darin, bei mit Insulin gut eingestellten alloxandiabetischen Tieren das Hormon fortzulassen und die Stoffwechselveränderungen in den Organen zu verfolgen (25). Die ersten Veränderungen in der Leber bestehen in einer Abnahme des Leberglykogens, einer Zunahme des Leberfettes und einer starken Abnahme der Glucosephosphorylierung und der Fettsäuresynthese aus Glucose und Fructose; in der Muskulatur nimmt vor allem die Glucoseaufnahme ab. Diese Beobachtungen werden ebenfalls als Hinweis dafür gedeutet, daß Insulin eine direkte Wirkung auf die Leber besitzt. Diese Wirkung kann aber nicht, wie bei der Muskulatur, auf einer Förderung der Glucosepassage in die Zelle beruhen, da die Leberzellmembran für Glucose frei permeabel ist. Wahrscheinlich handelt es sich um intracelluläre Vorgänge, auf deren Problematik später noch eingegangen werden soll.

Das Fett, welches früher als ein verhältnismäßig stoffwechselträges Gewebe betrachtet wurde, ist erst seit wenigen Jahren als ein wesentlicher Faktor im Stoffwechselgeschehen erkannt worden. Es verbraucht unter dem Einfluß von Insulin Glucose, die z. T. zur Synthese von Fettsäuren verwendet wird und die zum anderen Teil zu CO_2 verbrannt wird. Beim unbehandelten Diabetes gibt das Fettgewebe mehr Fettsäuren an das Blut ab als bei Stoffwechselgesunden (26).

Die Verwertung der unveresterten Fettsäuren in der Muskulatur, die neben der Glucose eine sehr wichtige Energiequelle sind, ist beim Diabetes in gleicher Weise gestört. BUTTERFIELD untersuchte die periphere Utilisation der Fettsäuren bei Normalen und Diabetikern und fand, daß die durchschnittliche Aufnahme von Fettsäuren bei den Kontrollen 20mal so groß war wie bei den Diabetikern. Dieser Defekt konnte durch Gaben von Insulin fast vollständig beseitigt werden (27). Insulin hat einen ähnlichen Einfluß auf die Fettsäureutilisation wie auf den Glucoseverbrauch in der Muskulatur. Die Bedeutung des Fettgewebes für den Stoffwechsel der Fettsäuren entspricht etwa der Bedeutung der Leber für den Glucoseumsatz.

Biochemie der Insulinwirkung

Als nächstes soll die Wirkung des Insulins an und in der Zelle besprochen werden. Dabei soll sowohl der Umsatz der Zucker als auch der der Fettsäuren und der Aminosäuren diskutiert werden. Das Hormon beeinflußt ohne Zweifel die Permeabilität von Zellmembranen gegenüber verschiedenen Zuckern und gegenüber Aminosäuren. Ob dieser Einfluß auf eine direkte Änderung der Membrandurchlässigkeit zurückzuführen ist oder ob durch Insulin eingeleitete intracelluläre Stoffwechseländerungen den Durchtritt der verschiedenen Substanzen durch die Zellmembranen sekundär begünstigen, konnte bis heute nicht mit Sicherheit festgestellt werden; am eindrucksvollsten lassen sich bisher jedenfalls Insulinwirkungen an den Organen nachweisen, deren Zellmembranen nicht frei für Glucose durchlässig sind wie Muskel- und Fettgewebe. Über die bekannten Theorien von CORI und LEVINE hinaus erscheint eine kürzlich von KRAHL entwickelte Vorstellung über den Wirkungsmechanismus des Insulins bemerkenswert. Insulin soll demnach mit spezifischen Strukturen von extracellulär-intracellulären Grenzflächen reagieren; dadurch würde eine Serie von intermolekularen Veränderungen eingeleitet, die durch die Membran und bis in das Zellinnere fortgeleitet werden. Das erste Ereignis der Insulinwirkung könnte nach KRAHL eine Reaktion des Hormons mit Zink und/oder Lipoproteinen der Membran sein.

Für eine unmittelbare Einflußnahme des Hormons auf Stoffwechselprozesse in der Zelle sprechen vor allem Beobachtungen über einen reduzierten Sauerstoffverbrauch beim Insulinmangel und die Normalisierung dieser Veränderung durch das Hormon (28). Eine Beeinflussung der oxydativen Phosphorylierung könnte fast alle Insulinwirkungen auf den Kohlenhydrat-, Eiweiß- und Fettstoffwechsel erklären; denn alle durch Insulin beeinflußten Prozesse verbrauchen Energie. Leider hat sich bisher ein sicherer Angriffspunkt im Bereich der oxydativen Phosphorylierung nicht nachweisen lassen. Es ist außerdem schwierig, Vorstellungen über den Eintritt von Insulin in die Zelle zu entwickeln; Beobachtungen über das Vorkommen des Hormons in Mitochondrien- und Mikrosomenfraktionen von homogenisierten Organen können auf einer nachträglichen Fixierung des Insulins an diese Zellbestandteile beruhen (*29*). Im Bereich des Kohlenhydratstoffwechsels von Fettzellen übt das Insulin über die allgemein utilisationsfördernde Wirkung hinaus einen spezifischen Einfluß aus. Glucose wird hier in vermehrtem Umfang über den Horeckershunt abgebaut (*30*). An Nettogleichungen läßt sich demonstrieren, warum der gleichzeitige Abbau der Glucose über den Embden-Meyerhof-Weg und über den Horeckershunt Voraussetzung für die Fettsäuresynthese ist. Es wird nicht nur Acetyl-CoA als Ausgangsmaterial benötigt, sondern auch hydriertes DPN für die Hydrierung der Ketoform an der β-Oxyacyldehydrogenase und hydriertes TPN für die folgende Aufhebung der Doppelbindung, die dann zur reinen Fettsäure-CoA-Verbindung führt. Diese Zusammenhänge mögen auch Ursache des von CHAIKOFF postulierten Stoffwechselblocks, nämlich der gestörten Verwendung von Acetat zur Fettsäuresynthese sein (*31*). Die Stoffwechselveränderungen, die unter dem Einfluß des Insulins am Fettgewebe beobachtet werden, wurden Grundlage für die Entwicklung eines sehr empfindlichen und spezifischen Insulintestes (*32*).

SALTER und BEST haben in den letzten Jahren mehrfach auf die anabole Wirkung des Insulins hingewiesen (*33*); die Peptid- und Eiweiß-Synthese wird unter bestimmten Bedingungen durch Insulin in ähnlichem Umfang intensiviert wie durch Wachstumshormon. Erst kürzlich konnte KIPNIS zeigen, daß ein wesentlicher Teil der anabolen Insulinwirkung in einer Förderung des Aminosäure-Transportes durch die Zellmembran besteht (*34*). Der Nachweis wurde mit einer nicht verwertbaren „künstlichen" Aminosäure, der α-Aminoisobuttersäure, geführt. Diese Substanz wurde unter dem Einfluß des Hormons intracellulär gegen einen Konzentrationsgradienten angereichert. Am Zwerchfell hypophysektomierter Ratten konnte beobachtet werden, daß Aminosäuren unter dem Einfluß von Insulin auch dann in vermehrtem Umfang in das Protein eingebaut werden, wenn das Medium keine Glucose enthält (*35*); dieser Effekt konnte durch Zusatz von Glucose nicht mehr verstärkt werden. Demnach scheint die Wirkung von Insulin auf den Einbau von Aminosäuren in Eiweiß weitgehend unabhängig von der Wirkung des Hormons auf den Kohlenhydratstoffwechsel zu sein.

Ein vermehrter Glucoseverbrauch läßt sich auch auf andere Weise erzielen: Am schlagenden Herzmuskel hat Sauerstoffmangel eine ähnliche Wirkung wie Insulin (*36*). Der naheliegende Einwand, daß dieser Effekt durch einen unspezifischen Verlust der Membranintegrität entstanden sei, läßt sich durch folgende Einwände entkräften:

1. konnte gezeigt werden, daß eine Konkurrenz zwischen verschiedenen Zuckern auch unter anaeroben Bedingungen erhalten bleibt;

2. Phlorrhidzin unterdrückt den Glucosetransport durch die Zellmembran unter anaeroben Bedingungen genauso stark wie in Gegenwart von Sauerstoff;

3. der Anoxie-Effekt läßt sich durch Insulin verstärken;

4. ist der Anoxie-Effekt reversibel.

Eine ähnliche Wirkung wie der Sauerstoffmangel haben verschiedene Substanzen, die die oxydative Phosphorylierung hemmen, z. B. Salicylsäure und 2,4-Dinitrophenol. Ob die Wirkung der Diguanidine und Biguanide auf einem ähnlichen Mechanismus beruht, läßt sich bisher nicht mit Sicherheit sagen (*37*). Allerdings betrifft die Insulinähnlichkeit der Wirkung dieser Substanzen lediglich die vermehrte Glucoseaufnahme, nicht aber die Förderung energieverbrauchender Prozesse.

Insulin-Ausschüttung

Quantitative Insulin-Bestimmungen im Blut, die mit Hilfe von modernen Methoden durchgeführt wurden, haben Einblicke in Schwankungen der Insulin-Sekretion gegeben, die die Erkenntnisse der rein morphologischen Untersuchungen an den Langerhansschen Inseln aus früheren Jahren bestätigen und darüber hinaus gehen. So konnte nachgewiesen werden, daß der Plasmainsulin-Spiegel nach Applikation von Glucose ansteigt. Es konnte weiter gezeigt werden, daß dieser Anstieg bei Diabetikern nicht in demselben Ausmaß wie bei Stoffwechselgesunden bzw. überhaupt nicht erfolgt (*38*). Auch nach Gabe von blutzuckersenkenden Sulfonylharnstoffen findet man eine ähnliche Abhängigkeit der Insulin-Ausschüttung von der Schwere des Diabetes (*39*). Das Vorhandensein einer entsprechenden mobilisierbaren Insulin-Reserve im Pankreas ist nach Untersuchungen von Seltzer tatsächlich eine Voraussetzung für die Therapie mit diesen Substanzen. Wenn man diesen Anstieg des Plasma-Insulins bei Gesunden mit 100% bezeichnet, dann würden die entsprechenden Prozentzahlen bei sulfonylharnstoffempfindlichen Diabetikern 25%, bei sulfonylharnstoffresistenten 4% und bei jugendlichen Diabetikern 0,1% betragen (*40*). Elektronenmikroskopische Untersuchungen haben diese Beobachtungen ergänzt. Lacy fand in den B-Zellen von Ratten, die 24 Std. mit blutzuckersenkenden Substanzen behandelt waren, anstelle der normalen Granula nur mehr leere Säckchen. Dieser Befund entspricht der Degranulierung, die mit normalen histologischen Methoden beobachtet wird (*41*). Nach anderen elektronenmikroskopischen Beobachtungen desselben Autors an funktionell stimulierten B-Zellen scheinen die Granula zur capillarnahen Zellmembran zu wandern und dort ihren Inhalt durch Mikrovilli an das Blut in den Capillaren abzugeben. Es ist bisher durchaus im Bereich der Möglichkeit, daß verschiedene Stimuli die Vorgänge in der B-Zelle bei der Sekretion von Insulin unterschiedlich beeinflussen.

Literatur

1. Sanger, F.: The structure of insulin; in Currents in Biochemical Research, S. 434. New York: D. E. Green 1956.
2. Behrens, O. K., and W. W. Bromer: Biochemistry of the protein hormones. Ann. Rev. Biochem. **27**, 57 (1958).
3. Harfenist, E. J.: The aminoacid composition of insulin isolated from beef, pork and sheep glands. J. Amer. chem. Soc. **75**, 5528 (1953).
4. Williams, R. H.: Diabetes, S. 22. New York: P. B. Hoeber 1960.
5. Maske, H.: Interaction between insulin and zinc in the islets of Langerhans diabetes. Diabetes **6**, 335 (1957).
6. Haugaard, N.: The binding of insulin to cells. J. biol. Chem. **211**, 289 (1954).
7. Krahl, M. E.: Speculations on the action of insulin. Perspectives in Biol. Med. **1**, 69 (1957).

8. BRIGGS, J. H., W. J. H. BUTTERFIELD, J. D. PEARSON and M. J. WHICHELOW: Studies of insulin fixation in peripheral tissues of normal and acromegalic subjects using I^{131}-insulin. 4. Intern. Symposium über radioaktive Isotope v. 7.—10. 1. 60 in Bad Gastein.

9. BORNSTEIN, J., and C. R. PARK: Inhibition of glucose uptake by the serum of diabetic rats. J. biol. Chem. **205**, 503 (1953).

10. KRAHL, M. E., M. E. TIDBALL and E. BREGMANN: Preparation and anti-insulin activity of lipoprotein fractions from ratserum. Proc. Soc. exp. Biol. (N. Y.) **101**, 1 (1959).

11. VALLANCE-OWEN, J., E. DENNES and P. N. CAMPBELL: Insulin antagonism in plasma of diabetic patients and normal subjects. Lancet **1958**, 336.

12. BEIGELMANN, P. M., and I. S. ONOPRIENKO: Insulin like effects of serum albumin and globulin fractions on glucose uptake by rat epididymal adipose tissue. Diabetes 8, 438 (1959).

13. BOLINGER, R. E., H. VAN DER GELD and A. F. WILLEBRANDS: Electrophoretic separation of insulin activity of normal plasma and plasma with added insulin-J^{131}. Metabolism 8, 39 (1959).

14. BERSON, S. A., R. S. YALOW, A. BAUMANN, M. A. ROTHSCHILD and K. NEWERLY: Insulin-J^{131} metabolism in human subjects: Demonstration of insulin binding globulin in the circulation of insulin treated subjects. J. clin. Invest. **35**, 170 (1956).

15. COLWELL, A. R., and R. W. WEIGER: Inhibition of insulin action by serum gamma globulin. J. Lab. clin. Med. **47**, 844 (1956).

16. FIELD, J. B.: Studies on the circulating insulin inhibitor found in some diabetic patients exhibiting chronic insulin resistance. J. clin. Invest. **38**, 551 (1959).

17. MORSE, J. H.: Rapid production and detection of insulin-binding antibodies in rabbits and guinea pigs. Proc. Soc. exp. Biol. (N. Y.) **101**, 722 (1959).

18. STAVITSKY, A. B., u. E. R. ARQUILLA: Insulin-Antikörper und ihre klinische Bedeutung. Klin. Wschr. **36**, 341 (1958).

19. BERSON, S. A., and R. S. YALOW: Species-specificity of human anti-beef, pork insulin serum. J. clin. Invest. **38**, 2017 (1959).

20. WRIGHT, P. H.: Production of acute insulin deficiency by administration of insulin antiserum. Nature (Lond). **183**, 829 (1959).

21. MOLONEY, P.-J., and M. COVAL: Antigenicity of insulin-diabetes induced by specific antibodies. Biochem. J. **59**, 179 (1955).

22. PROUT, T. E., and R. B. KATIMS: The effect of insulin-binding serum globulin on insulin requirement. Diabetes 8, 425 (1959).

23. BERSON, S. A., and R. S. YALOW: Quantitative aspects of the reaction between insulin and insulin-binding antibody. J. clin. Invest. **38**, 1996 (1959).

24. DUNN, A., N. ALTSZULER, R. C. DE BODO, R. STEELE, D. T. ARMSTRONG and J. S. BISHOP: Mechanism of action of insulin. Nature (Lond.) **183**, 1123 (1959).

25. SPIRO, R. G., J. ASHMORE and A. B. HASTINGS: Studies on carbohydrate metabolism in rat liver slices XII. Sequence of metabolic events following acute insulin deprivation. J. biol. Chem. **230**, 761 (1958).

26. WENKEOVÁ, J., and J. PÁV: Release of non-esterified fatty acids from adipose tissue in normal and diabetic rats. Nature (Lond.) **183**, 1147 (1959).

27. BUTTERFIELD, W. J. H., and G. SCHLESS: Observations on the peripheral metabolism of nonesterified fatty acids. Diabetes 8, 450 (1959).

28. HALL, J. C.: The effect of insulin on intact muscle from normal and alloxan-diabetic rats. J. biol. Chem. **235**, 6 (1960).

29. LEE, N. D., and R. WISEMAN: The significance of the binding of Insulin-J^{131} to cytostructural elements of rat liver. Endocrinology **65**, 442 (1959).

30. BALL, E. G., D. B. MARTIN and O. COOPER: Studies on the metabolism of adipose tissue. I. The effect of insulin on glucose utilisation as measured by the manometric determination of carbon dioxide output. J. biol. Chem. **234**, 774 (1959).

31. CHAIKOFF, I. L.: Metabolic blocks in carbohydrate metabolism in diabetes. Harvey Lect. **1951—52**, 47, 99 (1953).

32. MARTIN, D. B., A. E. RENOLD and Y. M. DAGENAIS: An assay for insulin-like activity using rat adipose tissue. Lancet **1958 II**, 76.

33. SALTER, J., and C. H. BEST: Insulin as a growth hormone. Brit. med. J. **4832**, 353 (1953).

34. Kipnis, D. M., and M. W. Noall: Stimulation of amino acid transport by insulin in the isolated rat diaphragm. Biochim. biophys. Acta **28**, 226 (1958).
35. Kostyo, J. L.: In vitro effects of insulin and glucose on Leucine-2-^{14}C incorporation into protein of diaphragms of hyposectomized rats. Nature (Lond.) **183**, 1518 (1959).
36. Morgan, H. E., P. J. Randle and D. M. Regen: Regulation of glucose uptake by muscle. 3. The effects of insulin, anoxia, salicylate and 2:4-dinitrophenol on membran transport and intracellular phosphorylation of glucose in the isolated rat heart. Biochem. J. **73**, 573 (1959).
37. Hollunger, G.: Guanidines and oxydative phosphorylation. Acta pharmacol. (Kbh.), **11**, Suppl. 1 (1955).
38. Pfeiffer, E. F., M. Pfeiffer, H. Ditschuneit u. Chang-Su Ahn: Über die Bestimmung von Insulin im Blut am epididymalen Fettanhang der Ratte mit Hilfe markierter Glucose. II. Experimentelle und klinische Erfahrungen. Klin. Wschr. **37**, 1239 (1959).
39. — — — — Clinical and experimental studies of insulin secretion following tolbutamide and metahexamide administration. Ann. N. Y. Acad. Sci. **82**, 479 (1959).
40. Seltzer, H. S., and W. L. Smith: Circulation insulin activity after glucose relation of insulogenic reserve to clinical severity of diabetes mellitus. J. Lab. clin. Med. **54**, 945 (1959).
41. Persönliche Mitteilung.

Department of Physiological Chemistry, University of Louvain, Belgium

The metabolic actions of glucagon

By

J. BERTHET

It seems well established that the A-cells of the islets of LANGERHANS are the main or the only cells containing glucagon in the pancreas. An impressive number of morphological observations showing that the A-cells are influenced by metabolic and hormonal factors constitute at the present time the strongest evidence of the hormonal nature of glucagon. For instance, the observation made initially by KRACHT (*21*), and repeated since by others, that glucagon administration induces an atrophy of the A-cells provides the most direct indication to date that glucagon is indeed secreted and that its secretion is under some "feed-back" control. However, the physiologists have not provided much support for this hypothesis. The consequences of the removal of the A-cells are not clear and many experiments suggest that they would not be very important. A few scattered observations of hypoglycaemia following pancreatectomy in birds (*25*) or reptiles (*27*), suggestive as they may be, do not compensate for the lack of conclusive information in mammals. Much weight was given in the past to the differences between depancreatized and alloxan diabetic animals. Although the evidence may still be valid, it is not as clear-cut as one would like. A substance very similar to glucagon has been isolated from the blood of dogs (*23*) and rabbits (*35*) but its chemical identification is not yet conclusive, its pancreatic origin could not be demonstrated, and its concentration in the blood was apparently not influenced by various metabolic or endocrinological factors.

Many aspects of these problems have been thoroughly discussed in recent reviews (*3, 4, 7, 10, 14, 16, 17*), and only a brief remark will be added here. On careful examination, it seems difficult to integrate the morphological and the physiological observations into simple and coherent hypotheses concerning the role of glucagon and the nature of the direct stimulus of its secretion. The present confusing situation could stem partly from the implicit hypothesis made by most endocrinologists that glucagon is a direct and important participant in the regulation of the blood glucose level. In fact, this may well be a secondary role of a hormone which has many other biochemical actions besides its hyperglycaemic and glycogenolytic effects. Emphasis on these other properties of glucagon may be a significant step in solving the glucagon problem by suggesting more fruitful hypotheses and lines of research. Most of this review will therefore be devoted to the new developments in this field.

Actions on carbohydrate metabolism

Glucagon is one of the most potent blood sugar raising substances. As this appeared for some time to be its main physiological property, a large number of investigations have been devoted to the analysis of the evolution of the blood sugar after glucagon infusion in animals and in man. Few new facts about this phenomenon have been reported during the last years, and the present knowledge will only be very briefly summarized here. A more complete discussion and bibliography have been presented in recent reviews (*3, 16, 17*).

The hyperglycaemia induced by glucagon originates primarily from an increased inflow of glucose into blood. The liver glycogen appears to be the main source of the extra glucose. This has been repeatedly demonstrated both by *in vivo* and *in vitro* experiments and has been confirmed by numerous investigations showing that adequate liver glycogen stores are required to obtain an intense hyperglycaemia after a single glucagon infusion.

The origin of the glucose excreted by animals maintained in a chronic hyperglycaemic state by repeated injections of large doses of glucagon is more difficult to identify. In experiments of this type, performed by Salter et al. (*32*), it was found that gluconeogenesis from proteins, as estimated from the excretion of urea, accounted for less than twenty percent of the glucose lost in the urine (*4, 32*). Apparently, these glucagon treated animals were unable to metabolise as much glucose as the normal animals. It should be pointed out, however, that these results could eventually be explained by a decreased hepatic uptake of glucose in the fed animals during the post-absorbtive state, without postulating an impairment of the carbohydrate metabolism in the periphery.

The question of the possible actions of glucagon on the peripheral glucose utilization has not yet been satisfactorily answered. Conflicting results have been obtained on isolated muscle tissue or eviscerated animals. However, some of the early experiments which were performed with fairly impure glucagon preparations could have been vitiated by a contaminant which inhibited the glucose uptake. In recent *in vitro* experiments, crystalline glucagon was found to stimulate the glucose uptake of muscle or to mimic other insulin actions (*24, 28, 31*), but various controls showed beyond doubt that these effects had to be ascribed to a contamination by insulin and could not be reproduced by pure glucagon. One important side result of these experiments has been to establish that the amount of insulin contaminating crystalline glucagon is higher than it was previously assumed. From the data obtained by Randle (*31*), it can be calculated that one batch of crystalline glucagon may have contained up to 1% of insulin; it is possible that the glucagon samples used by other investigators were even more heavily contaminated.

In view of this fact, it is impossible to evaluate the claim that glucagon has an insulin-like effect on the peripheral utilization of glucose as measured *in vivo* by the arterio-venous difference in blood sugar concentration, especially since several authors have failed to reproduce these observations. It should be emphasized that none of these results are quite conclusive for various reasons: the arterio-venous difference method is not accurate enough to detect small or moderate effects; it rests on various assumptions, such as the constancy of the peripheral blood flow, which are difficult to verify accurately; the picture would be further complicated if the B-cells of the pancreas should be influenced by glucagon. *In vitro* experiments are more easily interpreted, but to date only the response of muscle has been carefully studied and with negative results. A peripheral effect on other tissues remains possible: a stimulation of glucose uptake by adipose tissue in vitro has been reported recently (*36, 37*), and this could be a genuine insulin-like effect of glucagon. It should be recalled, however, that no effect of glucagon on the glycogen of adipose tissue had been found in earlier investigations (*15*).

Most of the speculations on the physiological role of glucagon have been concerned with its overall action on carbohydrate metabolism. It has been frequently postulated that the hormone promotes the transfer of the glycogen stores from the liver to peripheral tissues. Although this hypothesis is difficult to verify accurately, it is supported by some observations (*11, 12*). In any case, such an effect is likely since glucagon does not seem to inhibit and may even promote peripheral utilization. However, the recent investigations on lipid and protein metabolism suggest that the effect on glycogen stores cannot be so simply isolated from the other actions of glucagon.

Actions on protein metabolism

Before the diabetogenic action of glucagon was clearly demonstrated, it had been found that glucagon increases the nitrogen excretion in rats (*20*) and rabbits (*34*). However, serious attention was not given to amino acid and protein metabolism until SALTER et al. observed a severe nitrogen loss in the diabetic-like state induced by large doses of glucagon (*32*). This effect, which is probably related to glyconeogenesis, is not dependent, however, on the diabetic state and is easily obtained in acute experiments and with moderate doses of glucagon.

A large part of this action of glucagon may certainly be accounted for by the metabolic changes occurring in the liver. The hepatic uptake of amino acids measured *in vivo* by catheterization is considerably increased by glucagon (*33*), while the amino acid level in the blood is decreased. In perfused liver, (*26*) as well as in liver slices (*4*), the production of urea is stimulated by the addition of glucagon to the perfusion or incubation fluid. At the same time, protein synthesis is probably inhibited; the incorporation of labelled amino acids into liver proteins is inhibited *in vivo* (*30*) as well as *in vitro* (*29*); in the latter case the observed effect does not seem to be explainable by a change in the amino acid pool and probably reflects a true inhibition of protein synthesis. The influence of glucagon on the metabolism of proteins and amino acids in peripheral tissues has not been fully investigated. Protein synthesis does not appear to be affected in isolated diaphragms (*24*), but glucagon may stimulate the release of amino acids from muscle *in vitro* under some conditions (*6*).

The obvious similarity between the catabolic action of glucagon and of the glucocorticoids on nitrogen metabolism have suggested the participation of the adrenal cortex in the effects observed in the whole animal after glucagon infusion. Although some observations indicate indeed that the adrenal cortex is somewhat stimulated, the *in vitro* experiments related above prove that the mediation of this gland is not essential. Moreover, the rise in urea excretion is also obtained in adrenalectomized animals (*32*). Nevertheless, glucagon and cortisone are undoubtedly powerful synergists, as has been directly shown in the case of the formation of urea by the perfused liver (*26*).

Actions on lipid metabolism

The action of glucagon on lipid metabolism has first been investigated on liver tissue *in vitro*. It was found that the hormone inhibits the incorporation of various precursors into fatty acids (*18, 19*) and cholesterol (*1*), while stimulating the formation of ketone bodies (*2, 18*). These observations point to a catabolic or antianabolic action of glucagon on the lipids in the liver. Recent studies on adipose tissue *in vitro* also suggest a catabolic effect: the release of unesterified fatty acids is promoted (*28, 36*), and the synthesis of tissue fat from acetate is apparently inhibited (*28*). It is interesting to note that these effects on adipose tissue are also obtained with growth hormone and with corticotropin. However, other observations rather indicate an anabolic effect, since glucose uptake and fatty acid synthesis from glucose are apparently stimulated (*36, 37*); in this respect, glucagon seems to be a synergist of insulin (*37*).

It is still difficult to picture the effect of glucagon on the metabolism of fats in the whole animal. The sustained ketonuria induced by a prolonged treatment is good evidence of a catabolic effect and is in agreement with the *in vitro* observations on the liver. In addition, the action on adipose tissue would help to mobilize fatty acids from the periphery for hepatic or possibly extrahepatic utilization. If this is true, one would expect a change in the level (or at least an increased turnover) of unesterified fatty acids in the blood. However, the published experiments on this point are not conclusive: glucagon was found to decrease the concentration of unesterified fatty acids in the blood (*5, 22*), but a glucose infusion had the same effect and this action of glucagon was much weaker in diabetics (*5*). It would seem, therefore, that this insulin-like effect of glucagon could indeed be due to the secretion of insulin induced by the hyperglycaemia. The consequences of the apparent inhibition of cholesterol synthesis in the liver *in vitro* have not been thoroughly investigated *in vivo*. In humans, glucagon decreases the concentration of blood cholesterol (*7*). Indirect evidence suggests that the activity of the A-cells could have the same effect on the rabbit (*8*).

Action on the basal metabolic rate

Most of the actions mentioned above are probably involved in the influence of glucagon on the basal metabolic rate. A rise in the oxygen consumption occurs soon after the administration of large or moderate doses and lasts a few hours (*13*). The effect is not a simple consequence of the hyperglycaemia. It is abolished in thyroidectomized or adrenalectomized animals, and in the latter case it can be restored by treatment with cortisone. Apparently, the thyroid and the adrenal cortex do not mediate this action but have only a permissive role (*4*). The main tissues involved in the increase of metabolism have not been identified. The effect is too important (up to 50%) to be accounted for entirely by the catabolic action on the liver. The stimulation of the oxygen consumption of adipose tissue *in vitro* (*28*) provides a direct proof of the participation of at least one type of peripheral tissue.

The change in the basal metabolic rate undoubtedly reflects an increased catabolism of carbohydrate, protein or fat. As discussed above, the utilization of carbohydrate by the whole animal seems instead to be decreased. On the other hand, while the catabolic effect on proteins and amino-acids could account for a part of the action on the metabolic rate, the evidence rather suggests that these two phenomena are not strictly linked: glucagon still increases the excretion of urea in adrenalectomized animals in which the oxygen consumption is not influenced. At the present time, it would seem that the rise in basal metabolic rate results primarily from the enhanced catabolism of fat.

Conclusion

It is clear that the majority of the biological properties of glucagon fit into the same pattern: stimulation of catabolism (or inhibition of anabolism) and antagonism to insulin. The three main and early symptoms of the glucagon diabetes, hyperglycaemia, ketosis and negative nitrogen balance, appear to result more from the direct action of glucagon than from a secondary exhaustion of the B-cells. It should be pointed out, however, that the diabeticlike state, which is obtained with very large doses, may be a distorted rather than a magnified picture of the effect of a moderate secretion of the A-cells. Some tissues, or some metabolic systems, may be more sensitive than others to glucagon, especially if it is secreted continuously into the portal blood rather than injected discontinuously in the periphery. It is also likely that a part of the actions of small doses may be efficiently compensated or even overcompensated by other endocrine secretions.

One of the most striking proofs of the complexity of the problem is provided by the observation (*9, 10*) that glucagon promotes the growth of the pituitary dwarf mouse. Obviously, this effect is difficult to explain on the basis of a catabolic action. At first, it seemed possible that the growth could be a consequence of the secretion of insulin stimulated by the administration of glucagon. However, a detailed analysis of the phenomenon showed that the effects of glucagon and of insulin on the growth of these animals are of a different type. Many other examples in the field of the biology of glucagon or of the A-cells point to the same conclusion: it seems that the physiological significance of glucagon will only be appreciated when further research has unravelled its many different properties and its interactions with the endocrine system.

Bibliography

1. BERTHET, J.: Radioisotopes in Scientific Research, vol. 3, p. 179. London: Pergamon 1958.
2. — 4th International Congress of Biochemistry Abstracts, p. 107. Wien 1958.
3. — Amer. J. Med. **26**, 703 (1959).
4. BEST, C. H.: Ciba Foundation Symposium on Significant Trends in Medical Research, p. 164. London: Churchill 1959.
5. BIERMAN, E. L., V. P. DOLE and T. N. ROBERTS: Diabetes **6**, 475 (1957).
6. BOCEK, R. M., R. D. PETERSON and C. H. BEATTY: Fed. Proc. **19**, 149 (1960).
7. CAMPANACCI, D., and U. BUTTURINI: Il glucagone in biologia ed in clinica (Soc. Ital. Endocrinol., VII Congresso nazionale). Pisa: Arti Graphiche Pacini Mariotti 1957.

8. CAREN, R., and L. CARBO: J. clin. Endocr. **16**, 507 (1956).
9. CAVALLERO, C.: Lancet **276**, 521 (1959).
10. — B. MALANDRA and L. MOSCA: Isole pancreatiche e glucagone (Soc. Ital. Endocrinol., VII Congresso nazionale). Livorno: Stabilimento Poligrafico Belforte 1957.
11. COSTA, E., G. GALANSINO and P. P. FOA: Proc. Soc. exp. Biol. (N. Y.) **91**, 308 (1956).
12. — — G. POZZA and P. P. FOA: Proc. Soc. exp. Biol. (N. Y.) **91**, 574 (1956).
13. DAVIDSON, I. W. F., J. M. SALTER and C. H. BEST: Nature (Lond.) **180**, 1124 (1957).
14. DE DUVE, C., and J. BERTHET: Rapports de la IVe Reunion des Endocrinologistes de Langue Française. p. 333. Paris: 1957.
15. ENGEL, F. L., and J. L. SCOTT: Endocrinology **46**, 574 (1950).
16. FOA, P. P., G. GALANSINO and G. D'AMICO: Mod. Probl. Pädiat. **4**, 237 (1959).
17. — — and G. POZZA: Recent Progr. Hormone Res. **13**, 473 (1957).
18. HAUGAARD, E. S., and N. HAUGAARD: J. biol. Chem. **206**, 641 (1954).
19. — and W. C. STADIE: J. biol. Chem. **200**, 753 (1953).
20. KALANT, N.: Proc. Soc. exp. Biol. (N. Y.) **86**, 617 (1954).
21. KRACHT, J.: Naturwissenschaften **42**, 50 (1955).
22. LAURELL, J., et B. CHRISTENSON: Acta physiol. scand. **44**, 248 (1958).
23. MAKMAN, M. H., R. S. MAKMAN and E. W. SUTHERLAND: J. biol. Chem. **233**, 894 (1958).
24. MANCHESTER, K. L., and F. G. YOUNG: J. Endocr. **18**, 381 (1959).
25. MIALHE, P.: Acta endocr. (Kbh.), Suppl., **36**, 1 (1958).
26. MILLER, L. L.: Nature (Lond.) **185**, 248 (1960).
27. MILLER, M. R., and D. H. WURSTER: Endocrinology **63**, 191 (1958).
28. ORTH, R. D., W. D. ODELL and R. H. WILLIAMS: Amer. J. Physiol. **198**, 641 (1960).
29. PRYOR, J., and J. BERTHET: Arch. int. Physiol. **68**, 227 (1960).
30. — — unpublished results.
31. RANDLE, P. J.: J. Endocr. **17**, 396 (1958).
32. SALTER, J. M., I. W. F. DAVIDSON and C. H. BEST: Diabetes **6**, 248 (1957).
33. SHOEMAKER, W. C., and T. B. VAN ITALIE: Endocrinology **66**, 260 (1960).
34. TYBERGHEIN, J.: Arch. int. Physiol. **61**, 104 (1953).
35. — and R. H. WILLIAMS: Metabolism **7**, 635 (1958).
36. VAUGHAN, M.: Fed. Proc. **19**, 224 (1960).
37. WEINGES, K.: This Symposion.

Aus der II. Med. Klinik der Universität München (Direktor: Prof. Dr. Dr. G. Bodechtel)

Beitrag zur Klärung der Frage einer anabolen oder katabolen Stoffwechselwirkung des zweiten Pankreashormones Glucagon (HGF)

Von

K. F. Weinges

Mit 5 Abbildungen

Untersuchungsergebnisse aus den Arbeitskreisen Salter u. Best sowie Helmer u. Kirtley (7, 8, 13) über den metabolischen und klinischen Effekt von Glucagon gaben Veranlassung, die Frage zu prüfen, ob dieses zweite Pankreashormon im Gegensatz zum Insulin eine katabole Stoffwechselwirkung besitzt.

Vorhergehende eigene Untersuchungen hatten, abgesehen vom Verhalten des Blutzuckers, einen dem Insulin ähnlicheren Effekt dieses Hormons ergeben (15). Ergänzend hierzu untersuchten wir nun das gleichzeitige Verhalten von Blutzucker (BZ) und anorganischem Serumphosphat (aPh) sowie der Gesamtaminosäuren (GA) und der nicht veresterten Fettsäuren (NFS) im Serum nach Gaben von Glucagon in einem Zeitraum von 4 Std. bei gesunden, 12 Std. nüchternen Personen. Außerdem wurde die Stickstoffausscheidung im Harn gemessen. Die gefundenen Ergebnisse wurden mit denen nach Gaben von Insulin, Adrenalin, Prednisolon und Thyroxin verglichen.

In Zusammenarbeit mit Herrn Schwarz an unserer Klinik wurden darüber hinaus die freien 17-Hydroxycorticosteroide im Plasma (17-OHCS) nach Glucagon-, Insulin- und Glucosegaben bestimmt (17). Schließlich wurde noch der Einfluß von Glucagon auf den Glucoseverbrauch von epididymalem Fettgewebe der Ratte bei in vitro-Versuchen untersucht.

Methoden

Der BZ wurde enzymatisch in Anlehnung an die von Hugget (9) beschriebene Methode aus Fingerbeerenblut bestimmt. Die Bestimmung des aPh erfolgte photometrisch nach Urbach (19), die der Ga nach Moore u. Stein (11) und die der NFS titrimetrisch nach Dole (4) im Serum von Cubitalvenenblut. Der Gesamtstickstoff im Harn wurde nach Kjeldahl (12) und die freien 17-Hydroxycorticosteroide im Plasma nach Eik-Nes, Nelson u. Samuels (5) bestimmt.

Die Verabreichungsform der Hormone und ihre Dosierung sowie die Zeitabstände der entnommenen Blutproben sind aus den Abbildungen zu ersehen.

Die dargestellten Kurven sind repräsentativ für ein größeres Kollektiv von Versuchspersonen.

Ergebnisse

Wie aus Abb. 1 zu ersehen ist, verursacht sowohl Glucagon als auch Insulin
oder eine halbstündige Glucoseinfusion einen deutlichen Abfall des aPh, der GA
und der NFS im Gegensatz zum Leerversuch. Bemerkenswert ist, daß nach Glucagon das aPh stärker abfällt als nach Glucose, obwohl die hyperglykämische

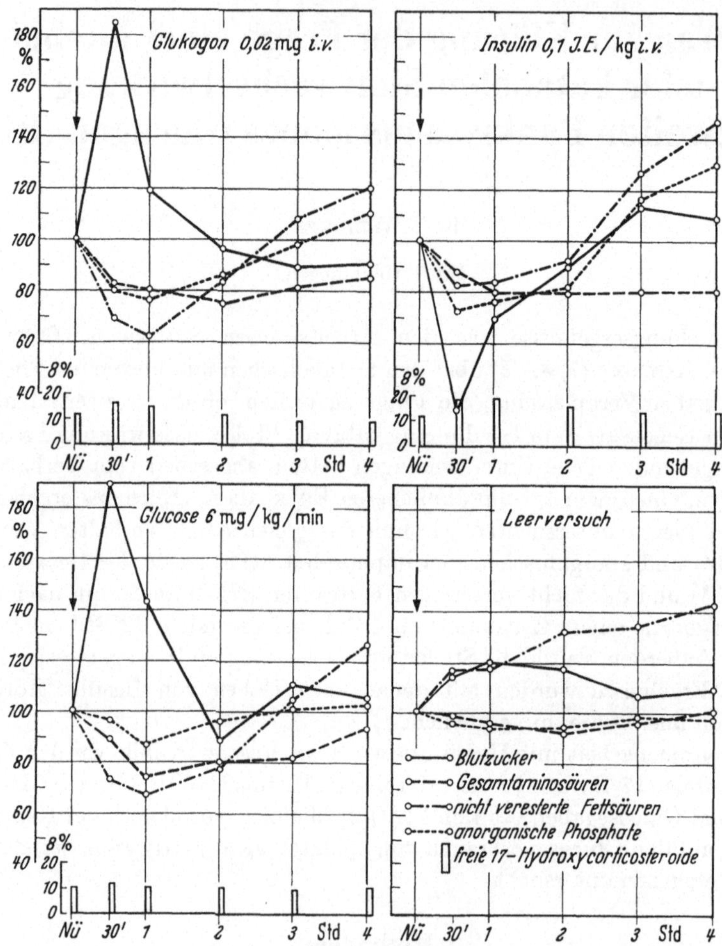

Abb. 1. Verhalten von Blutzucker, Gesamtaminosäuren, nicht veresterten Fettsäuren, anorganischem Phosphat
und der freien 17-Hydroxycorticosteroiden im Serum bzw. Plasma gesunder Versuchspersonen nach Gaben von
Glucagon, Insulin und Glucose

Reaktion etwa gleich ist. Nach Insulin fällt ein verhältnismäßig steiler Anstieg des
aPh und der NFS nach der 2. Std. p. J. auf, der den Ausgangswert um 30 bzw.
50% überschreitet und nach Glucagon und Glucose deutlich schwächer ist.

Die Säulen auf der Abscisse zeigen das Verhalten der 17-OHCS. Wir fanden
einen signifikanten Anstieg nach Insulin und Glucagon, dagegen nicht nach Gaben
von Glucose. Der Anstieg nach Insulin ist schon früher mehrfach beschrieben
worden und wahrscheinlich auf die hypoglykämische Stressituation zurückzuführen. Dies kann für das Glucagon nicht zutreffen. Es muß noch offenbleiben,

ob hier ein direkter Einfluß auf die Nebennieren oder aber ein sekundärer über die Leber vorliegt.

Andere Autoren beschrieben bereits eine vermehrte Ausscheidung von 17-OHCS im Harn nach verhältnismäßig hohen Dosen von Glucagon und beobachteten dabei einen günstigen therapeutischen Effekt bei der akuten rheumatischen Arthritis (8, 10). Eine Erhöhung des 17-OHCS-Plasmaspiegels konnte bisher nicht nachgewiesen werden (1).

Abb. 2 zeigt das Verhalten des BZ, des aPh, der GA und der NFS nach Adrenalin, Prednisolon und Thyroxin wieder im Vergleich zum Leerversuch. Im Gegensatz zum Glucagon kommt es nach Adrenalin gleichzeitig mit der Blutzuckersteigerung auch zu einem erheblichen Anstieg der NFS, während das aPh und die

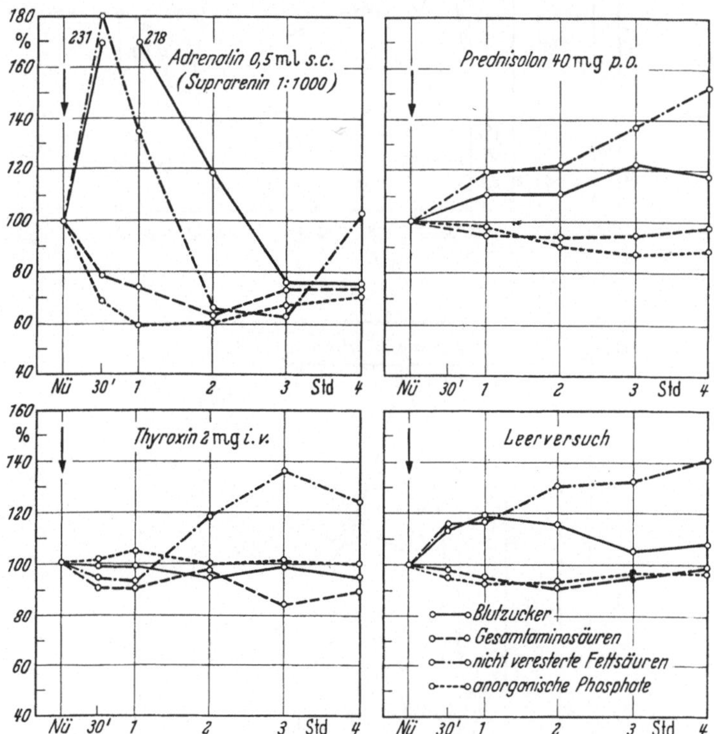

Abb. 2. Verhalten von Blutzucker, Gesamtaminosäuren, nicht veresterten Fettsäuren und anorganischem Phosphat im Serum gesunder Versuchspersonen nach Gaben von Adrenalin, Prednisolon und Thyroxin

GA abfallen. Prednisolon und Thyroxin zeigen im akuten Versuch keine wesentlichen Unterschiede zum Leerversuch. Lediglich der Anstieg der NFS scheint nach Prednisolon gegenüber dem Leerversuch etwas stärker zu sein.

Der Einfluß einer Infusion von 1 mg Glucagon pro Stunde in physiologischer NaCl über 4 bzw. 5 Std. auf den BZ, das aPh, die GA, die NFS und die 17-OHCS ist der Wirkung einer einmaligen Injektion ähnlich, wie auf Abb. 3 und 4 zu sehen ist. Die 17-OHCS im Plasma steigen deutlich an, besonders auf Abb. 4, und zwar hier zu dem Zeitpunkt, in dem es während der Infusion unter gleichen Versuchsbedingungen zu einem Blutzuckerabfall kam.

Eine nochmalige Injektion von 0,02 mg/kg Glucagon am Ende der Infusion zeigt keinen weiteren Effekt mehr.

Die Stickstoffausscheidung im 12- bzw. 24 Std.-Harn stieg bei keinem der durchgeführten Versuche an.

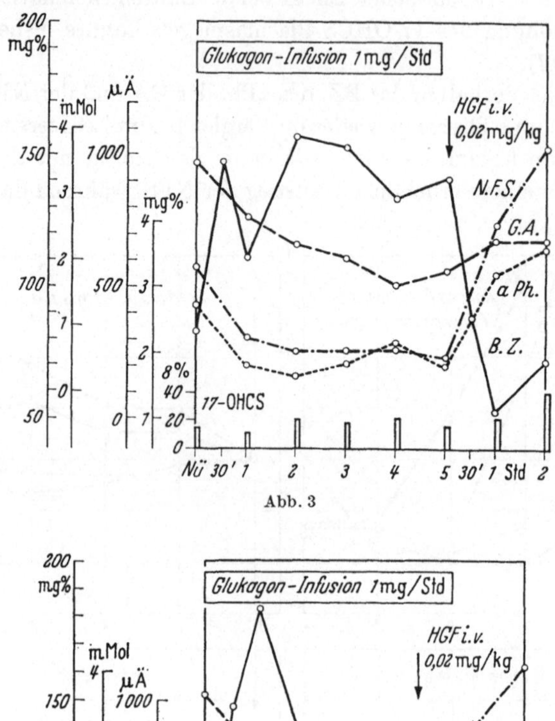

Abb. 3 u. 4. Verhalten von Blutzucker, Gesamtaminosäuren, nicht veresterten Fettsäuren, anorganischem Phosphat und der freien 17-Hydroxycorticosteroiden im Serum bzw. Plasma gesunder Versuchspersonen während und nach einer 5stündigen Glucagoninfusion

Die Wirkung von Glucagon auf den Glucoseschwund und die Glucoseoxydation am epididymalen Fettgewebe der Ratte bei in vitro-Versuchen zeigt Abb. 5. Bei den vorliegenden Untersuchungen wurde eine Glucagonkonzentration von 4 und 40 γ/ml in einer Krebs-Ringer-Puffer-Lösung mit 200 mg-% Glucose gewählt und mit der Wirkung von 10 und 1000 μ-Einheiten glucagonfreien Insulins verglichen. Um noch Spuren von Insulin im Glucagon zu beseitigen, wurde dieses nach Staub (*11*) mit Cystein vorbehandelt und dann am Kaninchen nochmals getestet. Bei den Versuchen wurde stets auch ein so behandeltes Insulin mitgetestet.

Es fand sich sowohl bei der Bestimmung der Glucoseaufnahme wie auch bei der Messung des aus zugesetzter 1-C^{14}-markierter Glucose (0,2 μ-C) frei gewordenen

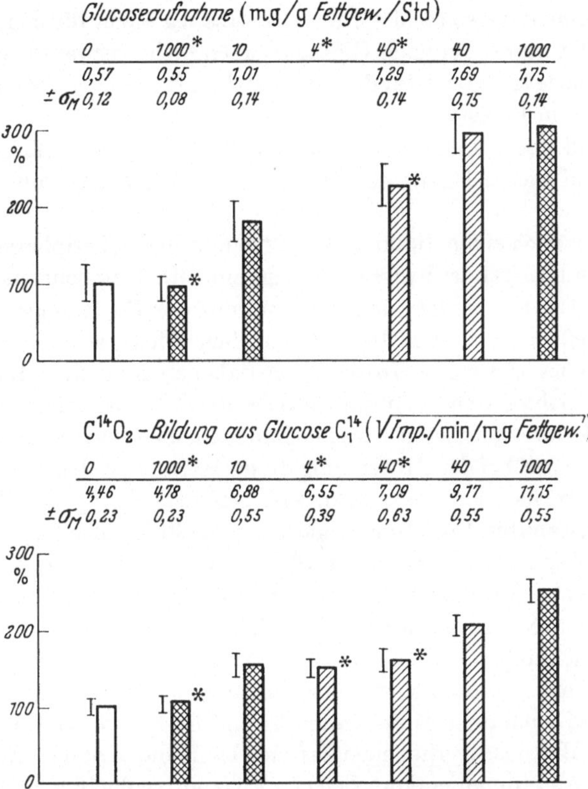

Abb. 5. Glucoseaufnahme und $C^{14}O_2$-Bildung aus Glucose-C_{14} vom epididymalen Fettanhang der Ratte unter dem Einfluß von Glucagon und Insulin. * = Cystein behandelt, Glucagon 4 und 40 γ/ml; Insulin 10 und 1000 μE/ml. Mittelwert von 6 Einzelbestimmungen mit mittlerem Fehler

$C^{14}O_2$ ein deutlicher Effekt des Glucagons bei einer Konzentration von 4 γ/ml, der durch eine höhere Dosierung zu verstärken war. Der Glucoseverbrauch entsprach etwa dem von 10—60 μ-Einheiten Insulin.

Die Untersuchungsergebnisse werden an anderer Stelle noch ausführlicher beschrieben und diskutiert (*18*).

Besprechung der Ergebnisse

Auf Grund der vorliegenden Untersuchungen ist das Verhalten der GA und der NFS im Serum stoffwechselgesunder Personen nach Glucagon, Insulin und Glucose sehr ähnlich und unterscheidet sich deutlich von der Wirkung des Adrenalins, aber auch von der des Prednisolons und Thyroxins.

Es liegt nahe, die weiteren Stoffwechseleffekte des Glucagons als sekundäre infolge der Blutzuckersteigerung aufzufassen. Bei der Anwendung eines Glucagon-

Zink-Komplexes[1] mit prot*r*ahierter Wirkung konnten wir jedoch feststellen, daß auch ohne meßbare Blutzuckersteigerung ein deutlicher Aminosäureschwund im Serum, und zwar allmählicher als nach wasserlöslichem Glucagon und über 6 Std. anhaltend, eintritt (*15*). Im Hungerversuch war es möglich, mit diesem Präparat den üblichen Anstieg der NFS ebenfalls über etwa 6 Std. zu verhindern (*16*). Es kann unseres Erachtens somit der Blutzuckeranstieg allein für das Verhalten der GA und der NFS im Serum nach Glucagongaben nicht verwantwortlich gemacht werden. Das gleiche trifft auch für das vermehrte Auftreten von freien 17-Hydroxy-corticosteroiden im Plasma zu.

Ohne Zweifel steht die Leber im Mittelpunkt des Glucagoneffektes. Inwieweit die Wirkung auf dieses Organ noch über die Glykogenolyse hinausgeht, bleibt noch zu klären.

Ob Glucagon auch einen direkten Angriffspunkt in der Peripherie (Fettgewebe, Muskulatur usw.) besitzt, ist heute noch nicht einheitlich zu beurteilen. Die Untersuchungsergebnisse am epididymalen Fettgewebe der Ratte zeigen den Glucose-verbrauch betreffend einen dem Insulin ähnlichen Effekt, wenn auch nur bei verhältnismäßig hoher Dosierung. Inwieweit es dabei auch zu einer Lipogenese oder aber zu einer Lipolyse kommt, bedarf noch weiterer Untersuchungen.

Die von uns durchgeführten Untersuchungen ließen nach Glucagon weder im akuten Versuch noch bei der Anwendung dieses Hormones über längere Zeit einen katabolen Stoffwechseleffekt erkennen. In Übereinstimmung mit Elrick fanden wir bei der angewandten Dosierung keine negative Stickstoffbilanz, auch nicht bei einer Infusion über einen Zeitraum von 10 Std. mit einer Dosierung von 1 mg/Std.

Nach den letzten Untersuchungen von Elrick (*6*) muß ein direkter Effekt des Glucagons an den Nieren vorhanden sein, der zu einer vorübergehenden Steigerung der Ausscheidung von Harnstoff, Harnsäure und Gesamtstickstoff führt, die jedoch im 12- bzw. 24-Std.-Harn nicht meßbar in Erscheinung tritt. Diesem Niereneffekt und auch dem Aminosäureschwund im Serum nach Glucagongaben würden die von Bencosme erhobenen Befunde bei Hunden ohne α-Zellen (Zustand nach Teilpankreatektomie) entsprechen (*2*). Er fand regelmäßig einen Anstieg des Rest-N im Serum bei diesen Tieren.

Die Beobachtungen von Salter u. a., die einen deutlichen Anstieg der Stickstoff- und Harnstoffausscheidung im Harn (*13*) sowie auch eine Erhöhung des Basalstoffwechsels (O_2-Verbrauch) bei Ratten nach hohen Dosen von Glucagon fanden, und die gleichen Ergebnisse von Helmer u. a. (*8*) bei Patienten mit rheumatischer Arthritis, bei denen er Glucagon in einer Dosierung von 12,5 mg in einer 10-Std.-Infusion anwandte, können unseres Erachtens nicht als Ausdruck eines katabolen Stoffwechseleffektes des Glucagons im Gesamtorganismus angesehen werden. Dieser Effekt scheint doch bei der hohen Dosierung indirekt in Verbindung mit gegenregulatorischen Momenten und verbunden mit einer glucagoninduzierten Glykogenverarmung der Leber zu sein, worauf vielleicht auch der Anstieg der freien 17-OHCS im Plasma hinweist.

Zusammenfassung

In vorliegender Arbeit wurde das Verhalten des Blutzuckers, des anorganischen Serumphosphats, der Gesamtaminosäuren im Serum und der nicht veresterten

---

[1] N. V. Organon, Oss/Holland.

Fettsäuren im Serum sowie die Gesamtstickstoffausscheidung im Harn nach Glucagon, Insulin, Adrenalin, Prednisolon, Thyroxin und Glucose bei stoffwechselgesunden Personen untersucht.

Für einen katabolen Stoffwechseleffekt des Glucagons fand sich bei der angewandten Dosierung kein Anhalt. Die gegenteiligen Ergebnisse von SALTER u. a. sowie HELMER u. a. werden diskutiert und als indirekter Effekt in Verbindung mit gegenregulatorischen Momenten bei extrem hoher Dosierung von Glucagon aufgefaßt.

Es wird über einen Anstieg der freien 17-Hydroxycorticosteroide im Plasma nach Glucagon sowie über den insulinähnlichen Effekt dieses Hormones auf den Glucoseverbrauch am epididymalen Fettgewebe der Ratte berichtet.

Literatur

1. VAN ARSDEL, P. P., jr., H. H. TOMIZAWA and R. H. WILLIAMS: Proc. Soc. exp. Biol. (N. Y.) **86**, 844 (1954).
2. BENSCOME, S. A., J. M. TOLEDO and D. F. CRASTON: Proc. Soc. exp. Biol. (N. Y.) **4**, 737 (1959).
3. DAVIDSON, I. W. F., J. M. SALTER and C. H. BEST: Diabetes **3**, 248 (1957).
4. DOLE, V. P.: J. clin. Invest. **35**, 150 (1956).
5. EIK-NES, K., D. NELSON and L. T. SAMUELS: J. clin. Endocr. **13**, 1280 (1953).
6. ELRICK, H., N. WHIPPLE, Y. ARAI and C. J. HLAD: J. clin. Endocr. **10**, 1274 (1959).
7. EZRIN, C., J. M. SALTER, M. A. OGRYZLO and C. H. BEST: Canad. med. Ass. J. **78**, 96 (1958).
8. HELMER, O. M., W. R. KIRTLEY and A. S. RIDOLFO: J. Lab. clin. Med. **50**, 824 (1957).
9. HUGGETT, A. ST. G., and D. A. NIXON: Biochem. J. **66**, 12 (1957); Lancet **1957 II**, 368.
10. KIRTLEY, W. R., S. O. WAIFE, O. M. HELMER and F. B. PECK: Diabetes **2**, 345 (1953).
11. MOORE, ST., and W. H. STEIN: J. biol. Chem. **224**, 463 (1957).
12. PARNAS, J. K., u. R. WAGNER: Biochem. Z. **125**, 253 (1921).
13. SALTER, J. M., I. W. DAVIDSON and C. H. BEST: Diabetes **3**, 248 (1957).
14. STAUB, A., and O. K. BEHRENS: J. clin. Invest. **12**, 1629 (1954).
15. WEINGES, K. F.: Naunyn-Schmiedeberg's Arch. exp. Path. Pharmak. **237**, 17 u. 22 (1959).
16. — Verh. dtsch. Ges. inn. Med. Bd. 66 (1960).
17. — u. K. SCHWARZ: Klin. Wschr. **15**, 792 (1960).
18. WÖRNER, F.: Dissertation, Univ. München 1960.
19. URBACH, C.: Biochem. Z. **268**, 457 (1934); zit. in: Klinische Photometrie. Stuttgart: Wiss. Verlags GmbH 1951.

Diskussion

MÜTING (Homburg/Saar):

Ich möchte fragen, ob Herr WEINGES auch gleichzeitig die Aminosäureausscheidung im Harn kontrolliert hat. Neben einer vermehrten Ausscheidung könnte die Senkung des Aminosäurespiegels im Serum auch durch eine vermehrte Eiweißsynthese aus Aminosäuren oder auf eine vermehrte oxydative Desaminierung zurückgeführt werden. Bestehen hierfür Anhaltspunkte? Die Gesamtstickstoffausscheidung ist hier zur Beurteilung ein zu unempfindlicher Maßstab.

E. F. PFEIFFER (Frankfurt a. M.):

Bei den Untersuchungen von Herrn WEINGES ist es mir nicht ganz klar geworden, ob sich seine Annahme eines anabolen Effektes des Glucagons im wesentlichen auf die in vitro-Versuche am isolierten Fettgewebe oder die in vivo erfolgten Untersuchungen des Eiweißhaushaltes stützt. Was die in vitro-Versuche angeht, so haben wir ja gestern bereits darüber diskutiert und auf die hohen Glucagonkonzentrationen, die hierbei verwandt wurden, hingewiesen. Sie lassen die Diskrepanz verstehen, die zwischen diesen Resultaten und unseren eigenen Ergebnissen, über die Herr DITSCHUNEIT noch berichtet wird, bestehen. Mit kleinen Glucagonkonzentrationen haben wir keine insulinähnlichen Wirkungen beobachten können.

Hier erscheinen mir die Versuche am lebenden Organismus bedeutend eindrucksvoller. Allerdings ließe sich hier der Einwand erheben, daß der Effekt des Hormons auf die Leber bei der Beurteilung der Glucagonwirkung auf den peripheren Gewebsstoffwechsel nicht ausgeschlossen wurde. Vielleicht ist es daher angebracht, diese Untersuchungen am leberlosen Hund noch einmal zu wiederholen. Von R. Levine u. Mitarb. wurde ja gezeigt, daß unter der Voraussetzung konstanter Blutzuckerspiegel am leberlosen Hund recht gut zu arbeiten ist, und es wäre vielleicht besonders interessant, diese so wichtige Frage einer extrahepatischen direkten Stoffwechselwirkung des Glucagons an diesem Modell zu studieren.

K. Weinges (München):

Zu Herrn Müting: Zusammen mit der Bestimmung der Gesamtaminosäuren im Serum haben wir nur den Gesamtstickstoff im Harn gemessen und keine Aminosäuren im einzelnen. Nach den Arbeiten von Elrick glaube ich nicht, daß der Aminosäureschwund im Serum durch eine vermehrte Ausscheidung im Harn zu erklären ist.

Zu Herrn Pfeiffer: Ich habe in meinem Vortrag ausdrücklich betont, daß heute eine direkte periphere Wirkung des Glucagons noch nicht gesichert ist. Bei der gezeigten Wirkung auf die Gesamtaminosäuren und die nicht veresterten Fettsäuren im Serum kann es sich u. E. nicht um einen die Hyperglykämie hervorgerufenen reaktiven Insulineffekt handeln, da wir einen Schwund der Aminosäuren und der nicht veresterten Fettsäuren im Serum auch nach Applikation von 2 mg eines Glucagon-Zink-Komplexes mit protrahierter Wirkung ohne sichtbare Blutzuckersteigerung sahen.

Physiologisch-chemisches Institut der Universität Hamburg

Insulinstoffwechsel und orale Antidiabetica

Von

CLAUS VON HOLT

Die Diabetesforschung der Vergangenheit stand im wesentlichen unter dem Eindruck zweier sich gegenüberstehender Theorien zur Ätiologie des Diabetes mellitus: der Überproduktionstheorie und derjenigen der Unterverwertung der Glucose. Die auf den ersten Blick unüberwindlich erscheinenden Gegensätze der beiden Auffassungen über die Ursachen der Zuckerkrankheit wurden im Laufe der Zeit durch die experimentellen Ergebnisse zahlreicher Laboratorien überwunden. Wir wissen heute, daß sowohl eine Überproduktion der Glucose als auch eine Unterverwertung des "fuel of life", wie MACLEOD die Glucose nannte, am Erscheinungsbild des Diabetes mellitus ursächlich beteiligt sind. Unter dem Eindruck der Erkenntnisse über die Bedeutung der in Hypophyse und Nebenniere sowie in den α-Zellen des Pankreas produzierten Hormone wurde der Diabetes mellitus aus der Insulinmangelkrankheit, zu der er durch die Experimente MINKOWSKIs gestempelt worden war, zu einer Regulationskrankheit. Das Primat des Pankreas verschwand, um komplizierten Regulationsschemen über die Wechselbeziehungen endokriner Organe Platz zu machen.

Die Umreißung des Grundproblems der Zuckerkrankheit hat von der Erkenntnis auszugehen, daß bei einer Vielzahl von Diabetikern, der Gruppe der sog. Gegenregulationsdiabetiker, in den Inseln des Pankreas noch Insulin produziert werden kann. Wir stehen also vor der Tatsache, daß eine diabetische Stoffwechselstörung trotz der Möglichkeit zur Insulinsynthese besteht. Wenn auch kein Zweifel darüber bestehen kann, daß im Tierexperiment durch geeignete Verschiebungen des endokrinen Gleichgewichts Diabetessymptome bei vorhandener, ja sogar übersteigerter Tätigkeit der Inseln erreicht werden können, so sind doch die dazu erforderlichen Störungen der Korrelationen sehr tiefgreifend und erfordern ein drastisches Überwiegen insulinantagonistischer Hormone. Derartige Situationen dürften in der Humanpathologie jedoch nur in den seltensten Fällen vorliegen, z. B. beim Cushing-Syndrom oder der Akromegalie. Ätiologie und Symptomatologie des Diabetes sind also nicht dahingehend zu verstehen, daß Insulinantagonisten in exzessivem Ausmaß sezerniert werden und die vom Inselhormon gesteuerten Stoffwechselschritte überspielen, sondern so, daß noch nicht charakterisierte Faktoren das Insulin partiell oder vollständig verhindern, am Orte seiner normalen Wirkung zu agieren.

Damit rückt in den Vordergrund der Betrachtungen eine Störung des Insulinstoffwechsels im weitesten Sinne des Wortes. Wenn auch zur Zeit, bedingt durch eine Vielzahl methodischer Schwierigkeiten, unsere Kenntnisse über das Stoffwechselschicksal des Insulins beschränkt sind, so zeichnet sich doch schon ab, daß Störungen des Insulinstoffwechsels bei seiner Biosynthese bzw. bei seiner Abgabe aus den β-Zellen an das Blut einsetzen und sich über den Transport im Blut, auf die Verteilung in den Organen und die intracelluläre Verteilung erstrecken können.

Das Proteohormon Insulin besitzt ein Molekulargewicht von etwa 6000. Seine 51 Aminosäuren sind in zwei Ketten angeordnet, die durch Disulfidbrücken miteinander verbunden sind. Innerhalb der Disulfidbrücke der Kette A weisen die Insuline der verschiedenen Species Unterschiede in der Aminosäuresequenz auf (1). Eine besondere Bedeutung für die Biosynthese des Hormons scheint, möglicherweise bei der Knüpfung der Disulfidbrücken, dem Tripeptid Glutathion zuzukommen. Diätetische Maßnahmen, die zu einer Senkung des Glutathionsspiegels der Gewebe führen, haben eine deutliche Empfindlichkeitssteigerung der Inseln gegenüber chemischen Noxen der β-Zellen zur Folge (2). Die Untersuchungen von Lazarow (3) über die Bedeutung des Glutathions in der Genese des Alloxandiabetes und verwandter, experimenteller Diabetesformen lassen es möglich erscheinen, daß eine Veränderung des Sulfhydrylgruppenstoffwechsels der β-Zellen ursächlich an der Ausbildung von Biosynthesestörungen des Insulins beteiligt sein könnte, jedoch sind gezielte Untersuchungen zu diesem Problem vorerst dem experimentellen Zugriff entzogen.

Die Verfolgung des zeitlichen Ablaufes der Insulinsynthese bei Ratten durch Untersuchung des Einbaues von markiertem Cystein in das Insulin zeigt, daß das in den Inseln synthetisierte Insulin keinen einheitlichen Turnover besitzt. Zunächst ist ein rascher Einbau der markierten Aminosäure in das Hormonmolekül zu beobachten, um dann einer zweiten Phase des Einbaues von Cystein mit wesentlich langsamerer Kinetik Platz zu machen (4).

Aus der Einbaugeschwindigkeit des Cysteins und der Insulinkonzentration des Pankreas, welche in der Größenordnung von $10^1\,\mu$g liegt, läßt sich eine Inkretionsrate der Größenordnung von $10^{-1}\,\mu$g pro Minute abschätzen. Das bedeutet aber, daß der größte Teil des Insulins im Pankreas als Depot vorliegt. Der Insulinvorrat der Inseln reicht somit aus, um den Insulingehalt des Plasmas um etwa eine Größenordnung zu erhöhen, wenn besondere Reize das β-Zellsystem treffen.

Das Ausmaß der Biosynthese des Insulins wird nun in deutlicher Weise von der Glucosekonzentration des die Inseln durchströmenden Blutes beeinflußt. Jede Erhöhung der Glucosekonzentration hat eine sofortige Ausschüttung von Insulin zur Folge (5). Aber nicht nur die Ausschüttung des Hormons wird gesteigert, sondern die Glucose stellt gleichzeitig einen intensiven Reiz zur Neusynthese des Insulins dar (6). Welch feinere Mechanismen letztlich einmal für die Perzeption der Veränderungen der Glucosekonzentrationen und für die Überführung des in den Inseln in unlöslicher Form, wahrscheinlich an Zink gebundenen Insulins (7) verantwortlich sind, ist nicht bekannt.

Ein trophes Hormon für die β-Zellen wurde bisher noch nicht nachgewiesen, doch beeinflußt die Gesamtsituation des Stoffwechsels bzw. der endokrinen Korrelationen außerordentlich rasch ihren Funktionszustand. Eine besondere Rolle für die β-Zellen spielt das Wachstumshormon oder somatotrophe Hormon. Die Insulinproduktion wird unter seinem Einfluß ins Exzessive gesteigert. Der Insulinblutspiegel steigt dabei auf das Vielfache der Norm an (8). Darüber hinaus führt das STH noch zu einer Stimulierung des Inselwachstums. Während im Falle des

STH ein direkter Einfluß auf die Inselzellen außer Zweifel steht, ist die Frage
eines direkten insulären Angriffspunktes für die Glykosteroide, die ebenfalls eine
vermehrte Insulinabgabe aus den Inselzellen bewirken, nicht geklärt. Letztlich
bewirken sowohl das Wachstumshormon als auch die Glykosteroide nach einer
anfänglichen Steigerung der Insulinproduktion später einen Zusammenbruch des
β-Zellsystems infolge Überstimulierung. Der idiohypophysäre oder idiosteroidale
Diabetes sind also noch durch eine Synthesefähigkeit der β-Zellen für Insulin gekennzeichnet. Erst im Stadium des metasteroidalen bzw. metahypophysären
Diabetes erlischt die Insulinproduktion.

Neben der Förderung der Insulinproduktion durch hormonale Einflüsse müssen
aber auch Hemmungen der Insulinsynthese mit daraus resultierendem Insulinmangel als Folgen hormonaler Dysregulationen in Betracht gezogen werden. So hat
sich zeigen lassen, daß Dinitrophenol, welches zu einer Entkoppelung der oxydativen Phosphorylierung führt, eine Verminderung der Insulinsynthese bewirkt (9),
wahrscheinlich durch mangelhafte Aktivierung der Aminosäuren bedingt. In
Anbetracht der ebenfalls entkoppelnden Wirkung der Schilddrüsenhormone muß
damit gerechnet werden, daß die häufige Koincidenz von Hyperthyreose und Diabetes in diesen, sich auf der Ebene einer Hemmung der Biosynthese des Insulins
abspielenden Vorgängen ihre Ursache hat. Offenbar ist aber die durch die Überproduktion des Schilddrüsenhormons gesetzte Störung des Insulinstoffwechsels
nicht so tiefgreifend, daß ein völliges Sistieren der Insulinproduktion allein aus
diesem Grunde resultiert, denn im Tierexperiment läßt sich durch Zufuhr von
Thyroxin nur dann ein Diabetes erreichen, wenn die Pankreasfunktion zuvor durch
Partialresektion eingeschränkt wurde (10).

Neben diesen hormonalen, körpereigenen Einflüssen auf das β-Zellsystem sind
in den letzten 20 Jahren eine ganze Reihe synthetischer Stoffe bekannt geworden,
welche ebenfalls den Funktionszustand der β-Zellen beeinflussen. Wir wollen aus
unserer Diskussion die β-cytotoxischen Verbindungen vom Typus des Alloxans,
der Dehydroascorbinsäure, des Dithizons und verwandter Verbindungen heraus-
lassen. Diese Substanzen, welche für die experimentelle Diabetesforschung von
unschätzbarem Wert geworden sind, bewirken, einmal in der β-Zelle fixiert, in
kürzester Zeit ihren Untergang, so daß ein experimenteller Diabetes mit absolutem
Insulinmangel resultiert. Ein besonderes Interesse beanspruchen jedoch Verbindungen vom Typus der Sulfonylharnstoffe. Diese Stoffklasse wurde auf Grund
ihrer zufällig entdeckten blutzuckersenkenden Eigenschaften in die Diabetestherapie eingeführt (11). Wenn auch ein abschließendes Urteil über den Wert dieser
Verbindungen als Therapeutica trotz der zahlreichen Erfolge verfrüht erscheint, so
kann doch jetzt schon mit Sicherheit gesagt werden, daß sie der Diabetesforschung
einen ungeheuren Stimulus erteilt haben und auf diesem Sektor zweifellos von großer
Bedeutung sind. Die ersten eingehenden morphologischen Analysen des Inselzellsystems unter dem Einfluß der Sulfonylharnstoffe von KRACHT (12, 13) sowie von
HAIST (14) zeigten eindeutig, daß der Funktionszustand der β-Zellen unter dem
Einfluß dieser Verbindungen im Sinne einer Aktivierung verändert wird. Damit in
Übereinstimmung konnten wir zeigen, daß die Sulfonylharnstoffe am alloxandiabe-
tischen Tier wirkungslos bleiben (15). Diese Ergebnisse stellen das β-Zellsystem
in den Mittelpunkt der Wirkungsweise der Arylsulfonylharnstoffe. Der Beweis einer
Insulinausschüttung unter dem Einfluß der Sulfonylharnstoffe wurde durch den

Nachweis einer vermehrten Insulinaktivität im Tiefpunkt der Hypoglykämie nach Zufuhr der Verbindungen geführt (*16*). Auf Grund dieser Versuche kann an der Tatsache eine Stimulierung der Inkretion der β-Zellen kein Zweifel sein. Aber nicht nur die Ausschüttung von Insulin aus den β-Zellen wird gesteigert, sondern auch die Biosynthese des Insulins läuft unter dem Einfluß der Sulfonylharnstoffe beschleunigt ab. Darauf deuten nicht nur morphologische Befunde hin, wie z. B. die gesteigerte Mitosefrequenz der β-Zellen (*17*), sondern auch die Tatsache, daß im Tiefpunkt der Hypoglykämie eine auf das Zehnfache gesteigerte Aktivität des Insulins im Blute nachgewiesen werden kann. Zu diesem Zeitpunkt besteht jedoch keine Verminderung des Insulingehalts des Pankreas (*18*). Dieser Befund läßt sich nur so deuten, daß zu den initialen Wirkungen der Sulfonylharnstoffe eine intensive Steigerung der Insulinsynthese gehört, welche die anfänglich vermehrte Ausschüttung des Hormons aus den β-Zellen zunächst kompensiert. Erst später überwiegt offenbar die Inkretion die Syntheserate, so daß eine Abnahme des Hormongehalts resultiert, wie von verschiedenen Seiten nachgewiesen wurde. Hiermit in Übereinstimmung steht der Befund, daß die Einbaurate von Cystin in das Insulin erheblich gesteigert ist, so daß die spezifische Aktivität des Hormons um eine Größenordnung höher liegt als die von unbehandelten Tieren (*4*). Auf Grund dieser Versuche kann als gesichert angesehen werden, daß die Arylsulfonylharnstoffe sowohl eine Steigerung der Inkretion als auch der Biosynthese bewirken.

Diesen Ergebnissen über die Wirkungsweise der oralen Antidiabetica stehen nun Untersuchungen entgegen, welche eindeutig nachweisen, daß die Stoffwechselveränderungen, die durch Insulin hervorgerufen werden, welches im Tierexperiment verabreicht wird, z. T. völlig andere sind als diejenigen, die unter dem Einfluß der Sulfonylharnstoffe auftreten. Am Beispiel der verschiedenartigen Beeinflussung der Glykogensynthese von Leber und Muskulatur durch Insulin auf der einen Seite und Sulfonylharnstoffe auf der andern läßt sich jedoch zeigen, daß diese Unterschiede teilweise dadurch bedingt sind, daß exogen verabreichtes Insulin eine andere Organverteilung besitzt als endogenes Insulin. Die periphere Injektion von Insulin führt zu einem Anstieg des Glykogengehaltes der Muskulatur und einem gesteigertem Einbau von Glucose in das Glykogen, während eine Abnahme des Leberglykogens erfolgt. Die Zufuhr von Sulfonylharnstoffen aber bewirkt einen Anstieg des Leberglykogengehaltes mit erhöhtem Einbau von markierter Glucose. Im Gegensatz zu den Verhältnissen nach einer Insulininjektion bleibt dabei der Glykogengehalt der Muskulatur konstant, wenn auch der Glucoseeinbau gegenüber der Norm deutlich verändert ist (*19*). Diese Befunde zeigen eindeutig Unterschiede in der Wirkung von exogen injiziertem Insulin und derjenigen von Sulfonylharnstoffen auf den Kohlenhydratstoffwechsel in Leber und Muskulatur. Eine vermehrte endogene Insulinproduktion hätte nun zur Folge, daß zunächst ein besonders hoher Hormonspiegel im Pfortadersystem resultierte und eine entsprechende Insulinkonzentration des Blutes zuerst auf die Leberzellen treffen würde. Es hat sich im Experiment tatsächlich zeigen lassen, daß nach Zufuhr von Sulfonylharnstoffen die Insulinaktivität des Pfortaderblutes wesentlich über der des peripheren Blutes liegt (*20*). Bedingt durch die hohe Bindungsfähigkeit des Lebergewebes für Insulin im Vergleich zur Muskulatur (*21*) wird nun ein erheblicher Anteil des Hormons in der Leberzelle gebunden und gelangt nicht in die Peripherie. Auf Grund dieses Befundes scheint es möglich, daß zwischen der Wirkung peripher applizierten Insulins und derjenigen von Sulfonylharnstoffen auf den Kohlenstoffwechsel erhebliche Unterschiede allein schon durch die unterschiedliche Organverteilung zustande kommen können.

Die Infusion des Hormons in das Portalsystem, gewissermaßen die Imitation einer gesteigerten Insulininkretion, übt nun einen völlig anderen Einfluß auf den Kohlenhydratstoffwechsel aus als die periphere Injektion des Hormons. Die typische Steigerung des Glykogenturnovers in der Muskulatur bleibt aus, dafür manifestiert sich eine erhöhte spezifische Aktivität des Leberglykogens (22). Dieser Insulineffekt ist verständlicherweise abhängig von der Geschwindigkeit der Hormonzufuhr auf dem portalen Wege. Während die Infusion des Hormons Einflüsse auf den Kohlenhydratstoffwechsel zur Folge hat, welche in keiner Weise den bekannten Wirkungen des Insulins gleichen, hat die rasche intraportale Injektion Umstellungen des Stoffwechsels von Leber und Muskulatur zur Folge, welche schon eher jenen Veränderungen gleichen, wie sie nach der peripheren Injektion von Insulin beobachtet werden. Die Diskrepanz also zwischen der Wirkung der Sulfonylharnstoffe und den Stoffwechseleffekten des Insulins, die häufig als Argument gegen eine Steigerung der Insulininkretion als Ursache der Wirksamkeit der genannten Verbindungen herangezogen wird, ist offenbar eine scheinbare, die sich weitgehend aus den in den verglichenen Versuchsanordnungen bestehenden unterschiedlichen Insulinverteilungen erklärt. Auch ein weiteres gewichtiges Argument, welches gegen eine Stimulierung der Insulininkretion als Hauptursache der Wirkung der Sulfonylharnstoffe sprach, konnte durch eine nähere Analyse des Insulinstoffwechsels entkräftet werden. Die oralen Antidiabetica führen im Gegensatz zur Insulininjektion beim hypophysektomierten Tier nicht zu einer besonders tiefen Hypoglykämie (23). Dieser Befund spricht zunächst gegen eine Steigerung der Insulininkretion unter dem Einfluß der Sulfonylharnstoffe. Die Bestimmung des Insulingehaltes des Pankreas nach Hypophysektomie hat aber gezeigt, daß die Entfernung der Hypophyse zu einer erheblichen Herabsetzung des Insulingehalts des Pankreas führt (18). So erklärt sich die unterschiedliche Empfindlichkeit hypophysektomierter Tiere gegenüber Insulin und Sulfonylharnstoffen zwanglos aus den Veränderungen der Biosynthese des Insulins nach Hypophysektomie.

Seiteneffekte der Sulfonylharnstoffe überlagern jedoch die Wirkung der gesteigerten endogenen Insulininkretion. Diese Nebenwirkungen der oralen Antidiabetica reichen aber für sich allein nicht aus, um Verschiebungen des Glucoseumsatzes zu bewirken, welche eine Blutzuckersenkung und Verbesserung der Glucoseverwertung zur Folge haben. Zu diesen Seiteneffekten gehört ihre den Leberglykogengehalt erhöhende Wirkung (24, 25). Die Steigerung der Leberglykogenkonzentration nach Zufuhr der antidiabetischen Harnstoffderivate setzt sich offenbar aus verschiedenen Komponenten zusammen, wie Untersuchungen über den Einbau markierter Glucose in das Leberglykogen unter dem Einfluß der Verbindungen bei unvorbehandelten Tieren und bei solchen nach mehrmonatiger Zufuhr der oralen Antidiabetica gezeigt haben. Nach einmaliger Zufuhr der Verbindungen setzt eine Steigerung der spezifischen Aktivität des Leberglykogens mit Erhöhung der Gesamtkonzentration ein (25). Dieser Befund bedeutet, daß einmal aus Vorstufen der Glucose eine intensive Neubildung des Glykogens einsetzt, und daß zum andern ein vermehrter Einbau von Glucose aus dem Blut stattfindet, wobei die Geschwindigkeit des letzteren die Neogenie überwiegt. Nach mehrmonatiger Zufuhr der oralen Antidiabetica, wenn bereits eine relative Erschöpfung des β-Zellsystems eingetreten ist, wie die verminderte Insulinausschüttung zeigt (*16*), herrscht der gesteigerte Umbau von Glucosevorstufen vor, während der Einbau von Blutglucose zurückgetreten ist. Diese Befunde deuten darauf hin, daß der erhöhte Einbau von Blutglucose an die Anwesenheit eines zur gesteigerten Insulinproduktion befähigten β-Zellgewebes gebunden ist. Der die Konzentration des Leberglykogens erhöhende Effekt scheint jedoch unabhängig von einer vermehrten Insulininkretion zu sein und vielmehr durch die Nebennierenrinde vermittelt zu werden, worauf sein Fortfall nach Adrenalektomie hindeutet (*25*). Mit dieser Auffassung einer Bedeutung der Nebennierenrinde für das Erscheinungsbild der Wirkung der Sulfonylharnstoffe in Übereinstimmung steht der Befund, daß Glycin (*27*) und auch Bicarbonat (*28*) in vermehrtem Ausmaße in das Leberglykogen unter der Wirkung der genannten Verbindungen eingebaut werden.

Die Verteilung des Insulins im Organismus und damit das Wirkbild, welches wir nach seiner Zufuhr beobachten, ist nicht nur abhängig von dem Wege, auf dem das Hormon in den Organismus gelangt, sondern in wohl noch stärkerem Maße von der endokrinen Gesamtsituation. Untersuchungen mit markiertem Insulin zeigen, daß dieses Hormon in spezifischer Weise von bestimmten Geweben angereichert wird (*21*). Eine hohe Bindungsfähigkeit besitzt die Leber im Vergleich zur Muskulatur. Dieser Befund weist darauf hin, daß das Hormon eine besondere Funktion in diesem Organ zu erfüllen hat. Auffällig ist darüber hinaus die hohe Bindungskapazität von Nebenniere und Hypophyse. Die engen Wechselbeziehungen, welche zwischen Nebenniere und Hypophyse einerseits und dem Inselzellsystem auf der andern Seite bestehen, lassen daran denken, daß möglicherweise die Biosynthese oder die Inkretion der in Nebenniere und Hypophyse produzierten Hormone von dem Insulingehalt des Blutes beeinflußt oder gesteuert werden. Der Befund, daß die Verschiebung des hormonalen Gleichgewichts durch Zufuhr von STH oder Cortison zu einer Änderung der Insulinbindung in diesen Organen führt, würde für eine derartige Auffassung sprechen. Eine besondere Bedeutung ist der Tatsache beizumessen, daß im Stadium des idiosteroidalen Diabetes die Anreicherung von Insulin in der Leber in krasser Weise herabgesetzt ist, während die Veränderungen in der Muskulatur nicht so ausgesprochen sind. Wenn man von der Möglichkeit einer Isotopenverdünnung in der Leber durch das gesteigert produzierte endogene Insulin absieht, so deutet dies doch darauf hin, daß der idiosteroidale Diabetes bezüglich seiner Insulinverteilung durch einen relativen Insulinmangel in der Leber, nicht aber in der Muskulatur gekennzeichnet ist. Damit würde der Leber eine besondere Rolle hinsichtlich der Ausbildung des Stoffwechselbildes des idiosteroidalen Diabetes zuzuerkennen sein.

Unter Einbeziehung dieser Ergebnisse, welche zeigen, daß die Verteilung von Insulin in deutlicher Weise von der Aktivität der übrigen endokrinen Organe abhängig ist, muß man die Frage, inwieweit die nach Zufuhr der Sulfonylharnstoffe beobachteten, von der Insulinwirkung abweichenden Stoffwechseleffekte auf insulinunabhängige Wirkungen zurückgeführt werden, besonders vorsichtig beantworten. Allein die Änderung der endokrinen Gesamtsituation, wie sie durch die Sulfonylharnstoffe herbeigeführt wird, die den Funktionszustand von Hypophyse,

Nebenniere und Schilddrüse deutlich verändern (*13*), kann zu einer erheblichen Modifizierung der Insulinwirkung führen, so daß direkte Effekte der Sulfonylharn stoffe auf Enzymsysteme (*29*) zur Erklärung dieser Diskrepanzen nicht unbedingt zu fordern wären.

Wie sind nun die sog. extrapankreatischen Effekte der Sulfonylharnstoffe, welche seit der Einführung dieser Verbindungen in die Therapie immer wieder bezüglich ihres Einflusses auf den Glucoseumsatz diskutiert werden, zu bewerten ? Zunächst einmal kann kein Zweifel darüber bestehen, daß Wirkungen der Sulfonylharnstoffe im Stoffwechselversuch nachweisbar sind, die nach unserer bisherigen Kenntnis nicht zwanglos auf eine Steigerung der endogenen Insulinproduktion zurückgeführt werden können. Versuche an alloxandiabetischen Tieren zeigen, daß entweder diese extrapankreatischen Effekte der Sulfonylharnstoffe an die Anwesenheit von Insulin im Sinne einer "permissive Action" gebunden sind oder aber unter dem Einfluß der genannten Antidiabetica eine bessere Verwertung exogenen Insulins erfolgt. Die Harnstoffderivate sind bei genügend intensivem Diabetes wirkungslos (*15*), ein Zeichen dafür, daß die durch sie unabhängig von einer Insulininkretionssteigerung hervorgerufenen Einflüsse auf den Glucoseumsatz nicht ausreichend sind, um eine Blutzuckersenkung bzw. Reduktion der Glykosurie als Ausdruck einer Verbesserung der Glucoseverwertung zu bewirken. Nach Zufuhr suboptimaler Insulindosen zeigt sich allerdings ein Einfluß der Verbindungen auf die Glykosurie (*15, 30*). Auf Grund des Befundes, daß die Sulfonylharnstoffe, wie zahlreiche andere Verbindungen auch, offenbar in völlig unspezifischer Weise die sog. Insulinase hemmen, wurde angenommen, daß auch unter „in vivo" Bedingungen der Abbau des Insulins durch die oralen Antidiabetica gehemmt würde und somit ihr blutzuckersenkender Effekt auf eine verlängerte Wirksamkeit endogenen Insulins zurückzuführen sei (*31*).

Die bisherigen Befunde über den Abbau des Insulins innerhalb des Organismus sind bezüglich der Spezifität der Insulin-abbauenden Mechanismen nur außerordentlich schwer zu interpretieren. Die meisten derartigen Untersuchungen sind mit Insulin durchgeführt worden, welches mit [131]J markiert wurde. Es kann aber heute kein Zweifel mehr bestehen, daß eine Markierung von Protein mit Jod zu einer Veränderung der biologischen Eigenschaften des betreffenden Proteins führen kann, wie in krasser Weise an der unterschiedlichen Halbwertszeit biosynthetisch und mit Jod markierten Albumins deutlich wird (*32*). Die aromatische Aminosäure Tyrosin innerhalb des Insulinmoleküls, an der sich der Jodierungsprozeß vorwiegend abspielt, ist als essentiell für die biologische Aktivität des Hormons anzusehen. Wird mehr als ein Jodatom pro Tyrosin eingeführt, so tritt ein Verlust der biologischen Aktivität des Insulins ein (*33*). Wenn auch bei sorgfältigem Markierungsverfahren der Jodgehalt etwa einem Jodatom pro Tyrosin entspricht, so liegen trotzdem zweifellos Insulinmoleküle vor, deren Aminosäuren höher markiert sind. Damit ist die Wahrscheinlichkeit gegeben, daß Stoffwechseluntersuchungen mit jodiertem Insulin zum mindesten teilweise mit biologisch inaktivem Material durchgeführt werden. Hiermit in Übereinstimmung steht der Befund, daß bei Durchströmungsversuchen an der isolierten Leber mit jodiertem Insulin eine Inhomogenität der Insulinpräparate bezüglich ihrer Bindung an Leberprotein nachgewiesen werden kann (*34*). In Anbetracht dieser Ergebnisse sind Untersuchungsresultate über die sog. Insulinase nur mit außerordentlicher

Vorsicht zu bewerten. So ist es bisher keineswegs bewiesen, daß überhaupt eine spezifische Insulinase existiert, vielmehr deuten zahlreiche Befunde darauf hin, daß es sich bei der Insulinase um eine Gewebsprotease mit breitem Wirkungsspektrum handelt (*35*). Dem proteolytischen Abbau des Insulins geht offenbar eine Aufspaltung des Moleküls an seinen Disulfidbrücken voran (*36*). Möglicherweise ist lediglich dieser Schritt spezifisch, während der weitere proteolytische Abbau der Polypeptidketten durch unspezifische Zellproteasen vorgenommen werden kann. Bisher liegen keine Befunde vor, welche dafür sprechen, daß beim humanen Diabetes ein gesteigerter Abbau des Insulins stattfindet (*37*).

Die Bindung von Insulin an die Gewebsproteine scheint nach den bisherigen Untersuchungen ein sehr spezifischer Prozeß zu sein, jedenfalls wurde gezeigt, daß zum Beispiel das Glucagon, ein Insulinantagonist im Stoffwechsel, nicht in der Lage ist, mit dem Insulin in der Bindungsreaktion zu konkurrieren, während das STH Insulin aus seiner Bindung zu verdrängen vermag (*38*). In Übereinstimmung hiermit steht die Tatsache, daß die beim Alloxandiabetes herabgesetzte Insulinbindungsfähigkeit der Muskulatur nach Hypophysektomie und Adrenalektomie wieder hergestellt wird (*39*).

Der Versuch einer Analyse der Wirkungsweise oraler Antidiabetica zeigt deutlich, daß eine Betrachtung, die lediglich die Begriffe Überfunktion und Unterfunktion eines endokrinen Organes in ihre Überlegungen einbezieht, den wahren Verhältnissen nicht gerecht wird. Vielmehr muß den komplizierten Wegen des Eigenstoffwechsels des Insulins nachgegangen werden. Es ist zu erwarten, daß die weitere Anwendung der Isotopentechnik und Enzymologie auf die Analyse der feineren Mechanismen von Biosynthese, Organverteilung und Stoffwechsel des Insulins uns dem Verständnis der Ätiologie und Symptomatologie des Diabetes mellitus näher bringen wird.

Literatur

1. Sanger, F.: Colloquia on Endocrinology 9, 110 (1956) (London: Churchill Ltd.).
2. Lazarow, A.: Physiol. Rev. 29, 48 (1949).
3. — Diabetes 6, 222 (1957).
4. Voelker, J., u. C. v. Holt: Unveröffentlichte Befunde.
5. Anderson, E., and J. A. Long: Recent Progr. Hormone Res. 2, 209 (1948).
6. Grodsky, G., and H. Tarver: Nature (Lond.) 177, 223 (1956).
7. Maske, H.: Z. Naturforsch. 8b, 96 (1953).
8. Randle, P. J., and F. G. Joung: J. Endocr. 13, 335 (1956).
9. Light, A., and M. V. Simpson: Biochem. biophys. Acta 20, 251 (1956).
10. Houssay, B. A.: Vitam. and Horm. 4, 187 (1946).
11. Franke, H., u. J. Fuchs: Dtsch. med. Wschr. 80, 1949 (1955).
12. Kracht, J., u. J. G. Rausch-Strohmann: Naturwissenschaften 43, 180 (1956).
13. — C. v. Holt u. L. v. Holt: Endokrinologie 34, 129 (1957).
14. Ashworth, M. A., and R. E. Haist: Cánad. med. Ass. J. 74, 975 (1956).
15. Holt, C. v., J. Kracht, B. Kröner u. L. v. Holt: Schweiz. med. Wschr. 86, 1123 (1956).
16. — L. v. Holt, J. Kracht, B. Kröner and J. Kühnau: Science 125, 735 (1957).
17. Jores, J., u. J. Kracht: Acta endocr. (Kbh.) 32, 243 (1959).
18. Dulin, W. E., and W. L. Miller jr.: Diabetes 8, 199 (1959).
19. Holt, C. v., u. L. v. Holt: Biochem. Z. 330, 108 (1958).
20. Pfeiffer, E. F., A. E. Renold, D. B. Martin, J. Dagenais, J. W. Meakin, D. H. Nelson, G. Shoemaker and G. W. Thorn: 3. int. Congr. Diabetes-Fed. Proc. 298 (1958).
21. Holt, C. v., J. Nolte and L. v. Holt: 2nd UN Geneva Conference P 979.

22. Holt, L. v., J. Nolte u. C. v. Holt: Endokrinologie **37**, 36 (1958).
23. Houssay, B. A., and J. C. Penhos: Metabolism **5**, 727 (1956).
24. Miller, W. L., J. J. Ktake and M. J. Vander Brook: J. Pharmacol. exp. Ther. **119**, 513 (1957).
25. Holt, C. v., L. v. Holt u. B. Kröner: Naturwissenschaften **43**, 162 (1956).
26. — — Biochem. Z. **330**, 108 (1958).
27. Miller, W. L., J. J. Krake, M. J. Van der Brook and L. M. Reineke: Ann. N. Y. Acad. Sci. **71**, 118 (1957).
28. Summ, H. D., W. Creutzfeld u. K. Wallenfels: Dtsch. med. Wschr. **38**, 85 (1960).
29. Wallenfels, K., H. D. Summ u. W. Creutzfeld: Dtsch. med. Wschr. **82**, 1581 (1957).
30 Sirek, A., and O. V. Sirek: Canad. med. Ass. J. **74**, 960 (1957).
31. Mirsky, J. A., G. Persutti and S. Gitelson: Ann. N. Y. Acad. Sci. **71**, 103 (1957).
32. Goldsworthy, P. D., and W. Volwiler: Ann. N. Y. Acad. Sci. **70**, 26 (1957).
33. Fraenkel-Conradt, J., and H. Fraenkel-Conradt: Biochim. biophys. Acta **5**, 89 (1950).
34. Glenn, E., and F. Tietze: Metabolism **8**, 479 (1959).
35. Tomizawa, H. H., and R. H. Williams: J. biol. Chem. **21**, 685 (1955).
36. Narahara, H. T., and R. H. Williams: J. biol. Chem. **234**, 71 (1951).
37. Welsh, G. W., E. D. Henley, R. H. Williams and R. W. Cox: Amer. J. Med. **21**, 324 (1956).
38. Holt, C. v.: Unveröffentlichte Befunde, 1959.
39. Stadie, W. C., N. Haugaard and M. Vaugham,: J. biol. Chem. **199**, 729 (1957).

Aus der Medizinischen Univ.-Klinik (Ludolf Krehl-Klinik) Heidelberg
(Direktor: Prof. Dr. K. Matthes)

Untersuchungen zur Wirkungsweise der Sulfonylharnstoffe

Von

Adolf Linke

Mit 6 Abbildungen

Die Wirkungsweise der Sulfonylharnstoffe im Kohlenhydratstoffwechsel ist noch nicht vollständig geklärt. Es wurden mehrere Theorien aufgestellt (Literatur bei *9, 25, 30, 45*):

a) Extrapankreatischer Angriff mit Ruhigstellung der B-Zellen (*4, 10, 52*),

b) Hemmung der Funktion der A-Zellen (*6, 19, 20, 28*),

c) Hemmung des Insulinabbaues (*56, 57*),

d) Steigerung der Sekretion von Insulin (*1, 12, 15, 22, 29, 38, 48, 49, 63, 64, 65, 66*).

Durch grundlegende Experimente verschiedener Arbeitsgruppen wurde eindeutig gezeigt, daß die Sulfonylharnstoffe bei pankreatektomierten Tieren, bei voll alloxandiabetischen Tieren, bei pankreaslosen Menschen und bei jugendlichen Insulinmangel-Diabetikern ohne Wirkung sind. Bei Fehlen des Insulins tritt nach Zufuhr der Sulfonylharnstoffe keine Verminderung des Blutzuckers und kein Rückgang der Glucosurie ein.

Die Aktivität der Glucose-6-Phosphatase wird in der Leber von gesunden Ratten sowohl mit Insulin als auch mit D 860 signifikant gesenkt. Bei voll alloxandiabetischen Ratten kann man durch D 860 weder den Blutzucker noch die um fast das Doppelte erhöhte Aktivität der Glucose-6-Phosphatase beeinflussen. Dagegen wird durch Insulin nicht nur der Blutzucker, sondern auch die Fermentaktivität unter den Normalwert gesenkt. D 860 beeinflußt die Glucose-6-Phosphatase nicht direkt, sondern indirekt über das endogene Insulin (*47*).

Diese Befunde zeigen, daß für die Wirkung der Sulfonylharnstoffe die insulinproduzierenden B-Zellen notwendig sind. Die genannten Ergebnisse gestatten aber keine Aussage, ob die Sulfonylharnstoffe direkt die Sekretion von Insulin anregen, oder ob nur das in den B-Zellen gebildete Insulin vorhanden sein muß.

Es wurde die Frage gestellt, ob eine Verstärkung der Wirkung von Insulin durch Sulfonylharnstoff (D 860) nachgewiesen werden kann. Sowohl bei gesunden Probanden und bei Patienten mit Altersdiabetes und Insulinmangel-Diabetes als auch bei normalen und alloxandiabetischen Ratten untersuchten wir vergleichend die Wirkung von Insulin, von Sulfonylharnstoff (D 860) und von Insulin mit D 860 auf das Verhalten des Blutzuckers.

Methodik und Ergebnisse

Die Untersuchungen wurden an 19 gesunden Probanden, 9 Patienten mit Altersdiabetes und 10 Patienten mit Insulinmangel-Diabetes durchgeführt. Die Analyse des Blutzuckers erfolgte in Doppelbestimmungen nach HAGEDORN-JENSEN. Außerdem wurden 30 normale und 14 voll alloxandiabetische Ratten in den Versuch genommen. Die Ergebnisse (mit statistischer Auswertung) werden in den Abb. 1 bis 5 dargestellt.

1. Jeder der *19 gesunden Probanden* erhielt zunächst am Morgen nüchtern 0,8 E Alt-Insulin/m² Körperoberfläche intravenös. Nach dem Blutzucker-Nüchternwert wurde der Blutzucker nach 15, 30, 45, 60, 75 und 90 min jeweils in Doppelbestimmungen untersucht. Nach 5 Tagen wurde der Versuch mit 10 mg D 860/kg

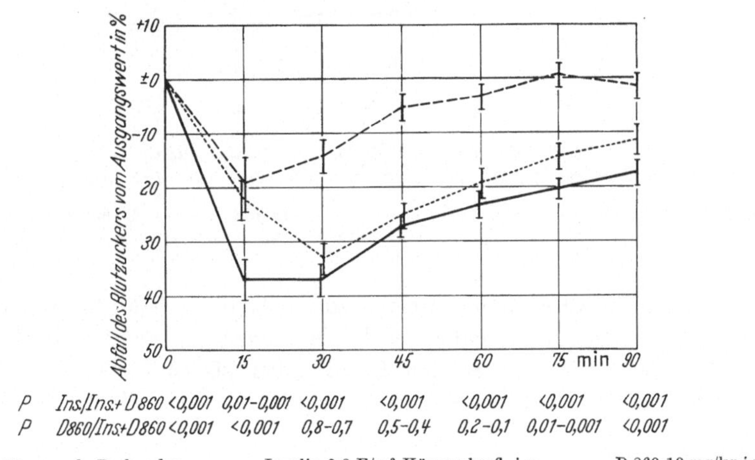

Abb. 1. 19 gesunde Probanden. — — — Insulin 0,8 E/m² Körperoberfl. i.v. · · · · · · · D 860 10 mg/kg i.v. ——— D 860 + Insulin

intravenös bei der gleichen Person wiederholt. Nach weiteren 5 Tagen erhielt jeder Proband 0,8 E Alt-Insulin/m² Körperoberfläche mit 10 mg D 860/kg zu gleicher Zeit intravenös injiziert.

Die Mittelwerte des Blutzuckerabfalles in Prozent vom Ausgangswert werden in der Abb. 1 dargestellt. Der Nüchternwert des Blutzuckers betrug bei den Insulin-Patienten 90 mg-% ±5,8, bei den D 860-Patienten 92 mg-% ±10,4 und bei den Insulin-mit-D 860-Patienten 95 mg-% ±13,6.

Zur Prüfung der Signifikanz der Differenz zweier Mittelwerte wurde die Wahrscheinlichkeit P ($P < 0,05$) nach FISHER u. YATES berechnet. Die Werte für P Insulin/Insulin mit D 860 und P D 860/Insulin mit D 860 stehen unter den entsprechenden Zeiten der Blutzuckerbestimmungen. Die Differenz des Blutzuckers zwischen Insulin und Insulin mit D 860 ist sowohl für die einzelnen Zeiten als auch für das Gesamtkollektiv statistisch signifikant. Zwischen D 860 und Insulin mit D 860 ist die Differenz des Blutzuckers nach 15, 75 und 90 min signifikant; auch die Differenz für das Gesamtkollektiv ist statistisch sicher.

2. Die *9 Patienten mit Altersdiabetes* (stabiler Diabetes) erhielten 5 E Alt-Insulin, nach 5 Tagen 20 mg D 860/kg Körpergewicht und nach weiteren 5 Tagen dieselbe Dosis Insulin mit D 860 gleichzeitig intravenös injiziert.

Die Mittelwerte des Blutzuckerabfalles in Prozent vom Ausgangswert kann man aus der Abb. 2 ersehen. Der Nüchternwert des Blutzuckers betrug bei den Insulin-Patienten 149 mg-% ± 47,6, bei den D 860-Patienten 145 mg-% ±36,5 und bei den Insulin-mit-D 860-Patienten 141 mg-% ±41,5. Die Differenz des

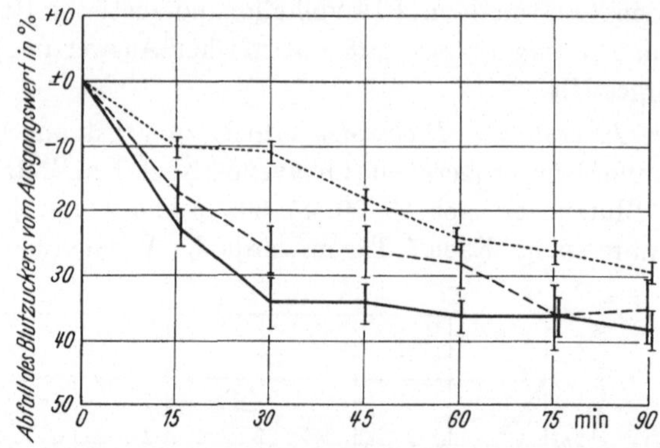

Abb. 2. Altersdiabetes (stabiler Diabetes). — — — Insulin 5 E i.v. ······ D 860 20 mg/kg i.v. ——— Insulin + D 860

Blutzuckers zwischen Insulin und Insulin mit D 860 ist nach 30, 45, 60 und 90 min statistisch signifikant; insbesondere ist die Differenz der beiden Gesamtkollektive statistisch sicher. Zwischen D 860 und Insulin mit D 860 ist die Differenz des Blutzuckers sowohl für die einzelnen Zeiten als auch für das Gesamtkollektiv statistisch gesichert.

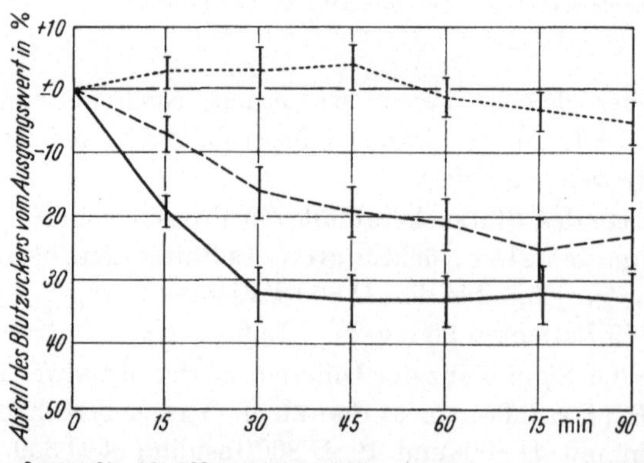

Abb. 3. Insulinmangel-Diabetes (labiler Diabetes) 10 Patienten. — — — Insulin 5 E i.v. ······ D 860 20 mg/kg i.v. ——— Insulin + D 860

3. Der *Insulinmangel-Diabetes* (labiler Diabetes) wurde bei diesen 10 Patienten durch folgende Kriterien gesichert. Es waren jugendliche Patienten mit einem schweren, zur Acidose neigenden und nur mit Insulin einstellbaren Diabetes mellitus. Nach D 860 intravenös trat keine Verminderung des Blutzuckers ein.

Im zweiten Teil der Glucagon-Probe fiel der Blutzucker nicht ab, weil durch die B-Zellen der Langerhansschen Inseln kein endogenes Insulin sezerniert wurde.

Jeder Patient bekam 5 E Alt-Insulin, nach 5 Tagen D 860 20 mg/kg Körpergewicht und nach weiteren 5 Tagen dieselbe Dosis Insulin mit D 860 gleichzeitig intravenös injiziert (Abb. 3). Der Blutzucker-Nüchternwert betrug bei den Insulin-Patienten 199 mg-% ±50,8, bei den D 860-Patienten 196 mg-% ±85,2 und bei den Insulin-mit-D 860-Patienten 201 mg-% ±96,1.

Zwischen Insulin und Insulin mit D 860 ist die Differenz des Blutzuckers nach 75 und 90 min statistisch nicht signifikant, während für das Gesamtkollektiv die Differenz statistisch gesichert ist.

Für D 860 und Insulin mit D 860 ist die Differenz des Blutzuckers sowohl für die einzelnen Zeiten als auch für das Gesamtkollektiv hochsignifikant.

4. 30 *normale* männliche *Ratten* mit einem Gewicht von 150—200 g erhielten die kleine Dosis von 0,01 E Depot-Insulin subcutan, nach mindestens 5 Tagen D 860 10 mg/kg intraperitoneal und nach weiteren 5 Tagen dieselbe Dosis Insulin subcutan mit D 860 intraperitoneal gleichzeitig injiziert.

Die Mittelwerte des Blutzucker-Abfalles in Prozent vom Ausgangswert nach 1, 3 und 5 Std. wurden in der Abb. 4 zusammengestellt.

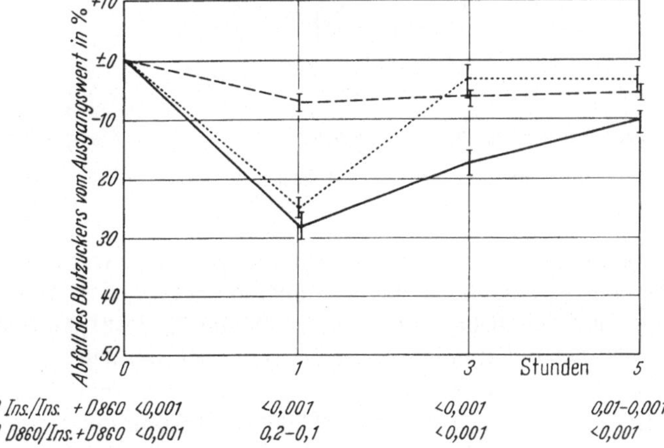

Abb. 4. Gesunde Ratten ($n = 30$). — — — Insulin 0,01 E s.c. · · · · · · D 860 10 mg/kg i.p. ——— Insulin + D 860

Der Nüchternwert des Blutzuckers betrug bei den nur mit Insulin behandelten Ratten 133 mg-% ±10,7, bei den nur mit D 860 injizierten Ratten 132 mg-% ±14,4 und bei den gleichzeitig mit Insulin und D 860 gespritzten Tieren 143 mg-% ±13,0.

Auch bei Ratten ist nach der gleichzeitigen Injektion von Insulin mit D 860 der Abfall des Blutzuckers größer als bei der alleinigen Injektion der gleichen Dosis Insulin oder D 860. Die Differenz des Blutzuckers zwischen Insulin und Insulin mit D 860 ist sowohl nach 1, 3 und 5 Std. als auch für das Gesamtkollektiv statistisch signifikant. Für D 860 und Insulin mit D 860 ist die Differenz nach 3 und 5 Std. und für das Gesamtkollektiv ebenfalls statistisch gesichert.

5. Zur Erzeugung eines *Alloxandiabetes* wurde den männlichen Ratten (150 bis 200 g Gewicht) nach einer 48stündigen Fastenzeit eine zu 5% in physiologischer

Kochsalzlösung enthaltene Alloxanlösung (175 mg Alloxan/kg Körpergewicht) intraperitoneal injiziert. 4 Std. nach der Alloxaninjektion wurde das Trinkwasser für 12 Std. durch eine konzentrierte Glucoselösung zur Überwindung der hypoglykämischen Phase ersetzt.

Es wurden 14 voll alloxandiabetische Tiere in den Versuch genommen. Die Tiere erhielten in Abständen von je 5 Tagen 0,1 E Depot-Insulin subcutan, D 860 100 mg/kg intraperitoneal und zur gleichen Zeit dieselbe Dosis Insulin mit D 860 injiziert. In der Abb. 5 sieht man die Mittelwerte des Blutzucker-Abfalles in

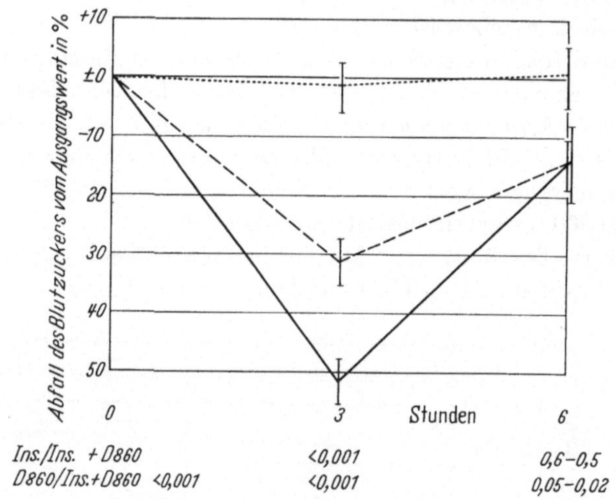

Abb. 5. Alloxandiab. Ratten ($n = 14$). ———— Insulin 0,1 E s.c. ------ D 860 100 mg/kg i.p. ———— Insulin + D 860

Prozent vom Ausgangswert nach 3 und 6 Std. Der Ausgangswert des Blutzuckers betrug bei den mit Insulin behandelten alloxandiabetischen Ratten 748 mg-% ± 84,9, bei den mit D 860 behandelten Tieren 738 mg-% ± 121,0 und bei den mit Insulin und D 860 behandelten alloxandiabetischen Ratten 686 mg-% ± 92,8.

Die Differenz des Blutzucker-Abfalles nach 3 Std. ist sowohl zwischen Insulin und Insulin mit D 860 als auch zwischen D 860 und Insulin mit D 860 statistisch hochsignifikant, während nach 6 Std. nur die Differenz des Blutzuckers zwischen D 860 und Insulin mit D 860 statistisch gesichert ist. Nach D 860 tritt bei der voll alloxandiabetischen Ratte wie beim Insulinmangel-Diabetes des Menschen kein Abfall des Blutzuckers ein. Die Wirkung von Insulin wird durch die gleiche Dosis D 860 sowohl beim Insulinmangel-Diabetes des Menschen als auch bei der voll alloxandiabetischen Ratte signifikant verstärkt.

Besprechung der Ergebnisse

Die Verstärkung der Wirkung des Insulins durch D 860 bei gesunden Probanden (Abb. 1), bei Patienten mit Altersdiabetes (Abb. 2) und bei normalen Ratten (Abb. 4) könnte man im Sinne einer Anregung der Sekretion von endogenem Insulin durch D 860 deuten. Bekanntlich wurde sowohl bei Ratten (*38, 64*) und Hunden (*64, 65*) als auch beim Menschen (*64, 65*) ein kurzfristiger Anstieg der insulinähnlichen Aktivität im Plasma bzw. im Pankreasvenenblut gefunden. Von anderen Untersuchern konnte allerdings weder beim Menschen (*34*) noch beim Kaninchen (*26*) im Venenblut und dem Blut der Portalvene ein Anstieg der insulinähnlichen Aktivität nachgewiesen werden. Im Dauerversuch mit D 860 wurde bisher keine Steigerung der Insulinaktivität im Blut gefunden.

Man muß sich fragen, ob eine kurzfristige Ausschüttung von Insulin allein die langdauernde Hypoglykämie nach D 860 erklären kann.

Der Befund einer Verstärkung der Wirkung von exogenem Insulin durch D 860 bei vollständigem endogenen Insulinmangel des Menschen (Abb. 3), der Ratte (Abb. 5) und des Hundes (Abb. 6) läßt sich mit der Theorie der Anregung der endogenen Insulinsekretion nicht erklären.

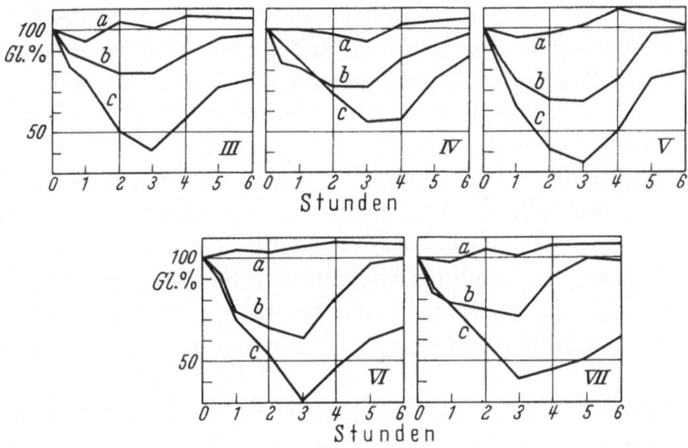

Abb. 6. a) Injektion Carbutamid (200 mg/kg), b) Infusion von Insulin (0,04 E/kg/Std.) 3 Std. lang, c) dieselbe Infusion von Insulin wie bei b) 3 Std. lang mit 1 Injektion (200 mg/kg) Carbutamid 30 min nach Beginn der Infusion [nach HOUSSAY u. PENHOS et al.: Ann. N. Y. Acad. Sci. 71, 25 (1957)]

Die Ergebnisse stimmen mit den gesicherten und vielfach bestätigten experimentellen und klinischen Beobachtungen überein, nach denen die Sulfonylharnstoffe *ohne* Insulin *nicht* wirksam sind. Eine kleine Menge von endogenem oder exogenem Insulin ist für die Wirksamkeit der Sulfonylharnstoffe offenbar erforderlich.

Man kann 4 Möglichkeiten der Erklärung einer Verstärkung der Insulinwirkung durch Sulfonylharnstoff diskutieren:

a) Beeinflussung eines insulinabhängigen Stoffwechselprozesses (z. B. in der Leber),

b) Hemmung von insulinbindenden Faktoren,

c) Hemmung des Insulin-Abbaues,

d) Änderung der Insulinwirkung durch primäre Beeinflussung des Insulin (z. B. Bildung eines Insulin-Sulfonylharnstoff-Komplexes?).

Zur Klärung dieser Fragen sind weitere Experimente erforderlich. Die Frage nach der Wirkungsweise der Sulfonylharnstoffe muß noch offen bleiben, solange nach dem Wirkungsmechanismus des Insulin gefragt wird.

Die Ergebnisse an *pankreaslosen Tieren* stehen in Übereinstimmung mit diesen Befunden eines wirkungssteigernden Effektes der Sulfonylharnstoffe auf das endogene bzw. exogene Insulin. An pankreatektomierten Hunden wurde vergleichend die Wirkung von Insulin, Sulfonylharnstoff und Insulin mit Sulfonylharnstoff auf den Blutzucker untersucht. Einer negativen Beobachtung (*22*) stehen jedoch Mitteilungen von 10 verschiedenen Arbeitsgruppen (*7, 8, 33, 36, 49, 67, 68, 70, 72, 75*) über eine deutliche Verstärkung der Wirkung von exogenem Insulin an pankreaslosen Hunden gegenüber.

Die umfangreichsten Untersuchungen haben HOUSSAY u. Mitarb. (*31, 32, 33*) durchgeführt (Abb. 6). Die Autoren konnten bei 6 von 7 pankreaslosen Hunden eine deutliche Verstärkung der Wirkung von exogenem Insulin durch Sulfonylharnstoff nachweisen. Sie zeigten ferner, daß die Größe der Insulindosis und die Dauer der Verabreichung des Insulin für das Eintreten eines die Wirkung von Insulin steigernden Effektes der Sulfonylharnstoffe von Bedeutung sind. Eine zu hohe Dosis des Insulin und eine zu schnell abklingende Wirkung des Insulin kann die Wirkungssteigerung des Insulin durch Sulfonylharnstoff verdecken.

Bei voll *alloxandiabetischen Ratten* fanden wir nach Insulin eine Verminderung des Blutzuckers von im Durchschnitt 31% vom Ausgangswert und nach Insulin mit D 860 eine Verminderung von 52%. v. HOLT u. Mitarb. (*29*) berichteten über eine Wirkungsverstärkung des Insulins — gemessen an dem weiteren Rückgang der Glucosurie — bei teilweise insulinisierten, voll alloxandiabetischen Ratten durch BZ 55. Andere Autoren (*15, 41, 55*) stellten bei alloxandiabetischen Ratten keine Verstärkung der Insulinwirkung durch D 860 fest. Bei alloxansubdiabetischen Ratten (*42*) und bei metaalloxandiabetischen Hunden (*59*) wurde eine Verstärkung der insulininduzierten Hypoglykämie durch BZ 55 bzw. D 860 beobachtet.

LAMPRECHT u. TRAUTSCHOLD (*40*) zeigten, daß bei Ratten mit *Hungerdiabetes* nach Glucosebelastung ein Anstau von Triosephosphaten in der Leber eintritt. Diese Blockierung der Triosephosphatdehydrogenase kann mit Insulin vollständig behoben werden. Bei Anwesenheit einer auch nur sehr kleinen Menge von exogenem Insulin ($^1/_{50}$ der wirksamen Dosis) kam es unter der Wirkung von BZ 55 zu einem die Stoffwechselblockade beseitigenden Effekt. Wenn die Autoren z. B. den mit Glucose und BZ 55 vorbehandelten und an Hunger-Diabetes leidenden Ratten 0,2 E Insulin injizierten — eine Menge, die ohne BZ 55 völlig wirkungslos war —, so stieg die ATP-Produktion der Leber innerhalb kurzer Zeit (15 min) von 460 auf 1125 γ ATP/g Leberfrischgewicht über den Normalwert an. Weder Fructose noch Glucose mit Insulin vermochten bei Diabetes im gleichen Ausmaß die stationäre ATP-Konzentration derart zu steigern und zu normalisieren.

An vier pankreatektomierten Menschen wurde mit hohen Dosen Insulin und Sulfonylharnstoff keine Verstärkung der Insulinwirkung gefunden (*13, 24, 53*). OGRYZLO u. HARRISON (*61*) beobachteten bei einem pankreaslosen Patienten eine — allerdings nicht sehr ausgeprägte — Wirkungssteigerung. Nach den Beobachtungen von HOUSSAY und nach unseren Ergebnissen dürfte bei pankreaslosen Menschen mit kleinen Dosen Insulin (0,5 bis 1,0 E) wahrscheinlich ebenfalls eine Verstärkung der Wirkung von exogenem Insulin durch Sulfonylharnstoffe nachweisbar sein.

Über die bessere Einstellung und die Verminderung der Insulindosis durch Sulfonylharnstoffe bei schwer einstellbaren Patienten mit *Insulinmangel-Diabetes* liegen wenige eigene Befunde und einige Beobachtungen in der Literatur vor (*16, 17, 17a, 23, 25, 35, 58*). Andere Autoren vertreten die gegenteilige Meinung

(*14, 18, 27, 39*). Volk u. Lazarus (*44, 76*) beschrieben beim Altersdiabetes die günstige Wirkung der Kombinationsbehandlung von Insulin mit D 860.

Vereinzelt ist es möglich gewesen, eine bestehende Insulin-Resistenz durch Sulfonylharnstoffe zu durchbrechen (*11, 21, 54, 69*).

Haller u. Strauzenberg (*25*) berichteten über die Steigerung der Insulinwirkung durch D 860 bei einem Patienten mit Insulinmangel-Diabetes. Die Autoren halten es für möglich, daß die Sulfonylharnstoffe die sog. hyperglykämisierenden Faktoren des Insulins durch Komplexbildung hemmen, während die hypoglykämisierenden Faktoren unbeeinflußt bleiben.

Eine systematische Untersuchung der Frage einer Wirkungsverstärkung des exogenen Insulin beim Insulinmangel-Diabetes des Menschen steht aber noch aus. Es bleibt deshalb abzuwarten, ob unsere Befunde eine Bedeutung für die Therapie erlangen werden.

Zusammenfassung

Die Frage einer Verstärkung der Insulinwirkung durch Sulfonylharnstoffe wurde in vergleichenden Untersuchungen mit Insulin, D 860 und Insulin mit D 860 sowohl an 19 gesunden Probanden, 9 Patienten mit Altersdiabetes und 10 Patienten mit Insulinmangel-Diabetes als auch an 30 normalen und 14 voll alloxandiabetischen Ratten geprüft.

Unabhängig von der Förderung der Insulinsekretion tritt durch die Sulfonylharnstoffe eine Verstärkung der Wirkung sowohl von endogenem als auch exogenem Insulin ein. Die Erklärungsmöglichkeiten für die Steigerung der Insulinwirkung durch Sulfonylharnstoffe wurden erörtert.

Die Ergebnisse stimmen mit den vielfach bestätigten experimentellen und klinischen Beobachtungen überein, nach denen die Sulfonylharnstoffe ohne Insulin nicht wirksam sind. Die Frage nach der Wirkungsweise der Sulfonylharnstoffe muß noch offen bleiben, solange nach dem Wirkungsmechanismus des Insulin gefragt wird.

Literatur

1. Ashworth, M. A., and R. E. Haist: Canad. med. Ass. J. **74**, 975 (1956).
2. Balduini, M.: Minerva med. (Torino) **49**, 4434 (1958).
3. Bartelheimer, H., u. H. Maring: Klin. Wschr. **34**, 1011 (1956).
4. Bänder, A.: Dtsch. med. Wschr. **84**, 996 (1958).
5. Becker, W. H.: Acta neuroveg. (Wien) **19**, 121 (1958).
6. Bertram, F., E. Benfeldt u. H. Otto: Dtsch. med. Wschr. **80**, 1455 (1955).
7. Campbell, J.: Canad. med. Ass. J. **74**, 962 (1956).
8. Caren, R., and L. Corbo: J. clin. Invest. **36**, 1546 (1957).
9. Colwell, A. R., and J. A. Colwell: J. Lab. clin. Med. **53**, 376 (1959).
10. Creutzfeldt, W., u. H. Finter: Dtsch. med. Wschr. **81**, 892 (1956).
11. — u. S. Schlagintweit: Dtsch. med. Wschr. **82**, 1539 (1957).
12. — L. Detering u. O. Welte: Dtsch. med. Wschr. **82**, 1564 (1957).
13. — F. Kümmerle u. E. Kern: Dtsch. med. Wschr. **84**, 541 (1959).
14. Dolger, H.: Metabolism **5**, 947 (1956).
15. Dulin, W. E., and R. L. Johnston: Ann. N. Y. Acad. Sci. **71**, 177 (1957).
16. Duncan, G. G., C. L. Joiner and C. T. Lee: Metabolism **5**, 964 (1956).
17. Fabrykant, M.: Metabolism **6**, 509 (1957).
17a. — and B. J. Ashe: Ann. N. Y. Acad.Sci. **82**, 585 (1959).

18. FAJANS, S. F., L. H. LOUIS, A. R. HENNES, B. L. WAJCHENBERG, R. D. JOHNSON, R. D. GITTLER, J. P. ACKERMANN and J. W. CONN: Ann. N. Y. Acad. Sci. 71, 207 (1957).
19. FERNER, H., u. W. RUNGE: Arzneimittelforsch. 6, 256 (1956).
20. FRANKE, H., u. J. FUCHS: Dtsch. med. Wschr. 80, 1449 (1955).
21. FRIEDLÄNDER, E. O.: New Engl. J. Med. 257, 11 (1957).
22. FRITZ, J. B., J. V. MORTON, M. WEINSTEIN u. R. LEVINE: Metabolism 5, 744 (1956).
23. GARATTINI, S., e L. TESSARI: Clin. Ter. Tumori 10, 418 (1956).
24. GOETZ, F. C., A. S. GILBERTSEN and V. JOSEPHSON: Metabolism 5, 788 (1956).
25. HALLER, H., u. ST. E. STRAUZENBERG: Perorale Diabetestherapie. Leipzig: VEB Georg Thieme 1959.
26. HASSEBLATT, A., u. G. HAUN: Z. ges. exp. Med. 133, 163 (1960).
27. HEINEMANN, A., C. COHN, M. WEINSTEIN and R. LEVINE: Metabolism 5, 972 (1956).
28. HOLT, C. v., L. v. HOLT, B. KRÖNER u. J. KÜHNAU: Naunyn-Schmiedeberg's Arch. exp. Path. Pharmak. 224, 66 (1955).
29. — J. KRACHT, B. KRÖNER u. L. v. HOLT: Schweiz. med. Wschr. 86, 1123 (1956).
30. — In OBERDISSE u. JAHNKE: Diabetes mellitus, S. 292. Stuttgart: Georg Thieme 1959.
31. HOUSSAY, B. A., and J. C. PENHOS: Metabolism 5, 727 (1956).
32. — — N. TEODOSIO, J. BOWKETT u. J. APELBAUM: Ann. N. Y. Acad. Sci. 71, 12 (1957).
33. — — E. URGOITI, N. TEODOSIO, J. APELBAUM and J. BOWKETT: Ann. N. Y. Acad. Sci. 71, 25 (1957).
34. HUMBEL, R. E., K. VÖLLM, E. R. FROESCH u. A. LABHART: Schweiz. med. Wschr. 89, 1217 (1959).
35. KINSELL, L. W., R. R. BROWN, jr., R. W. FRISKEY and G. D. MICHAELS: Science 123, 585 (1956).
36. KIRTLEY, W. R., A. S. RIDOLFO, M. A. ROOT and R. C. ANDERSON: Diabetes 5, 351 (1956).
37. KRACHT, J., u. J. G. RAUSCH-STROOMANN: Naturwissenschaften 43, 180 (1956).
38. — B. KRÖNER, L. v. HOLT u. C. v. HOLT: Naturwissenschaften 44, 16 (1957).
39. KUHL, W. J., jr.: Metabolism 5, 953 (1956).
40. LAMPRECHT, W., u. I. TRAUTSCHOLD: Arzneimittelforsch. 8, 462 (1958).
41. LANG, ST., and S. SHERRY: Metabolism 5, 733 (1956).
42. LAZAROW, A., and B. TREIBERGS: New Engl. J. Med. 261, 417 (1959).
43. LAZARUS, S. S., and B. W. VOLK: Endocrinology 62, 292 (1958).
44. — — Ann. N. Y. Acad. Sci. 82, 590 (1959).
45. LEVINE, R.: Ann. N. Y. Acad. Sci. 71, 1—292 (1957).
46. — and G. G. DUNCAN: Metabolism 5, 721—977 (1956).
47. LINKE, A., K. RIEDERLE u. E. SCHULZ: 6. Symposium der Deutschen Ges. Endokrinologie, S. 252. Berlin-Göttingen-Heidelberg: Springer 1960.
48. LOUBATIÈRES, A.: Presse med. 63, 1701, 1728 (1955).
49. — Ann. N. Y. Acad. Sci. 71, 192 (1957).
50. MADISON, L. L., and R. H. UNGER: J. clin. Invest. 37, 631 (1958).
51. MAGYAR, I., I. MARTON, Z. MATHÉ, Z. RÉFI u. P. KERTAI: Z. ges. inn. Med. 13, 210 (1958).
52. MASKE, H.: Dtsch. med. Wschr. 81, 899 (1956).
53. McCULLAGH, E. P., and H. W. GOEBERT: Diabetes 8, 315 (1959).
54. MILLER, M., and J. W. CRAIG: Metabolism 5, 162 (1956).
55. MILLER, W. L., J. J. KRACKE, M. J. VANDER BROOK and L. M. REINEKE: Ann. N. Y. Acad. Sci. 71, 118 (1957).
56. MIRSKY, I. A., G. PERISUTTI and D. DIENGOTT: Metabolism 5, 156 (1956).
57. — and D. DINGOTT: J. clin. Endocr. 17, 603 (1957).
58. MOHNIKE, G., H. ULRICH, H. BIBERGEIL u. A. CZYZYK: Dtsch. med. Wschr. 82, 1526 (1957).
59. — H. BIBERGEIL u. A. CZYZYK: Dtsch. med. Wschr. 82, 1579 (1957).
60. MORTIMORE, G. E., F. TIETZE, DeWITT STETTEN, jr.: Diabetes 8, 307 (1959).
61. OGRYZLO, M. A., and J. HARRISON: Canad. med. Ass. J. 74, 977 (1956).
62. PFEIFFER, E. F., K. SCHÖFFLING, H. STEIGERWALD, G. TRESER und M. OTTO: Dtsch. med. Wschr. 82, 1528 (1957).
63. — H. STEIGERWALD, W. SANDRITTER, A. BÄNDER, A. MAGER, U. BECKER u. K. RETIENE: Dtsch. med. Wschr. 82, 1568 (1957).

64. Pfeifer, E. F., M. Pfeiffer, H. Ditschuneit and Chang-Su Ahn: Ann. N. Y. Acad. Sci. **82**, 479 (1959).
65. — — — u. C.-S. Ahn: Klin. Wschr. **37**, 1239 (1959).
66. Pozza, G., G. Galansino und P. P. Foa: Proc. Soc. exp. Biol. (N. Y.) **93**, 539 (1956).
67. Ricketts, H. T., H. L. Wildberger and H. Schmid: Ann. N. Y. Acad. Sci. **71**, 170 (1957).
68. Rodriguéz-Miñon, y de Oya: Rev. clin. esp. **66**, 303 (1957).
69. Saric, Riviere et Maleville: Presse méd. **65**, 1662 (1957).
70. Sirek, A., O. V. Sirek and J. Hanus: Canad. med. Ass. J. **74**, 960 (1956).
71. — — — F. C. Monkhouse and C. H. Best: Diabetes 8, 284 (1959).
72. Schambye, P.: Diabetes **6**, 146 (1957).
73. Stötter, G.: Med. Welt **1957**, 629.
74. Tiszai, A., u. S. Szücs: Z. ges. inn. Med. **13**, 314 (1958).
75. Urgoiti, E.: Rev. argent. Endocr. **3**, 402 (1957).
76. Volk, B. W., and S. S. Lazarus: Amer. J. med. Sci. **237**, 1 (1959).

Frl. Barbara Seidemann danke ich für fleißige und sorgfältige Mitarbeit.

Aus der I. Med. Univ.-Klinik Frankfurt a. M. (Direktor: Prof. Dr. F. HOFF)

In vitro-Effekte von peroralen Antidiabetica und Stoffwechselhormonen auf die Oxydation und den Verbrauch von Glucose durch das epididymale Fettgewebe der Ratte, Vergleich mit Insulin

Von

H. DITSCHUNEIT, E. F. PFEIFFER, E. BLAY, H. G. ROSSENBECK und K. SCHÖFFLING

Mit 3 Abbildungen

Bei der letzten Tagung dieser Gesellschaft haben wir über eigene Erfahrungen mit der Methode des Insulinnachweises am isolierten epididymalen Fettgewebe der Ratte mit Hilfe radioaktiv markierter C_1-Glucose und über einige klinische Untersuchungen berichtet. Die dargelegten Ergebnisse zeigten bei Stoffwechselgesunden und Altersdiabetikern nach Injektion von Sulfonylharnstoffen (SH) eine vermehrte Insulinwirkung auf das isolierte Fettgewebe. Ein endgültiger Beweis für die durch SH ausgelöste Freisetzung endogenen Insulins stand jedoch so lange noch aus, wie der Einfluß anderer im Serum befindlicher Stoffwechselhormone und der diskutierte direkte Effekt der SH auf die periphere Glucoseutilisation nicht ausgeschlossen waren.

Es wurde daher erneut unter verschärften Versuchsbedingungen die Wirkung von D 860 (Rastinon), Metahexamid und DBI (Phenyl-äthyl-Biguanid) sowohl auf die Oxydation von C^{14}-Glucose zu $C^{14}O_2$ als auch auf die Aufnahme einfacher Glucose durch das isolierte epididymale Rattenfettgewebe untersucht und mit der Wirkung von kristallisiertem Insulin verglichen. Darüber hinaus prüften wir den in vitro-Effekt von menschlichem und bovinem Wachstumshormon, Cortisol, Glucagon, Trijodthyronin und Trijodthyreoessigsäure (Triac).

Methodik

Die Untersuchungen wurden im verdünnten und konzentrierten Serum und z. T. zusätzlich im Krebs-Ringer-Bicarbonat-Puffer mit und ohne Zusatz von 1000 μ E/ml kristallisierten Insulins durchgeführt. Die Konzentrationen der einzelnen untersuchten Substanzen wählten wir im Bereich der bei therapeutischer Anwendung zu erwartenden Blutspiegel.

Ergebnisse

D 860 zeigt im *Puffer* auf die *Oxydation von C_1-markierter Glucose* zu $C^{14}O_2$ keinen statistisch signifikanten Einfluß. Nach Zusatz von 1000 μ E/ml kristallisierten Insulins steigt die Glucoseoxydation stark an. Die Maximalwerte erreichen ungefähr 800% des Ausgangswertes. D 860 vermag diese Insulinwirkung jedoch in keiner der untersuchten Konzentrationen weder im positiven noch im negativen Sinne signifikant zu verändern (Abb. 1). Auch die durch Serum stark geförderte Glucoseoxydation bleibt durch Zusatz von D 860 unverändert.

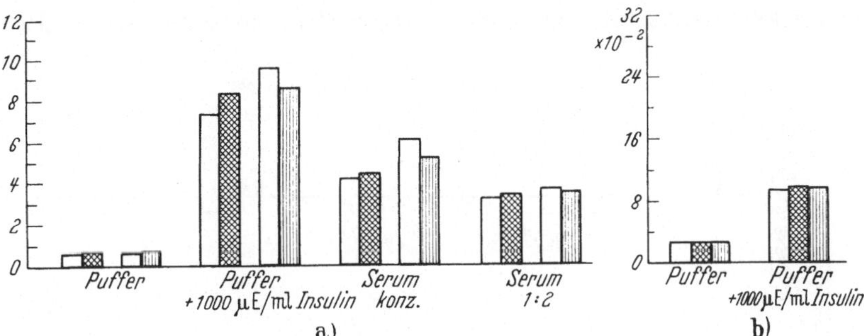

Abb. 1. Einfluß von 200 und 1000 γ/ml D 860 auf die a) Glucose-1-C^{14}-Oxydation zu C^{14}O$_2$ (Imp/min/mg Fett) und auf die b) Glucoseaufnahme (mg/100 mg Fett). ☐ Kontrolle; ▨ Zusatz von 200 γ/ml; ▤ Zusatz von 1000 γ/ml

Die *Glucoseaufnahme* aus der Pufferlösung wird durch D 860 allein ebenfalls nicht beeinflußt. Auch die durch Insulin stark geförderte Glucoseaufnahme erfährt durch Zusatz von D 860 keine Änderung. Die geringe Zunahme ist bei statistischer Prüfung dem Zufall zuzuschreiben.

Durch Zusatz von *Metahexamid* in verschiedener Konzentration zu Pufferlösung und Serum ließ sich gleichfalls keine Änderung der Insulinwirkung auf die Oxydation oder Aufnahme von Glucose erzielen.

Eine sehr große Wirkung entfaltet dagegen *DBI*. Bereits in einer Konzentration von 20 γ/ml wird die durch Insulin geförderte *Oxydation der Glucose* am ersten Kohlenstoffatom um 63% vermindert, und nach Erhöhung der DBI-Konzentration auf 100 γ/ml fällt sie um 80% ab. Denselben Hemmeffekt entfaltet DBI auch auf

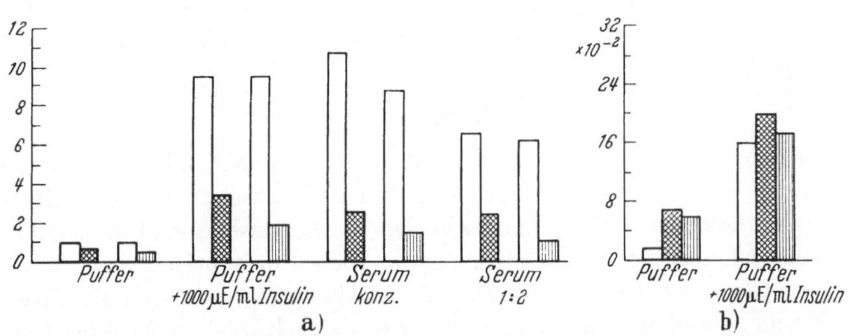

Abb. 2. Einfluß von 20 und 100 γ/ml DBI auf a) Glucose-1-C^{14}-Oxydation zu C^{14}O$_2$ (Imp/min/mg Fett) und b) Glucoseaufnahme (mg/100 mg Fett). ☐ Kontrolle; ▨ Zusatz von 20 γ/ml; ▥ Zusatz von 100 γ/ml

die Seruminsulinwirkung. Die *Glucoseaufnahme* wird dagegen durch DBI gefördert. Dieser Effekt ist jedoch im Vergleich zu der Hemmung der Oxydation deutlich geringer. Selbst in reiner Pufferlösung ohne Insulinzusatz stimuliert DBI die Glucoseaufnahme und hemmt die Glucoseoxydation (Abb. 2).

13*

Von den untersuchten Stoffwechselhormonen zeigt menschliches Wachstumshormon den größten Einfluß auf den Kohlenhydratstoffwechsel des isolierten Fettgewebes der Ratte. Durch dieses Hormon wird die Glucoseoxydation bei einer Konzentration von 1000 γ/ml gefördert, in weit größerem Maße steigert STH jedoch die Glucoseaufnahme. Sie erreicht in unseren Versuchen maximal 125%. Diesen Effekt entfaltet das menschliche STH jedoch nur in Gegenwart von Insulin;

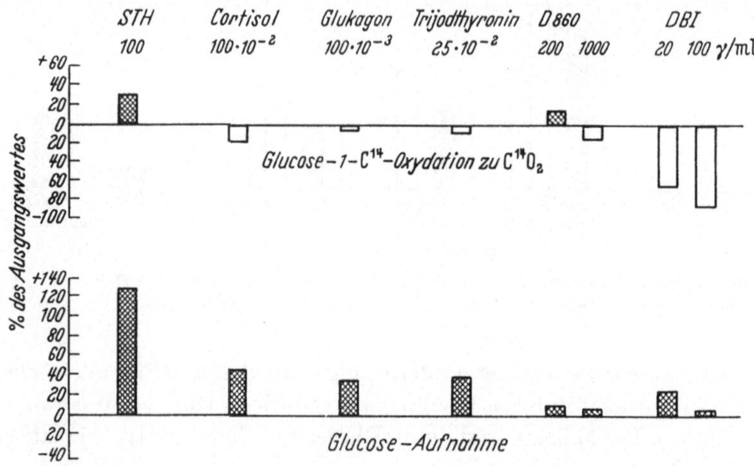

Abb. 3. Änderung der Insulinwirkung (1000 μE/ml) auf die Glucose-1-C¹⁴-Oxydation und Glucose-Aufnahme des Rattenfettgewebes in Puffer nach Zusatz verschiedener stoffwechselwirksamer Substanzen

denn in der reinen Pufferlösung bleiben basale Oxydation und Aufnahme von Glucose unverändert.

Das *bovine STH* zeigt in den gleichen Konzentrationen keine Steigerung der Insulinwirkung.

Cortisol, Glucagon und *Trijodthyronin* vergrößern nur die Glucoseaufnahme und lassen die Glucoseoxydation unverändert (Abb. 3). Der Verbrauch von Glucose aus Pufferlösung wird durch diese Hormone auch ohne Mitwirkung von Insulin gesteigert.

Besprechung

Von den untersuchten peroralen Antidiabetica und Stoffwechselhormonen ragen in ihrer Wirkung auf den Kohlenhydratstoffwechsel des isolierten Rattenfettgewebes besonders DBI und menschliches Wachstumshormon heraus (Abb. 3). Die Sulfonylharnstoffe bleiben wirkungslos. Diese Substanzen vermögen weder allein der Glucose den Weg in die Fettzelle hinein zu eröffnen noch die Aktivität von Insulin zu fördern. Die geringen Änderungen nach D 860 müssen bei statistischer Betrachtung als zufällige Ergebnisse gewertet werden. Bei Untersuchungen am isolierten *Rattenzwerchfell* wurden unterschiedliche Ergebnisse erzielt. Vielen negativen Resultaten stehen die positiven, statistisch gesicherten von Rafaelsen und Lundbaek gegenüber (1, 2). Aus den von diesen Autoren mitgeteilten Untersuchungsergebnissen läßt sich abschätzen, daß der beobachtete Effekt ungefähr der Wirkung von 10000 μ E/ml kristallisierten Insulins entspricht. Die große Diskrepanz zwischen diesen Ergebnissen und den von uns am Rattenfettgewebe

gewonnenen ließe sich höchstens mit einer unterschiedlichen Wirkung von Sulfonylharnstoffen auf den Kohlenhydratstoffwechsel der verschiedenen Gewebearten
erklären, eine Annahme, der durch die vielen, am Zwerchfell erzielten negativen
Untersuchungen die Grundlage entzogen wird (*3, 4*).

Die *Biguanide* verursachen in vitro eine starke Steigerung der Glucoseaufnahme
durch das Rattenzwerchfell, aber gleichzeitig sinkt entgegen der Insulinwirkung
der Glykogengehalt und Brenztraubensäure, Milchsäure und Ketonkörper steigen
an. Bei klinischer Anwendung am Patienten wurden gleichartige Befunde erhoben.
Der insulinähnliche Effekt von DBI besteht also allein in der vermehrten Aufnahme
von Glucose in das Gewebe und der dadurch verursachten Blutzuckersenkung.
Als Wirkungsmechanismus werden Störungen der Zellatmung diskutiert, die eine
verstärkte anaerobe Glykolyse im Sinne der „Pasteurschen Reaktion" auslösen
und damit den Einstrom von Glucose in die Zelle fördern. Eine Hemmung der
Zellatmung läßt sich jedoch durch viele andere Substanzen auch erreichen, ohne
daß diese in vivo den Blutzucker zu senken vermögen (*5, 6, 7*).

Aus unseren Untersuchungen am isolierten Fettgewebe mit C_1 markierter
Glucose ist vor allem eine extreme Hemmung der über den Pentose-Phosphat-
Cyclus verlaufenden Oxydation an C_1 zu erkennen.

Dieses Ergebnis läßt den Schluß zu, daß die Biguanide selektiv auf Enzyme der
TPN-abhängigen Fermente des Pentose-Phosphat-Cyclus wirken. Die Steigerung
der Glucoseaufnahme durch DBI könnte daher auch als Kompensationsvorgang
für die bedrohte Energieversorgung der Zelle betrachtet werden, die über verstärkte Glykolyse und Einstrom von Glucose in die Zelle die notwendige Energie
bereitzustellen versucht. Substanzen vom Typ der Biguanide setzen also schwere
Störungen im intermediären Kohlenhydratstoffwechsel, und es nimmt deshalb
nicht wunder, daß unter der Behandlung mit DBI therapieresistente akute
Acidosen mit tödlichem Ausgang beschrieben werden (*8*).

Von den untersuchten Stoffwechselhormonen sei nur auf das STH näher eingegangen. Wir fanden eine markante, insulinabhängige Steigerung der Glucoseaufnahme und auch eine geringe Steigerung der Glucoseoxydation (Abb. 3). Aus
der Literatur ist bekannt, daß STH u. a. die Fettsäureverbrennung stark stimuliert, Hyperglykämien und nach längerer Anwendung auch Glykosurien, also einen
Diabetes mellitus verursacht (*9, 10, 11, 12, 13*). Auf unsere eigenen klinischen Untersuchungen wird Herr Dr. PFEIFFER näher eingehen.

Unsere Befunde am isolierten Rattenfettgewebe machen einen direkten Angriffspunkt des Hormons in der Peripherie im intermediären Zellstoffwechsel wahrscheinlich. Sie lassen den bei Dauerbehandlung zu beobachtenden Blutzuckeranstieg im Lichte einer Transporthyperglykämie infolge erhöhten Bedarfs und
Verbrauchs von Zucker in der Zelle erscheinen. Da aber das Tor für den Eintritt
von Glucose in die Zelle nur durch Insulin geöffnet werden kann und nicht durch
STH, ist eine vermehrte Insulinsekretion erforderlich, wie wir sie tatsächlich auch
beim Menschen in Form erhöhter Seruminsulinwirkungen gefunden haben (vgl. den
klinischen Vortrag unserer Gruppe S. 208). Die geringe Wirkung von STH auf die
Glucoseoxydation über den Pentose-Phosphat-Cyclus wird wahrscheinlich allein
durch den erhöhten Substratdurchsatz verursacht. Dieser Effekt ist jedoch gegen-

über der Insulinwirkung gering und bei Bestimmung unbekannter Seruminsulinwirkungen unter Verwendung von epididymalem Rattenfettgewebe zu vernach-
lässigen.

Literatur

1. Rafaelsen, O. J.: Metabolism 8, 195 (1959).
2. — and K. Lundbaek: Metabolism 8, 757 (1959).
3. Cahill, G. F., A. B. Hastings and J. Ashmore: Diabetes 6, 26 (1957).
4. Williams, R. H., D. C. Tanner and W. D. Odell: Diabetes 7, 87 (1958).
5. Ungar, G., S. Psychoyos and H. A. Hall: Metabolism 9, 36 (1960).
6. Steiner, D. F., and R. H. Williams: Biochim. biophys. Acta 30, 329 (1958).
7. Wick, A. N., E. A. Larson and G. S. Serif: J. biol. Chem. 233, 296 (1958).
8. Walker, R. S., and A. L. Linton: Brit. med. J. 1959, 1005.
9. Campbell, J., L. Chaikof, G. A. Wrenshall and R. Zemel: Canad. J. Biochem. 37, 1313 (1959).
10. Greenbaum, A. L.: Biochem. J. 63, 159, 163 (1956).
11. Randle, P. J., and F. G. Young: J. Endocr. 13, 335 (1956).
12. Ogilvie, R. F., and N. Maclean: Diabetes 9, 38 (1960).
13. Winegard, A. J., W. N. Shaw, F. D. W. Lukens, W. C. Stadie and A. E. Renold: J. biol. Chem. 1959, 1922.

Den Herren Privatdozent Dr. H. Maske, Dr. W. Schmidt und Dr. W. Meier von der Pharma-Forschung Medizin der Farbwerke Hoechst AG., Frankfurt/Main-Höchst (Leiter: Privatdozent Dr. H. Maske) danken wir für die freundliche Unterstützung der vorliegenden Untersuchungen.

Glucagon wurde uns von der Firma Boehringer & Söhne, Mannheim-Waldhof, zur Verfügung gestellt. Unser Dank gilt besonders Herrn Dr. Steinorth und Herrn Dr. Maiwald von den Forschungslaboratorien dieser Firma.

Herrn J. Gerber vom „Biotest"-Serum-Institut GmbH. sind wir für apparative Unterstützung bei der Zuckerbestimmung mit dem „Autoanalyzer" von Technicon/USA zu Dank verpflichtet.

Herrn Prof. Dr. G. Kahlau vom Senckenbergischen Pathologischen Institut der Universität Frankfurt/Main (Direktor: Prof. Dr. A. Lauche †) danken wir für seine Hilfe bei der Sammlung der menschlichen Hypophysen und den Herren Dr. K. Folkers, Dr. Norman G. Brink und Dr. E. Alpert von den Merck Sharp & Dohme Research Laboratories, Rahway, N. J., USA, sei unser Dank für die Herstellung des menschlichen Wachstumshormones gesagt.

Diskussion

G. Lisewski (Berlin):

Zu den Ausführungen des Herrn C. v. Holt möchte ich ergänzend über einige tierexperimentelle Untersuchungen berichten, die unter führender Mitwirkung von Herrn Prof. Mohnike im Forschungsinstitut für Diabetes Karlsburg bei Greifswald durchgeführt wurden. Die blutzuckersenkende Wirkung der Sulfonylharnstoffderivate ist — dafür sprechen sehr viele Befunde — an noch funktionstüchtige B-Zellen des Langerhansschen Inselorgans geknüpft. Wir wollten im chronischen Tierversuch untersuchen, ob die Stimulierung der B-Zellen durch die Sulfonylharnstoffderivate zur vermehrten Insulinabgabe über eine biologisch-chemische Adaptation auch zur (ständigen) Erhöhung der Insulinproduktion führt — oder ob diese Stimulierung durch Erschöpfung der Insulinproduktion in den B-Zellen limitiert wird.

Über die erste Versuchsanordnung zur Klärung dieser Frage berichtete Herr Prof. Mohnike 1958 in Buenos Aires (Diapositiv). Ein männlicher Hund erhielt während seines 2. Lebensjahres (1956) 4mal Alloxan in diabetogenen Dosen (i.v.), es trat jeweils nur eine geringfügige Glykosurie auf, die bis maximal 13 Tage post inj. bestand. Nachfolgende Traubenzuckerbelastungen fielen normal aus. Das Diapositiv zeigt Ihnen die Verhältnisse von 1957 an. Die mittleren Blutzuckerkonzentrationen lagen im Bereich der Norm, eine Glykosurie bestand nicht. Unter 3 g BZ 55 (N_1-sulfanilyl-N_2-n-butylkarbamid) pro die steigt der Blutzuckerspiegel an, und eine Glykosurie tritt auf. Nach Absetzen von BZ 55 bilden sich diese Symptome zurück, um dann nach erneuter BZ 55-Medikation wieder zu erscheinen. Der nunmehr manifeste Diabetes mellitus war durch Insulin (12 E Alt-Insulin p. d.) gut zu beherrschen.

In diesem Fall hat die BZ 55-Medikation die (durch Alloxan bereits vorgeschädigten?) B-Zellen „überstimuliert" und zur Manifestation eines Insulinmangeldiabetes geführt.

Heute darf ich Ihnen einen weiteren Befund mitteilen, der einige Besonderheiten aufweist. Die Versuchsanordnung ist allerdings mit der ersten nur bedingt vergleichbar. — Ein einjähriger Hund wurde im August 1957 teilpankreatektomiert. Nachfolgende Traubenzuckerbelastungen und Tag-Nacht-Blutzuckerprofile ergaben keinen Anhalt für das Vorliegen eines Diabetes mellitus. Ende 1957 wurde mit einer chronisch-intermittierenden Behandlung mit D 860 [N_1-(4-Methyl-benzolsulfonyl)-N_2-butylharnstoff] bei einer täglichen Dosierung von 1,5 g begonnen. Der Hund erhielt Ende 1957 12 g, 1958 etwa 450 g, 1959 etwa 240 g und Anfang 1960 etwa 45 g D 860 per os. Die ersten Anzeichen für eine diabetoide Stoffwechselstörung waren im Mai 1958 in Form einer pathologischen Traubenzuckerbelastungskurve nachweisbar, erhöhte Blutzuckerwerte und Glykosurie traten im Oktober 1958 auf. Diese Veränderungen waren reversibel, nach Absetzen von D 860 gingen diese Symptome zurück. Diese Abhängigkeit konnte 1959 mehrfach reproduziert werden. Im Januar 1960 trat unter D 860 eine massive Glykosurie auf; im Februar mußte der Hund insuliniert werden und verbrauchte im März 1960 40 E Alt-Insulin p. d., wodurch die Stoffwechsellage noch nicht optimal kompensiert werden konnte. Die Blutzuckerwerte des Tag-Nacht-Profils bewegten sich zwischen 259 und 288 mg-% bei entsprechender Glykosurie. Das Ergebnis der Insulinbelastung deutet eine Insulinresistenz an.

Nach dem klinischen Bild möchten wir die erzeugte Stoffwechselstörung als einen Gegenregulationsdiabetes (bei erschöpftem Inselorgan) klassifizieren. Trotz des offenbaren kausalen Zusammenhanges zwischen der Teilpankreatektomie und der chronischen D 860-Medikation einerseits und der Manifestation des Diabetes mellitus andererseits sind wir in der Interpretation zurückhaltend. Die ursächlichen Zusammenhänge zwischen dem hohen Insulinbedarf und der vorangegangenen D 860-Medikation sind noch undurchsichtig. Auch fehlen in unserem Falle exakte Beweise für die vermehrte Produktion von kontrainsulinären Hormonen oder für das Vorhandensein von Insulin-Antikörpern im Serum. Wir hoffen, daß weitere chemische und histologische Untersuchungen diese Fragen noch klären können.

K. D. Söling (Freiburg i. Brsg.):

Es wurde von Herrn Ditschuneit der von ihm in Übereinstimmung mit Steiner u. Williams erhobene Befund übergangen, daß die periphere Glucose-Zunahme unter DB I (Phenyläthylbiguanid) oberhalb einer gewissen Konzentration von DB I nicht mehr gesteigert wird, sondern abfällt, obwohl die Hemmung der Zellatmung weiter zunimmt.

Wird dieser Befund damit erklärt, daß bei höherer DB I-Konzentration neben die Hemmung der Atmungskettenphosphorylierung eine Hemmung des Embden-Meyerhof-Abbaus tritt, die den Abbau der Glucose zu Milchsäure verhindert? Ein direkter, durch Atmungshemmung bedingter Einfluß des DB I auf die Glucosepermeabilität der Zellwand selbst scheint ja keine Rolle zu spielen, da nach den Befunden von Clarke und Forbath die Pentosepenetration durch DB I nicht erhöht wird. Es bietet sich die Möglichkeit an, daß durch die Steigerung der anaeroben Glykolyse die intracelluläre Glucosekonzentration so weit abfällt, daß ein größeres Konzentrationsgefälle zwischen extra- und intracellulärem Raum entsteht, das durch Glucoseeinstrom führt.

Ein direkter Einfluß des DB I in den Hexosemonophosphat-Shunt, wie er von Herrn D. angenommen wird, kann aus den Untersuchungen nicht gefolgert werden. Auch eine generelle Hemmung der Zellatmung, wie sie durch Eingriff am Cytochrom-C (Hollunger; Wick, Larson u. Serif; Krüger, Skillman u. Hamwi) bei in vitro-Versuchen vermutlich erfolgt, würde ja sehr rasch zu einer Hemmung der direkten Glucoseoxydation führen. Der auch von uns stets festgestellte Anfall von "excess"-Lactat weist eindeutig auf eine Hemmung des KH-Abbaus hin, die unterhalb der C_3-Stufe liegt.

Eine solche Hemmung führt u. a. zu einer Verminderung der TPN-Bildung. TPN ist aber die Voraussetzung für den Ablauf des Horecker-Cyclus. Eine Hemmung des Zwischenfermentes ist übrigens von Steiner u. Williams nicht festgestellt worden.

W. Creutzfeld (Freiburg i. Brsg.):

Herr Linke apostrophierte mich wegen unserer 1959 vorgetragenen Hypothese einer Komplexbildung zwischen Insulin und Sulfonylharnstoffen, die wir nicht weiter verfolgt hätten. Das liegt daran, daß wir sie bis heute nicht beweisen konnten. Die von Herrn Linke vorgetragenen Befunde vermögen das ebenfalls nicht. Sie stehen übrigens im Widerspruch zu zahlreichen gleichartigen Untersuchungen der Weltliteratur, vor allem auch zu den Befunden, die wir an total pankreatektomierten Menschen erheben konnten. Der Hund macht hier eine Ausnahme. Bei dieser Species ließen sich von den meisten Autoren nach Pankreatektomie Insulinpotenzierungen durch Sulfonylharnstoffe nachweisen. Die Ursache kennen wir nicht. Wichtig ist aber, daß die Potenzierung sich wohl nur auf den Blutzucker bezieht, nicht jedoch auf die anabolen Effekte des Insulins im Eiweißhaushalt, wie Ricketts u. Wildberger durch N-Bilanzen zeigten.

Schließlich noch eine Bemerkung zu dem „Rastinon-Diabetes", über den der Kollege aus dem Mohnikeschen Arbeitskreis berichtete. Hier ist an die Ausführungen von Herrn Ferner von heute Vormittag zu erinnern, daß jede Species anders mit seinem Inselapparat reagiert. Bei alloxandiabetischen oder „subdiabetischen" Ratten (Lazaron u. Treibergs) und teil-pankreatektomierten Ratten (Creutzfeld u. Geginat) fehlten derartige Effekte. Ein anderer Rattenstamm wurde durch BZ 55 allein subdiabetisch (Gaarenstrom).

Ob beim Menschen die B-Zellen durch Sulfonylharnstoffe geschädigt werden können, hängt auch von der Art der Substanz ab, weil letztlich enge Beziehungen zwischen den β-cytotropen Substanzen (vom Typ der Sulfonylharnstoffe) und den β-cytotoxischen Substanzen (vom Typ des Alloxans) bestehen. Denn mit kleinen Alloxandosen lassen sich die β-Zellen aktivieren! Man wird also sehr zurückhaltend bei der Suche nach stärker wirksamen β-cytotropen Präparaten sein müssen, weil sie den cytotoxischen Substanzen näherrücken.

H. Bartelheimer (Hamburg):

In einer Diskussion über Insulinaktivatoren und Insulininaktivatoren sollte nicht unbeachtet bleiben, daß auch immunologische Einflüsse den Effekt des injizierten, ja speciesfremden Wirkstoffes „Insulin" beeinflussen können. So hat an meiner Klinik Michel sich eingehend mit der Bestimmung von Insulinantikörpern befaßt, die bei einem gewissen Prozentsatz (17%) bei sog. insulinresistenten Fällen nachzuweisen waren.

Aus dem Pathologisch-anatomischen Institut der Universität Pavia (Italien)

Die experimentelle Wirkung des 6α-Methyl-17α-Acetoxyprogesterons auf den Kohlenhydratstoffwechsel und die Inselmorphologie

Von

CESARE CAVALLERO

Mit 5 Abbildungen

Das 6 α-Methyl-17 α-Acetoxyprogesteron (MAP) ist ein neues synthetisches Steroid, dessen Anwendungsmöglichkeiten als oral aktives Progestativum vor kurzem hervorgehoben wurden (Abb. 1). Dieses Präparat besitzt eine progestative, antioestrogene und antiovulatorische Wirkung auf die weibliche Sexualsphäre (BABCOCK u. Mitarb., 1958; STUCKI, 1958; BARNES u. Mitarb., 1959; SALA u. Mitarb., 1958b); weiterhin konnte man auch andere interessante Eigenschaften festlegen. So bedingt beim Tier die Gabe von genügend hohen Dosen eine Wirkung auf den Hypophysenvorderlappen, so daß die Freisetzung oder Sekretion von Gonadotropin (GLENN u. Mitarb., 1959; SALA u. Mitarb., 1958a; MARTINAZZI, 1960a), Corticotropin (EDGREN u. Mitarb., 1959; GLENN u. Mitarb., 1959) und zuletzt auch — in geringerem Ausmaß — von Wachstumshormon (MARTINAZZI, 1960 b) und Thyreotropin (CAVALLERO u. Mitarb., 1959) inhibiert werden. Unsere Untersuchungen stellten bei längerer Behandlungsdauer hauptsächlich eine ausgesprochene Nebennierenrindenhypotrophie fest sowie eine Einwirkung auf die hypophysäre Freisetzung von ACTH mit einem Mechanismus, der demjenigen des Cortisons gleicht (CAVALLERO u. Mitarb., 1960).

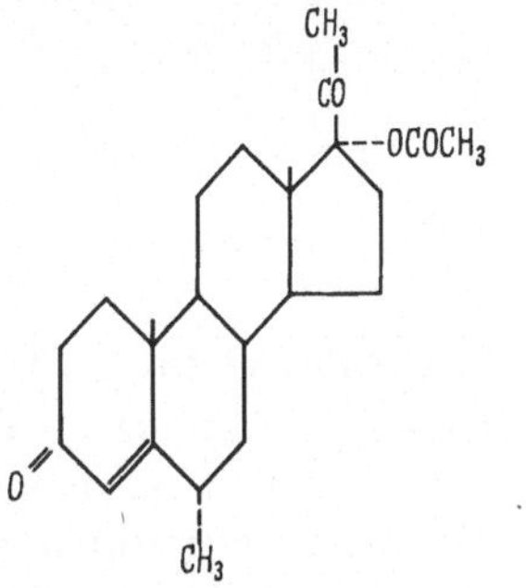

Abb. 1.
6-Methyl-17-Acetoxyprogesteron
(M.A.P.)

Diese Befunde deuten darauf hin, daß das Präparat einerseits den Hypophysenvorderlappen inhibiert und andererseits auch eine „glucocorticoide" Wirkung besitzt. Weitere Beweise dieser letzteren wären die bescheidene thymolytische Wirkung (GLENN u. Mitarb., 1959; MARTINAZZI, 1960b), die Erhöhung des Leberglykogens und die lokal bewirkte Hemmung der Bildung von Granulations-Gewebe (BALDRATTI u. Mitarb., 1960).

In Anbetracht der inhibierenden Wirkung auf die antehypophysäre Sekretion und der gleichzeitigen vermutlichen corticoiden Aktivität dieses Präparats kann man mit Recht annehmen, daß das MAP auch eine Wirkung auf den Glycidmetabolismus ausübt. Bei unseren Untersuchungen haben wir uns vorgenommen festzustellen, ob das Präparat morphologische Veränderungen der Pankreasinseln hervorruft und ob es den Glycidmetabolismus des Tieres sowohl unter normalen Verhältnissen als bei Insulinmangel beeinflußt.

In einer ersten Untersuchungsreihe an weiblichen Ratten haben wir mit morphologischen und morphokinetischen Methoden untersucht, ob das MAP (5 mg pro

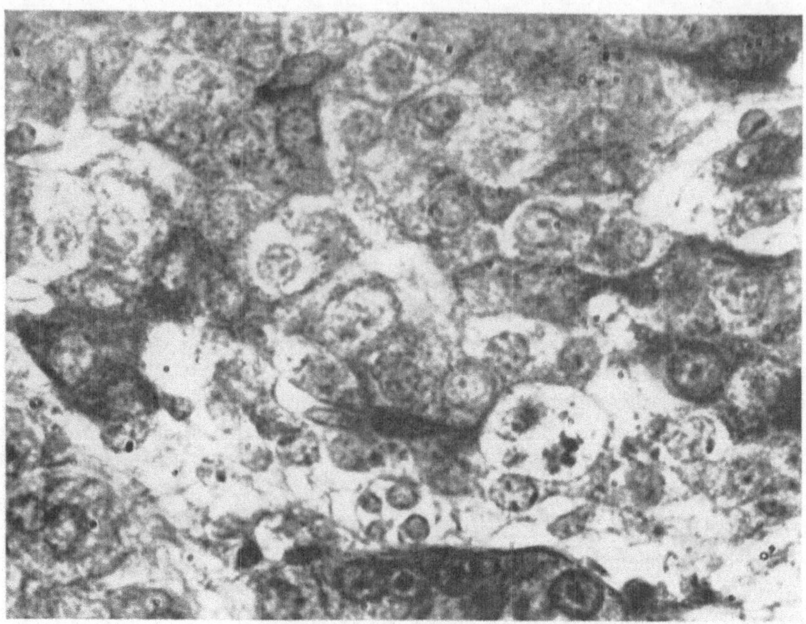

Abb. 2. Pankreasinseln nach 17tägiger MAP-Behandlung (85 mg). B-Zellstimulierung: Degranulation, Kernschwellung, Colchicinmitosen

Tag während 15—20 Tagen) die pankreatischen Inseln verändert. Die Verabreichung des Steroids hat Degranulationserscheinungen und eine bescheidene Hypertrophie der B-Zellen sowie eine Zunahme des Kerndurchmessers und spärliche Mitosen hervorgerufen; dagegen blieben die Beziehungen zwischen der Anzahl von A- und B-Zellen und die Cytologie der A-Zellen unverändert (Abb. 2 und 3). Mit der Colchicintechnik war die Anzahl der Inselmitosen bei MAP-behandelten Tieren im Vergleich zu unbehandelten Tieren praktisch verdoppelt; die mittleren Mitose-Werte gingen aber bei einer während 20 Tagen mit MAP behandelten Gruppe bereits 16 Tage nach Beendigung der Behandlung auf Normalwerte zurück (Tabelle 1).

Tabelle 1. *Colchicinmitosen in Inselzellen von unbehandelten und MAP-behandelten Ratten*

Gruppe	Mitosen auf 100 Inseln	A-Zellen Mitosen %	B-Zellen Mitosen %
Unbehandelte	5,6	23,6	76,4
Unter Behandlung. . . .	10,8	13,5	86,5
Nach Behandlung	3,2	29,1	70,9

Bei einer zweiten Untersuchungsreihe wurden erwachsene weibliche Ratten (teils unbehandelte, teils nach MAP-Behandlung mit subcutaner Injektion von

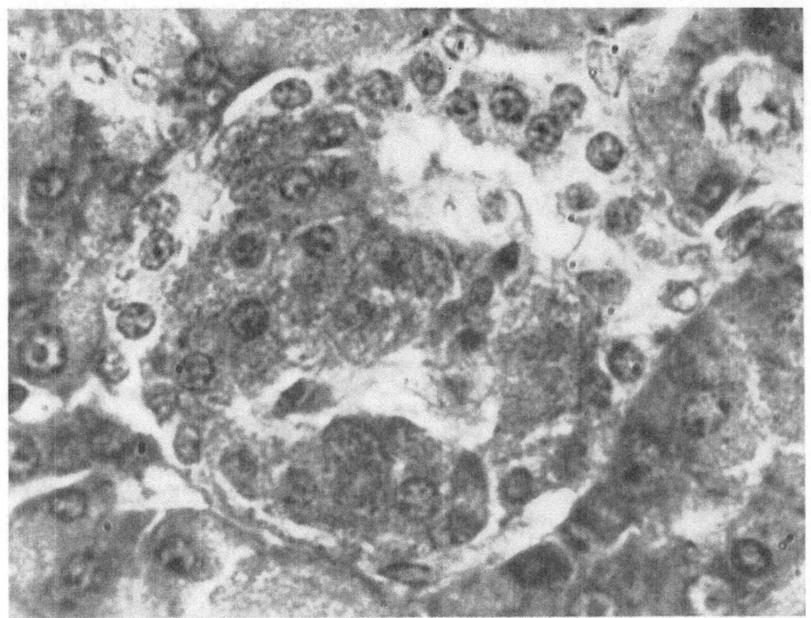

Abb. 3. Normale Befunde bei Pankreasinseln 16 Tage nach Beendigung der MAP-Behandlung

5 mg pro Tag während 15—20 Tagen) angewendet und folgende Versuche durchgeführt: Glucose-Belastungsprobe (0,5 g pro 100 g Körpergewicht oral), Insulin-Belastungsprobe (0,1 i E pro 100 g Körpergewicht), Adrenalin-Belastungsprobe (200 μg subcutan pro Tier). Gleichzeitig wurde der Blutzuckergehalt beim fastenden Tier festgestellt und nach einer evtl. Glykosurie gefahndet. Die Tiere wurden getötet und der Glykogengehalt der Leber und der Muskeln bestimmt.

Die Belastungsproben mit Zucker brachten bei Normaltieren nach MAP-Behandlung praktisch keine Veränderungen der Glucosetoleranz hervor (Abb. 4); man hat nie diabetische Kurven noch eine Glykosurie bei diesen Tieren beobachtet. Ähnliche Befunde hatte man bei partiell pankreatektomierten Ratten. Auch bei Untersuchungen an Tieren, die an Alloxandiabetes litten, konnte man keine Veränderung der diabetischen Symptomatologie und der

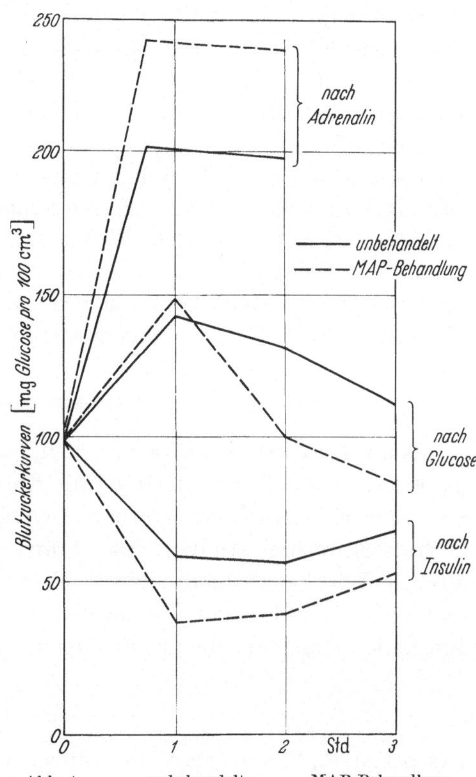

Abb. 4. —— unbehandelt, - - - - MAP-Behandlung

Glycidtoleranz bei Belastungsproben nachweisen. Bei den Insulin-Belastungsproben wurde dagegen eine bedeutende Erhöhung der Insulinsensibilität sowohl bei nicht diabetischen Tieren (Abb. 4) als bei Tieren mit Alloxandiabetes festgestellt. Die Adrenalin-Belastung zeigt bei mit MAP-behandelten Tieren höhere Blutzuckerkurven als bei den Kontrolltieren (Abb. 4). Dementsprechend fand man in der Leber von intakten und partiell pankreatektomierten Tieren nach hinreichender MAP-Verabreichung eine gewisse Zunahme des Glykogengehaltes (Abb. 5).

Diese Resultate weisen darauf hin, daß das MAP nur eine bescheidene glucocorticoid-ähnliche Wirkung im Glycidmetabolismus ausübt; dieses Präparat verursacht Degranulationserscheinungen und erhöht die Mitosenzahl der B-Zellen der Inseln, setzt aber die Glucosetoleranz nicht herab, ist beim partiell pankreatektomierten Tier nicht diabetogen und erschwert den Alloxandiabetes nicht. Was die Zunahme des Leberglykogens betrifft, sei darauf hingewiesen, daß diese beim adrenalektomierten Tier nicht stattfindet (Baldratti u. Mitarb., 1960). Ich erinnere daran, daß — im Gegensatz zu den glucocorticoiden — das MAP keinen Einfluß auf das Körpergewicht ausübt und daher höchstwahrscheinlich keine katabolische Wirkung auf den Eiweißstoffwechsel hat.

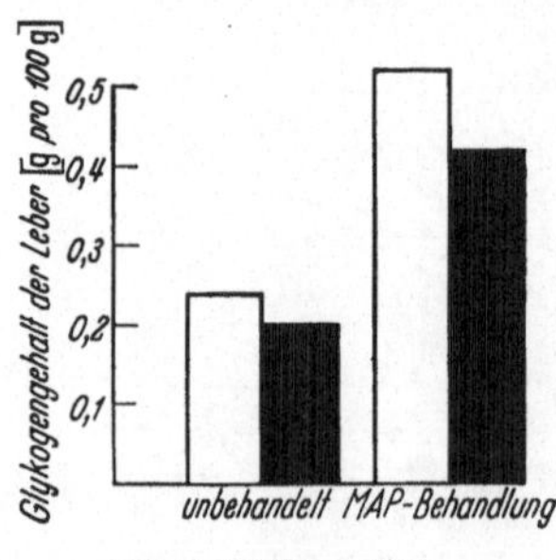

Abb. 5. ☐ Normaltiere, ■ part. Pankreasekt.

Der bedeutendste Befund bei unserer Untersuchung scheint dagegen jener der Insulinsensibilität, die durch die Behandlung mit MAP eindeutig erhöht wird und die an die Insulinhypersensibilität beim hypophysektomierten Tier erinnert. Wahrscheinlich ist dieser Effekt auf die Blockadewirkung des Präparats auf die Produktion verschiedener hypophysärer Tropine zurückzuführen.

Die Wirkung des MAP auf den Glycidmetabolismus bestätigt die Vielseitigkeit der Aktivität dieses Progesteronderivats, das hauptsächlich neben einer bescheidenen glucocorticoiden Wirkung die hypophysären glandotropen Stoffe blockiert. Allgemein beweisen unsere Beobachtungen weiterhin das biologische Interesse dieser neuen Steroide und die Möglichkeit, Präparate zu synthetisieren, die auch auf den Glycidmetabolismus in verschiedenen Richtungen wirken.

Zusammenfassung

Es wurde experimentell in normalen, partiell pankreatektomierten und alloxandiabetischen weiblichen Ratten die Einwirkung des 6 α-Methyl-17 α-Acetoxyprogesterons, eines neuen synthetischen progestativen Steroids, auf den Kohlenhydratstoffwechsel studiert. Das Präparat besitzt eine mäßige glucocorticoidähnliche Wirkung (Stimulierung der B-Inselzellen, Steigerung des Leberglykogens) und steigert bedeutend die Insulinempfindlichkeit, wahrscheinlich durch eine Blockadewirkung auf die glandotropen hypophysären Sekretionen.

Literatur

Babcock, J. C., E. S. Gutsell, M. E. Herr, J. A. Hogg, J. C. Stucki, L. E. Barnes and W. E. Dulin: J. Amer. chem. Soc. 80, 2904 (1958).

Baldratti, G., F. Tani e M. R. Penati: Ann. Ostet. Ginec. **82,** 583 (1960).

Barnes, L. E., F. L. Schmidt and W. E. Dulin: Proc. Soc. exp. Biol. (N. Y.) **100,** 820 (1959).

Cavallero, C., L. Martini e A. Pecile: Ann. Ostet. Ginec. **82,** 335 (1960).

— M. Goisis e. L. Mosca: Monit. ostet.-ginec. **1,** 793 (1959).

Edgren, R. A., W. E. Hambourger and D. W. Calhoun: Endocrinology **65,** 505 (1959).

Glenn, E. M., S. L. Richardson and B. J. Bowman: Metabolism 8, 265 (1959).

Martinazzi, M.: Folia endocr. (Pisa) **13,** 122 (1960 a).

— Folia endocr. (Pisa) **13,** 261 (1960 b).

Sala, G., G. Baldratti e G. Arcari: Atti Soc. lombarda Sci. med. biol. **13,** 160 (1958 a).

— B. Camerino e C. Cavallero: Acta Endocr. **29,** 508 (1958 b).

Stucki, J. C.: Proc. Soc. exp. Biol. (N. Y.) **99,** 500 (1958).

Aus der I. Medizinischen Universitätsklinik Frankfurt am Main (Direktor: Prof. Dr. F. Hoff)

Untersuchungen zur Pathogenese des menschlichen Altersdiabetes: Die Dynamik der Insulinsekretion des Stoffwechselgesunden und des Altersdiabetikers

Von

E. F. Pfeiffer, H. Ditschuneit und R. Ziegler

Mit 7 Abbildungen

Da der aktuelle Blutzuckerwert immer nur die Resultante aus der Einwirkung verschiedener blutzuckerwirksamer Faktoren darstellt, ist es ein Fortschritt, daß wir heute Insulin selbst im Blute messen können. Daß auch mit den heute gebräuchlichen in vitro-Verfahren und auch der von uns verwandten Testikelfettmethode (*1, 2*) diese Messung nur unvollkommen gelingt, haben wir vor Jahresfrist auf der Tagung dieser Gesellschaft hervorgehoben (*3*). Insulininhibitoren im Blute verhindern es vorerst, den *absoluten* Gehalt an Insulin in einer Serum- oder Plasmaprobe zu erfassen. Dies hat uns veranlaßt, uns zunächst mit den *Unterschieden* der Insulinwirkung im Blute von Menschen und Tieren zu beschäftigen, wie sie spontan bei bestimmten Krankheitszuständen oder beabsichtigt nach Maßnahmen eintreten können, die eine Steigerung der körpereigenen Insulinsekretion zur Folge haben müssen (*4*).

Beinahe zwangsläufig gerieten wir bei diesem Vorhaben in Untersuchungen zur *Dynamik der Insulinsekretion des Altersdiabetes*. Daß diese Kranken noch zur körpereigenen Insulinproduktion und -sekretion fähig sind, wurde ja seit langem vermutet und in den letzten Jahren bewiesen (*4—7*). Damit fehlte aber praktisch das tierexperimentelle Analogon, das wir für den Insulinmangeldiabetes des Jugendlichen in Gestalt pankreatektomierter Tiere jederzeit zur Verfügung haben. Funktionelle Untersuchungen am Altersdiabetiker selbst schienen daher angezeigt, um dem pathogenetisch bedeutsamen *endokrinen Defekt* bei diesen Kranken näherzukommen.

Methodisch hielten wir uns dabei ganz an das heute übliche Verfahren, endokrine Organe in ihrer Sekretionskapazität anzuregen und sich durch Messung der Hormonkonzentration im Blute vor und nach der Stimulierung — z. B. mit ACTH bei der Prüfung der NNR-Funktion — Aufschluß über die Funktionsreserve einer endokrinen Drüse zu verschaffen. Zur *Stimulierung der insulinproduzierenden Inselzellen des Altersdiabetes* verwandten wir

1. die mehrfache orale Belastung mit Glucose,
2. die mehrfache intravenöse Injektion von Sulfonylharnstoffen,

3. die intravenöse Infusion und intramuskuläre Injektion von menschlichem Wachstumshormon.

Daß diese Stimulantien chemischer oder hormonaler Natur in den bei den Belastungen verwandten Konzentrationen (und darüber hinaus) keinen insulinähnlichen, störenden Effekt auf unsere in vitro-Präparation zur Messung der Insulinaktivität ausüben, ging aus den mit diesen Untersuchungen im Zusammenhang stehenden Ausführungen von Herrn DITSCHUNEIT (8) hervor.

Sämtliche Untersuchungen wurden zum Vergleich auch an Gesunden vorgenommen, und der Blutzucker enzymatisch nach der Boehringer-Technik, die Konzentration des Sulfonylharnstoffs im Blute nach SPINGLER (9) bestimmt. Wenn irgend möglich, wurden alle Untersuchungen immer an demselben Patienten durchgeführt, der somit als eigene Kontrolle diente.

I. Insulinwirkung im Serum von Stoffwechselgesunden und Altersdiabetikern vor und nach Glucosegabe (n)

Bekanntlich stellt der Anstieg des Blutzuckers den adäquaten Reiz zur Insulinsekretion dar. Dieser Reiz wird vom Gesunden prompt beantwortet, vom Altersdiabetiker dagegen nicht.

Dies gilt sowohl für die bewußte Prüfung der Inselfunktion mit zweimaliger Glucosebelastung, wie sie den charakteristischen Verlauf der Staub-Traugott-Kurve erklärt (4), als auch für das Verhalten nach mehrfacher Glucoseaufnahme

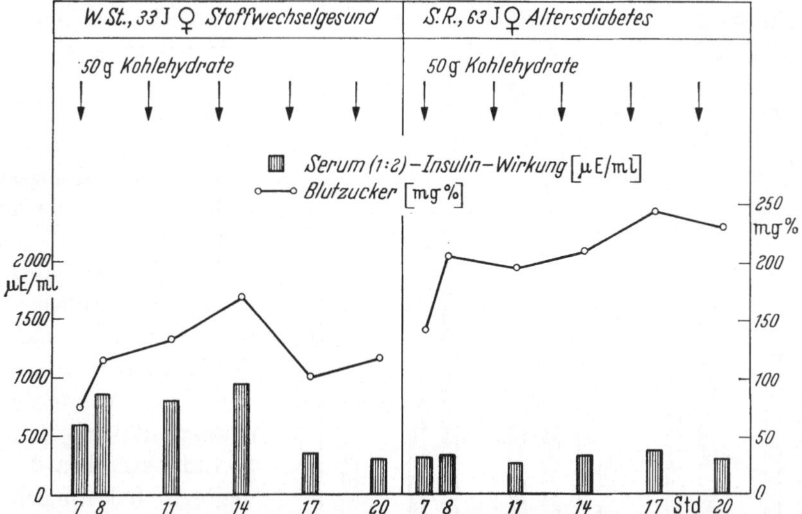

Abb. 1. Verhalten von Blutzucker und Serum-Insulin-Wirkung (Säulen) nach 5maliger Nahrungsaufnahme von je 50 g Kohlenhydraten im Tagesablauf. Bei Anstieg des Blutzuckers nach den Mahlzeiten gleichfalls Anstieg der Insulinaktivität beim Stoffwechselgesunden (links), trotz kontinuierlicher Hyperglykämie nach dem Frühstück unveränderte Insulinspiegel im Tagesablauf beim Altersdiabetes (rechts)

durch die Tagesmahlzeiten (Abb. 1). (Bei diesem Versuch wurde Blut zur Serum-Insulinbestimmung jeweils 1 Std. nach der Mahlzeit abgenommen, da sonst die Zahl der Blutentnahmen das Erträgliche überschritten hätte. Der Nüchtern-Insulinwert muß somit als Bezugsgröße auch der postprandialen Werte genommen werden.) Stoffwechselgesunde und Altersdiabetiker unterscheiden sich dahingehend, daß nur der Stoffwechselgesunde Schwankungen von Glucose- und Insulinspiegel im Tagesablauf aufweist. Nur der Normale reagiert auf den Blutzuckeranstieg nach den Mahlzeiten mit einer Insulinausschüttung, die z. B. nach der 3. Mahlzeit so stark ist, daß auch der Glucoseanstieg nach den beiden letzten Tagesmahlzeiten ohne weitere sichtbare Insulinausschüttung abgefangen wird. Beim Altersdiabetiker dagegen wird der Blutzuckeranstieg nach dem Frühstück nicht mit einer Sekretion von endogenem Insulin beantwortet, und der anhaltenden diabetischen Hyperglykämie steht ein starker Serum-Insulinspiegel im Tagesablauf gegenüber.

Diese gleichmäßige Insulinsekretion ist aber offenbar in der Lage, extreme Blutzuckeranstiege bei gleichmäßiger Nahrungsaufnahme zu kompensieren. Damit liegt beim Altersdiabetes eine *Starre der Insulinsekretion* vor, die zwar zur funktionellen Anpassung an den wechselnden Blutzuckerspiegel unfähig ist, Entgleisungen des Stoffwechsels und Acidose jedoch verhindert.

II. Insulinwirkung im Serum von Stoffwechselgesunden und Altersdiabetikern nach wiederholter Gabe von Sulfonylharnstoffen

Daß diese Starre der Insulinsekretion durch Sulfonylharnstoffe durchbrochen wird und auch der Altersdiabetiker wie der Stoffwechselgesunde auf diese Substanzen mit einer Ausschüttung von Insulin reagieren, haben wir und andere bereits früher gezeigt (*4, 10, 11*).

Jetzt interessierte die Frage, ob Altersdiabetiker und Stoffwechselgesunde nicht Unterschiede dahingehend aufweisen könnten, daß *wiederholte* Gaben von Sulfonylharnstoffen verschiedenartige Reaktionen der Inselzellen aufdeckten. Durch *unterschiedliche Zeitabstände* (90 min, 4, 8 und 24 Std.) zwischen 2 intravenösen Belastungen mit Sulfonylharnstoffen wurde damit das Problem der *Regenerationsgeschwindigkeit mobilisierbarer Insulinreserven* angegangen.

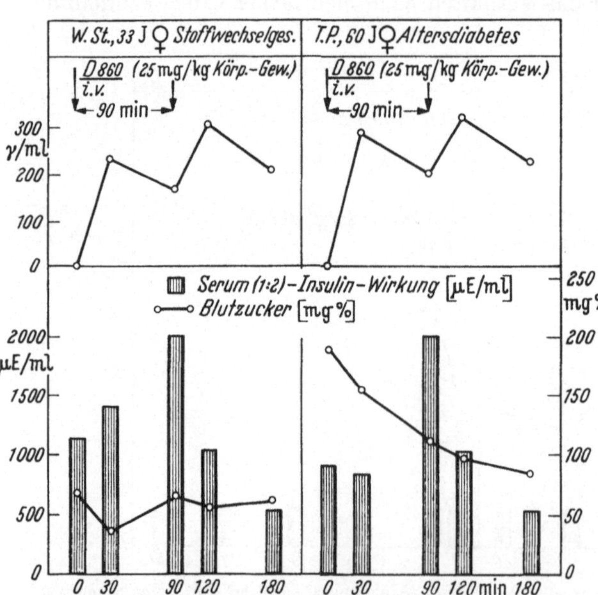

Abb. 2. Verhalten von D 860 im Blut (oben), Blutzucker (unten) und Serum-Insulin-Wirkung (Säulen) nach 2 maliger D 860-Belastung (25 mg/kg i.v.) im Abstand von 90 min. Trotz Wiederanstieg der Rastinonkonzentration kein Effekt auf Blutzucker und Insulinaktivität bei Stoffwechselgesundem (links) und Altersdiabetiker (rechts)

Wie aus Abb. 2 hervorgeht, sind jedoch sowohl der Stoffwechselgesunde als auch der Altersdiabetiker nicht in der Lage, *90 min* nach der ersten Gabe von Sulfonylharnstoff schon wieder mit einer Freisetzung von Insulin auf die zweite

Injektion von D 860 zu antworten, obwohl die Konzentration des Medikamentes im Blute wieder angestiegen ist. Die nach der ersten Belastung markant erhöhten Serum-Insulinaktivitäten fallen weiter ab, der Blutzuckerspiegel zeigt kein Abweichen vom vorher beobachteten Verlauf nach einmaliger Belastung. Für den Stoffwechselgesunden ist diese zumindest über 90 min anhaltende *Refraktärperiode* insofern bemerkenswert, als er bei der Glucose-Doppelbelastung nach STAUB-TRAUGOTT ohne weiteres in der Lage war, nach demselben Zeitintervall den Blutzuckeranstieg nach der zweiten Glucosezufuhr durch neuerliche Insulinausschüttung abzufangen.

Erst beim Abstand von *4 Std.* zwischen den Belastungen steigen beim Stoffwechselgesunden die

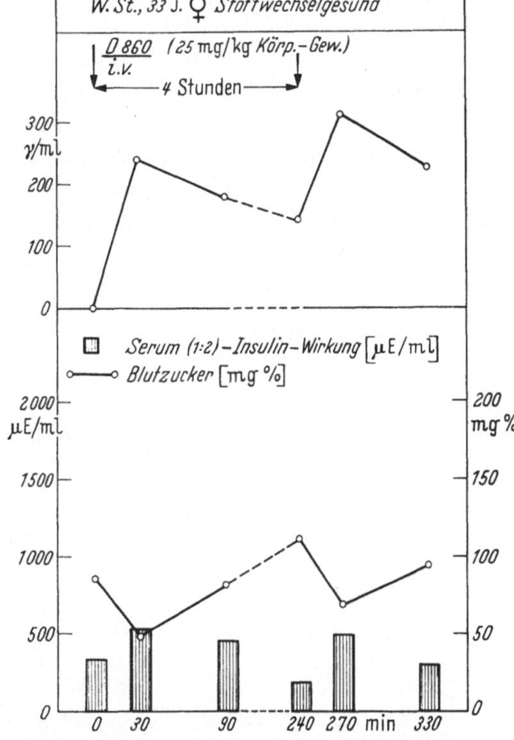

Abb. 3. Verhalten von D 860-Spiegel im Blut (oben), Blutzucker und Serum-Insulin-Wirkung (Säulen) bei Stoffwechselgesundem nach 2maliger D 860-Belastung (25 mg/kg i.v.) im Abstand von 4 Std. Bei Wiederanstieg der Medikamenten-Konzentration nach der 2. Injektion neuerlicher Abfall des Blutzuckers und Anstieg der Insulinaktivität

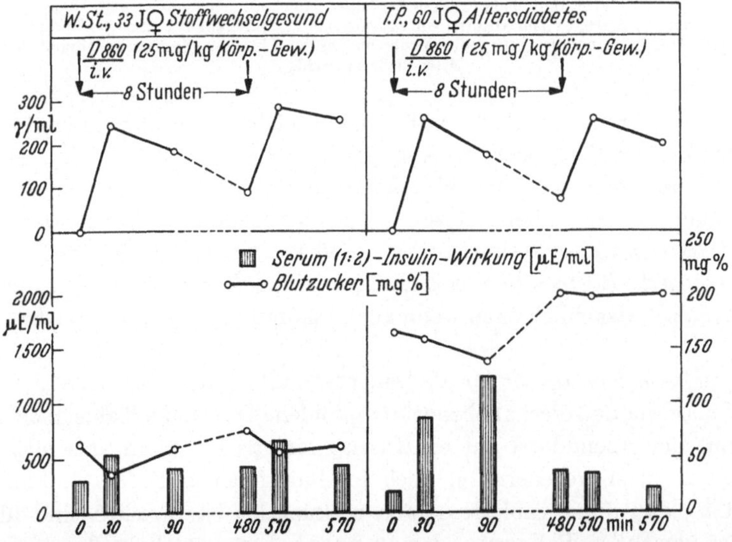

Abb. 4. Verhalten von Rastinon im Blut (oben), Blutzucker (unten) und Serum-Insulin-Wirkung (Säulen) nach 2maliger D 860-Belastung (25 mg/kg i.v.) im Abstand von 8 Std. Bei Wiederanstieg der Medikamentenkonzentration nach der 2. Gabe deutlicher Effekt auf Blutzucker und Insulinaktivität nur bei Stoffwechselgesundem (links), bei gleichwertigem Anstieg von D 860 im Blut unveränderte Blutzuckerwerte und Insulinwerte bei Altersdiabetes (rechts)

Insulinaktivitäten im Serum erneut an, während sich Sulfonylharnstoff- und Zuckerkonzentration im Blute spiegelbildlich verhalten (Abb. 3). Da der zu diesem Zeitpunkt untersuchte Altersdiabetiker auch jetzt noch keine Reaktion erkennen ließ, kann auf die Darstellung seines Verhaltens verzichtet werden.

Auch zum *8-Std.-Termin* ist der Altersdiabetiker noch nicht wieder fähig, nach neuerlicher Injektion des Präparates mit einer Insulinausschüttung zu reagieren (Abb. 4); erst nach *24 Std.* sind auch bei ihm wieder genügend Insulinreserven vorhanden, um den Neuanstieg der Medikamentenkonzentration im Blute

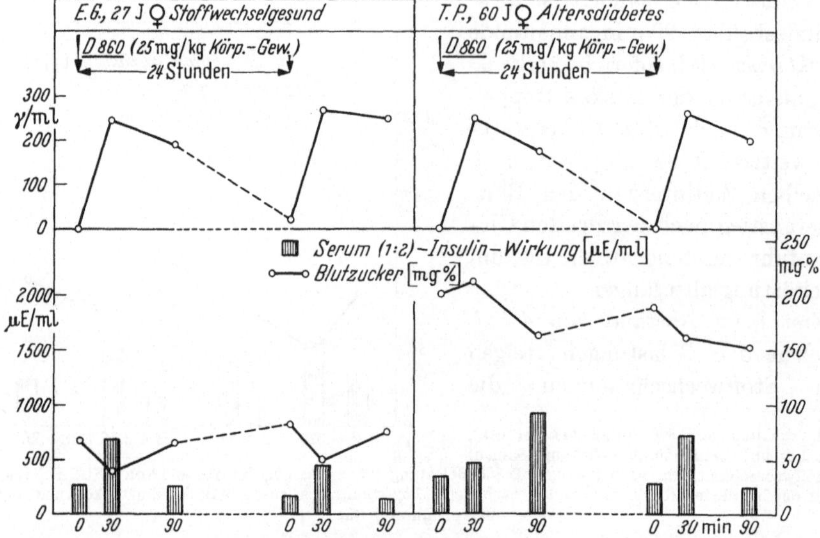

Abb. 5. Verhalten von D 860 im Blut (oben), Blutzucker (unten) und Serum-Insulin-Wirkung (Säulen) nach 2maliger D 860-Belastung (25 mg/kg i.v.) im Abstand von 24 Std. Deutlicher Effekt auf Blutzucker und Insulinaktivität durch die 2. D 860-Injektion mit Anstieg des Medikamentes im Blute bei Stoffwechselgesundem (links) und Altersdiabetes (rechts)

nach der 2. Injektion von D 860 mit einer ausgiebigen Insulinausschüttung und Blutzuckerabfall zu beantworten (Abb. 5).

Für die uns interessierende *Endokrinologie der Funktionsstörung des Altersdiabetes* ergibt sich aus diesen Resultaten, daß bei diesen Diabetikern nicht nur eine Starre der Insulinsekretion vorliegt, sondern auch eine im Vergleich zum Gesunden *verzögerte Regeneration mobilisierbaren Insulins* nach erzwungener Ausschüttung, also tatsächlich eine, wenn auch inkomplette, *Insuffizienz der Insulinbildung*.

Die *praktische Konsequenz* für die Dauerbehandlung des Diabetes mit Sulfonylharnstoffen ist die, daß die manchenorts empfohlene zweimalige Tabletteneinnahme täglich mit der Abenddosis auf ein Inselsystem treffen kann, das sich infolge mangelhafter Insulinregeneration noch im funktionellen Refraktärstadium befindet, d. h., daß die 2 Tabletten-Gabe wirkungslos ist. Freilich sind fließende Übergänge von Fall zu Fall vorhanden, und wir haben auch Diabetiker beobachtet, die bereits zum 4-Std.-Termin wieder wie Gesunde auf die 2. Rastinoninjektion mit Insulinmobilisation reagierten. In der Regel handelte es sich jedoch hierbei nur um die leichtesten Fälle, die auch mit nur einer Dosis harnzuckerfrei blieben, während gerade die schwereren Kranken mit dieser verzögerten Wiederansprechbarkeit belastet sind. Der generellen Empfehlung zur Aufteilung der Tagesdosis von D 860 (*12*) fehlt auf jeden Fall die Grundlage.

III. Insulinwirkung im Serum von Stoffwechselgesunden und Altersdiabetikern nach menschlichem Wachstumshormon

Der Insulinstoffwechsel des Altersdiabetikers nach menschlichem Wachstumshormon interessierte aus mehreren Gründen. Einerseits wollten wir etwas über die *Reaktion des funktionell offensichtlich eingeschränkten Inselzellsystems des Altersdiabetikers auf die Gabe des einzigen kontrainsulären Hormones* erfahren, das bei bestimmten Tieren ohne zusätzliche Maßnahmen einen *Dauerdiabetes* mit Zerstörung der B-Zellen erzeugt.

Andererseits konnte uns der Altersdiabetiker vielleicht einen Beitrag zu der Frage des *Mechanismus der B-Zellenschädigung* durch Wachstumshormon liefern. Daß und warum dieses Hormon einen *Mehrbedarf von Insulin* zur Gewährleistung des Stoffansatzes erfordert, haben wir von Herrn KORNER gehört. Auf welchem Wege aber nun diese Mehranforderung von Insulin vom peripheren Gewebe in das Pankreas hinein übermittelt wird, ob erst der durch den peripheren Stoffwechseleffekt von STH bewirkte Blutzuckeranstieg indirekt die Freisetzung von Insulin bewirkt oder das Wachstumshormon einen direkten „pankreotropen" oder „insulinotropen" Effekt ausüben kann, ist noch ungeklärt (*13, 14*). Das Verhalten des Altersdiabetes, dessen Insulinsekretion, wie wir gesehen haben, von der Höhe des Blutzuckers unabhängig ist, konnte uns hier gewisse Aufschlüsse geben.

Das von uns verwandte *menschliche Wachstumshormon* stammte aus Leichenmaterial des Frankfurter Pathologischen Institutes. Es führte in Dosen von 5,0—2,5 mg täglich bei einem 23jährigen *hypophysären*

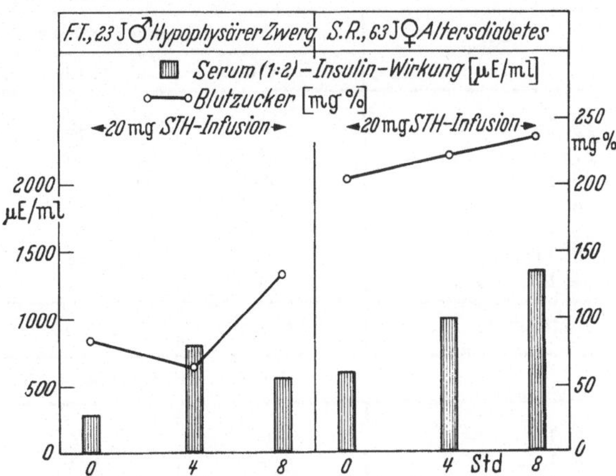

Abb. 6. Verhalten von Blutzucker und Serum-Insulin-Wirkung (Säulen) unter Infusion von menschlichem Wachstumshormon (20 mg STH über 8 Std. i.v.) bei hypophysärem Zwerg (links) und Altersdiabetes (rechts). Anstieg der Insulinaktivität mit primärem Blutzuckerabfall nur bei dem Zwerg, beim Diabetiker steigen Blutzucker und Insulin an

Zwerg mit noch offenen Epiphysenfugen zu einem prompten Anstieg des linearen Körperwachstums sowie zu den aus dem Tierexperiment und seit kurzem auch aus der Klinik bekannten Veränderungen des Stickstoff-, Fett- und Mineralhaushaltes.

Ebenso wie bei dem Zwerg begannen wir auch bei einer 63jährigen, auf Rastinon eingestellten Altersdiabetikerin die Behandlung mit Wachstumshormon zur Demonstration der Frühveränderungen mit einer *Infusion von 20 mg STH (hum.) über 8 Std.* (Abb. 6). Genau wie im Tierexperiment (*15*) reagierte der Zwerg primär mit einem *Abfall des Blutzuckers*. Ihm entspricht ein Anstieg der Insulinaktivität.

Erst am Ende der Infusionsperiode geht bei abfallendem Insulinwert der Blutzucker hinauf. Bei der Altersdiabetikerin dagegen kontrastiert ein stetiger Anstieg der Insulinaktivität im Serum während der Dauer der Infusion mit einem gleichmäßigen, wenn auch nicht zu ausgeprägten Blutzuckeranstieg. Eine derartige Resistenz des Blutzuckers gegenüber einem so ausgeprägten Insulinanstieg haben wir bei derselben Kranken unter Rastinon nie beobachtet. Umgekehrt reagierte aber dieselbe Patientin auf den Glucoseanstieg unter mehrfacher Glucosezufuhr im Tagesablauf (vgl. Abb. 1) überhaupt nicht. Unter der *Dauerbehandlung mit 5 mg Wachstumshormon* täglich läßt sich bei dem pankreasgesunden Zwerg ein zwar statistisch nicht gesicherter, durch die Zahl der Beobachtungen bei demselben Patienten jedoch bemerkenswerter Anstieg der Nüchterninsulinwerte feststellen (Tab. 1). Zur selben Zeit zeigen auch die Nüchternblutzuckerwerte einen sicheren Anstieg. Auch diese Beobachtung deckt sich mit den Tierversuchen z. B. von Randle und Young (*14*), die in der sog. prädiabetischen Phase bei Katzen eine Erhöhung von Blutzucker- und Insulinspiegel feststellten und mit der nur unvollkommenen Befriedigung des vermehrten Insulinbedarfs unter STH erklärten.

Tabelle 1

F. T., 23 J. ♂ Hypophysärer Zwerg

Datum	Blutzucker [mg-%]			Serum (1:2)-Insulin-Wirkung [μ E/ml]
	7 Uhr	11 Uhr	17 Uhr	
Vor STH-Behandlung				
19. 10.	84	98	156	660
21. 10.	84	70	110	330
23. 10.	78			
26. 10.	66			
28. 10.	74	94		100
2. 11.	108	84	120	
4. 11.	84	64	134	270
Mittelwert. . . .	82,6 ± 13	82 ± 14,8	130 ± 19,9	340 ± 230
Während STH-Behandlung (5 mg/die i. m.)				
5. 11.	104	116	158	260
6. 11.	128	124	114	860
9. 11.	108	58	100	
11. 11.	100	108	118	180
13. 11.	112	112	102	
16. 11.	84	78	248	480
20. 11.	112	94	90	480
24. 11.	78	74	98	230
27. 11.	84	106	100	
Mittelwert. . . .	101 ± 16,4	96,6 ± 22,2	125 ± 26,3	415 ± 257

Zu einer *kontinuierlich erhöhten Insulinsekretion ist der Altersdiabetiker aber nun nicht fähig.* Schon am 1. STH-Tag wird die beginnende Dekompensation aus der erhöhten Harnzuckerausscheidung ersichtlich (Abb. 7). Am folgenden Tage kommt es unter 5,0 mg STH bei Insulinaktivitäten unterhalb des Ausgangswertes zu Stoffwechselentgleisung mit Hyperglykämie und Acidose. Trotzdem haben sich über Nacht schon wieder genügend Insulinreserven gebildet, um am Morgen des 3. Tages auf Rastinon mit Insulinanstieg und Blutzuckerabfall zu reagieren. Die neuerliche drohende Entgleisung des Stoffwechsels, die trotz Halbierung der STH-Dosis am Abend dieses Tages eintrat, ließ uns dann jedoch den Versuch abbrechen.

Für das Problem der *Endokrinologie der Funktionsstörung des Altersdiabetes* macht auch diese Beobachtung deutlich, daß der Altersdiabetiker im Vergleich

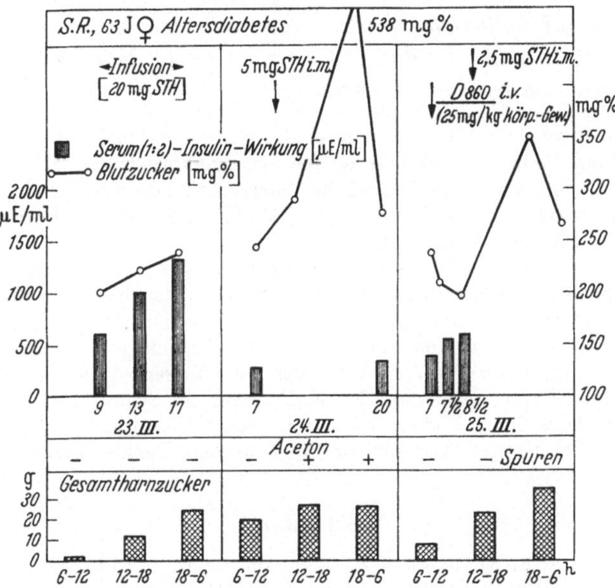

Abb. 7. Verhalten von Blutzucker (oben), Insulinaktivität (Säulen oben) sowie Harnbefinden (Glykosurie, Aceton) bei Altersdiabetes unter mehrtägiger Behandlung mit menschlichem Wachstumshormon. Rechts Rastinonbelastung (25 mg/kg i.v.). Hyperglykämie und Acidose am 2. Tag der STH-Behandlung. Jetzt auch niedrige Insulinaktivitäten. Trotzdem Ansprechen auf D 860 am folgenden Morgen

zum Gesunden nur eine *begrenzte Fähigkeit zur Insulinregeneration bei kontinuierlicher Mehranforderung* aufweist. Während er auf die wiederholte Stimulierung mit Sulfonylharnstoffen bei noch nicht abgeschlossener Insulinneubildung aber überhaupt nicht reagierte, führte Wachstumshormon tatsächlich zur Erschöpfung. Sie war aus der mit niedrigen Insulinaktivitäten einhergehenden Stoffwechseldekompensation abzulesen. Daß dieser Effekt mit Dosen von STH erzielt wurde, die nur einen Bruchteil der im Tierexperiment in vivo und in vitro verwandten betragen, sei zur Illustration der außerordentlich hohen Stoffwechselaktivität des speciesidentischen Präparates bemerkt. Mit nur gering höheren intramuskulären Dosen haben ja auch Luft u. Mitarb. (*16*) bei hypophysenlosen Insulinmangeldiabetikern analoge Stoffwechselveränderungen erzielt.

Für den *Wirkungsmechanismus von Wachstumshormon* zeigt uns dieses Resultat, daß STH ein Inselorgan auch dann zur Mehrsekretion von Insulin anregen kann, wenn es allein auf den Anstieg von Glucose im Blut erwiesenermaßen nicht mehr reagiert. Der Gedanke an einen direkten „pankreotropen" Effekt von Wachstumshormon ist also keineswegs so abwegig, wie auch wir zunächst glaubten. Die Alternative wäre freilich, daß der Effekt von STH auf den peripheren Zellstoffwechsel Metaboliten unbekannter Natur entstehen läßt, die zur Stimulierung der

Insulinsekretion auch eines gegen Glucose bereits refraktär gewordenen Insel-apparates fähig sind.

Den endokrinen Defekt beim Altersdiabetes möchten wir damit in einer inkom-pletten B-Zelleninsuffizienz sehen, die zwar noch zu einer kontinuierlichen Insulin-produktion und -sekretion, aber nicht mehr zu einer Anpassung an die Bedürfnisse des Kohlenhydratstoffwechsels ausreicht. Eine herabgesetzte Fähigkeit zur Insulin-neubildung ließ sich einerseits aus der im Vergleich zum Gesunden verzögerten Wieder-ansprechbarkeit auf Sulfonylharnstoffe, andererseits aus der schnellen Erschöpfung der Insulinsekretion unter der durch Wachstumshormon bedingten kontinuierlichen Mehranforderung von Insulin erkennen.

Den Herren Privatdozent Dr. H. Maske, Dr. W. Schmidt und Dr. W. Meier von der Pharma-Forschung Medizin der Farbwerke Hoechst, Frankfurt-Höchst (Leiter: Privatdozent Dr. H. Maske), danken wir für die freundliche Unterstützung der vorliegenden Untersuchung, Herrn Dr. H. Häussler von der Biochemischen Abteilung der gleichen Firma (Leiter: Dr. F. Lindner) für die Rastinonbestimmung im Blute.

Herrn Prof. Dr. J. D. Achelis und Herrn Dr. G. P. Albus, Forschungslabor der Firma Boehringer-Mannheim, sind wir für die apparative Hilfe zur enzymatischen Blutzuckerbestim-mung zu Dank verpflichtet.

Herrn Prof. Dr. G. Kahlau vom Senckenbergischen Pathologischen Institut der Universi-tät Frankfurt a. M. (Direktor: Prof. Dr. A. Lauche †) sei für seine Hilfe bei der Sammlung der menschlichen Hypophysen, den Herren Dr. K. Folkers, Dr. Norman G. Brink und Dr. E. Alpert von den Merck Sharp & Dohme Research Laboratories, Rahway, N. J., USA., für die Herstellung injektionsfertiger Präparate des menschlichen Wachstumshormons unser Dank gesagt.

Literatur

1. Martin, D. B., A. E. Renold and Y. Dagenais: Lancet **1958 II**, 76.
2. Ditschuneit, H., Chang-Su Ahn, M. Pfeiffer u. E. F. Pfeiffer: 6. Symp. Dtsch. Ges. Endokrinologie 1959, S. 259; Klin. Wschr. **1959**, 1234.
3. Pfeiffer, E. F., M. Pfeiffer, H. Ditschuneit u. Chang-Su Ahn: 6. Symp. Dtsch. Ges. Endokrinologie 1959, S. 265.
4. — — — — Klin. Wschr. **1959**, 1239.
5. Wrenshall, G. A., and C. H. Best: Canad. med. Ass. J. **74**, 968 (1956).
6. Bornstein, J., and R. D. Lawrence: Brit. med. J. **732 I**, 1951; **1541 II**, 1951.
7. Vallance-Owen, J., B. Hurlock and N. W. Please: Lancet **1955 II**, 583.
8. Ditschuneit, H., E. F. Pfeiffer, H.-G. Rossenbeck u. E. Blay: 7. Symp. Dtsch. Ges. Endokrinologie 1960 (im Druck).
9. Spingler, H.: Klin. Wschr. **1957**, 533.
10. Pfeiffer, E. F., M. Pfeiffer, H. Ditschuneit and Chang-Su Ahn: Ann. N. Y. Acad. Sci. **82**, 479 (1959).
11. Vallance-Owen, J., G. F. Joplin and R. Fraser: Lancet **1959 II**, 584.
12. Baird, J. D., and L. J. P. Duncan: Scot. med. J. **2**, 341 (1957).
13. Jongh, S. F. de: Insulin and Growth Hormone in "Experimental Diabetes and its Re-lations to the Clinical Disease", p. 217. Ed.: J. P. Hoet und F. G. Young. Oxford: Black-well Scientific Publ. 1954.
14. Randle, P. J., and F. G. Young: J. Endocr. **13**, 335 (1956).
15. Milman, A. E., and J. A. Russell: Endocrinology **47**, 144 (1950).
16. Luft, R., D. Ikkos, E. A. Gemzell u. H. Olivercrona: Acta endocr. (Kbh.) **32**, 330 (1959).

Aus der Medizinischen und Nervenklinik der Justus Liebig-Universität Gießen
(Direktor: Professor Dr. Dr. H. Bohn)

Mucoviscidosis-Symptome bei Diabetes mellitus*

Von

Eberhard Koch, Waltraud Gumbel und Wirnt Rick

Mit 2 Abbildungen

Der Krankheitsbegriff der Mucoviscidosis (= cystische Pankreasfibrose) hat im Laufe der letzten Jahrzehnte eine eigenartige und noch keineswegs abgeschlossene Ausweitung erfahren. 1936 gelang Fanconi die klinische Abtrennung von der Cöliakie, 1938 Andersen die detaillierte Beschreibung des klinischen und pathologisch-anatomischen Bildes. Farber entdeckte 1943 die zugrunde liegende allgemeine Störung der Schleimbildung und prägte den Namen Mucoviscidosis (Muc.), Lowe u. Mitarb. sahen 1949 die Ursache in einem erblichen Defekt bei recessivem Erbgang, d. h. der Möglichkeit der Krankheitsmanifestation nur bei Zusammentreffen von zwei Einzelanlagen von den Eltern her. Das klinisch wichtige Symptom der Schweißelektrolyterhöhung wurde 1953 von Di Sant' Agnese u. Mitarb. entdeckt, und zwar nicht nur bei den schwerkranken Kindern, sondern auch bei den bisher als erscheinungsfrei angesehenen erwachsenen Eltern. 1959 wurden auch Lungenfunktionsstörungen bei den Eltern gefunden (Wood, Di Sant' Agnese). Der erste sichere Hinweis auf die krankhafte Wirkung des Erbmerkmals auch als Einzelanlage, also bei Heterozygoten, war erst mit unseren Untersuchungen an bisher 100 Familien (H. Bohn u. Mitarb.), einschließlich pathologisch-anatomischer Beobachtungen, gegeben. Die sehr vielfältigen Krankheitssymptome der Muc. können nur kurz aufgezählt werden: dissoziierte exkretorische Pankreasinsuffizienz mit Mangel an einem oder einigen Fermenten mit den Folgen von Tetanie, Osteoporose, u. U. Prothrombinmangel und Pellagra; Mineralstoffwechselstörung mit Kochsalzverlust über den Schweiß, mit Kreislaufhypotonie und Kollapsneigung sowie Hitzeempfindlichkeit; chronische Bronchitis, u. U. mit Bronchiektasen und Lungenemphysem, besonders auch Ulcus pepticum als 4. Symptom als Folge einer Mitbeteiligung der Magen-Darm-Schleimhaut am Krankheitsprozeß (E. Koch, 1959).

Bisher blieb die überaus große mit 2—20% errechnete Zahl heterozygoter Merkmalsträger in der weißen Bevölkerung Nordamerikas und Europas ohne Eindruck, während jetzt gezeigt ist, daß Muc. als leichter verlaufendes Teilbild bei Erwachsenen offenbar weit häufiger vorkommt als in der vollen Krankheitsmanifestation beim schwerkranken Kinde und daß sie als eine der häufigsten Erbkrankheiten in unseren Breiten anzusehen ist.

---

* Ausgeführt mit Mitteln der deutschen Forschungsgemeinschaft.

Unter bisher 1500 Klinikskranken wurden Muc.-Symptome vermißt bei Tuberkulose, bei Rheumatismus, bei Herz- und Nierenkrankheiten, auch bei Pneumonien, Viruserkrankungen sowie bei Carcinomen, ebenfalls bei zahlreichen selteneren Leiden. Eine wesentliche Ausnahme machte der Diabetes mellitus, und die hierbei erhobenen Befunde sind geeignet, den früheren gelegentlichen Beobachtungen einer diabetischen Stoffwechsellage bei einigen muc.-kranken Kindern eine neue Deutung zu geben. Diese Zuckerausscheidung wurde als Folge einer den Inselapparat schädigenden cystischen Pankreasfibrose angesehen, eine Erklärung, die für unsere Befunde an Erwachsenen nicht zutreffen kann: bei 3 verstorbenen Erwachsenen mit Diabetes und gleichzeitigen Muc.-Symptomen fand sich eine cystische Pankreasfibrose immer nur auf einzelne Pankreasteile beschränkt, sie war also herdförmig, während größere Pankreasteile einschließlich der Inseln morphologisch intakt erschienen (H. LAPP).

Wir untersuchten zunächst 103 unausgewählte Zuckerkranke, die innerhalb eines bestimmten Zeitraumes in die Klinik eingewiesen wurden. Unter den Klinikskranken überwogen die Schwerkranken gegenüber denjenigen mit Altersdiabetes. Die folgenden Häufigkeitsangaben über Muc.-Symptome gelten also nur für ein klinisches Krankengut.

Muc.-Symptome wurden erstaunlich häufig gefunden: chronische rezidivierende Bronchitis mit peribronchitischen Infiltrationen, z. T. mit Bronchiektasen und Lungenemphysem bei $^1/_5$, Ulcus pepticum bei $^1/_8$ der Diabetiker, während eine Schweißelektrolyterhöhung bei nicht weniger als $^2/_5$ und exkretorische Pankreasfermentschwäche sogar bei der Hälfte der Zuckerkranken nachzuweisen waren. Bei schwerkranken Jugendlichen mit längerer Diabetesdauer waren Muc.-Symptome viel häufiger als bei Leichtkranken mit Altersdiabetes zu finden. Die Bedeutung der Unterschiede wird noch besprochen werden.

Ferner konnten 60 Verwandte von 31 Klinikskranken mit Diabetes mellitus und Muc.-Symptomen in die Klinik einbestellt werden. Bei der Hälfte der Verwandten vermißten wir jegliche Krankheitszeichen, bei 16 fanden wir einen Diabetes, meistens mit Muc.-Symptomen verbunden, bei 15 aber nur Muc.-Symptome ohne diabetische Stoffwechsellage. Bei 5 dieser Verwandten mit Muc.-Symptomen und ohne diabetische Stoffwechsellage war auf Grund genetischer Zusammenhänge kaum ein Zweifel daran, daß sie gleichzeitig als Anlageträger auch für Diabetes zu betrachten waren.

Unter insgesamt 8 derartigen Familienbeobachtungen sei eine (Abb. 1) kurz beschrieben:

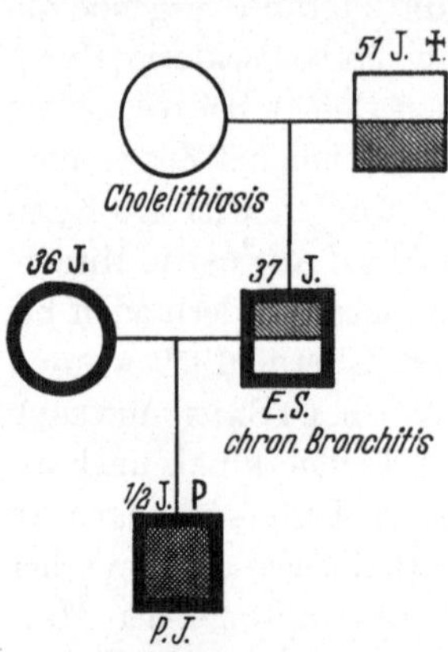

Abb. 1.
Quadratische Symbole = männliche, runde Symbole = weibliche Personen. Stark umrandete Symbole = klinisch eingehend Untersuchte. Untere Symbolhälfte gestrichelt = Diabetes mellitus. Obere Symbolhälfte gestrichelt = nachgewiesene Mucoviscidosis-Symptome. Karierte Symbole = Diabetes und gleichzeitig Muc.-Symptome, P = Proband, PJ = exkretorische Pankreasinsuffizienz, ES =pathologisch hohe Elektrolyt-Konzentration im Schweiß

Das 6 Monate alte Kind als Proband hatte einen schweren Diabetes mellitus mit Koma. Die Einstellung gelang später mit 16 E Insulin/die. Als Muc.-Symptom war wiederholt eine beträchtliche exkretorische Pankreasinsuffizienz festzustellen. Die 36jährige Mutter wies weder Muc. noch Diabetes auf, in ihrer Ascendenz wurden keine Zuckerkranken festgestellt. Der 37jährige Vater wies als charakteristische Muc.-Symptome eine deutliche Erhöhung der Schweißelektrolytwerte und eine chronische, immer wieder rezidivierende Bronchitis auf. Eine diabetische Stoffwechsellage wurde bei ihm vermißt, auch der Staub-Traugott-Versuch fiel normal aus. Trotzdem mußte der Vater als Anlageträger für Diabetes angesehen werden, da der im 51. Lebensjahr verstorbene Vatersvater einen Diabetes mellitus aufgewiesen hatte.

Sowohl Diabetes als auch Muc. sind als Erbleiden bekannt. Es liegt daher sehr nahe, die Heredität auch als Ursache der in den Diabetessippen gefundenen Muc.-Symptome anzusehen. Viele in den Diabetessippen vorhandene Merkmalsträger, bei denen noch keine diabetische Stoffwechsellage vorhanden war, wiesen als einzige Zeichen der genetischen Störung jedoch Muc.-Symptome auf. Dieser Befund wird vielleicht in Zukunft für das Heraussondern der „Diabeteskandidaten" und für prophylaktische Maßnahmen von großer Bedeutung sein.

Die aufgezeigten Beziehungen zwischen Diabetes und Muc. sind also sehr enge. Man könnte an die polyphäne Auswirkung ein und desselben Genes denken, zumal H. LAPP bei den verstorbenen Diabetikern mit bereits klinisch erkannten Muc.-Symptomen die gleichen feingeweblichen Muc.-Veränderungen am Pankreas, an den Mundspeicheldrüsen und an den verschiedenen Schleimhautbezirken festgestellt hat. Trotzdem können die Gene nicht identisch sein, wie die folgende Gegenüberstellung zeigt: ausgehend von 55 Probanden mit Muc. waren immer nur Verwandte mit Muc.-Symptomen (insgesamt 71), jedoch nur ein einziger Verwandter mit einer leichten diabetischen Stoffwechsellage festzustellen. Ausgehend von Diabetikern mit Muc.-Symptomen hingegen konnten 15 Diabetiker in der Verwandtschaft festgestellt werden. Dieser Gegensatz ist nur zu verstehen mit der Annahme einer Auswirkung verschiedener Gene, wobei etwa ein Gen nur Muc.-Symptome, das andere Gen aber sowohl diabetische Stoffwechsellage als auch gleichzeitig Muc.-Symptome hervorzurufen imstande wäre.

Die Muc.-Symptome traten um so häufiger und um so deutlicher in Erscheinung, je früher der Diabetes ausgebrochen war. Eine Erklärung für den beträchtlichen Unterschied könnte in den Untersuchungsergebnissen von GRUNNET gesucht werden. GRUNNET unterteilte die von ihm untersuchten Probanden in 2 Gruppen, in Probanden mit schwerem und mit leichtem Diabetes. Ausgehend von den schwerkranken Probanden waren bei den Geschwistern eine große Diabeteshäufigkeit und ein früher Ausbruch des Diabetes die Regel. Ausgehend von den leichtkranken Probanden hingegen war die Krankheitshäufigkeit unter den Geschwistern geringer, und der Diabetes trat auch erst in den wesentlich späteren Jahren auf. GRUNNET konnte weiter durch Vergleiche zwischen der Krankheitshäufigkeit bei den Eltern gegenüber den Geschwistern von zuckerkranken Probanden einen besonderen Erbtyp des leichten Altersdiabetes heraussondern. Für uns liegt die Annahme nahe, daß die Muc.-Symptome nur bei diesem besonderen Erbtyp des Diabetes vermißt werden, daß sie aber häufig oder sogar regelmäßig bei dem anderen Erbtyp zu beobachten sind, selbst dann, wenn eine diabetische Stoffwechsellage noch nicht nachzuweisen ist.

Bereits im klinischen Eindruck spiegelt sich die genetische Differenzierung zwischen „reiner" und immer ohne diabetische Störung in den Familien verlaufender Muc. im Kindes- und Erwachsenenalter einerseits und dem Diabetes mellitus andererseits wider. Bei Kranken mit dem Erbmerkmal für „reine“ Muc. ist öfter eine eigenartige trockene knittrige Beschaffenheit der atrophischen Haut zu beobachten, die vor allem Männern im mittleren und vorgerückten Lebensalter ein charakteristisches Aussehen mit scharf eingegrabenen Nasolabialfalten und hohlen Wangen (früher als Ulcusgesicht bezeichnet) gibt. Bei den Zuckerkranken dagegen ist ein derartiges Aussehen nicht die Regel, selbst dann nicht, wenn die Untersuchung deutliche Muc.-Symptome und sogar ein florides Ulcus pepticum ergeben hat.

Wir dürfen vermuten, daß die verschiedenen, recht häufig vorkommenden Gene kombiniert auftreten können. Die Reihe klinischer Krankheitszustände von der schweren Muc. im Säuglingsalter über den schweren Diabetes mit Muc.-Symptomen bis zum Altersdiabetes können jedoch bisher nicht sicher auf die vielen genetischen Kombinationsmöglichkeiten zurückgeführt werden, zumal auch exogene Einwirkungen offensichtlich die Ausprägung der Muc. beeinflussen. Beispielsweise beobachteten wir ein 59jähriges eineiiges Zwillingspaar. Der erste Paarling hatte bei sitzender Tätigkeit und reichlicher Nahrungszufuhr bereits seit 20 Jahren einen schweren Diabetes mit der Folge eines Morbus Kimmelstiel und deutliche Muc.-Symptome. Der andere Paarling wies bei schwerer körperlicher Tätigkeit und magerer Kost eine nur angedeutete diabetische Stoffwechsellage und keine sicheren Muc.-Symptome auf.

Als wichtiges Muc.-Symptom hat sich vor allem bei den jugendlichen Diabetikern die exkretorische Pankreasinsuffizienz herausgestellt, die bei ein und demselben Kranken manchmal beträchtlich, manchmal aber nur angedeutet nachzuweisen war. Es ist daher denkbar, daß die eingenommenen Mahlzeiten zu manchen Zeiten gut, zu anderen wieder schlecht resorbiert werden und daß dieser Umstand auch Einfluß auf die Diabeteseinstellung nehmen kann. Wir haben daher bei diesen Zuckerkranken Pankreasfermente in hoher Dosis hinzugegeben, mit dem Erfolg, daß zwar die erwartete Verminderung der KH-Toleranz bereits vom ersten Tage an regelmäßig auftrat, und die Insulindosis dann erhöht werden mußte, daß aber die bedrohlichen Blutzuckerschwankungen wegfielen und die Stoffwechsellage stabilisiert erschien (Abb. 2). Eindrucksvoll waren die Ergebnisse der Pankreasfermentsubstitution auch bei unseren Kranken mit Morbus Kimmelstiel, die uns im Hinblick auf die in ihrer Entstehung bisher ungeklärte spontane Besserung der KH-Toleranz mit Abfall schließlich auch der Blutzuckerhöhe wichtig erscheinen.

Wir fassen zusammen: Muc.-Symptome wurden bei unausgewählten Diabetikern der Klinik in einer erstaunlichen Häufigkeit gefunden; etwa die Hälfte der Diabetiker wies Muc.-Symptome auf. Bei jugendlichen Diabetikern wurden sie häufiger, bei älteren seltener gefunden. Der Unterschied mag damit zusammenhängen, daß Diabetes als ein genetisch uneinheitliches Leiden anzusehen ist und daß bei dem von Grunnet herausgesonderten Erbtyp des leichten Altersdiabetes Muc.-Symptome offenbar selten zu finden sind.

Unter den einbestellten Verwandten von Diabetesprobanden wies die Hälfte keinerlei Krankheitserscheinungen auf, ein Viertel hatte Diabetes und Muc.-Symptome und das letzte Viertel nur Muc.-Symptome. Bei dem letzteren handelt es sich vielleicht um „Diabeteskandidaten“, so daß das Aufsuchen der Muc.-Symptome in den Diabetessippen auch für die prophylaktische Medizin von Bedeutung werden kann.

Als wichtiges Muc.-Symptom gilt die exkretorische Pankreasinsuffizienz, die besonders bei jugendlichen schwer einstellbaren Diabetikern in deutlichem und mitunter wechselndem Maße vorhanden war. Nach Pankreasfermentzufuhr war bei 20 Zuckerkranken die vorher labile diabetische Stoffwechsellage zu stabilisieren.

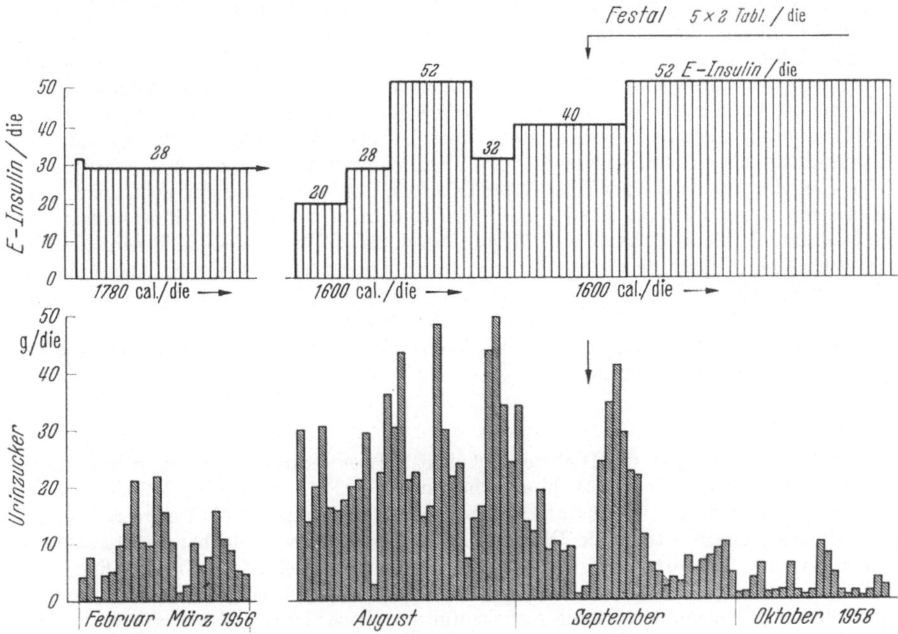

Abb. 2. 66jähriger Mann mit Diabetes mellitus seit dem 45. Lebensjahr. Der Kranke verstarb 1959, und pathologisch-anatomisch (KOCH und LAPP, Fall 3) waren cystische Pankreasfibrose, cylindrische Bronchiektasen und andere auf Mucoviscidosis hinweisende Veränderungen nachzuweisen. Die Einstellung des Kranken erwies sich besonders im August sowie in der ersten Hälfte des September 1958 als besonders schwierig; trotz niedriger Insulindosis kam es zu Schocks, an anderen Tagen trotz hoher Insulindosis zu großen Urinzuckerausscheidungen. Erst nach ständiger Verabreichung hoch dosierter Pankreasfermentpräparate und anschließender Erhöhung der täglichen Insulindosis war eine bis zum Tode des Kranken anhaltende Stabilisierung der Stoffwechsellage zu erreichen

Literatur

1. ANDERSEN, D. H.: Amer. J. Dis. Childr. **56,** 344 (1938).
2. BOHN, H., E. KOCH, F. KOCH, W. RICK u. R. RAU: Medizinische **1959,** 1139.
3. DI SANT' AGNESE, P., R. C. DARLING, G. H. PERERA and E. SHEA: Amer. J. Med. **15,** 777 (1953).
4. FANCONI, G., E. UEHLINGER u. C. KNAUER: Wien. med. Wschr. **86,** 753 (1936).
5. FARBER, S.: Arch. Path. (Chicago) **37,** 238 (1944).
6. GARROD, A. E., and W. H. HURTLEY: Quart. J. Med. **6,** 242 (1942).
7. GLANZMANN, E.: Einführung in die Kinderheilkunde. Wien 1958.
8. GRUNNET, G.: Heredity in Diabetes mellitus. Op. ex Dono Biol. Hered. Humanse Univ. Hafn. 39. Kopenhagen: Munksgaard 1957.
9. HARPER, M. H.: Med. J. Austr. **1,** 137 (1949).
10. HENDRIX, R. A., and D. M. GOOD: Ann. intern. Med. **44,** 166 (1956).
11. KOCH, E.: Dtsch. med. Wschr. **84,** 1773 (1959).
12. — u. H. LAPP: Medizinische **1959,** 1149.
13. LAPP, H.: Pers. Mitteilung 1960.
14. PETERSON, E. M.: J. Amer. med. Ass. **171,** 1 (1959).
15. WOOD, J. A., A. P. FISHMAN, K. REEMTSMA, H. G. BARKER and P. A. DI SANT'AGNESE: New Engl. J. Med. **260,** 951 (1959).

Diskussion

H. Bartelheimer (Hamburg):

Wir haben mit großer Aufmerksamkeit die Untersuchungen der Gießener Klinik über die Mucoviscidose bei Erwachsenen verfolgt. Gerade kürzlich sprach ich noch mit meinem pädiatrischen Fakultätskollegen Prof. Loeschke über die Frage des Vorkommens einer Zuckerkrankheit bei mucoviscidosekranken Kindern. Soweit mir die Literatur bekannt ist, liegt die Häufigkeit nicht über der von Individuen mit normalen Sekretionsverhältnissen. Ebenso muß ich sagen, daß an unserem Material nicht jeder 8. Diabetiker an einer Ulcuskrankheit leidet. Zufällig habe ich kürzlich mit Ritter zusammen die exkretorische Pankreasfunktion bei Zuckerkranken mit der von uns angegebenen Doppelballonsondenmethode nachgeprüft, die ja zu sehr exakten quantitativen Verhältnissen führt. Dabei zeigte sich, daß Ausfälle nicht häufiger vorkommen als bei Stoffwechselgesunden. Diese Beobachtungen, die in dem jetzt erscheinenden Heft der „Medizinischen Klinik" publiziert sind, widersprechen den eben gemachten Angaben von Herrn Kollegen Koch, jedenfalls wenn man sich auf die Bestimmung der Hauptfermente Diastase, Lipase und Trypsin beschränkt. Wir wollen in Berlin ähnliche Untersuchungen durchführen wie sie eben von Herrn Koch vorgetragen worden sind, da uns die hier aufgeworfenen Fragen in einer Zeit, die sich auch in der Klinik mehr und mehr dem Studium der fermentativen Vorgänge widmet, besonders dringlich zu sein scheinen. Für die Häufigkeit derartig anlagemäßig begründeter Krankheiten könnte die Zusammensetzung der Population ja auch von Bedeutung sein.

E. Koch (Gießen):

Im Schrifttum ist über die Diabeteshäufigkeit bei schwerkranken Kindern mit Mucoviscidosis noch nichts zu finden. Wohl aber hat uns Di Sant'Agnese über 4 Zuckerkranke unter 600 und Shwachman über 6 unter 900 Säuglingen und Kindern mit Mucoviscidosis berichtet. Demgegenüber beträgt die Diabetesmorbidität in den vergleichbaren Altersklassen nur 0,05 bis 0,1% (Schrifttum bei Grunnet). — Die von uns gefundene Ulcushäufigkeit ist auf die unterschiedslos bei jedem Zuckerkranken und bei jedem einbestellten Verwandten vorgenommene Röntgenuntersuchung zurückzuführen. Ulcusnarben und sogar frisches Ulcus fanden wir auch bei Zuckerkranken, die niemals über Oberbauchschmerzen geklagt hatten. — Bei den Zuckerkranken war unter den verschiedenen Pankreasfermentaktivitäten im Duodenalsaft vor allem die Carboxypeptidase herabgesetzt. — Mucoviscidosissymptome fanden wir sowohl in hessischen als auch in sudetendeutschen Familien. Entscheidend für die Häufigkeit von Muc.-Symptomen scheint die Zusammensetzung des Krankengutes zu sein; in unsere Klinik werden überwiegend schlecht einstellbare jugendliche Diabetiker eingewiesen.

Aus der Universitäts-Kinderklinik Hamburg-Eppendorf (Direktor: Prof. Dr. K. H. Schäfer)

Über extrapankreatische Faktoren
beim kindlichen Diabetes

Von

J. R. Bierich

Mit 5 Abbildungen

Der kindliche Diabetes wird bekanntlich als Unterfunktions- oder Insulinmangeldiabetes betrachtet. Hierfür sprechen u. a. die Befunde von Bornstein und Lawrence, die im Blut diabetischer Kinder kein Insulin auffanden, die Untersuchungen von Wrenshall u. Mitarb., die bei an Diabetes verstorbenen Kindern nur sehr geringe Mengen Insulin im Pankreas nachweisen konnten und schließlich die mangelhaften Behandlungserfolge mit Sulfonylharnstoffen.

Bei länger dauernder Erkrankung müssen oft Insulindosen bis zu 70 E tgl. verabreicht werden, d. h. Hormonmengen, die der täglichen Eigenproduktion des

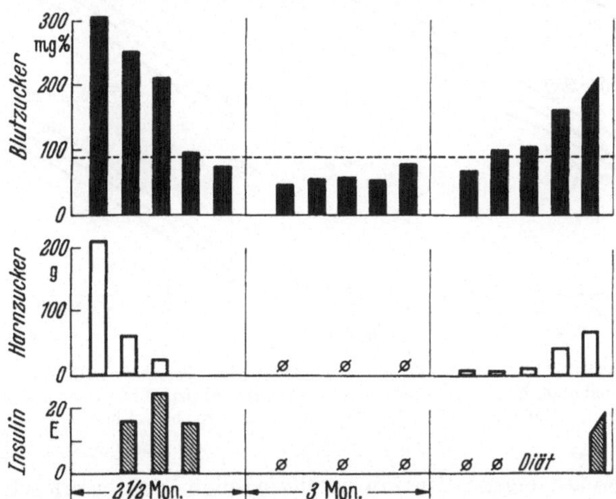

Abb. 1. Zuckerwerte und Insulinbedarf bei einem 7 jähr. Mädchen mit beginnendem Diabetes. Nach Ersteinstellung hypoglykämische Phase (auch klinisch) von 3 Mon. Dauer

Pankreas entsprechen. Zu Beginn der Erkrankung liegen die Verhältnisse jedoch anders. Nach der Ersteinstellung, die anfangs meistens 15—30 E Insulin tgl. erfordert, kann man die Kinder gewöhnlich mit 2—6 E Insulin entlassen. Infolge der exogenen Entlastung erholt sich das Pankreas offenbar weitgehend. Die Kompensation kann sogar überschießend sein (Abb. 1). In dem hier dargestellten Fall mußte das Insulin ganz abgesetzt werden, weil Hypoglykämien auftraten. Anhaltspunkte für Hypoglykämien im Anfangsstadium des Diabetes hat Katsch bei rund 10% der behandelten Kinder gefunden.

Daß der Organismus im Anfangsstadium über eigenes Insulin verfügt, zeigen auch die Untersuchungsergebnisse, die Klein, Marks und Mirsky kürzlich publiziert haben. Tolbutamid und Indolessigsäure bewirkten im Beginn der Erkrankung eine deutliche Blutzuckersenkung, die ja wahrscheinlich die Fähigkeit des

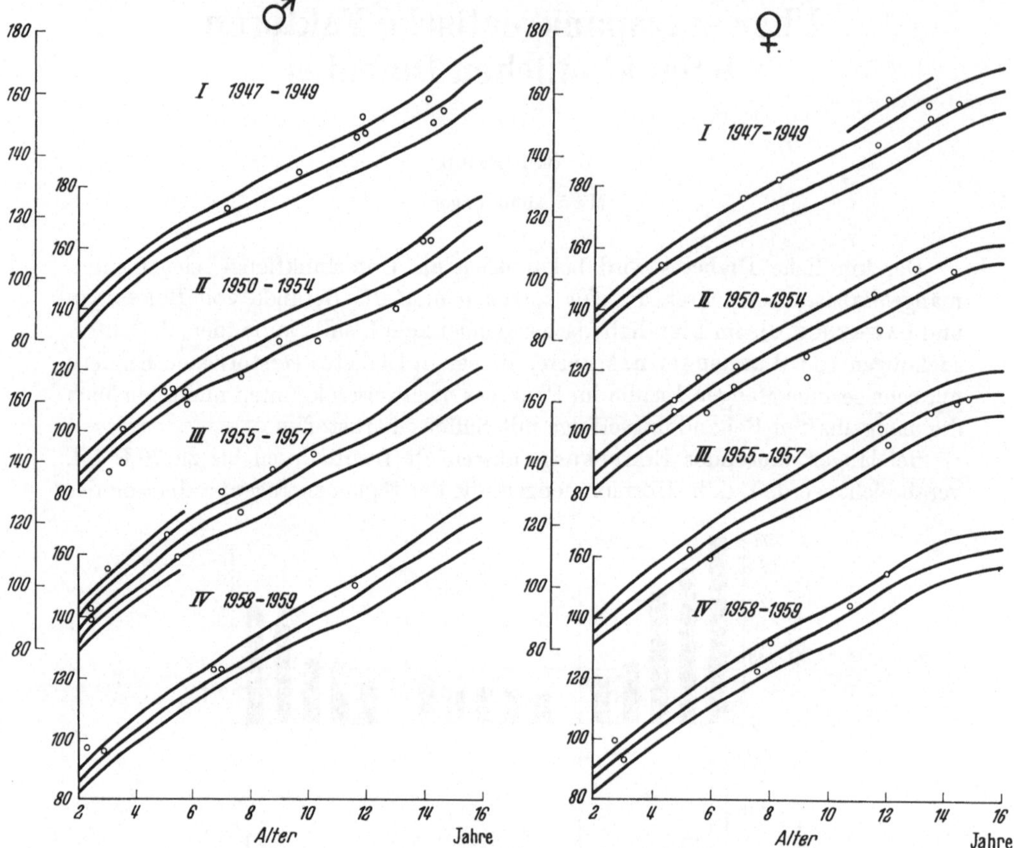

Abb. 2a u. b. Körpergröße diabetischer Kinder bei Krankheitsbeginn. Parameter: Mittelwertskurven ($m \pm 1\,\sigma$) für die Körpergröße Hamburger Kinder, zusammengestellt nach den Medizinalstatistiken der Gesundheitsbehörde Hamburg 1947, 1950, 1955, 1959. a Knaben; b Mädchen

Pankreas voraussetzt, eigenes Insulin bereitzustellen. Später erlosch diese Fähigkeit allmählich.

Die Pankreasinsuffizienz ist also anfangs relativ leicht und bis zu einem gewissen Grade reversibel, sofern das Pankreas entlastet wird. Damit erhebt sich die Frage, welche Faktoren es sind, die die Belastung der Bauchspeicheldrüse ausmachen, was den Diabetes 1. zur Auslösung bringt und was 2. seine laufende unaufhaltsame Verschlechterung verursacht.

Die früheren Hypothesen von der Bedeutung vorangehender Infektionen und einer Überernährung der Kinder können heute als unzutreffend abgelehnt werden. Wichtig ist dagegen die Auffassung der Joslinschen Klinik, daß der Diabetes durch

eine genetisch bedingte Hypophysenvorderlappenüberfunktion ausgelöst werde.
WHITE u. Mitarb. glauben, durch Gonadotropin- und 17-Ketosteroidbestimmun-
gen Anhaltspunkte für eine hypophysär
induzierte Überfunktion der Nebennieren
und Keimdrüsen gefunden zu haben. Die
von ihnen festgestellte erhebliche Übergröße der Kinder bei Erkrankungsbeginn
sowie die vorzeitige Skelet- und Gebißentwicklung läßt darüber hinaus an den
Einfluß des Wachstumshormons denken.

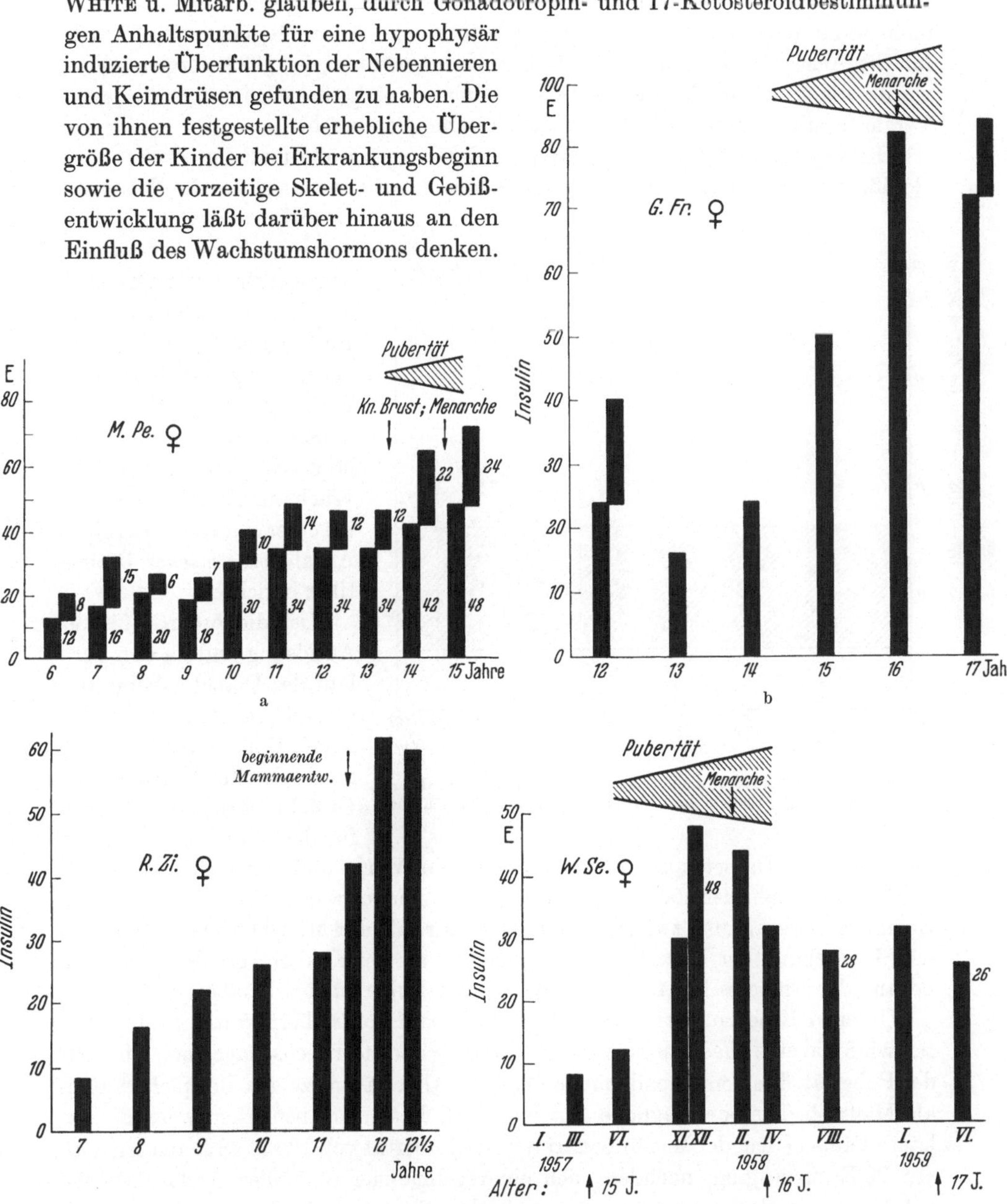

Abb. 3a—d. Verschlechterung der diabetischen Stoffwechsellage in der Pubertät, gemessen am Insulinbedarf

In unserem eigenen Material liegen die Verhältnisse in dieser Hinsicht etwas
anders. Wie Abb. 2a und b zeigen, lag die Körpergröße der Kinder zu Beginn der
Erkrankung in der Regel innerhalb der Altersnorm, und zwar im Bereich der einfachen mittleren quadratischen Abweichung. Bei 44 von 70 Kindern, d. h. bei

63% der Fälle, übertraf die Größe allerdings den Mittelwert der betreffenden Altersstufe. Im Durchschnitt ergab sich aber lediglich eine Übergröße von 1,4 cm und nicht wie in dem Material der Bostoner Klinik von 7,5 cm. Möglicherweise wurde für die Auswertung des amerikanischen Krankengutes, die 1939 vorgenommen wurde, die zunehmende Acceleration der Kinder nicht berücksichtigt, die jeden Vergleich mit älteren Wachstumstabellen unmöglich macht.

Die Feststellung von Veränderungen der Körpergröße und der Skelet- und Gebißentwicklung lassen keine sicheren Schlüsse darüber zu, welches die Natur der vermehrt sezernierten Hormone ist. Zunächst erscheinen exakte Bestimmungen des Wachstumshormons im Blut wünschenswert, mit denen wir gerade beginnen. Forsman und Gemzell haben vor kurzem über erhöhte Konzentrationen von Wachstumshormon im Blut bei einer erstaunlich großen Anzahl *erwachsener* Diabetiker berichtet.

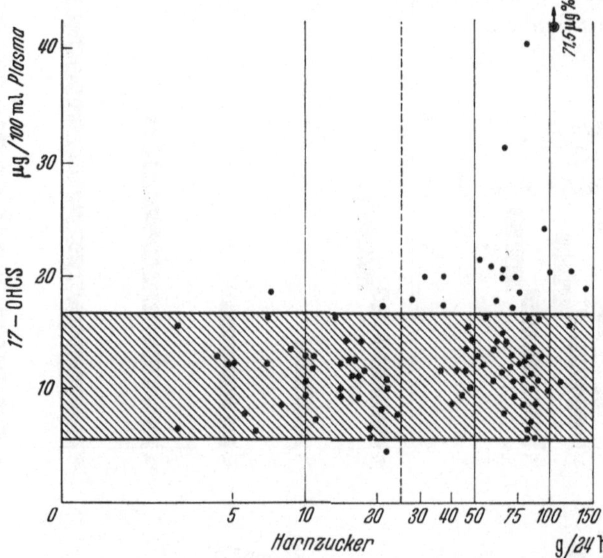

Abb. 4. Die Plasma-Corticoide diabetischer Kinder in Relation zur Harnzuckerausscheidung (Abszisse logarithmisch). ⊙: diabetisches Koma

Daß die Pubertät für die Auslösung und für den Verlauf des Diabetes beim Jugendlichen oft eine erhebliche Rolle spielt, steht außer Zweifel. Von den drei Gipfelpunkten der Kurve für das Manifestationsalter des kindlichen Diabetes ist in dem Material von White und von Barach der um das 13. Lebensjahr der höchste. In unserem Krankengut waren 33% der Kinder bei Beginn der Erkrankung zwischen 11 und 15 Jahre alt. Bei Mädchen war die hormonale Umstellung der Pubertät einschneidender als bei Knaben; bei den Mädchen begann der Diabetes in 44% der Fälle mit der Pubertät, bei Knaben in 22%.

Unter 17 Kindern, deren Diabetes von kleinauf kontrolliert wurde, beobachteten wir 8 mal eine phasenhafte Verschlechterung der Stoffwechsellage beim Eintritt der Pubertät. Die vorstehenden Abbildungen (Abb. 3a—d) zeigen Beispiele dafür; als Maßstab dient der tägliche Insulinbedarf. Besonders bemerkenswert ist der letzte Fall, bei dem der Insulinbedarf mit der Pubertät von 12 auf 48 E anstieg und auf 26 E zurückging, nachdem sich ein regelmäßiger ovarieller Cyclus herausgebildet hatte. Beobachtungen, die im gleichen Sinne auf die Wirkung der Sexualhormone hinweisen, haben wir auch an Mädchen *nach* der Pubertät gemacht, wo wir im Beginn der Menstruation z. T. Zuckerausscheidungen bis zu 110 g tgl. gesehen haben. Auf welche Weise diese Wirkungen zustandekommen, ist vorläufig noch ganz unklar.

Der dritte wichtige extrapankreatische Faktor, den wir hier zu erörtern haben, ist die Nebennierenrinde (NNR). Ihre Rolle im Ablauf des Diabetes ist noch umstritten. Übereinstimmung herrscht nur darüber, daß im Koma eine kräftige Aktivitätssteigerung besteht, die aber wahrscheinlich nicht primärer sondern sekundärer Natur ist, d. h. Folge des Stresses, den das Koma darstellt. Um die Frage der Bedeutung der NNR zu beantworten, haben wir an 50 diabetischen Kindern Bestimmungen der Plasmacorticoide durchgeführt, und zwar bei jedem Kind

mehrmals, unter verschiedenen Stoffwechselbedingungen. Eine exakte Methodik vorausgesetzt, lassen sich aus den Blutcorticoiden klarere Schlüsse ziehen als den üblicherweise bestimmten Harncorticoiden, da diese von Fall zu Fall und in den verschiedenen Altersstufen stark variieren und daher statistisch schlechter zu beurteilen sind.

Methodisch wurde bei den ersten 50 Analysen das Verfahren von SILBER und BUSCH verwendet, bei dem die Streuung der Werte gegenüber der

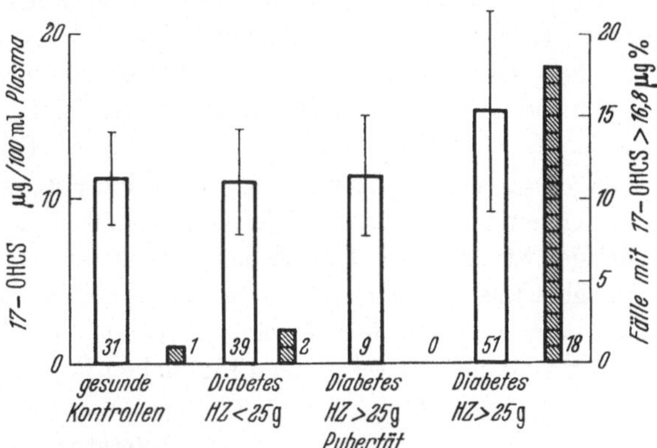

Abb. 5a. Mittelwerte ($m \pm 1\,\sigma$) der Plasma-17-Hydroxycorticosteroide (17-OHCS), bestimmt nach EIK-NES, von 3 Gruppen diabetischer Kinder im Vergleich zu gesunden Kontrollen. Daneben Anzahl der Fälle mit Werten $> 16{,}8\ \mu$g-%, d. h. $> (m + 2\,\sigma)$ der Kontrollgruppe. HZ = Harnzucker/die

Technik von SILBER und PORTER wesentlich geringer ist, bei den letzten 100 Bestimmungen eine eigene Modifikation des Verfahrens von EIK-NES, das die genauesten Werte liefert (BIERICH, 1959).

Einen Überblick über die letzten 100 Werte gibt die Abb. 4. Bei guter Stoffwechseleinstellung, d. h. bei Harnzuckerwerten zwischen 0—25 g, sind die

Plasmacorticoide in der Regel normal. Bei stärkeren Ausscheidungen finden wir dagegen häufig, wenngleich keineswegs regelmäßig, erhöhte Werte. Eine genauere Aufschlüsselung zeigen die beiden nächsten Abbildungen. Bei gut eingestellten Diabetikern unterscheiden sich die Plasmacorticoide weder im Mittelwert noch in der Streuung von gesunden Kindern. Bei Patienten, deren Stoffwechselverschlechterung eindeutig mit dem Einsetzen der Pubertät im Zusammenhang stand, fanden sich gleichfalls keine signi-

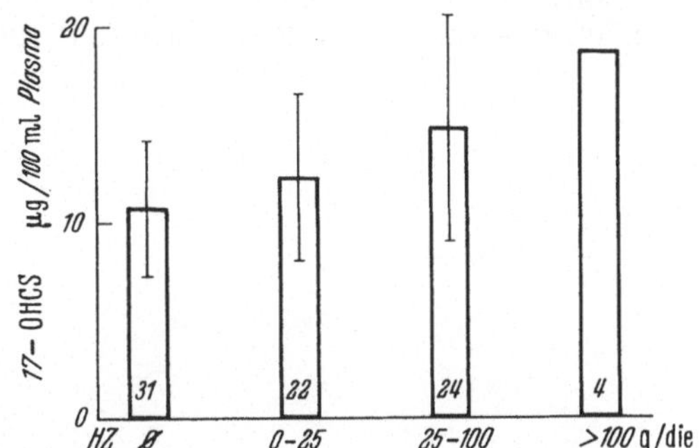

Abb. 5b. Mittelwerte ($m \pm 1\,\sigma$) der Plasma-17-OHCS, bestimmt nach SILBER-BUSCH, von 3 Gruppen diabetischer Kinder im Vergleich zu gesunden Kontrollen. HZ = Harnzucker

fikanten Differenzen. Bei stärkerer Glucosurie aus anderen Ursachen betrugen die Corticoide dagegen im Mittel 15,3 μg-%, gegenüber einem normalen Mittel von 11,2 μg-%. In 18 von 51 Fällen lagen die Werte oberhalb der normalen Vertrauensgrenzen der Methode. Entsprechende Werte erhielten wir in Zusammenarbeit mit OHRT mit der Silber-Busch-Methode auch bei den ersten 50 Analysen (Abb. 5b).

Unsere Ergebnisse stimmen damit weitgehend mit den Resultaten überein, die KLEIN u. Mitarb. mittels der Nelson-Samuels-Technik ermittelt haben.

Wir sind nun nicht der Ansicht, daß die vermehrte Zuckerausscheidung zu einem Anstieg der Plasmacorticoide führt. Wie wir gezeigt haben, ist ja keineswegs jede Glucosurie von einer Erhöhung der Corticoide begleitet. Nur im Koma bewirkt die Entgleisung des Stoffwechsels in Verbindung mit dem schweren Krankheitsbild eine Steigerung der NNR-Aktivität.

Sehr häufig wird die akute Stoffwechselverschlechterung beim kindlichen Diabetes aber durch Infekte verursacht; eine fieberhafte Bronchitis führt beispielsweise fast immer zu einer beträchtlichen Glykosurie. Die NNR-Aktivitätssteigerung ist meistens wahrscheinlich eine Folge von banalen Infektionen oder von anderweitigen Belastungen des Organismus. Das verbindende Glied zwischen derartigen Stressituationen und der vermehrten Glucosurie sehen wir in der von uns nachgewiesenen Aktivitätssteigerung der NNR. Wiederholen sich solche Vorgänge häufiger, so dürfte hieraus eine bleibende Schädigung des Pankreas resultieren, wie wir sie ja bei nahezu allen kindlichen Patienten sehen.

Literatur

1. BARACH: Unveröffentlicht; Mitteilung an P. WHITE, s. d.
2. BIERICH, J. R.: Endokrinologie **37,** 25 (1959).
3. BORNSTEIN, J., and R. D. LAWRENCE: Brit. med. J. **1,** 732 (1951).
4. EIK-NES, K.: J. clin. Endocr. **17,** 502 (1957).
5. FORSMAN, O., u. C. A. GEMZELL: Acta endocr. (Kbh.) **32,** 480 (1959).
6. KATSCH, G.: Klin. u. Prax. **2,** 17 (1946).
7. KLEIN, R., F. A. WEIGAND, M. IUNES and L. GREENMAN: Pediatrics **17,** 214 (1956).
8. — J. MARKS and I. A. MIRSKY: Pediatrics **22,** 289 (1958).
9. OHRT, B.: Inaug-Diss., Hamburg 1959.
10. SILBER, R. H., and R. BUSCH: J. clin. Endocr. **16,** 1333 (1956).
11. WHITE, P.: In E. P. JOSLIN u. Mitarb.: The treatment of diabetes mellitus. Lea & Febiger 1947.
12. WRENSHALL, G. A., A. BOGOCH and R. C. RITCHIE: Diabetes **1,** 87 (1952).

Aus der Medizinischen Univers.-Poliklinik Heidelberg (Direktor: Prof. Dr. H. PLÜGGE)

Zur Stellung des Pankreas in der Blutzuckerregulation

Von

F. BAHNER

Mit 1 Abbildung

Der Arzt erkennt den Diabetes an der Blutzuckersteigerung. Sie ist von allen den Störungen, die beim Diabetes vorkommen, die einzige, welche er zur Diagnose in jedem Fall verlangt, sie ist für ihn das Kardinalsymptom, an dem sich die Diagnose entscheidet. Jede Vorstellung darüber, wie im Stoffwechselgeschehen der Diabetes entsteht, muß verständlich machen können, wie die Hyperglykämie entsteht. Die Lehre von der Minderverwertung des Zuckers beim Diabetes erklärt die Hyperglykämie durch eine Anstauung der Glucose vor der Stoffwechselperipherie, die Lehre von der Überproduktion erklärt sie mit einer gesteigerten Entstehung von Zucker aus Eiweiß oder, allerdings nach wie vor unbewiesen, aus Fett. Heute ist die Meinung verbreitet, daß beide, Minderverwertung und Überproduktion, die Hyperglykämie bewirken. Ich muß es aber als ein ausgesprochenes Unglück ansehen, daß sich die Hyperglykämie in der Diabetestheorie stets in der Zange zwischen Minderverwertung und Überproduktion befunden hat, denn es ist dadurch die richtige Erklärung der Hyperglykämie verhindert worden. Alle diese Möglichkeiten — Minderverwertung, Überproduktion (in der genannten Form) oder beides — können die Blutzuckersteigerung nicht erklären, sondern die Hyperglykämie als eine Entgleisung des Blutzuckerniveaus ist die Störung einer Regulation, die Störung einer physiologischen Funktion, die mit den Begriffen Minderverwertung und Überproduktion gar nicht erfaßt wird. Unsere Frage nach der Entstehungsweise der Hyperglykämie geht daher zurück auf die Frage: Wie wird der Blutzucker beim Gesunden reguliert und worin besteht die Entgleisung der Blutzuckerregulation beim Diabetiker?

Es ist zweckmäßig, zuerst zu besprechen, warum beide genannten Theorien hierauf keine Antwort geben. Der Blutzucker wird bekanntlich allein von der Leber produziert. Alle anderen Organe vermögen Glucose lediglich zu verwerten, sie aber nicht aus ihren Zellen herauszulassen. Die Niere gibt zwar in ihrer rückresorbierenden Funktion Zucker an das Blut ab, tritt aber in der Bilanz oder in der Regulation des Blutzuckers praktisch nicht in Erscheinung. Es stehen sich also die Leber als der Ort der Blutzuckerentstehung und die Stoffwechselperipherie (wozu die Leber als glucoseverbrauchendes Organ allerdings auch wieder gehört) als Ort der Blutzuckerverwertung gegenüber. Die *Minderverwertungstheorie* behauptet nun, daß 1. beim Diabetes weniger Glucose in der Stoffwechselperipherie verwertet wird und daß 2. Minderverwertung zur Anstauung der Glucose im Blut führt. Von diesen Behauptungen ist die erste, vielfach bewiesen, richtig, die zweite aber falsch. Die Aussage: „Verminderte Glucoseverwertung in der Peripherie bewirkt Hyperglykämie und, bei Insulinwirkung, die erhöhte Verwertung bewirkt Hypoglykämie" steht nämlich im Widerspruch zur Erfahrung. Unter physiologischen Bedingungen schwankt die Verwertung der Glucose in der Peripherie ganz außerordentlich. Nehmen wir z. B. einen fastenden, ruhenden Mann. Nach einem Hungertag sind an seinem Energieumsatz von ungefähr 1 kcal in der Minute etwa 20% Kohlenhydrate, einschließlich derjenigen aus der Gluconeogenese, beteiligt. Er setzt also 0,2 Kohlenhydrat-Kalorien/min um, das sind ungefähr 0,05 g Glucose/min. Es ist vorstellbar, daß dabei die gleiche Menge Glucose von der Leber ausgeschüttet und der Peripherie zugeführt wird. Im anderen Extrem kann dieser Mann eine langdauernde, schwere Arbeit leisten, nachdem er eine kohlenhydratreiche Mahlzeit verdaut hat. Er mag dann 6 kcal/min umsetzen, was bei körperlich Arbeitenden über Stunden möglich ist. Sein Energieumsatz aus Kohlenhydraten betrage dann 80% des Gesamtumsatzes. Er verwertet nun 4,8 Kohlenhydrat-Kalorien/min, das sind ungefähr 1,2 g Glucose/min, welche dann in annähernd dieser Menge von der Leber zur Stoffwechselperipherie fließen können. Die Spanne von geringer zu großer Kohlenhydratverwertung in den beiden Beispielen ist 0,05:1,2, das ist 1:24. Selbst wenn die Grundlagen dieser Schätzung in beiden Fällen zur Hälfte falsch sein sollten, bleibt eine Spanne von wenigstens 1:6, und diese ist immer noch größer als jener Grad von Minderverwertung, der in experimentellen Untersuchungen der Glucoseverwertung bei Diabetes gefunden worden ist. Bei Gesunden bewirken solche Unterschiede der Glucoseverwertung nun überhaupt keine Abweichungen vom normalen Blutzuckerniveau. Daß der Blutzucker beim Fasten nur unwesentlich, angesichts der bald sehr eingeschränkten Glucoseverwertung beim Gesunden praktisch gar nicht absinkt, ist eine alte Erfahrung. Bei schwerer Arbeit hat eine ganze Anzahl von Autoren ein normales Blutzuckerniveau gefunden, obwohl dabei die Glucoseverwertung um ein Vielfaches gestiegen sein muß. Also ist die Aussage: „Minderverwertung der Glucose bewirkt Hyperglykämie" im Widerspruch zur Erfahrung, sie ist positiv falsch. Es wird vielmehr von der Leber als dem Organ, das den Blutzucker nachliefert, eine ansteigende ober absinkende periphere Glucoseverwertung schnell mit einer ansteigenden oder absinkenden Blutzuckerproduktion beantwortet, so daß beim nüchternen Menschen die Blutzuckerkonzentration stets die gleiche bleibt. Es ist also die glucoseausschüttende Funktion der Leber auf einen bestimmten Blutzuckerwert eingestellt, und bei einem drohenden Anstieg des Blutzuckers durch periphere Minderverwertung geht ihre Glucoseausschüttung zurück, und bei drohendem Absinken durch Mehrverwertung steigt sie an. Nennen wir diese Leberfunktion die *Blutzuckerschwelle der Leber*. Ihre Höhe entspricht dem Blutzuckerniveau, auf das sie ihre Glucoseausschüttung einreguliert. (Unter einer physiologischen „Schwelle" versteht man eigentlich nicht genau dasselbe. Der einfache Ausdruck „Blutzuckerschwelle" wird hier anstelle des richtigeren Ausdruckes „Blutzuckerabgabeniveau" aus Gründen der Kürze verwendet, es dürfte aber klar sein, wie er gemeint ist.)

Es hat also die *Blutzuckerruhelage* mit dem peripheren Glucoseverbrauch gar nichts zu tun, es hängt jene nicht von diesem ab. Die Minderverwertungstheorie des Diabetes (auch nicht in der Version von Levine!) vermag daher die Blutzuckersteigerung nicht zu erklären. Entfernt sich der Blutzucker von seiner Ruhelage, etwa nach Glucosegabe oder nach Insulin, dann beeinflußt die veränderte periphere Verwertung zwar die erreichten Maxima oder Minima der Blutzuckerveränderung und auch die Geschwindigkeit, mit der die Glucose zur Ruhelage zurückkehrt. Diese ist selbst aber, einmal erreicht, nicht mehr von dem Glucoseverbrauch der Peripherie abhängig. Also bleibt für die Entstehung der diabetischen Dauerhyperglykämie per exclusionem nur übrig, daß sie ihre Ursache in einer veränderten Funktion der Leber hat.

Die *Überproduktionstheorie* wird dieser Funktion der Leber, den Blutzucker durch eine Blutzuckerschwelle zu regulieren, ebenfalls nicht gerecht. Die Gluconeogenese aus Eiweiß setzt ja normalerweise im Fasten ein, sollte dann den Blutzucker also steigern, wenn die Überproduktionstheorie richtig wäre. Auch die durch Corticosteroide nachweisbare Gluconeogenese macht im akuten Versuch keine Hyperglykämie. Wir müssen schließen, daß sie die in den Leberzellen liegenden, phosphorylierten Kohlenhydrate vermehrt, deren Durchtritt durch die Leberzellen ins Blut aber nicht mehr dem Einfluß der Corticosteroide unterliegt. Hier nehmen sie den Weg ins Blut nicht anders, als die anderen in der Zelle gelegenen Hexosen, nämlich über die Blutzuckerschwelle der Leber. Also kann auch die Überproduktionstheorie, soweit sie die Neuentstehung von Glucose meint, die Hyperglykämie nicht erklären, ebensowenig beide erwähnten Theorien zusammen.

Wenden wir uns nun der Regulation des Blutzuckers auf einen Ruhewert durch die Leber und die sie beeinflussenden Mechanismen zu. *Ihre Blutzuckerschwelle wird durch Insulin verändert.* Der Einfluß des Insulins auf die Leber wird mit der Aussage: „Insulin hemmt die Glucoseausschüttung aus der Leber" dagegen ungenügend charakterisiert. Man muß doch davon ausgehen, daß es die Funktion der Leber ist, ein Blutzuckerniveau durch eine Schwellenfunktion aufrechtzuerhalten. Nun gibt es zwar die Möglichkeit, diese Blutzuckerschwelle zu durchbrechen, wie das bei der Adrenalin- oder Glucagonwirkung realisiert ist. Hier wird nicht die Schwelle verändert, sondern eine bestimmte Menge Glucose über die Schwelle hinweggehoben. Der völlige Entzug des Adrenalins — etwa bei sympathektomierten Tieren — beweist, daß die Schwelle selbst dabei sich nicht verändert, denn das Blutzuckerniveau dieser Tiere ist normal. Insulin wirkt dagegen so, daß es die Schwelle selbst senkt, auf der Schwelle der absolute Abstrom der Glucose ins Blut dagegen mit dem peripheren Verbrauch weiter variiert. Es entspricht daher einer an die Leber gelangenden Insulinkonzentration des Blutes eine ganz bestimmte Blutzuckerschwelle, es wird von der Leber eine Insulinkonzentration in eine bestimmte Blutzuckerkonzentration gleichsam „übersetzt" und man kann sagen, daß die Leber die afferente Funktion hat, die Insulinkonzentration zu registrieren und die efferente Funktion, die Blutzuckerschwelle danach einzurichten.

Wenden wir uns nun dem Pankreas zu, das einen so großen Einfluß auf die Blutzuckerlage hat. Hier bemerken wir eine umgekehrte Übersetzung, nämlich die von einer Blutzuckerkonzentration in eine Insulinsekretion. Die Art und Weise, wie der Blutzucker das Pankreas zur Insulinsekretion stimuliert, geht aus folgenden fundamentalen Befunden hervor (Übersicht bei HOUSSAY und DEULOFEU):

1. Das normale Pankreas steigert seine Insulinsekretion, wenn es von hyperglykämischem Blut durchströmt wird.

2. Das normale Pankreas senkt seine Insulinkonzentration, wenn es von hypoglykämischem Blut durchströmt wird.

3. Für diese Veränderungen bedarf es keiner Nervenverbindung.

4. Werden mehrere Pankreasdrüsen einem Hunde in Gefäßverbindung überpflanzt, dann ändert sich der Nüchternblutzucker nicht, etwa wenn einem normalen Hund drei Pankreasdrüsen anastomosiert werden, welcher dann vier sezernierende Drüsen hat. Ebensowenig verändert eine Teilpankreatektomie den Blutzucker.

Dieser letzte, besonders wichtige 4. Punkt besagt, daß einem bestimmten, ein Pankreas treffenden Blutzuckerreiz *nicht* die Sekretion einer *eindeutig* bestimmten Insulinmenge oder Insulinkonzentration in der Vena pancreaticoduodenalis entspricht, sondern daß der gleiche Blutzuckerreiz Anlaß zur Sekretion verschiedener Insulinmengen sein kann. In unserem Beispiel sezernieren vier Drüsen nur je $^1/_4$ der Insulinmenge, die eine einzige, das gleiche Blutzuckerniveau einstellende Pankreasdrüse sezernieren würde, und bei Teilpankreatektomie sezerniert ein Teil der verbliebenen Drüse die gesamte ursprünglich sezernierte Insulinmenge. Und doch verläßt immer eine *bestimmte* Insulinmenge das Pankreas, deren Größe sich nun danach richtet, wieviel Insulin gebraucht wird, um den Blutzucker auf einem bestimmten Niveau zu halten. Wir können diese Tätigkeit des Pankreas so formulieren: Bei Hyperglykämie steigert, bei Hypoglykämie vermindert das Pankreas seine Insulinsekretion ohne Rücksicht darauf, wieviel Insulin es bereits sezerniert; bei Normoglykämie behält es dagegen diejenige Insulinsekretion bei, die es gerade hat, es herrscht dann der Gleichgewichtszustand der Blutzuckerruhelage.

Somit hängt die Insulinsekretion von der Blutzuckerschwelle der Leber ab und diese hinwiederum von der Insulinsekretion, wie wir oben sahen. In einem schematisch aufgezeichneten Funktionskreis (Abb. 1) vermögen wir die gegenseitige Abhängigkeit der Funktionen beider Organe leicht zu übersehen, und da dieses System eine Gleichgewichts- oder Ruhelage hat, die es immer wieder einnimmt, nachdem es z. B. von außen eindringende Störungen wie Glucose- oder Insulinzusätze ausgeregelt hat, ist es ein Regelkreis, in dem bestimmte, von der Regeltechnik bekannte Gesetzmäßigkeiten herrschen.

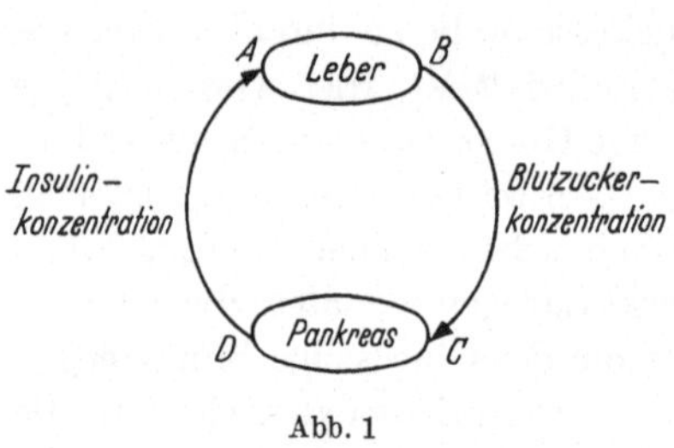

Abb. 1

Ein Regelkreis besteht aus Regler und Regelstrecke, deren jeweils besondere Funktion aus einem Blockschaltbild hervorgeht. Hier wird aus Gründen der Kürze auf diese Darstellungsweise verzichtet. Im Schema der Abb. 1 sind „Pankreas" und „Leber" nicht mit Regler und Regelstrecke identisch. Der im folgenden herausgestellte und an einem sehr vereinfachten Regelkreis-Schema abgeleitete Begriff des „Fühlers" ist aber mit dem eines echten Fühlers oder Meßgliedes eines Reglers identisch, wie der in den Begriffen der Regeltechnik Bewanderte erkennen wird.

Der Vorteil einer solchen Betrachtungsweise ist, daß man dabei von allen jenen Funktionen dieser Organe und allen Wirkungen des Insulins und Umsetzungen des Zuckers absieht, die die Blutzuckerruhelage *nicht* beeinflussen, daß man dagegen die wesentlichen, an der Blutzuckerregulation beteiligten Organfunktionen gleichzeitig überblickt.

Dieser Regelkreis umfaßt die beiden Organe Leber und Pankreas, er wird auf der einen Seite von der Insulinkonzentration, auf der anderen von der Blutzuckerkonzentration im Uhrzeigersinn umfahren. Wenn wir sagten, daß in der Leber eine Insulinkonzentration registriert und in eine Blutzuckerschwelle „übersetzt", im Pankreas dagegen die Blutzuckerkonzentration registriert und in eine Insulinsekretion „übersetzt" wird, so ergeben sich an den Stellen A und C des Regelkreises diejenigen Funktionen, die man regeltechnisch als „Fühler" bezeichnet. B und D, also die resultierende Blutzuckerschwelle und die Insulinsekretion sind dagegen die efferenten Funktionen beider Organe. In der Ruhelage werden sich weder die Insulinkonzentrationen noch die Blutzuckerkonzentrationen verändern, sondern sie werden sich „entsprechen". Beim Gesunden ist dies der Fall, wenn der Blutzucker einen Wert von 80 mg-% hat und die Normoglykämie keine Veränderung der Insulinsekretion bewirkt und wenn außerdem die Blutzuckerschwelle der Leber diesem Wert genau entspricht.

Wenn wir nun diesen Regelkreis an seinen entscheidenden Stellen A, B, C und D im Geiste verstellen, dann geschehen in ihm Veränderungen, die wir mit den pathologischen Blutzuckerlagen und -bewegungen, die wir vom Diabetiker kennen, vergleichen können.

Denken wir uns den *Fühler A* so verstellt, daß er weniger empfindlich gegen Insulin wird, dann reagiert die Leber so, als ob weniger Insulin an sie gelangt, sie wird also die Blutzuckerschwelle B erhöhen. Der ansteigende Blutzucker wird vom Pankreas bei C als Hyperglykämie registriert und als Reiz zu einer Steigerung der Insulinsekretion empfunden, welche dann die Blutzuckerschwelle wieder senkt. Diese entstehende Bewegung im Regelkreis wird sich so lange fortsetzen, bis bei C wieder Normoglykämie herrscht und damit der Regelkreis wieder die Ruhelage einnimmt. Der Erfolg dieser Verstellung ist, daß die Insulinkonzentration in der Ruhelage größer geworden ist, z. B. auf etwa das Doppelte angestiegen ist, wenn die Empfindlichkeit von A auf die Hälfte gesunken ist. Eine solche Verstellung von A verändert also am Ende nicht den Blutzucker, sie verändert dagegen die Insulinsekretion des Pankreas, und zwar auch die basale Insulinsekretion in der Ruhelage des Regelkreises.

Denken wir uns dagegen den *Fühler C* unempfindlicher gegen den Blutzucker werdend, dann registriert das Pankreas einen niedrigeren Blutzuckerwert gegenüber vorher, es wird seine Insulinsekretion vermindern, folglich wird die Blutzuckerschwelle B höher werden und der Blutzuckerreiz bei C sich verstärken. Zur Ruhe kommt die entstehende Bewegung im Regelkreis dann, wenn der Blutzucker bei C so hoch wird, daß unter Einrechnung der verringerten Empfindlichkeit von C das Pankreas wie vorher bei Normoglykämie reagiert, d. h. seine Insulinsekretion nicht mehr verändert. Dies tritt nun erst bei höherem Blutzucker ein, ungefähr bei einem auf das Doppelte erhöhten Blutzucker, wenn die Empfindlichkeit von C auf die Hälfte gesunken ist. Der Endzustand nach Ausregelung der Verstellung ist der einer erhöhten Blutzuckerruhelage und einer verminderten basalen Insulinsekretion, falls A nicht gleichzeitig verändert wird.

Denken wir uns die *Funktion B* der Leber gestört, so vermag sich eine bestimmte Blutzuckerkonzentration hier nicht mehr einzustellen. Es wird dann der Blutzucker sehr schwanken, sehr hoch oder sehr niedrig sein, Veränderungen, die wir nicht weiter verfolgen wollen. Ob sie realisiert sein können, mag ebenfalls offenbleiben.

Denken wir uns schließlich, daß die *Funktion D* des Pankreas versagt, so entspricht dies der fehlenden Insulinsekretion, also dem Zustand nach Pankreatektomie, wie er ebenso im echten Insulinmangeldiabetes vorkommt.

Die an den Fühlern gesetzten Störungen unterscheiden sich nach dem Gesagten von den gestörten Efferenzen B und D grundsätzlich dadurch, daß bei ersteren eine Blutzuckerruhelage sich wieder einstellt, bei letzteren es dagegen nicht mehr zu einer Blutzuckerruhelage kommen kann. Die Veränderungen sind, soweit für unsere weitere Diskussion interessant, in der folgenden Tabelle nochmals aufgeführt:

Welche beim Diabetiker vorkommenden Störungen finden nun aus diesen Regelbetrachtungen ihre Erklärung? (Siehe Tab. 1.) Einmal ist es der Anstieg des

Tabelle 1

Veränderungen im Regelkreis	Basale Insulinsekretion	Blutzucker		realisiert z. B. bei
Fühler A } unempfindlicher .	größer	} unverändert	Blutzuckerruhelage erhalten	Insulininhibitoren, HVL-Überfunktion[1]
empfindlicher . .	kleiner			Hypophysektomie[2]
Fühler C } unempfindlicher .	kleiner	höher		Altersdiabetes
empfindlicher . .	größer	niedriger		Sulfonylharnstoffe
Blutzuckerschwelle B nicht existierend	?	?	Keine Blutzuckerruhelage	?
Insulinsekretion D versagend	O	hoch		Insulinmangeldiabetes

[1] So lange das Pankreas seine Insulinsekretion steigern kann.

[2] Der Blutzucker sinkt bei Hypophysektomie erst ab, wenn die Gluconeogenese dem Regelkreis nicht mehr genügend Glucose bereitstellt. Dies ist keine Verstellung im Regelkreis.

Insulingehaltes im Blut, der bei der Verabreichung von STH zu erwarten und nach den Referaten dieses Kongresses gefunden worden ist (Korner, von Holt). *Alle Inhibitoren der Insulinwirkung steigern die Insulinsekretion und den Insulingehalt des Blutes so lange dem Organismus eine Blutzuckerregelung gelingt.* Sie bewirken eine Hyperglykämie aber erst dann, wenn das Pankreas seine Insulinsekretion nicht mehr zu steigern vermag.

Weiterhin wirft diese Regelbetrachtung entscheidendes Licht auf die Pathogenese des Altersdiabetes. Dieser zeichnet sich im Blutzuckerverhalten dadurch aus, daß ein bestimmter, nicht sehr hoch liegender Blutzuckerwert über Monate und Jahre sich mit mäßigen Schwankungen immer wieder einstellt und daß die Exkursionen des Blutzuckers nach oben bei Nahrungsaufnahme mäßig sind, oft nicht höher als bei Gesunden. Dieses Verhalten ist zu erwarten, wenn es sich beim *Altersdiabetes um eine „Fühlerstörung" am Pankreas* handelt, wenn das Pankreas *„blutzuckerresistent"* wird. Verzögerte Rückkehr zu diesem erhöhten Blutzuckerruhewert ist durch eine zusätzliche Verzögerung der Insulin*sekretion* zu erklären. *In der Pathogenese des Diabetes gibt es daher zwei Stadien der Pankreaserkrankung:* 1. Die Fühlerstörung und 2. die Insulinsekretionsstörung. Beide Phasen können gleichzeitig oder nacheinander auftreten. Beim Altersdiabetes steht die erste Phase im Vordergrund. Die Suche nach dem pathologisch-anatomischen Substrat des Altersdiabetes muß also eine Suche nach dem Substrat der Fühlerstörung sein.

Eine Erklärung findet durch diese Regelbetrachtung auch die *Wirkung der Sulfonylharnstoffe. Sie machen den Pankreasfühler empfindlicher*, wie das auch von BÄNDER geäußert worden ist. Eine weitere Diskussion aller Folgen einer solchen Regelkreis-Betrachtung würden den Rahmen dieser Arbeit aber überschreiten.

Für das Verständnis der Blutzuckerregulation ist somit neben der Insulinausschüttung die Fühler- oder Glucoreceptorfunktion des Pankreas gleich wichtig. Diese Stelle C unseres Regelkreises ist dafür verantwortlich, daß der normale Blutzucker 80 mg-% und nicht z. B. 40 mg-% oder 400 mg-% beträgt.

Literatur

BÄNDER, A.: Zum Wirkungsmechanismus blutzuckersenkender Sulfonylharnstoffe D 860 und BZ 55. Dtsch. med. Wschr. 84, 996 (1959).

HOUSSAY, B. A., et V. DEULOFEU: La chimie et la sécrétion de l'insuline. Ergebn. Vitamin- u. Hormon-Forsch. 2, 297 (1939).

Diskussion

E. F. PFEIFFER (Frankfurt a. M.):

Aus den Ausführungen von Herrn BAHNER hat mich besonders die Auffassung interessiert, daß eine mangelhafte Insulinsekretion beim Altersdiabetes infolge verminderter Ansprechbarkeit der blutzuckersensitiven Receptoren in der Bauchspeicheldrüse — wenn ich es so richtig verstanden habe — durch die Sulfonylharnstoffe wieder hergestellt würde. Diese Annahme steht meines Erachtens in absolutem Gegensatz zu dem Verhalten des Stoffwechsels unter Sulfonylharnstoffen, wenn man die Periode vor und nach Beginn der Therapie miteinander vergleicht. Hier haben schon in unserer ersten Gemeinschaftsarbeit 1956 die Herren MOHNIKE und CREUTZFELDT an zahlreichen Fällen gezeigt, daß sich die Blutzuckerkurve nach Zuckerbelastung, sei es im Rahmen des Staub-Traugott-Versuches, sei es nach mehrfacher Glucosegabe im Tagesablauf, grundsätzlich nicht verändert.

Der einzige Unterschied ist das niedrigere Niveau unter Tabletteneinfluß, das durch den niedrigeren Ausgangsblutzuckerwert zustande kommt. Würde die Ansprechbarkeit der B-Zellen unter Sulfonylharnstoffen wieder voll hergestellt werden, so müßte man doch erwarten, daß eine völlige Normalisierung des Zuckerstoffwechsels bei Belastung eintritt. Dies ist aber nicht der Fall.

F. BAHNER (Heidelberg):

Wenn sich nach Sulfonylharnstoff die Blutzuckerbewegungen nach Belastungen auf einem niedrigeren Blutzuckerniveau genau wiederholen, so ist das der beste Beweis dafür, daß der Pankreasfühler, der Sollwert der Blutzuckerregulation verstellt ist.

Aus der Medizinischen Universitätsklinik Homburg/Saar (Direktor: Prof. Dr. F. Doenecke)

Die Wirkung von Insulin und oralen Antidiabetica auf den Eiweißstoffwechsel und die Entgiftungsfunktion der Leber beim menschlichen Diabetes mellitus

Von

Dieter Müting

Mit 3 Abbildungen

Zur Prüfung der Frage, welchen Einfluß Insulin und orale Antidiabetica auf den Eiweißstoffwechsel bei Diabetes mellitus haben, wurden 600 Zuckerkranke eingehend klinisch und klinisch-chemisch untersucht. Von ihnen zeigten nur 358 keine wesentlichen Komplikationen, über sie soll hier berichtet werden. 80 wurden nur mit Diät, 126 mit Diät + Insulin, 60 mit Diät + D 860 (Rastinon-Artosin), 60 mit Diät + BZ 55 (Invenol-Nadisan) und 32 mit Diät + Metahexamid behandelt. Neben einer sorgfältigen Kontrolle des Kohlenhydrathaushaltes untersuchten wir bei ihnen bei Aufnahme und Entlassung Serumeiweiß, Elektrophorese, Eiweiß-labilitätsproben, α-Amino-N im Serum und 24 Std.-Urin sowie mittels quantitativer Papierchromatographie auch den Gehalt an jeweils 20—24 Aminosäuren. Bei je 20 mit Diät, Insulin und D 860 behandelten Diabetikern bestimmten wir außerdem im 24 Std.-Urin quantitativ die Ausscheidung an Glucuronsäure, Indikan und freien und gebundenen Phenolkörpern als Maßstab der Entgiftungsfunktion der Leber. Zur Prüfung des Oxydationsvermögens der Leber diente die Verwertung von oral zugeführtem Methionin, indem wir die Methioninausscheidung vor, während und nach Gabe von 2 g Methionin per os quantitativ untersuchten. Bei diesen Analysen kamen wir zu folgenden Ergebnissen, die an Hand einiger Dias demonstriert werden sollen.

Tabelle 1: Das Durchschnittsalter der 358 Diabetiker liegt in den einzelnen Gruppen zwischen 47 und 59 Jahren, die Diabetesdauer zwischen 3 und 5 Jahren und die Behandlungsdauer zwischen 24 und 33 Tagen. Es muß in diesem Zusammenhange aber noch betont werden, daß der größte Teil der Diabetiker, besonders der mit oralen Sulfonylharnstoffderivaten behandelten, noch weiterhin ambulant kontrolliert wurde. Gegenüber gesunden Vergleichspersonen ist der Serumeiweiß-gehalt in allen 5 Gruppen normal, das Albumin leicht vermindert (normal 4,0 bis 4,5 g-%). α_2- und γ-Globulin geringgradig bis mäßig vermehrt. Durch eine ausschließliche Behandlung mit Diät (durchschnittlich 60—100 g Eiweiß, 40—80 g Fett und 100—250 g Kohlenhydrate) bessert sich die Kohlenhydrattoleranz um 26 g, die Serumeiweißzusammensetzung bleibt unverändert. Unter Insulin (durchschnittlich 40 E pro die) nimmt die Glucoseverwertung um 33 g zu, desgleichen geringgradig der Gehalt an Albumin und somit auch an Gesamt-Serumeiweiß. Einen etwas geringeren Effekt hat D 860, während nach BZ 55 das Serumeiweiß und nach Metahexamid das Albumin leicht abnehmen. Bei einer weiteren Aufgliederung des Patientengutes zeigte es sich, daß fast ausschließlich eine deutliche Albuminverminderung bei den Diabetikern auftrat, die später wieder auf Insulin umgestellt werden mußten, was also ein erster Anhalt für ein Versagen der Sulfonylharnstoff-Therapie war. Ich machte auf diese Beobachtung bereits 1956 aufmerksam, traf damals aber noch auf erhebliche Ablehnung. Inzwischen wurden entsprechende Befunde auch von zahlreichen anderen Autoren veröffentlicht, jedoch meist schon als Leberschädigung gedeutet.

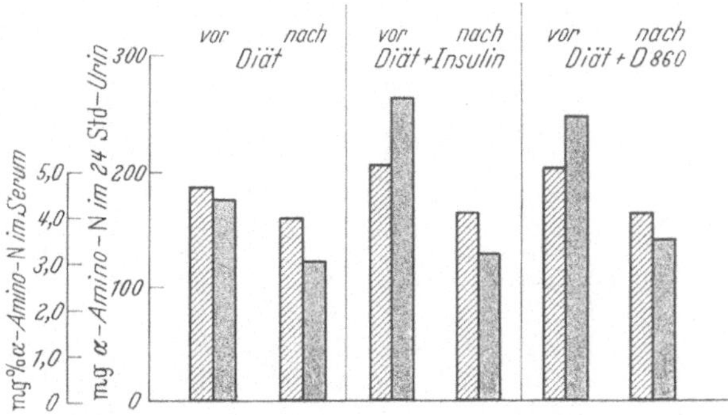

Abb. 1. Aminosäurengehalt des Serums und 24 Std.-Urins bei unkompliziertem Diabetes mellitus unter verschiedenen Therapieformen (Mittelwerte von je 50 Patienten) ▨ Aufnahme, ■ Entlassung

Bei klinisch erfolgreicher Behandlung mit BZ 55 und Metahexamid konnten wir nach 3- bzw. $1^1/_2$ jährigen Nachkontrollen bis jetzt keine pathologischen Serumeiweißveränderungen feststellen.

Abbildung 1: Empfindlicher als das Serumeiweiß mit Molekulargrößen von 100 000—1 000 000 reagieren verständlicherweise die Aminosäuren, deren Molekulargewicht meist um 200 liegt. Auf Abb. 1 ist der Gehalt an freiem α-Amino-N im Serum und 24 Std.-Urin von je 50 Patienten vor und nach Behandlung mit Diät, Diät + Insulin und Diät + D 860 wiedergegeben. Die höchsten Ausgangswerte und die weitestgehende Normalisierung finden sich nach Insulinbehandlung, dann folgt D 860 und Diät. Natürlich darf man bei der Beurteilung der rein diätetischen Behandlung nicht vergessen, daß es sich hier auch um die leichtesten Fälle von Zuckerkrankheit handelt. Durch eine meist gleichzeitige Störung der tubulären Rückresorption ist die Aminoacidurie bei Diabetikern ein wesentlich empfindlicherer Maßstab als der Aminosäurengehalt des Serums. Quantitative Bestimmungen der einzelnen Serum- und Harnaminosäuren, über die hier aus Zeitgründen nicht näher berichtet werden soll, ließen erkennen, daß von allen Aminosäuren bei Diabetikern am meisten Methionin und in nicht ganz so starkem Ausmaße auch Cystin, also beides schwefelhaltige Aminosäuren, vermehrt ausgeschieden werden. Ihre Oxydation zu Sulfat kann bereits im Stadium der beginnenden Stoffwechselverschlechterung nicht mehr bewältigt werden. Wie eigene Versuche bei pankreasteilresezierten Hunden zeigten, tritt diese Störung im Haushalt von Cystin und Methionin noch *vor* der ersten Glykosurie und dem Positivwerden der Zuckerbelastung nach STAUB-TRAUGOTT auf.

So wird es verständlich, daß die orale Methioninbelastung (Abb. 2) ein besonders empfindlicher Anhaltspunkt für die Stoffwechsellage eines Diabetikers werden kann. Während gesunde Vergleichspersonen von 2000 mg Methionin nur 127 mg wieder unverbrannt ausscheiden, gehen *vor* Behandlung mit Insulin und oralen Antidiabetica bei mäßiggradig dekompensierten Diabetikern durchschnittlich 342—378 mg im Harn nach Methioninbelastung verloren, also etwa das Dreifache. Eine erfolgreiche Therapie mit Insulin, Metahexamid und D 860 kann diese Oxydationsstörung fast vollständig wieder normalisieren. Es muß noch darauf

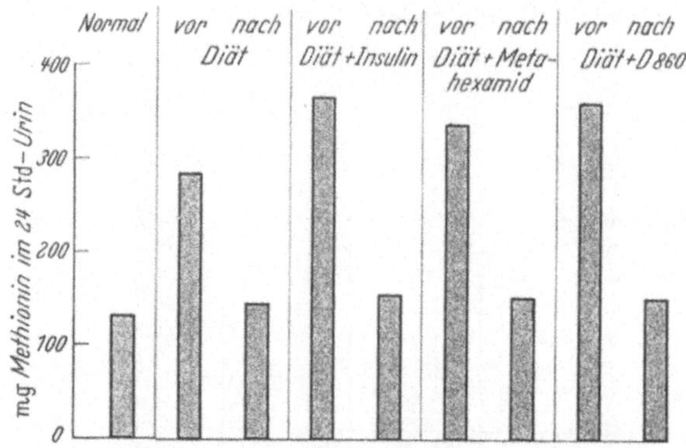

Abb. 2. Methioninausscheidung im 24 Std.-Urin nach oraler Belastung mit 2 g Methionin als Ausdruck der Oxydationsfähigkeit der Leber bei unkompliziertem Diabetes mellitus unter verschiedenen Therapieformen (Mittelwerte von je 30 Gesunden und Diabetikern)

aufmerksam gemacht werden, daß die Unterschiede für α-Amino-N und Methionin in den letzten beiden Abbildungen statistisch gesichert sind.

Orale Sulfonylharnstoffderivate, wie BZ 55, D 860 und Metahexamid, zeigen also in bezug auf den Eiweißstoffwechsel eine Wirkung, die der des Insulins entspricht. Wenn wir annehmen wollen, daß der Ansatzpunkt dieser Substanzen in einer Aktivierung der B-Zellen des Pankreas und damit einer vermehrten Ausschüttung von Insulin besteht, kann man hier also auch von einer anabolen Wirkung des Insulins auf den Proteinumsatz sprechen. Bei Verlaufsbeobachtungen zeigte es sich immer wieder, daß die Verfolgung der Aminosäurenausscheidung im Harn, besonders in Verbindung mit Methioninbelastungen, erster Anhaltspunkt für ein späteres Versagen der oralen Antidiabetica noch *vor* der entsprechenden Entgleisung im Kohlenhydratstoffwechsel war.

Weiterhin interessierte uns die Frage, ob Diät, Insulin und orale Antidiabetica die *Entgiftungsfunktion* der Leber beeinflussen können. Dieses Problem ist bis jetzt nur sehr wenig von klinischer Seite bearbeitet worden, wofür wohl im wesentlichen methodische Schwierigkeiten verantwortlich sind. Mir ist nur eine Arbeit von Schulze aus der Med. Univ.-Klinik Göttingen bekannt, der eine Verschlechterung der Hippursäuresynthese nach BZ 55-Therapie beobachtete. Wesentlich empfindlicher und praktisch wichtiger ist aber die Köpplung an Glucuronsäure und Schwefelsäure sowie die Erfassung der nicht entgifteten freien Phenol- und Indolkörper sowie der an Glucuronsäure und Schwefelsäure gebundenen aromatischen Substanzen. Abbildung 3 zeigt Ihnen unsere ersten Untersuchungen an je 20 Patienten mit Diät, Insulin und D 860. Nach einer durchschnittlichen Behandlungsdauer von

4 Wochen normalisiert sich in allen 3 Gruppen die vorher verminderte Ausscheidung an Glucuronsäure, am stärksten nach rein diätetischer Therapie. Der Gehalt des 24 Std.-Harnes an freien und gebundenen Phenolkörpern, der besonders bei insulinbedürftigen Diabetikern erhöht ist, bleibt ziemlich unverändert. Das gleiche gilt übrigens auch für die hier aus Platzgründen nicht eingezeichnete Indikanurie.

Zusammenfassend läßt sich also sagen, daß durch eine Behandlung mit Diät, Insulin bzw. oralen Antidiabetica vom Typ der Sulfonylharnstoffderivate die Zusammensetzung der elektrophoretisch getrennten Serumproteine nicht beeinflußt

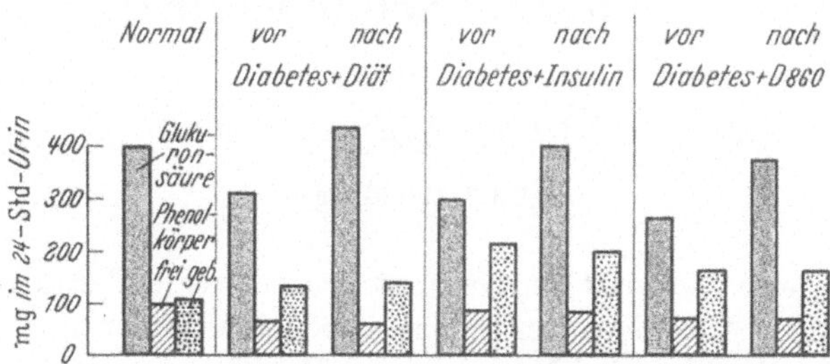

Abb. 3. Entgiftungsfunktion der Leber bei 20 Gesunden und je 20 Diabetikern unter verschiedenen Therapieformen

wird. Dagegen normalisiert sich nach einer erfolgreichen Einstellung des Diabetes mit allen 3 Therapieformen das Oxydationsvermögen der Leber, gemessen an der oralen Methioninbelastung, die vorher pathologisch erhöhte Aminosäurenausscheidung und besonders der Glucuronsäuregehalt des Urins. Weiteren Untersuchungen muß es vorbehalten sein, ob diese günstige Wirkung auch bei einer Dauertherapie über Jahre mit Sulfonylharnstoffderivaten erhalten bleibt.

Tabelle 1. *Serumeiweißzusammensetzung bei unkompliziertem Diabetes mellitus unter verschiedenen Therapieformen* (Mittelwerte von 358 Patienten)

Zahl	Alter	Diabetesdauer Jahre		Serum-eiweiß	Al-bumin	α_1-	α_2-	β—	γ—	Glucose-toleranz	Behand-lungsdauer	Therapie
								Globulin				
	Jahre			g-%	g-%	g-%	g-%	g-%	g-%	g/24 Std.	Tage	
80	53	3	A	7,21	3,42	0,42	0,73	0,99	1,49	101	—	Diät
			E	7,23	3,59	0,42	0,71	1,04	1,43	127	24	
126	47	5	A	7,13	3,43	0,43	0,80	1,01	1,45	96	—	Diät + Insulin
			E	7,24	3,60	0,42	0,76	1,03	1,43	129	29	(40 E/24 Std.)
60	59	5	A	7,05	3,55	0,43	0,75	1,04	1,28	97	—	Diät + D 860
			E	7,11	3,62	0,39	0,73	1,04	1,33	122	32	(Rastinon-Artosin)
60	53	5	A	7,43	3,73	0,46	0,74	0,91	1,59	111	—	Diät + BZ 55
			E	7,30	3,73	0,44	0,67	0,91	1,55	130	33	(Invenol-Nadisan)
32	55	4	A	7,41	3,57	0,41	0,75	1,13	1,56	103	—	Diät + Meta-
358			E	7,40	3,43	0,46	0,73	1,15	1,63	127	28	hexamid

A = Aufnahme, E = Entlassung

Aus der I. Med. Univ-Klinik Hamburg-Eppendorf (Direktor: Prof. Dr. H. H. Berg)

Verhalten des Plasma-Cortisols
bei diabetischer Ketose

Von

H. Sauer, J.-G. Rausch-Stroomann und G. Reineke

Mit 3 Abbildungen

Eine gesteigerte Aktivität der Nebennierenrinde bei diabetischer Ketoacidose ist von mehreren Autoren angenommen worden. McArthur u. Mitarb. sowie Stowers fanden im Harn bei Menschen und Hunden vermehrt frei reduzierende Corticoide. Die Erhöhung der Corticoidausscheidung begann bereits bei leichter Acidose und nahm mit der Schwere der Acidose zu.

Wallach u. Mitarb. beobachteten im diabetischen Koma ebenfalls eine vermehrte Ausscheidung im Harn und außerdem einen erhöhten Plasmaspiegel für freie und gebundene 17-Hydroxycorticosteroide (17-OH-CS). Auch Jacobsen sah bei acidotischer Stoffwechsellage mit Hyperglykämien bis 300 mg-% eine gesteigerte Ausscheidung von 17-OH-CS und 17-Ketosteroiden, die sich nach Stoffwechselbesserung normalisierte.

Die Verhältnisse beim diabetischen Koma sind komplexer Natur und die Ursachen für die erhöhten Steroidwerte schwer zu deuten. Häufig bestehen gleichzeitig Infekte, die bereits als „Stress" wirken; Kreislaufversagen mit Einschränkung der Nierenfunktion und wahrscheinlich auch Störungen des Abbaues durch die Leber kommen hinzu.

Wir haben, um diese Faktoren auszuschließen, die 17-OH-CS im Plasma im Insulinauslaßversuch studiert, der möglichst bis zum Auftreten einer Ketonurie ausgedehnt wurde. 9 insulinbedürftige Diabetiker wurden auf diese Weise und eine Patientin im Coma diabeticum untersucht.

Zur Bestimmung der 17-OH-CS wurde die Methode von Eik-Nes in einer Modifikation von Bierich gewählt, um andere Chromogene (Gallensäuren, fettlösliche Pigmente und Glucose) weitgehend zu eliminieren.

Abbildung 1 zeigt die Werte für die 17-OH-CS im Plasma bei 20 Patienten ohne endokrine oder Stoffwechselerkrankungen (10 ♂, 10 ♀) im Vergleich zu 10 gut eingestellten Diabetikern mit einem durchschnittlichen Insulinbedarf von 42 E täglich. Zwei Diabetiker waren 30, die anderen 45 bis 70 Jahre alt. Es fanden sich, wie auch in dem größeren Kollektiv von Bierich, keine Unterschiede zwischen beiden Gruppen. Der Insulinauslaßversuch wurde folgendermaßen durchgeführt:

Morgens nüchtern Blutentnahme zur Bestimmung der 17-OH-CS, keine Insulininjektion, die Mahlzeiten wurden aber weiter eingenommen, fortlaufende Blutzuckerbestimmungen. Auf dem Höhepunkt der Blutzuckerkurve erneute

Blutentnahme zur Bestimmung der 17-OH-CS. Bei 7 Patienten betrug der Blutzucker bereits in der Zeit zwischen 13⁰⁰ und 17⁰⁰ Uhr 360—500 mg-% bei starker Glykosurie und in 6 Fällen Ketonurie. Außer mäßigem Durst wurden keine Beschwerden, insbesondere keine Benommenheit oder Übelkeit angegeben. Bei 2 Diabetikerinnen dauerte es bis zur Stoffwechselentgleisung 2—3 Tage.

Zum Vergleich wurden die 17-OH-CS im Plasma 3—5 Tage nach Wiederherstellung des Stoffwechselgleichgewichtes bestimmt.

Abbildung 2 enthält die Befunde bei 5 Diabetikern. Trotz starker Hyperglykämie und Ketonurie bleiben die 17-OH-CS unbeeinflußt und liegen im gleichen Bereich wie 3—5 Tage später bei gut eingestelltem Stoffwechsel.

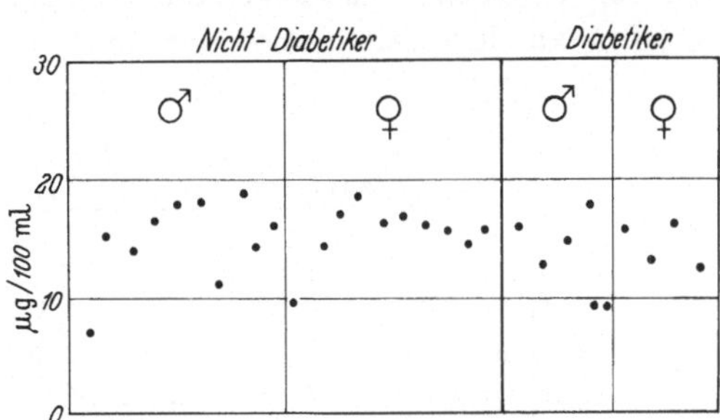

Abb. 1. Normalwerte für Plasmacortisol (17-OH-CS) bei Nicht-Diabetikern und Diabetikern

Die Verhältnisse bei 2 Diabetikerinnen mit rascher Stoffwechseldekompensation nach Insulinentzug finden sich in Abb. 2 dargestellt. Bei einer Patientin sind die 17-OH-CS mit 28,1 γ-% trotz niedrigen Blutzuckers deutlich erhöht. Die Ursache dafür ist nicht klar. Es kommt jedoch im Zuge der Stoffwechselverschlechterung mit Ketonurie auch hier zu keiner weiteren Erhöhung der 17-OH-CS.

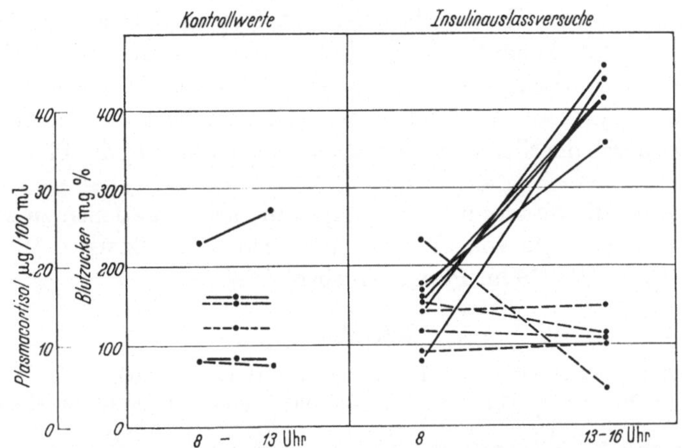

Abb. 2. ・・・・・・ 17-OH-CS, ———— Blutzucker; li: Blutzucker und 17-OH-CS nach der Wiederherstellung des Stoffwechselgleichgewichtes; re: Verhalten des Blutzuckers und der 17-OH-CS im Insulinauslaßversuch

Ferner sind in Abb. 3 die Werte von 2 Diabetikerinnen dargestellt, bei denen es nach Weglassen des Insulins noch 2—3 Tage bis zur Stoffwechseldekompensation dauerte. Infolgedessen ist der Nüchternblutzucker zu dieser Zeit bereits stark erhöht. Eindeutige Veränderungen der Plasma 17-OH-CS wurden auch hier nicht beobachtet.

Die von uns im voll ausgeprägten diabetischen Koma (Blutzucker 480 mg-%) untersuchte Patientin zeigte mit 33 γ-% einen stark erhöhten Wert der 17-OH-CS.

Zusammenfassend läßt sich sagen, daß die 17-OH-CS im Plasma trotz Hyperglykämien bis 500 mg-% und Ketose unverändert blieben. Auch bei sich langsamer entwickelnder Stoffwechselverschlechterung bei 2 Patienten trat eine Erhöhung der Plasma 17-OH-CS nicht ein. Diese Befunde sprechen nicht dafür, daß plötzliche Blutzuckersteigerungen, wie sie beim labilen Diabetes vorkommen, zu einer Stimulation der Nebennierenrinde führen. In demselben Sinne

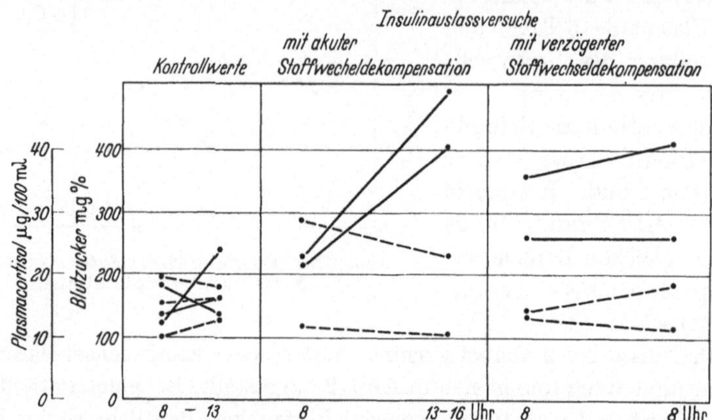

Abb. 3. ------ 17-OH-CS, ——— Blutzucker; li: Kontrollwerte; Mitte: Werte bei akuter Stoffwechseldekompensation; re: Werte bei verzögerter Stoffwechseldekompensation

sind die Befunde von Schneeberg zu werten, nach denen es bei Diabetikern und Nicht-Diabetikern unter Glucoseinfusionen mit Hyperglykämien bis 570 mg-% zu keiner Eosinopenie kommt. Weitere Untersuchungen müssen jedoch klären, ob die starke glykosurische Diurese zu einer vermehrten Ausschwemmung von 17-OH-CS führt (Kalant). Dadurch würde evtl. vermehrt sezerniertes Cortisol so rasch wieder durch die Nieren ausgeschieden, daß ein Anstieg des Plasmaspiegels unterbleibt.

Anders scheint die Situation bei hypoglykämischen Reaktionen zu sein. Hier haben die Untersuchungen von Froesch u. Mitarb. sowie Bliss u. Mitarb. eine Vermehrung der 17-OH-CS im Plasma ergeben.

Literatur

Bierich, J.: Symposium Dtsch. Ges. f. Endokrinologie. Homburg 1960.
Bliss, E. L., C. J. Migeon, K. Eik-Nes, A. A. Sandberg and L. T. Samuels: Metabolism **3**, 993 (1954).
Eik-Nes, K., D. H. Nelson and L. T. Samuels: J. clin. Endocr. **13**, 1280 (1953).
Froesch, R.: Schweiz. med. Wschr. **6**, 121 (1955).
Jacobsen, Th.: Acta endocr. Suppl. **41** (1958).
Kalant, N.: Amer. J. Physiol. **182**, 503 (1955).
McArthur, J. W., R. G. Sprague and H. L. Mason: J. clin. Endocr. **10**, 307 (1950).
— G. A. Smart, E. A. Maclachlan, M. L. Terry, D. Harting, E. Gautier, A. Godley, K. A. Swallow, F. A. Simeone, A. Zygmuntowicz, E. Christo, J. Crepeaux, W. W. Point and J. A. Benson jr.: J. clin. Invest. **33**, 420 (1954).
— E. Gautier, K. A. Swallow, A. Godley, E. A. MacLachlan, M. L. Terry, D. Hume, J. Crepeaux, F. A. Simeone, H. Keitel and H. Berman: J. clin. Invest. **33**, 437 (1954).
Schneeberg, N. G.: Diabetes **2**, 372 (1953).
Stowers, J. H.: Clin. sci. **10**, 487 (1951).
Wallach, S., E. Englert jr. and H. Brown: Metabolism **6**, 107 (1958).

Aus der Medizinischen Universitäts-Klinik (Ludolf Krehl-Klinik) Heidelberg
(Direktor: Prof. Dr. K. MATTHES)

Gonadotropinbestimmung an der Glucuronidase- und Phosphatase-Aktivität der Homogenate von Mäusenieren

Von

K. WALTER und H. ACHTNICH

Mit 2 Abbildungen

FISHMAN (1) hat beobachtet, daß nach Injektion von Gonadotropinpräparaten die β-Glucuronidase-Aktivität in den Nieren von männlichen Mäusen ansteigt. Seine früheren Untersuchungen (2) mit einer großen Zahl verschiedener Steroide hatten ergeben, daß es im wesentlichen die androgenen Steroide sind, welche diese Erhöhung der Fermentaktivität bewirken. Bei der Gonadotropinbestimmung an der Nieren-Glucuronidase-Aktivität wird also vor allem die durch ICSH stimulierte Androgensekretion der Interstitialzellen des Mäusehodens erfaßt. Auf der Suche nach einem quantitativen biologischen ICSH-Nachweis haben wir die methodischen Einzelheiten dieser Gonadotropinbestimmung und das Ansprechen auf verschiedenartige Gonadotropine im Vergleich mit anderen Nachweisverfahren untersucht. Gleichlaufend mit diesen Versuchen haben wir in den Mäusenieren auch die Aktivität an „alkalischer" Phosphatase bestimmt. Untersuchungen, die im wesentlichen von KOCHAKIAN und seiner Arbeitsgruppe (3) angestellt wurden, hatten nämlich ergeben, daß dieses Ferment in Nierenhomogenaten durch androgene Hormone ebenfalls, und zwar im Sinne einer Abnahme der Aktivität, beeinflußt wird.

Methodik

Als Versuchstiere wurden 23—25 g schwere, $5^1/_2$ bis 6 Wochen alte männliche Albinomäuse eines in eigener Kolonie gehaltenen Inzuchtstammes verwendet. Den Tieren wurde die Gonadotropingesamtdosis in sieben mit 24 Std. Abstand gegebenen Einzelinjektionen subcutan verabreicht. 24 Std. nach der letzten Injektion wurden die Tiere getötet, beide Nieren gewogen und in destilliertem Wasser maschinell homogenisiert. Zur Glucuronidasebestimmung wurde das Homogenat von einem Nierenpaar mit Aqua dest. auf 40 ml, für die Phosphatasebestimmung auf 320 ml verdünnt. Die Aktivitätsbestimmung der β-Glucuronidase erfolgte nach den Angaben von FISHMAN (4), diejenige der alkalischen Phosphatase nach der Methode von HUGGINS und TALALAY (5, 6). Als gonadotrope Wirkstoffe wurden verwendet: a) ein Gonadotropinextrakt aus dem Harn postklimakterischer Frauen, den wir durch Aufarbeitung größerer Urinmengen nach dem von JOHNSEN

(7) angegebenen Verfahren hergestellt haben (= HMG); b) ein Gonadotropin-extrakt aus dem Harn normaler Männer, gewonnen nach der gleichen Arbeits-weise (= MUG); c) Stutenserumgonadotropin (PMS) und d) Choriongonadotropin (HCG) in Form von handelsüblichen Präparaten.

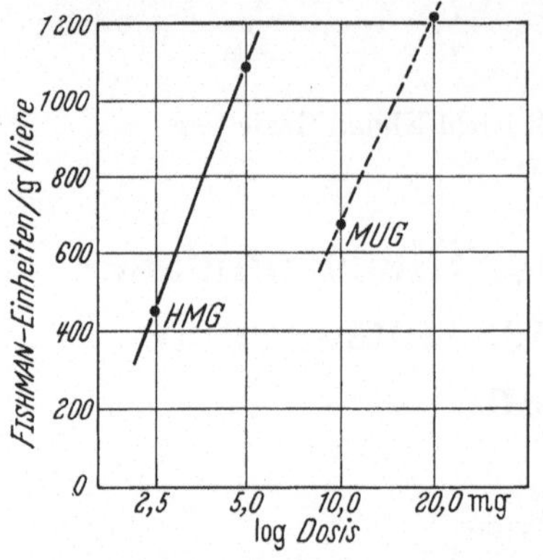

Abb. 1. HMG = Extrakt aus dem Harn postklimakterischer Frauen, MUG = Extrakt aus dem Harn normaler Männer

Abbildung 1 zeigt die graphische Darstellung des Ergebnisses einer Aktivitätsbestimmung im Glucuronidasetest. In der Tab. 1 sind die Ergebnisse einiger mit verschiedenen Gonadotropinpräparaten durchgeführter Aktivitätsbestimmungen im Glucuronidasetest zahlenmäßig zusammengefaßt. Die Präzisionsindices (λ) sowie die Maßzahlen zur Beurteilung der Regression g liegen in ordentlichem Bereich. Ein signifikantes Abweichen der Dosis-Wirkungskurven von der Parallelität wurde in keinem Fall beobachtet. Die statistische Analyse dieser Gonadotropin-

Tabelle 1

Test Nr.	Dosis Anordnung	Gesamtzahl verwend. Tiere	Präparat A	Dosen μg		Präparat B	Dosen μg			λ	g	b	Aktivitäts-verhältnis	Vertrauens-grenzen	Parallelität (P_G)
1	2 + 2	19	HMG	2500	5000	MUG	10000	20000		0,183	0,351	1940	0,255	0,196—0,596	0,8 > P > 0,7
2	2 + 1	15	HMG	4000	8000	MUG	45000			0,187	0,362	995	0,266	0,108—0,773	—
3	2 + 2	15	HCG I	11,2	44,8	HCG III	2,29	9,15		0,295	0,311	1200	5,870	2,47—16,38	0,6 > P > 0,5
4	2 + 2	17	HCG I	31,5	89,6	HCG III	6,43	18,3		0,191	0,204	4280	5,630	3,44—9,85	0,8 > P > 0,7
5	2 + 2	19	HCG I	11,2	22,4	HCG II	2,67	5,33		0,249	0,655	1750	2,310	0,064—4,92	0,7 > P > 0,6
6	1 + 2	20	HCG I	33,6		PMS	155	620		0,216	0,085	1627	0,179	0,116—0,276	—
7	2 + 2	20	HCG I	11,2	22,4	HCG I	11,2	22,4		0,138	0,184	1775	0,964	0,687—1,333	0,6 > P > 0,5
8	2 + 3	22	HCG I	28,0	56,0	PMS	155	310	620	0,152	0,104	1689	0,157	0,141—0,182	0,6 > P > 0,5
9	1 + 3	18	HCG I	56		PMS	155	310	620	0,171	0,164	1775	0,170	0,101—0,276	—

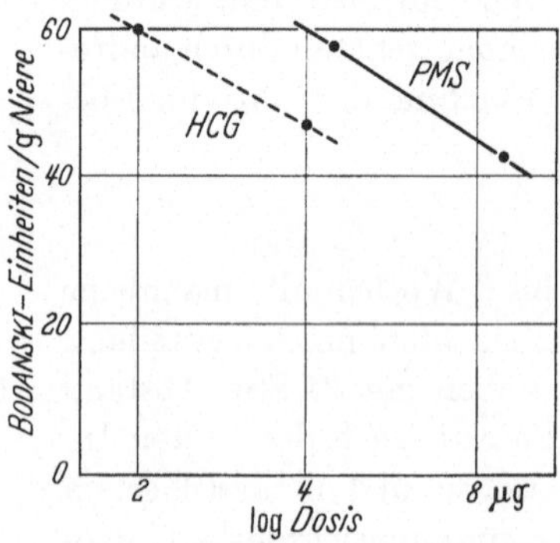

Abb. 2. HCG = Choriongonadotropin, PMS = Stutenserumgonadotropin

bestimmung ergibt also, daß mit dem Glucuronidasetest verwertbare Ergebnisse gewonnen werden können, wenngleich sich z. T. mit anderen biologischen Bestimmungsverfahren, wie z. B. mit dem Mausuterus-Test genauere Aktivitätsmessungen erzielen lassen.

Die Abb. 2 zeigt das Ergebnis einer Aktivitätsbestimmung von HCG und PMS im Phosphatasetest. Nachdem durch die Gonadotropingabe ein Abfall der Aktivität der alkalischen Phosphatase ausgelöst wird, ist hier die Regression negativ. Daneben sind die Dosis-Wirkungskurven im ganzen sehr flach.

Tabelle 2 gibt die wichtigsten statistischen Daten einiger Aktivitätsbestimmungen wieder. Infolge einer größeren Streuung der Einzelmessungen und wegen der gleichzeitig flach verlaufenden Dosis-Wirkungskurven sind die Fehlergrenzen bei diesem Test relativ groß.

Tabelle 2

Gesamt-zahl verwend. Tiere	Präparat A	Dosen μg		Präparat B	Dosen μg		λ	g	Aktivitäts-verhältnis	Vertrauens-grenzen	Parallelität (P_G)
20	HCG I	11,2	22,4	HCG I	11,2	22,4	0,22	0,5	1,09	0,6 —2,3	0,8⟩P⟩0,7
19	PMS I	71,0	106,0	PMS I	71,0	106,0	0,15	0,7	0,98	0,5 —1,9	0,5⟩P⟩0,4
36	PMS I	77,5	155,0	PMS I	77,5	155,0	0,22	0,3	0,93	0,6 —1,4	0,5⟩P⟩0,4
20	HCG I	11,2	22,4	PMS I	62,0	124,0	0,25	0,6	0,43	0,04—0,7	P⟩0,9
19	HCG I	11,2	22,4	PMS I	62,0	124,0	0,15	0,2	0,50	0,3 —0,7	0,7⟩P⟩0,6
15	HMG	4000	8000	MUG	45000		0,12	0,3	0,18	0,1 —0,3	—
19	HCG II	2,0	4,0	PMS II	4,5	8,9	0,12	0,2	1,92	1,1 —2,6	0,6⟩P⟩0,5

Um einen Anhalt für die Empfindlichkeit der beiden untersuchten Bestimmungsverfahren zu gewinnen, haben wir mit je einem der 4 verschiedenen Gonadotropinpräparate noch mehrere andere biologische Aktivitätsbestimmungen durchgeführt. Es wurde dann für jede Bestimmungsmethode und für jedes der getesteten Gonadotropinpräparate die Schwellendosis ermittelt. Diese wurde definiert als jene Gonadotropinmenge, welche im Koordinatensystem dem Punkt entspricht, in welchem die Dosis-Wirkungskurve die Kontrollwerte nicht injizierter Tiere erreicht. Diese Schwellendosis wurde ermittelt für die beiden hier näher diskutierten Methoden, daneben für den Mausuterus-Test, für die sog. „FSH-Bestimmung" am Mäuseovar nach P. S. Brown (8) und schließlich noch in den Testen am Rattenuterus, am Rattenovar und an der Rattenprostata.

Tabelle 3

Bestimmungsmethode	Schwellendosis			
	HCG	PMS	HMG	MUG
Nierenglucuronidasetest	2,28 μg	5,09 μg	2,25 mg	6,53 mg
Nierenphosphatasetest	1,95 μg	3,97 μg	3,54 mg	—
Mausuterustest	0,32 μg	0,348 μg	0,04 mg	0,26 mg
Mäuseovartest	—	—	0,22 mg	0,45 mg
Rattenuterustest.	0,72 μg	3,02 μg	1,06 mg	3,20 mg
Rattenovartest.	5,51 μg	16,3 μg	1,64 mg	—
Rattenprostatatest	1,09 μg	2,86 μg	1,19 mg	3,23 mg

Aus der Tab. 3 ist zu ersehen, daß für die hypophysären Harngonadotropine der Glucuronidase- und Phosphatase-Test relativ große Dosen erfordert. Am empfindlichsten ist die Bestimmung am Uterus infantiler Mäuse, wo die Schwellendosen für diesen Extrakt aus postklimakterischem Urin bei 0,04 mg und für Männerurin-Extrakt bei 0,26 mg liegen. Ähnlich sind die Verhältnisse für HCG und PMS mit dem Unterschied, daß für diese Hormonpräparate die relativ größten Gonadotropindosen für die Bestimmung am Rattenovar benötigt werden.

Ferner haben wir versucht, Aufschluß darüber zu erhalten, inwieweit mit den beiden hier diskutierten Gonadotropinbestimmungen eine qualitativ andere biologische Aktivität, also etwa überwiegend ICSH-Aktivität erfaßt wird. Zu diesem Zweck wurde mit den verschiedenen biologischen Methoden jeweils am gleichen Tiermaterial einerseits HCG gegen PMS und andererseits HMG gegen MUG ausgetestet. Vor allem HCG und PMS unterscheiden sich bekanntlich sehr deutlich

16*

qualitativ bezüglich ihrer FSH- und ICSH-Wirksamkeit. Beim Vergleich von PMS und HCG am Rattenuterus und am Rattenovar kann ein zahlenmäßiges Aktivitätsverhältnis nicht ermittelt werden, weil hier infolge des großen qualitativen Unterschiedes der Gonadotropine die Dosis-Wirkungskurven signifikant nicht parallel verlaufen. Dem gegenüber war bei Bestimmung der biologischen Aktivität am Mausuterus und an der Rattenprostata ein signifikantes Abweichen der Dosis-Wirkungskurven von der Parallelität nicht gegeben. Bei der Berechnung des Aktivitätsverhältnisses wurde stets die Wirksamkeit von PMS als Bezugsgröße, d. h. als Standard gewertet (9). Vergleicht man nun das Aktivitätsverhältnis von PMS und HCG im Glucuronidasetest mit den an der Nierenphosphatase, der Rattenprostata und dem Mausuterus gefundenen, so zeigt sich, daß lediglich gegenüber dem Ergebnis der letztgenannten Bestimmungsmethode ein Unterschied deutlich wird (Tab. 4). Im Mausuterustest ist PMS — erwartungsgemäß —

Tabelle 4

Bestimmungsmethode	Quotient der Aktivitätsverhältnisse	Diskriminationsindex	$t_{D.I.}$	$P_{D.I.}$
Nierenglucuronidasetest . . . . Nierenphosphatasetest	$\dfrac{2{,}01}{1{,}92}$	$= 1{,}05$	0,02	P ⟩ 0,9
Nierenglucuronidasetest . . . . Mausuterustest	$\dfrac{2{,}01}{0{,}98}$	$= 2{,}06$	4,31	0,01 ⟩ P ⟩ 0,001
Nierenglucuronidasetest . . . . Rattenprostatatest	$\dfrac{2{,}01}{1{,}98}$	$= 1{,}02$	0,07	P ⟩ 0,9

relativ stärker wirksam, der Quotient aus den Aktivitätsverhältnissen (9) zeigt einen statistisch signifikanten Unterschied an. Aus diesem Resultat kann man den Schluß ziehen, daß bei der Aktivitätsbestimmung an der Glucuronidase der Mäuseniere zwar wohl eine qualitativ andere Gonadotropinwirkung — überwiegend ICSH-Aktivität — erfaßt wird als im Mausuterustest. Das Ergebnis ist aber praktisch das gleiche wie im Versuch an der Rattenprostata. Ähnlich sind die Verhältnisse bei den analogen Berechnungen für die Aktivitätsbestimmung an der Nierenphosphatase (Tab. 5).

Tabelle 5

Bestimmungsmethode	Quotient der Aktivitätsverhältnisse	Diskriminationsindex	$t_{D.I.}$	$P_{D.I.}$
Nierenphosphatasetest . . . . . Nierenglucuronidasetest	$\dfrac{1{,}92}{2{,}01}$	$= 0{,}96$	0,02	P ⟩ 0,9
Nierenphosphatasetest . . . . . Mausuterustest	$\dfrac{1{,}92}{0{,}98}$	$= 1{,}96$	4,17	0,01 ⟩ P ⟩ 0,001
Nierenphosphatasetest . . . . . Rattenprostatatest	$\dfrac{1{,}92}{1{,}98}$	$= 0{,}97$	0,15	0,9 ⟩ P ⟩ 0,8

Vergleicht man das im Glucuronidasetest gefundene Aktivitätsverhältnis von HMG (= Standard) und MUG mit dem Aktivitätsverhältnis in den anderen Bestimmungsverfahren, so läßt sich in keinem Falle ein statistisch signifikanter Unterschied sichern (Tab. 6). Eine stärkere Abweichung des Aktivitätsverhält-

Tabelle 6

Bestimmungsmethode	Quotient der Aktivitäts-verhältnisse = Diskrimi-nations-index	$t_{D.I.}$	$P_{D.I.}$
Nierenglucuronidasetest . . . . Mausuterustest	$\dfrac{0,26}{0,22} = 1,18$	0,75	$0,5 > P > 0,4$
Nierenglucuronidasetest . . . . Mäuseovartest	$\dfrac{0,26}{0,46} = 0,56$	2,13	$0,1 > P > 0,05$
Nierenglucuronidasetest . . . . Rattenuterustest	$\dfrac{0,26}{0,29} = 0,89$	0,51	$0,7 > P > 0,6$
Nierenglucuronidasetest . . . . Rattenovartest	$\dfrac{0,26}{0,28} = 0,91$	0,32	$0,8 > P > 0,7$
Nierenglucuronidasetest . . . . Rattenprostatatest	$\dfrac{0,26}{0,18} = 1,44$	1,47	$0,2 > P > 0,1$

nisses findet sich lediglich gegenüber dem Ergebnis der Bestimmungen am Mäuse-ovar und der Rattenprostata. Dagegen war mit den in Tab. 7 angeführten Test-Kombinationen unter Verwendung der gleichen Gonadotropinpräparate ein echter qualitativer Wirkungsunterschied nachweisbar, wie aus dem Ergebnis des t-Testes für die entsprechenden Diskriminationsindices zu ersehen ist.

Tabelle 7

Bestimmungsmethode	Quotient der Aktivitäts-verhältnisse = Diskrimi-nations-index	$t_{D.I.}$	$P_{D.I.}$
Mäuseovartest . . . . Rattenuterustest	$\dfrac{0,46}{0,29} = 1,60$	2,28	$0,05 > P > 0,02$
Mäuseovartest . . . . Mausuterustest	$\dfrac{0,46}{0,22} = 2,11$	3,57	$0,01 > P > 0,001$
Mäuseovartest . . . . Rattenprostatatest	$\dfrac{0,46}{0,18} = 2,58$	4,03	$0,001 > P$
Rattenuterustest . . . . Rattenprostatatest	$\dfrac{0,29}{0,18} = 1,62$	2,77	$0,05 > P > 0,02$

Zusammenfassung

Die Gonadotropinbestimmung an der β-Glucuronidaseaktivität der Nieren-homogenate männlicher Mäuse wurde unter Verwendung von hypophysären Harn-gonadotropinen, Chorion- und Stutenserumgonadotropin untersucht. Die stati-stische Auswertung der Versuchsergebnisse zeigt, daß mit dieser Methode brauch-bare Aktivitätsbestimmungen durchgeführt werden können. Dem gegenüber lassen sich mit der Gonadotropinbestimmung an der „alkalischen" Nierenphos-phatase männlicher Mäuse weniger genaue Ergebnisse erzielen. Im Vergleich mit Aktivitätsbestimmungen am Mausuterus, Mäuseovar, Rattenuterus und an der Rattenprostata sind die beiden hier durchgeführten Bestimmungen relativ unempfindlich. Qualitativ gesehen zeigen der Glucuronidase- und Phosphatasetest, zumindest überwiegend, ICSH-Aktivität an, für den Nachweis qualitativ unter-schiedlicher Gonadotropinaktivität sind diese beiden Verfahren jedoch nicht besser geeignet als die älteren hierfür verwendeten Bestimmungsmethoden.

Die Untersuchungen wurden mit Unterstützung der Deutschen Forschungsgemeinschaft durchgefürt. Fräulein Marianne Hege möchten wir für ihre interessierte und fleißige Mitarbeit bei der Durchführung der Gonadotropinbestimmung danken.

Literatur

1. Fishman, W. H., G. S. Benjamin and S. Green: J. biol. Chem. **222**, 1, 351 (1956).
2. — Advanc. Enzymol. **16**, 361 (1955).
3. Kochakian, C. D.: Recent Progr. Hormone Res. **1**, 177 (1947).
4. Fishman, W. H., B. Springer and R. Brunetti: J. biol. Chem. **173**, 449 (1948).
5. Huggins, C., and P. Talalay: J. biol. Chem. **259**, 399 (1945).
6. Linhardt, K., u. K. Walter: Hoppe-Seyler's Z. physiol. Chem. **289**, 245 (1952).
7. Johnsen, S. G.: Acta endocr. (Kbh.) **20**, 101 (1955).
8. Brown, P. S.: J. Endocr. **13**, 59 (1955).
9. Gaddum, J. H.: J. Pharm. (Lond.) **5**, 345 (1953).
10. — Polypeptides which stimulate the plain muscle. Edinburgh: Livingstone 1955.

Aus dem Pathologischen Institut der Universität Würzburg
(Direktor: Prof. Dr. H. W. ALTMANN)

Wachstum und celluläre Differenzierung des Hypophysenvorderlappens im Kindesalter

Von

GEORG DHOM

Mit 2 Abbildungen

Die physiologische Entwicklung des Kindes ist für das Verständnis krankhafter Vorgänge heute mehr denn je von Interesse, und das kürzlich von LINNEWEH unter diesem Titel herausgebrachte Buch zeigt Ausmaß und Grenzen unserer Kenntnisse gerade auch der hormonellen Funktionsentwicklung im Kindesalter. Die morphologische Basis der Funktionsentwicklung des Hypophysenvorderlappens (HVL) ist noch relativ schmal, besonders wenn man quantitative Beziehungen sucht. Mit den klassischen Färbemethoden haben einzig HALPERN und RASMUSSEN die kindliche Hypophyse quantitativ studiert. Die neueren Darstellungsmethoden, speziell die von PEARSE, haben hier noch keine breitere systematische Anwendung erfahren.

Ich möchte Ihnen daher über Untersuchungen am Vorderlappen des Feten, des Säuglings und des Kleinkindes — im wesentlichen bis zum 4. Lebensjahr — berichten, wobei 93 Fälle zur Verfügung standen. Schon die Bestimmung des *Organgewichtes* (230 Fälle) kann uns das Ausmaß des Wachstums verdeutlichen

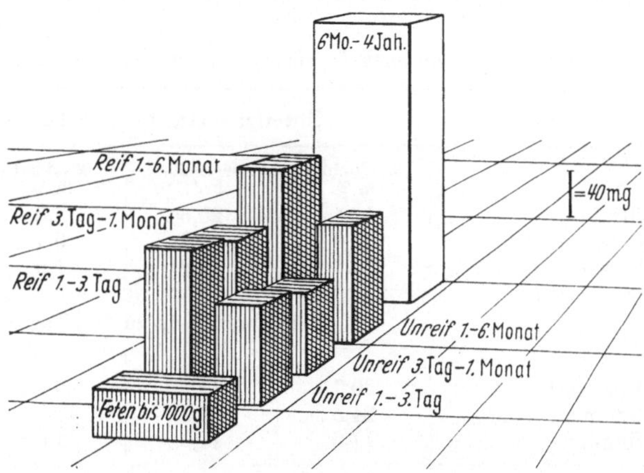

Abb. 1. Das kindliche Hypophysengewicht

(Abb. 1). Man sieht, daß reife Neugeborene ein etwa 3 mal so hohes Hypophysengewicht haben als Feten bis zu 1000 g Körpergewicht. Im ersten Lebensmonat nimmt das Gewicht nicht zu und im ersten Halbjahr nur wenig. Unreifgeborene holen das Gewichtsdefizit in dieser Zeit noch nicht auf. Bis zum 4. Lebensjahr erreicht die Hypophyse schließlich ein Gewicht, das ein Drittel bis die Hälfte des Erwachsenengewichtes ausmacht. Der stärkste Wachstumsimpuls erfolgt also offenbar in den letzten Schwangerschaftsmonaten.

Das Wachstum geht mit entsprechenden gestaltlichen Veränderungen der cellulären Zusammensetzung einher. Eine kleine Frühgeburt zeigt in der Übersicht noch ein recht monotones Zellbild, das von undifferenzierten Stammzellen beherrscht wird. Ein weites Capillarnetz ist zwischen die schmalen Zellstränge eingelassen. Sieht man näher zu, so entdeckt man zwischen den undifferenzierten Zellen einzelne kleine acidophile und perjodatpositive sog. mucoide Zellen. Die undifferenzierten Zellen bilden häufig Plasmodien, sog. Kernhaufen. Vergleichen wir die wenigen Acidophilen beim Unreifen mit denen eines Reifgeborenen, so ist nicht nur ihre Zahl gewachsen, auch die durchschnittliche Zellgröße hat zugenommen. Der Hauptteil der mucoiden Zellen — rund 60% — wird beim Feten von großen, zart diffus rosa gefärbten Elementen gestellt, die PEARSE Disperse-Zellen nennt. Sie enthalten noch keine sichtbaren Granula und können vacuolisiert sein. Ihre Kerne enthalten reichlich Nucleolarsubstanz.

Bei den Reifgeborenen ist das perjodatpositive Material, das man als Mucoproteid bezeichnen darf, sehr viel reichlicher, die granulierten Elemente, die PEARSE Intermediate- und Maximalzellen benennt, haben sich vermehrt. Wir können das Zellbild des HVL beim ausgetragenen Neugeborenen mit einer aufgeblühten Wiese vergleichen, wobei die charakteristische Verteilung der chromophilen Zellen schon voll ausgeprägt ist. In den Zellnestern sind auch untergehende Zellen und Kernpyknosen häufig. Pseudorosetten aus γ-Zellen mit Kolloidansammlungen sieht man in großer Zahl. Die γ-Zellen sind auch hier die größten Elemente des HVL, sie müssen von den kleinen Stammzellen abgegrenzt werden. Reichliche mucoide Zellen sieht man jetzt auch in der Pars intermedia, von wo aus sie schon zu diesem Zeitpunkt in den Hinterlappen einzuwandern beginnen.

Tabelle 1. *Die Relationen der einzelnen Zelltypen im kindlichen Hypophysenvorderlappen*

	Acidophile in %	Intermediate in %	Maximal in %	Chromophobe in %	
Unreifgeburten bis zu 3 Tagen					
Mittelwert	17,4	20,6	3,3	58,6	
Maximum	22,6	22,7	6,1	62,6	} 12 Fälle
Minimum	14,1	18,8	1,5	53,2	
Reifgeburten bis zu drei Tagen					
Mittelwert	20,7	19,3	8,9	50,9	
Maximum	24,8	23,1	11,7	56,0	} 8 Fälle
Minimum	17,2	17,3	4,0	46,2	
Säuglinge von drei Tagen bis zu 1 Monat					
Mittelwert	25,4	16,8	11,6	46,0	
Maximum	34,9	21,5	17,0	53,7	} 11 Fälle
Minimum	17,5	13,5	6,5	35,4	
Kinder von 1 Monat bis zu 4 Jahren					
Mittelwert	28,3	14,7	12,2	44,7	
Maximum	33,5	19,9	16,1	52,9	} 13 Fälle
Minimum	18,7	8,1	8,0	36,6	

Qualitativ ist beim Neugeborenen also schon ein hoher Entwicklungsstand erreicht, der sich beim späteren Hypophysenwachstum nicht mehr grundlegend ändert. Wie sind die quantitativen Verhältnisse? Wir haben nach der Methode von RASMUSSEN an 44 Fällen etwa 485000 Zellen ausgezählt. Tabelle 1 zeigt die Mittelwerte und die Maximum-Minimum-Spanne in den einzelnen Gruppen. Die graphische Darstellung (Abb. 2) läßt folgendes erkennen: Die α-Zellen steigen von 17,4% bei unreifen Neugeborenen bis im Mittel auf 28,3% bei Säuglingen und Kleinkindern. Maximal haben wir 34,9% gezählt. Unsere Werte erreichen also teilweise schon im ersten Lebensmonat den Prozentsatz der Erwachsenen (RASMUSSEN, PEARSE). Unreifgeborene können aber mit der α-Zellentwicklung längere Zeit deutlich im Rückstand bleiben.

Der Gesamtanteil der mucoiden Zellen — in unserer Darstellung nur in Maximal- und Intermediatezellen entsprechend PEARSE gegliedert — nimmt in der letzten Schwangerschaftsperiode nur wenig zu, im Mittel von 23,9% bis auf 28,2%, um dann keine signifikante Zunahme mehr zu erfahren. Die Zunahme des Mucoproteidmaterials ist jedoch an dem wachsenden Anteil der stark granulierten Maximalzellen zu erkennen. Der Gesamtmucoid-

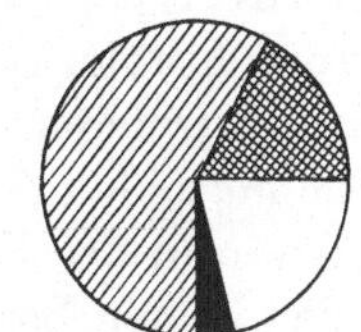

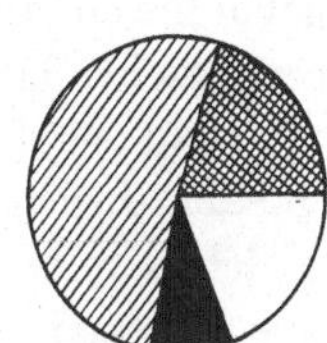

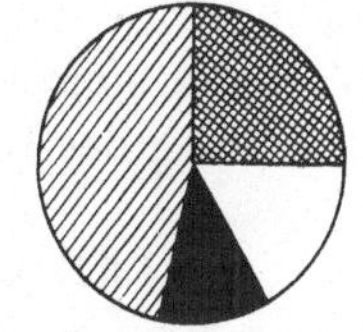

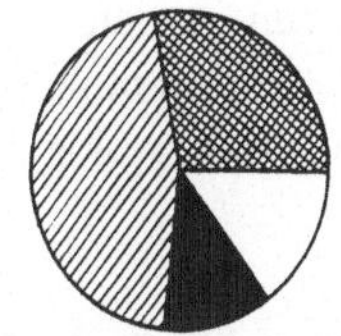

Abb. 2. Prozentuale Verteilung der Zellen des kindlichen Hypophysenvorderlappens auf dem Kreissektor bei ansteigendem Alter. Azidoph., Intermed., Maximal, Chromophob

zellbestand entspricht in seiner prozentualen Relation bereits beim Neugeborenen durchaus den Werten, die PEARSE an der Erwachsenen-Hypophyse festgestellt hat. Die absolute Vergrößerung der Zellmasse beim Organwachstum geschieht demnach unter Beibehaltung konstanter Proportionen.

Der Anteil der Chromophoben nimmt mit der Vermehrung speziell der α-Zellen relativ ab, und zwar von 58,6% bei Unreifen bis auf 46% im Säuglings- und Kindesalter. Unser Minimum-Wert beträgt 35,4%. Im Einzelfall ist der relative Chromophobenanteil also nicht signifikant höher als beim Erwachsenen, wenn man die Werte von PEARSE zugrundelegt. Entsprechend der verzögerten α-Zellentwicklung kann beim ehemals unreif geborenen Säugling der Chromophobenanteil noch höher sein.

Daraus ergibt sich, daß die Mucoidzellen schon beim Neugeborenen, die α-Zellen in den ersten Lebensmonaten den prozentualen Anteil erreichen, den sie auch beim Erwachsenen haben. Die Vermehrung der Zellmasse muß demnach proportioniert verlaufen. Das morphologische Substrat zeigt alle Merkmale einer Funktionsbereitschaft, wobei die α-Zellen später als die Mucoidzellen funktionell in Erscheinung treten dürften. Das paßt auch gut zu dem von ROMEIS festgestellten Primat der basophilen Zellen bei der Embryonalentwicklung. Andererseits darf man aber schon beim jungen Säugling mit einer STH-Produktion rechnen. Die Geburt bildet keine auffällige Zäsur in der morphologischen Entwicklung des HVL. Zur Involution der fetalen Innenzone der Nebennierenrinde des Neugeborenen haben wir kein hypophysäres Pendant gefunden.

Zusammenfassung

Es wird der Hypophysenvorderlappen (HVL) von Feten, Neugeborenen, Säuglingen und Kleinkindern untersucht. Gewichtsbestimmungen an 230 Fällen zeigen den stärksten Wachstumsimpuls in den letzten Schwangerschaftsmonaten, so daß Reifgeborene ein dreifach höheres Hypophysengewicht haben, als Feten bis 1000 g Körpergewicht. 93 Fälle wurden histologisch nach der Methode von PEARSE untersucht, an 44 Fällen wurden Differentialzählungen nach der Methode von RASMUSSEN durchgeführt. Die mucoiden Zellen haben schon beim Neugeborenen den gleichen relativen Anteil wie in der Erwachsenenhypophyse, das perjodatpositive Material nimmt in den letzten Schwangerschaftsmonaten und nach der Geburt stark zu. Die α-Zellen erreichen den der Erwachsenenhypophyse vergleichbaren relativen Anteil in den ersten Lebensmonaten, wobei Unreifgeborene häufig einen Rückstand zeigen. Abhängig von der Chromophilenentwicklung nehmen die Chromophoben relativ ab, sie haben schon in den ersten Lebensmonaten keinen höheren Anteil mehr, als in der Erwachsenenhypophyse. Das Organwachstum geschieht demnach unter Wahrung konstanter Proportionen. Die Geburt bildet in der morphologischen Entwicklung des HVL keine sichtbare Cäsur.

Literatur

HALPERN, S. R.: Endocrinology **22**, 173 (1938).
LINNEWEH, F.: Die physiologische Entwicklung des Kindes. Berlin-Göttingen-Heidelberg: Springer-Verlag 1959.
PEARSE, A. G. E.: J. Path. Bact. **61**, 195 (1949); Stain Technol. **25**, 95 (1950); J. Path. Bact. **64**, 791 (1952); J. Path. Bact. **64**, 811 (1952); J. Path. Bact. **65**, 355 (1953).
RASMUSSEN, A. T.: Ass. Res. nerv. Diss. Proc. **17**, 118 (1936); Amer. J. Anat. **80**, 95 (1947); Amer. J. Anat. **86**, 75 (1950).
ROMEIS, B.: Handbuch der mikroskopischen Anatomie, IV/3: Die Hypophyse, 1940.

Diskussion

G. SCHWARZ (Heidelberg):

Ich möchte fragen, ob es Unterschiede im Gewicht der Hypophysen gleichaltriger männlicher und weiblicher Neugeborener gibt?

FR. ENGELHARDT (Hamburg):

Ich möchte Herrn DHOM fragen, ob er auch besondere Differenzierungsvorgänge an der Pars infundibularis beobachtet hat; ferner, ob er auch entsprechende Untersuchungen am Infundibulum vorgenommen hat. Wir wissen nämlich, daß gerade diese proximalen Hypophysenabschnitte (= Hypophysenstiel) eine Art Schlüsselstellung in der Beziehung zwischen Hypothalamus und Hypophysenvorderlappen einnehmen.

G. DHOM (Würzburg):

Ein signifikanter Unterschied zwischen Mädchen- und Knabenhypophysen besteht im beobachteten Zeitraum nicht, weder was die Gewichtsverhältnisse, noch was die Zahlenrelationen betrifft. — Die Pars tuberalis haben wir in einigen Fällen in Längsschnittserien studiert. Man findet auch in der kindlichen Hypophyse die von ROMEIS beschriebenen Tuberaliszellen. Das Neurohypophysensystem soll in weiteren Untersuchungen studiert werden.

Aus der II. Medizinischen Universitätsklinik, Hamburg-Eppendorf
(Direktor: Prof. Dr. A. JORES)

Resorption und Ausscheidung von parenteral gegebenem menschlichem hypophysären Gonadotropin

Von

M. APOSTOLAKIS, H. NOWAKOWSKI und K.-D. VOIGT

Mit 1 Abbildung

Das Anliegen der Mitteilung ist ein erster Bericht über Resorption und Ausscheidung von parenteral gegebenem menschlichem Gonadotropin[1]. Die hypophysären Gonadotropinpräparate wurden als 0,5%ige Suspensionen, die durch eine 24stündige UV-Bestrahlung sterilisiert worden waren, intramuskulär gegeben und anstandslos vertragen. Die Aktivität der verabfolgten Extrakte wurde gegen den gebräuchlichen Gonadotropinstandard HMG 20 A in drei verschiedenen Testen überprüft (Tab. 1). Die durchschnittlich ermittelte Aktivität entsprach dabei 31 HMG-Einheiten pro Milligramm Extrakt. Die UV-Bestrahlung führte jedoch zu einem Aktivitätsverlust von 15—20%. Somit besaß der endgültig verabfolgte Extrakt eine Aktivität von 23 HMG-Einheiten pro Milligramm.

Tabelle 1. *Gonadotrope Aktivität der verabfolgten hypophysären Präparate in HMG-Einheiten/mg vor und nach UV-Bestrahlung*

	Biologischer Test	Zahl der Tiere	Aktivität
vor Bestrahlung	Maus Uterus	16	48
		16	24
	Ratten Ovar	16	29
	Maus Ovar HCG	16	32
	Augmentationstest	16	21
			Mittelwert 31
nach Bestrahlung	Maus Uterus	16	22
		16	27
	Maus Ovar HCG	16	20
	Augmentationstest		
			Mittelwert 23

Das Patientengut umfaßte 7 männliche Probanden. 5 waren idiopathische Eunuchoide, einer ein Fall von hypophysärem Zwergwuchs und der letzte ein operierter Hypophysentumor. Gemeinsam war allen eine fehlende endogene Gonadotropinproduktion.

---

[1] Für die Sammlung der Hypophysen sind wir Prof. KRACHT, Hamburg, für ihre Aufbereitung Dr. GEMZELL, Stockholm, sehr zu Dank verpflichtet.

Bei 2 Probanden wurden 10 mg des Präparates jeden 2. Tag in Gesamtdosen von 140 bzw. 240 mg gespritzt. Bei 3 Patienten wurden an 3 aufeinanderfolgenden Tagen jeweils 30 mg gegeben, bei den verbleibenden 2 Patienten jeweils 60 mg.

Tabelle 2 gibt eine schematische Übersicht über den Verlauf der Untersuchungen. In einer Vorperiode führten wir Bestimmungen des Plasma- und

Tabelle 2. *Schematische Darstellung des zeitlichen Verlaufs der Untersuchungen*

Tag	Vorperiode	Behandlungsperiode	Nachperiode
1.	Gonadotropine im Urin und Plasma	Gonadotropine im Urin und Plasma	17-KS und PSC im Urin
2.	17-KS und PSC im Urin	Gonadotropine im Urin und Plasma	Gonadotropine im Urin und Plasma
3.	Gonadotropine im Urin und Plasma	Gonadotropine im Urin und Plasma	17-KS und PSC im Urin
4.	17-KS und PSC im Urin		Gonadotropine im Urin

Uringonadotropingehaltes und der Ausscheidung an Porter-Silber-Chromogenen (PSC) und 17-Ketosteroiden (17-KS) durch. Sofort nach Aufhören der Behandlung wurden alle Bestimmungen wiederholt. In der Behandlungsperiode selbst wurde die Gonadotropinausscheidung im Urin sorgfältig verfolgt. Für die Verlaufsbeobachtung der Plasmagonadotropinspiegel wurden 1 und 3 Std. nach der Injektion des hypophysären Extraktes Blutkontrollen durchgeführt.

Die Gonadotropinausscheidung lag bei den 7 Patienten in der Vorperiode unter 3 HMG-Einheiten/24 Std. Eine Gonadotropinaktivität im Blut ließ sich nicht finden. Die 17-KS- und PSC-Ausscheidung lag generell an der unteren Grenze der Norm.

Das Verhalten der Gonadotropinausscheidung bei den 5 Patienten, die an drei aufeinanderfolgenden Tagen gespritzt wurden, ist in Abb. 1 graphisch dargestellt. Bei allen Patienten stieg die Gonadotropinausscheidung vom ersten Tag der Behandlung progressiv erheblich bis zum dritten Tag an. Als höchster Ausscheidungswert fand sich bei Patient H. E. ein Gehalt von 73 HMG-

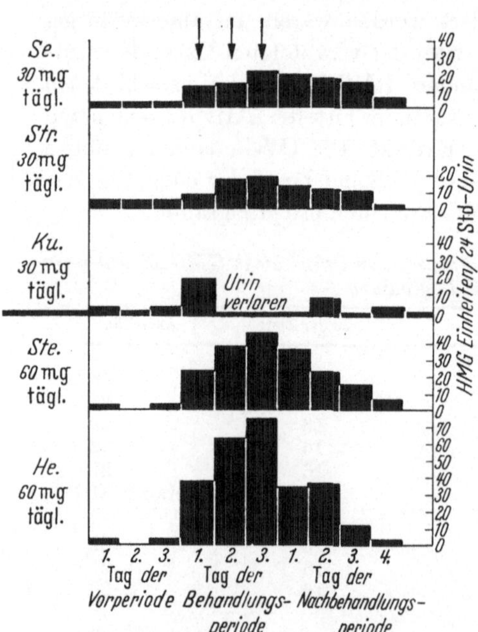

Abb. 1. Verlauf der Gonadotropinausscheidung unter i.m. Gabe von menschlichem hypophysären Gonadotropin

Einheiten/24 Std. Nach Abschluß der Behandlung kehrte die Ausscheidung im Verlauf von 3 bis 4 Tagen schrittweise auf die Werte der Vorbehandlungsperiode zurück. Auch bei den zwei Patienten, die mit einer Dosis von 10 mg jeden zweiten Tag für eine längere Periode behandelt wurden, stieg die Gonadotropinausscheidung an, wenn auch nicht so ausgeprägt.

Faßt man die Gonadotropinwerte bei allen 7 Patienten für die gesamte Periode, in der eine erhöhte Ausscheidung nachzuweisen war, zusammen, so finden sich, berechnet auf die injizierten Mengen, 4—7% wieder. Unter Berücksichtigung der Tatsache, daß bei unserer Methode die Wiederfindungsrate um 50% liegt, bedeutet das, daß zwischen 10 und 15% der ursprünglich verabfolgten Dosen im Urin ausgeschieden werden. Das ist deutlich weniger als der Prozentsatz, den BRADBURY und BROWN (2) nach Injektion von gereinigten Choriongonadotropinpräparationen im Urin wiederfanden.

Eine Veränderung der Plasmagonadotropinaktivitäten nach Verabfolgung unserer Extrakte ließ sich im allgemeinen nicht beobachten. Nur bei einem der Patienten, die täglich 60 mg erhielten, wurde einmal ein grade positiver Wert von 3 HMG-Einheiten/100 ml Plasma nachweisbar.

Besondere Aufmerksamkeit verdient, daß die Uringonadotropinspiegel während der dreitägigen Behandlung eine stetige Zunahme erkennen ließen und am Tage nach Aufhören der Behandlung noch relativ große Mengen an Gonadotropin ausgeschieden wurden. Das spricht für eine langsame kontinuierliche Abgabe des Gonadotropins aus der injizierten Menge und für eine ebenso verlaufende Anreicherung im Körper. Frühere Untersuchungen des einen von uns (1) hatten ergeben, daß die durchschnittliche Nierenclearance des endogenen hypophysären Gonadotropins zwischen 0,1—0,4 ml/min liegt. In logischer Konsequenz bedeutete das, daß bei Urinspiegeln über 30 HMG-Einheiten/24 Std. im allgemeinen eine gonadotrope Aktivität im Plasma mit Werten über 5 HMG-Einheiten/100 ml nachweisbar war. Allem Anschein nach verhält sich deshalb unser Präparat anders als endogenes hypophysäres Gonadotropin, mindestens, was die Nierenschranke betrifft. Die Clearancerate dieses Extraktes ist zweifellos höher als die des endogenen Gonadotropins und liegt in dem einen auswertbaren Fall um 1,7 ml/min. Es ist interessant genug festzuhalten, daß diese Clearancerate acht- bis neunmal höher als bei endogenen hypophysären Gonadotropinen und ungefähr doppelt so hoch wie bei Choriongonadotropin (3) erscheint.

Ein statistisch signifikanter Einfluß der Gonadotropingabe auf die 17-KS-Ausscheidung ließ sich bei keinem Patienten sichern. Das ist nicht überraschend, wenn man berücksichtigt, daß der Extrakt hauptsächlich FSH- und wenig ICSH-Aktivitäten enthält. Für die therapeutische Anwendung solcher Gonadotropinpräparate bei Patienten dieses Typs ergibt sich daraus zwangsläufig, daß größere Dosen in Verbindung mit anderen hypophysären Hormonen gegeben werden sollten, wenn man einen sicheren Effekt erzielen will.

Zusammenfassung

1. Tägliche intramuskuläre Injektionen von menschlichen hypophysären Gonadotropinextrakten über mehrere Tage führen zu einer Gonadotropinanreicherung im Körper. Noch 3 Tage nach der letzten Injektion lassen sich meßbare Mengen an Gonadotropin im Urin nachweisen.

2. Ungefähr 10—15% der gesamten verabfolgten Aktivität werden durch die Nieren ausgeschieden und im Urin wiedergefunden.

3. Es besteht ein deutlicher Unterschied zwischen den Clearance-Größen exogen zugefügten menschlichen hypophysären Gonadotropins und denen des endogenen hypophysären Gonadotropins.

4. Die verabfolgten Dosen, die bis zu 60 mg täglich betrugen, waren nicht ausreichend, um signifikante Veränderungen der 17-Ketosteroidausscheidung zu bewirken.

Literatur

1. Apostolakis, M., and J. A. Loraine: J. clin. Endocr. **20,** 1437 (1960)
2. Bradbury, J. T., and W. E. Brown: J. clin. Endocr. **8,** 1037 (1948).
3. Loraine, J. A.: Quart. J. exp. Physiol. **36,** 11 (1950).

Diskussion

D. Knorr (München):

Das Molekulargewicht von HCG wird mit etwa 100000 angegeben.
Die Grenze der Durchlässigkeit des Nierenglomerulus soll 60—70000 betragen.
Hämoglobin mit einem Mol.-Gewicht von 67000 ist bereits sehr schnell nierengängig.
Wie erklären Sie den relativ hohen Clearance-Wert für das hochmolekulare HCG?

M. Apostolakis (Hamburg):

Das Molekulargewicht des menschlichen hypophysären Gonadotropins und insbesondere unseres Präparates ist bis jetzt noch nicht festgestellt. Es ist durchaus möglich, daß es niedriger als das Molekulargewicht von Choriongonadotropin ist. Das könnte bis zu einem Punkt den Unterschied in den Nierenclearenceraten der beiden Substanzen erklären.

Aus dem Institut für experimentelle Endokrinologie der Charité, Berlin
(Direktor: Prof. Dr. W. HOHLWEG)

Vergleichende Untersuchungen von Gonadotropinpräparaten bei Maus und Ratte

Von

G. DÖRNER und W. HOHLWEG

Mit 1 Abbildung

Der Rattenabstrichtest wurde von HOHLWEG (*1*) bereits 1929 als quantitative Testierungsmethode für Gonadotropine empfohlen. ZONDEK (*2*) stellte später fest, daß die Ratte bei Beurteilung des Vaginalabstrichs auf HCG empfindlicher, HAMBURGER (*3*), daß sie auf hypophysäres Gonadotropin unempfindlicher reagiert als die Maus. Für die Bestimmung des hypophysären Gonadotropins im Harn von Männern und nichtschwangeren Frauen hat sich der von KLINEFELTER (*4*) angegebene Mäuseuterusgewichtstest als geeignet erwiesen.

Wir stellten Untersuchungen darüber an, wie sich die Empfindlichkeitsrelationen ("relative potencies") vom Mäuseuterusgewichts- zum Rattenabstrichtest bei Gonadotropinen verschiedener Herkunft verhalten. Alkoholpräcipitate aus Frühschwangerenharnen ergaben dabei eine "relative potency" von 4:1 (Mittelwerte aus 6 Bestimmungen bei insgesamt 300 Tieren), solche aus Postmenopausenharnen dagegen von 16:1 (Mittelwerte aus 3 Bestimmungen bei insgesamt 150 Tieren).

Der Quotient der Empfindlichkeitsrelationen ergibt den von GADDUM (*5*) eingeführten Diskriminierungsindex. Beim Vergleich der Alkoholpräcipitate aus Postmenopausen- und Frühschwangerenharnen betrug er 4. Daraus ist zu ersehen, daß die gleichzeitige Testierung an Maus und Ratte eine gute Unterscheidung des hypophysären vom choriogenen Gonadotropin ermöglicht, was auch für klinische Differentialdiagnosen von Bedeutung sein könnte.

Bei Gonadotropintestierungen von Nativharnen verschiedener Schwangerschaftsmonate konnten wir mit Hilfe der Aschheim-Zondek-Reaktion an der Maus und des Rattenabstrichtests eine Änderung der "relative potencies" im Graviditätsverlauf feststellen, wie aus Abb. 1 ersichtlich ist. Hierfür kamen vorwiegend zwei Erklärungsmöglichkeiten in Frage:

1. Der im Spätschwangerenharn vorhandene hohe Oestrogengehalt. Dieses konnten wir jedoch weitgehend ausschließen, da bei einem den Spätschwangerenharnen entsprechenden Oestrogenzusatz zu Frühschwangerenharnen keine Verschiebung der Empfindlichkeitsrelationen auftrat.

2. Ein qualitativer Unterschied zwischen Gonadotropinen aus Früh- und Spätschwangerenharnen.

Dafür spricht auch der Befund, daß Testierungen von Alkoholpräcipitaten aus Früh- und Spätschwangerenharnen bei gleichzeitiger Verwendung des Mäuse-uterusgewichts- und Rattenabstrichtests ebenfalls unterschiedliche "relative potencies" ergaben. Sie betrugen bei Frühgraviditätspräparaten 4:1, bei Spät-graviditätspräparaten dagegen nur 2:1. Andererseits fanden wir bei dem durch Benzoesäurefällung aus Frühschwangerenharnen gewonnenen HCG-Handels-präparat GONABION auch nur eine Relation von 2:1. Dabei ist jedoch zu er-wähnen, daß bei Benzoesäurefällungen FSH-Aktivitäten weitgehend verloren gehen (6). Bei Zusatz von hypophysärem FSH zum GONABION erhöhte sich die "relative potency" wieder auf 4:1.

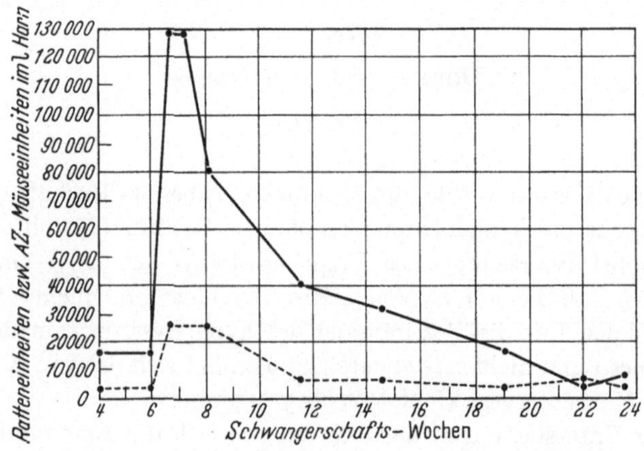

Abb. 1. Ergebnisse vergleichender quantitativer Gonadotropintestierungen von Schwangerenharnen mit dem Rattenabstrichtest und der Aschheim-Zondek-Reaktion. ●——● Rattenabstrich, ●——● A. Z. R.

Wir nehmen daher an, daß in den ersten Graviditätswochen außer choriogenem noch hypophysäres Gonadotropin im Harn ausgeschieden wird, zumal zu dieser Zeit die Oestrogenproduktion der Placenta noch zu gering ist, um die Gonadotropin-sekretion der Hypophyse vollständig blockieren zu können. Für diese Annahme sprechen auch Untersuchungsergebnisse von Lyons, Simpson und Evans (7), Butt u. Mitarb. (8) sowie von Lajos u. Mitarb. (9).

Bei vergleichenden quantitativen Testierungen von 2 HMG-Präparaten mit mehreren biologischen Testverfahren wurden vor kurzem in Zusammenarbeit von 6 international bekannten endokrinologischen Laboratorien stark differierende "relative potencies" festgestellt (10). Darauf haben bereits 1957 Walter (11) und in jüngster Zeit auch Johnsen und Hamburger (12) hingewiesen. Damit ergeben sich jedoch wesentliche Schwierigkeiten für eine genaue Testierung von Harn-gonadotropinen hypophysären Ursprungs in Einheiten des internationalen Standards HMG 24 (12). Auf Grund der eigenen und der von Lamond (13) mit-geteilten Versuchsergebnisse scheint ähnliches auch für Gonadotropinpräparate zuzutreffen, die aus Schwangerenharnen gewonnen wurden.

Wir untersuchten außerdem die Wirkung gleichzeitiger Gaben von HCG und eines FSH-Präparates aus Schweinehypophysen[1] bei Maus und Ratte. Durch Arbeiten von Evans (14, 15) und anderen ist bekannt, daß die HCG-Wirkung auf

---

[1] Das von Herrn Dr. Schäfer im Arzneimittelwerk Dresden hergestellte FSH-Präparat wurde uns freundlicherweise von ihm zur Verfügung gestellt.

die Ovargewichtsvermehrung normaler und hypophysektomierter infantiler Rattenweibchen durch FSH-Präparate potenziert werden kann.

Wir fanden auch bei 6—8 g schweren *Mäuse*weibchen eine deutliche synergistische Aktivität von FSH und HCG auf das Ovargewicht, wie aus Tab. 1 ersichtlich

Tabelle 1. *Nachweis einer synergistischen Wirkung von FSH und HCG auf Ovargewicht 6—8 g schwerer Mäuseweibchen.* (Die Tiere erhielten 3 Tage lang 3mal täglich je 0,2 ml der Hormonlösungen subcutan injiziert. Die Tötung erfolgte am 6. Tage)

Gruppe (je 5 Tiere)	Gesamtdosis	Ovargewicht in mg	synergitische Wirkung in %*
I	10 iE HCG	2,6	—
II	10 iE HCG + 0,5 mg FSH	5,9	+ 218
III	10 iE HCG + 0,25 mg FSH	4,8	+ 131
IV	10 iE HCG + 0,125 mg FSH	3,6	+ 50
V	0,5 mg FSH	1,4	—
VI	0,25 mg FSH	1,7	—
VII	0,125 mg FSH	1,8	—
VIII	Kontrollen (aqua dest.)	1,6	—

* Berechnung der synergistischen Wirkung:

$$\text{syn. Wirkung} = \frac{(O_{HCG+FSH} + O_K) - (O_{HCG} + O_{FSH})}{O_K} \cdot 100 \, ,$$

O_K = Ovarialgewicht der Kontrolltiere,
O_{HCG} = Ovarialgewicht nach x iE Choriongonadotropin,
O_{FSH} = Ovarialgewicht nach y mg FSH,
$O_{HCG+FSH}$ = Ovarialgewicht nach x iE Choriongonadotropin + y mg FSH.

ist. Weiterhin konnte von uns der Nachweis eines potenzierenden Effektes von FSH + HCG auf die Follikelhormonproduktion infantiler Rattenweibchen erbracht werden (Tab. 2), denn bereits ein Viertel der Grenzdosen von FSH und HCG rief bei kombinierter Zufuhr eine Oestrusreaktion hervor.

Tabelle 2. *Nachweis einer synergistischen Wirkung von FSH und HCG auf Vaginalepithel und Uteruswachstum 32—38 g schwerer Rattenweibchen.* (Die Tiere erhielten innerhalb von 2 Tagen 5mal je 0,2 ml der Hormonlösungen subcutan injiziert. Die Tötung erfolgte am 4. Tage)

Gruppe (je 5 Tiere)	Gesamtdosis	Oestrus	Uterusgewicht in mg
I	0,4 mg FSH	±	32,4
II	0,2 mg FSH	—	18,8
III	0,8 iE HCG	+	38,5
IV	0,4 iE HCG	—	16,9
V	0,2 mg FSH + 0,2 iE HCG	+	52,4
VI	0,1 mg FSH + 0,2 iE HCG	+	40,9
VII	0,05 mg FSH + 0,1 iE HCG	—	13,5
VIII	Kontrollen (aqua dest.)	—	15,3

Bei infantilen Mäuseweibchen war diese Reaktion sogar noch deutlicher. Tabelle 3 zeigt, daß bereits $^1/_{32}$ Mäuseoestruseinheit HCG + $^1/_4$ der FSH Grenzdosis positive Abstriche ergaben. Weiterhin kam es bei kombinierten Gaben von $^1/_8$ Mäuseuterusgewichtseinheit HCG + $^1/_4$ des FSH Schwellenwerts zur mehr als 100%igen Gewichtsvermehrung des Uterus. Somit konnten wir bei Mäuse- und Rattenweibchen eine sich gegenseitig potenzierende Wirkung von HCG und hypophysärem FSH auf Ovar, Scheidenepithel und Uterus nachweisen.

Tabelle 3. *Nachweis einer synergistischen Wirkung von FSH und HCG auf Vaginalepithel und Uteruswachstum 6—8 g schwerer Mäuseweibchen.* (Die Tiere erhielten innerhalb von 2 Tagen 5mal je 0,2 ml der Hormonlösungen subcutan injiziert. Die Tötung erfolgte am 4. Tage)

Gruppe (je 5 Tiere)	Gesamtdosis	Oestrus	Uterusgewicht in mg
I	1,6 iE HCG	+	28,2
II	0,8 iE HCG	—	23,2
III	0,4 iE HCG	—	14,8
IV	0,2 iE HCG	—	9,7
V	0,1 iE HCG	—	8,2
VI	0,125 mg FSH	+	15,8
VII	0,1 mg FSH	±	12,6
VIII	0,05 mg FSH	—	10,5
IX a	0,025 mg FSH + 0,05 iE HCG (int. Stand.)	+	13,6
IX b	0,025 mg FSH + 0,05 iE HCG (Gonabion)	+	12,4
X	0,0125 mg FSH + 0,025 iE HCG	—	8,1
XI	Kontrollen (aqua dest.)	—	6,2

Die von Gemzell u. Mitarb. (*16*) bei Frauen mit Amenorrhoen erzielten auffallenden Ovarstimulierungen und gesteigerten Oestrogenausscheidungen durch die kombinierte Zufuhr von HCG und FSH — das aus menschlichen Hypophysen gewonnen wurde — werden hierdurch ohne weiteres verständlich. Bei der von diesen Autoren vorgenommenen nur kurzen Behandlungsdauer von einigen Tagen müßte jedoch unseres Erachtens auch mit der Kombination von tierischen FSH-Präparaten und HCG eine entsprechende Wirkung zu erwarten sein, da in diesem kurzen Zeitraum mit einer Antihormonbildung gegenüber dem artfremden Gonadotropin noch nicht zu rechnen ist.

Zusammenfassung

1. Gleichzeitige Testierungen an Maus und Ratte ermöglichen eine Differenzierung von Harngonadotropinen hypophysären und choriogenen Ursprungs.

2. Bei Verwendung mehrerer biologischer Testverfahren lassen sich geringe qualitative Unterschiede von verschiedenen Gonadotropinpräparaten aus Schwangerenharnen feststellen.

3. Bei kombinierter Zufuhr von Choriongonadotropin und hypophysärem FSH ist ein synergistischer Effekt auf Ovar, Vaginalepithel und Uterus infantiler Mäuse- und Rattenweibchen nachweisbar.

Literatur

1. Hohlweg, W., u. W. Faure: Med. Mitteilungen, Schering Kahlbaum A. G. 1929, 70.
2. Zondek, B.: Klin. Wschr. **11**, 1839 (1932).
3. Hamburger, C.: Klin. Wschr. **12**, 934 (1933).
4. Klinefelter, H. F., F. Albright and G. C. Griswold: J. clin. Endocr. **3**, 529 (1943).
5. Gaddum, J. H.: Polypeptides which stimulate plain muscle. Edinburgh: E. & S. Livingstone, Ltd., 1955.
6. Butt, W. R.: J. Endocr. **17**, 143 (1958).
7. Lyons, R. A., M. E. Simpson and H. M. Evans: Endocrinology **53**, 674 (1953).
8. Butt, W. R., A. C. Crooke, J. D. Ingram and B. P. Round: J. Endocr. **16**, 107 (1957).
9. Lajos, L., D. Nagy u. I. Gáti: Gynaecologia (Basel) **148**, 59 (1959).
10. Benz, F., R. Borth, P. S. Brown, A. C. Crooke, J. B. Dekanski, E. Diczfalusy, J. A. Loraine, B. Lunenfeld and W. Schuler: J. Endocr. **15**, 158 (1959).

11. WALTER, K.: J. Endocr. **15**, 119 (1957).
12. JOHNSEN, S. G., u. C. HAMBURGER: Acta endocr. (Kbh.) **32**, 497 (1959).
13. LAMOND, D. R.: J. Endocr. **17**, 218 (1958).
14. EVANS, H. M., R. I. PENCHARZ and M. E. SIMPSON: Endocrinology 18, 601 (1934).
15. — and M. E. SIMPSON: The Hormones. Vol. II, S. 358. Pincus and Thimann. New York: The Academic Press 1950.
16. GEMZELL, C. A., E. DICZFALUSY and G. TILLINGER: J. clin. Endocr. 18, 1333 (1958).

Diskussion

K. WALTER (Heidelberg):

Ich möchte Herrn DÖRNER fragen, ob die von ihm benutzten Harnextrakte an kastrierten, infantilen Mäusen auf Oestrogenaktivität getestet wurden.

Ferner erscheint es mir wichtig darauf hinzuweisen, daß selbst statistisch hochsignifikante Diskriminationsindices nicht als absoluter Beweis für die unterschiedliche Qualität von Gonadotropinpräparaten gewertet werden können. Prinzipiell besteht die Möglichkeit, daß Gonadotropine bei stark unterschiedlicher Beimengung unspezifischer Substanzen (z. B. Eiweiß) in zwei verschiedenen biologischen Bestimmungsverfahren nur qualitativ unterschiedlich *wirken*. Natürlich wird man nicht die verschiedenartige Qualität von Chorion- und Hypophysengonadotropin bezweifeln können. Es ist aber möglich, beim Vergleich der Wirksamkeit von HCG mit und ohne Beimengung resorptionsverzögernder Stoffe bei der Aktivitätsbestimmung am Rattenovar und Rattenuterus signifikante Diskriminationsindices zu finden.

K.-D. VOIGT (Hamburg):

Haben Sie, Herr DÖRNER, bei Ihren Gonadotropinfällungen im Urin nur mit Alkohol gearbeitet? Aus Untersuchungen von STEELMAN u. SEGALOFF und auch aus eigenen Befunden ist bekannt, daß die Alkoholfällung zu einer noch nicht näher zu definierenden Aktivierung der Gonadotropine im unterschiedlichen Ausmaß führen kann. Weiter besteht dabei die Gefahr, daß Oestrogene, die ja in der Schwangerschaft vermehrt ausgeschieden werden, in die zu testenden Extrakte mit eingehen und so die Ergebnisse verfälschen. Auch negative Resultate, die durch Oestrogenzusatz zum Urin gewonnen werden, sind kein Gegenargument, da die Harnoestrogene als Glucoronide in einer anderen physikalisch-chemischen Form vorliegen und der Wert von Zusatzversuchen am Urin generell angezweifelt wird, worauf zuletzt ALBERT auf der Laurentian Hormone Conference 1958 eingegangen ist. Die angekündigte Feststellung möchte ich in aller Deutlichkeit machen: Wir sind auf dem Gebiet der Gonadotropinbestimmung endlich zur Einführung eines Standards gekommen, dessen Benutzung *allein* einen Vergleich der Ergebnisse der verschiedenen Arbeitsgruppen gestattet. Man war sich bei allen Besprechungen darüber klar, daß der vorgeschlagene Standard HMG 20 bzw. 24 noch nicht ideal ist, aber ebenso klar darüber, daß bis zum Vorhandensein eines besseren alle vergleichenden Untersuchungen damit angestellt werden sollten. Ich persönlich sehe absolut keinen Grund, auf diesen Standard zu verzichten.

G. DÖRNER (Berlin):

Den Diskussionsbemerkungen von Herrn WALTER möchte ich im wesentlichen zustimmen. Allerdings halte ich es für wenig wahrscheinlich, daß indifferente Stoffe den Unterschied zwischen Früh- und Spätschwangerschaftsgonadotropinen hervorrufen. Auf Grund der verschiedenen Empfindlichkeitsrelationen glaube ich, doch einen qualitativen Unterschied dieser Präparate annehmen zu können. Einen die Reaktion beeinflussenden Oestrogengehalt der testierten Präparate haben wir am kastrierten Tier ausgeschlossen.

Herrn VOIGT möchte ich antworten, daß unsere Präparate nicht mit der Kaolin-Methode gewonnen wurden. Allerdings ist es wahrscheinlicher, daß bei dieser Methode eher ein Verlust der Gonadotropinaktivität auftritt, als bei der Alkoholmethode eine Steigerung. Von einem völligen Verzicht auf einen HMG-Standard kann natürlich keine Rede sein.

Aus der Medizinischen Klinik der Justus Liebig-Universität Gießen
(Direktor: Professor Dr. Dr. H. BOHN)

Die Funktion des Hypophysen-Nebennierenrinden-Systems beim Menschen nach Steroidzufuhr

Von

W. RICK und E. KOCH

Mit 1 Abbildung

Führt man dem Organismus Nebennierenrindenhormone zu, so kommt es neben den erwünschten therapeutischen Effekten dieser Stoffe zu schädlichen Wirkungen. Eine der wichtigsten dieser Nebenwirkungen ist die Hemmung der corticotropen Partialfunktion des Hypophysenvorderlappens mit daraus resultierender Nebennierenrindenatrophie. Aus Tierversuchen und Beobachtungen an Kranken mit adrenogenitalem Syndrom ist zu schließen, daß diese Hemmung bei allen Corticosteroiden etwa ihrer Wirksamkeit im Kohlenhydratstoffwechsel parallel geht. Bei Addisonkranken konnte die Beeinflussung des Plasma-ACTH-Spiegels von NELSON, BETHUNE und THORN nachgewiesen werden; 1 Std. nach der i. v. Zufuhr von 20 mg Cortisol war der Plasma-ACTH-Spiegel von 9 m E/100 ml auf nicht mehr meßbare Werte abgesunken. Für den Nachweis von ACTH beim Gesunden ist die verwendete Methode jedoch nicht empfindlich genug, so daß die direkte Untersuchung der inkretorischen Funktion des Hypophysenvorderlappens bisher nicht möglich ist.

Nach Entwicklung einer neuen enzymatischen Bestimmungsmethode (HÜBENER und SAHRHOLZ) ist es möglich geworden, die endogen gebildeten Corticosteroide in Gegenwart eines exogen zugeführten kohlenhydratstoffwechselwirksamen Steroids zu messen, da Dexamethason mit dieser Methode nicht erfaßt wird. An den so bestimmten Nebennierenrindenhormonen im Plasma läßt sich die Hemmung der endogenen Corticosteroidproduktion nach Ausmaß und Ablauf verfolgen.

Die Untersuchungen wurden an 6 gesunden Studenten unter definierten Bedingungen, wie früher beschrieben (RICK), ausgeführt. Zur Bestimmung der Porter-Silber-Chromogene diente die Methode von SILBER und BUSCH, zur enzymatischen Analyse das Verfahren von HÜBENER und SAHRHOLZ.

In der Abbildung ist das Ergebnis der Bestimmungen an einer Versuchsperson dargestellt. Nach Injektion des Steroids kommt es zu einem Anstieg der Porter-Silber-Chromogene, die nach 7—30 min ein Maximum erreichen. Dexamethason wird mithin schnell aus dem Ester freigesetzt. Danach kommt es zu einer Verringerung der Plasmakonzentration der 17-OHCS, die etwa den Berechnungen von DOST folgt. Im Gegensatz zu den Ergebnissen der Porter-Silber-Methode fallen die enzymatisch bestimmten Nebennierenrindenhormonspiegel sofort deutlich bis zu einem Minimum nach 4—8 Std. ab. 3 der Untersuchten zeigten als tiefsten Wert 2 μg/100 ml Plasma, bei den 3 übrigen waren nach 8 Std. keine Corticosteroide im Plasma mehr nachweisbar. Die Versuchspersonen reagierten in ähnlicher Weise, jedoch mit deutlicher interindividueller Variabilität. Bei einem Studenten wurde das Minimum erst nach 24 Std. erreicht. Die Differenz zwischen den Ergebnissen beider Bestimmungen entspricht dem Plasmagehalt an Dexamethason.

Wir führen den bereits nach 30 min nachweisbaren Abfall der endogenen Nebennierenrindenhormone vor allem auf eine Hemmung der ACTH-Produktion oder -Ausschüttung des Hypophysenvorderlappens zurück. Die Depression der Nebennierenrindentätigkeit hielt 8 bis 28 Std. an. Über den Angriffspunkt — Hypothalamus oder Hypophysenvorderlappen — und über eine mögliche Beteiligung des von SAFFRAN, SCHALLY und BENFEY beschriebenen corticotrophin releasing factor können wir aus unseren Versuchen keine Schlüsse ziehen. Daneben ist auch an eine direkte Wirkung des zugeführten Steroids auf die Nebennierenrinde zu denken.

Bei den beiden von BUNIM, BLACK, PETERSON et al. untersuchten Fällen war der 17-OHCS-Spiegel im Plasma 8 Std. nach oraler Zufuhr von 1 mg Dexamethason auf 0 abgesunken, während 0,5 mg keine Wirkung hervorriefen. ROUSSO und PERRIER konnten bei 5 von 8 Patienten,

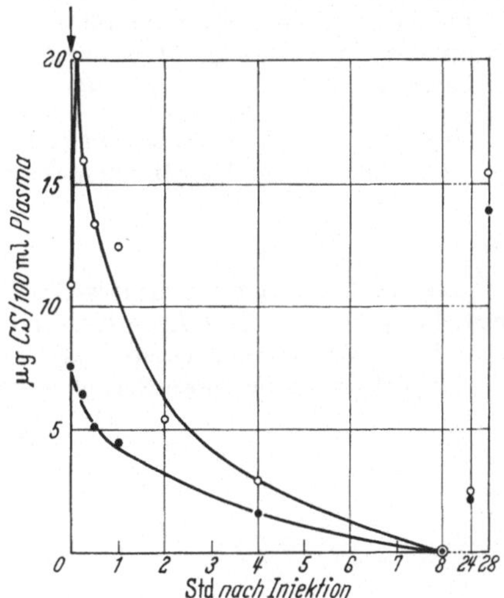

Abb. 1. Plasmaspiegel von Corticosteroiden nach i.v. Injektion von 3,5 mg Dexamethason-Diäthylamino-acetat-HCl. O————O Chemische Bestimmungsmethode, ●————● enzymatische Bestimmungsmethode

denen sie ebenfalls 1 mg Dexamethason oral gegeben hatten, 8 Std. später keine oder weniger als 1 μg-% Corticosteroide nachweisen. Die Steroidspiegel der anderen wurden dagegen nicht beeinflußt, was die Autoren auf einen Stress zurückführen. Möglicherweise hatte auch die unterschiedliche Resorption hier einen Einfluß.

Die dargestellten Ergebnisse weisen auf die Notwendigkeit hin, die individuell verschiedene Hemmwirkung von Dexamethason auf das Hypophysenvorderlappen-Nebennierenrinden-System im Einzelfall zu verfolgen und entsprechend zu behandeln.

Literatur

1. BETHUNE, J. E., D. H. NELSON and G. W. THORN: J. clin. Invest. 36, 1701 (1957).
2. BUNIM, J. J., R. L. BLACK, L. LUTWAK, R. E. PETERSON and G. D. WHEDON: Arthr. Rheum. 1, 313 (1958).
3. DOST, F. H.: Der Blutspiegel. Leipzig: G. Thieme 1953.
4. HÜBENER, H. J., u. F. G. SAHRHOLZ: Naturwissenschaften 46, 112 (1959).
5. RICK, W.: Vortr. 6. Symp. Dtsch. Ges. Endokrinologie. Berlin: Springer 1960.
6. ROUSSO, CH., u. C. V. PERRIER: Schweiz. med. Wschr. 89, 405 (1959).
7. SAFFRAN, M., A. V. SCHALLY and B. G. BENFEY: Endocrinology 57, 439 (1955).
8. SILBER, R. H., and R. D. BUSCH: J. clin. Endocr. 16, 1333 (1956).

Diskussion

J. Bierich (Hamburg):

Wir haben in Hamburg ähnliche Studien über die Unterdrückung der Funktion der Hypophysen-Nebennierenachse durchgeführt und sind zu ähnlichen Resultaten gekommen. Einfacher als der von dem Vortragenden eingeschlagene Weg, der aber zweifellos seine Vorteile hat, ist die Verwendung von Triamcinolon als suppressivem Hormon. Triamcinolon geht nicht in die Porter-Silber-Reaktion ein; man bestimmt daher mit dieser Reaktion (wir führen eine Modifikation des Verfahrens von Eik-Nes durch) trotz des Vorhandenseins von exogenem Steroid nur die körpereigenen Steroide im Plasma.

Nach unseren Untersuchungen wird aber nicht allein die Aktivität des Hypophysenvorderlappens (und des Hypothalamus) durch die exogenen Steroide gehemmt, sondern auch die Funktion der Nebennierenrinde selbst. Unter Dexamethason in Dosen von 0,2—0,3 mg/kg Körpergewicht werden die Plasmacorticosteroide nicht allein gesenkt — sie sprechen auch auf exogenes ACTH in deutlich vermindertem Umfang an.

Bierich, J. R., I. Kersten and S. Maruektad: Acta Endocr. **31**, 40 (1959).
Schönberg, D., u. J. R. Bierich: Mschr. Kinderheilk. **108**, 188 (1960).

W. Rick (Gießen):

Die von Herrn Bierich angewandte Dosis von 0,2 mg Dexamethason pro kg Körpergewicht ist erheblich, beim Erwachsenen dürfte die entzündungshemmende Wirkung der von etwa 300 mg Cortisol entsprechen. Diese Cortisoldosis hat jedoch auch eine deutliche Hemmung des Hypophysenvorderlappen-Nebennierenrindensystems zur Folge.

Aus der II. Medizinischen Klinik der Universität München
(Direktor: Prof. Dr. Dr. G. Bodechtel)

Der Einfluß einzelner Oestrogene auf den Gehalt der freien 17-, 21-Hydroxy- 20-keto-Corticosteroide im Plasma

Von

K. Schwarz und K. Kopetz

Mit 3 Abbildungen

Im letzten Drittel der Schwangerschaft haben einige Autoren einen erhöhten Gehalt der freien 17-Hydroxycorticosteroide (17-OHCS) im Plasma und eine normale Ausscheidung der Metaboliten im Urin nachgewiesen. Der Anstieg der Hormone im Blut beruht nach Migeon und Cohen vorwiegend auf einer isolierten Zunahme von Cortisol. Ein sehr ähnliches Verhalten des Plasmacortisol-Spiegels fanden Wallace, Robertson und wir nach Gaben von Oestradiolestern und Stilbenen bei Frauen und Männern.

Zur weiteren Klärung des Oestrogen-Effektes auf den Plasma-Cortisol-Spiegel untersuchten wir die Wirkung verschiedener körpereigener Oestrogene, die eine geringe biologische Aktivität besitzen und teils Metaboliten darstellen.

Bei 21 Frauen in der Menopause verabreichten wir während 48 Std. je 10 mg Oestron und Oestriol und bestimmten vor, 24 und 48 Std. nach der ersten Oestrogengabe die freien 17-OHCS nach der Methode von Eik-Nes, Nelson u. Samuels der jeweils morgens nüchtern entnommenen Blutproben.

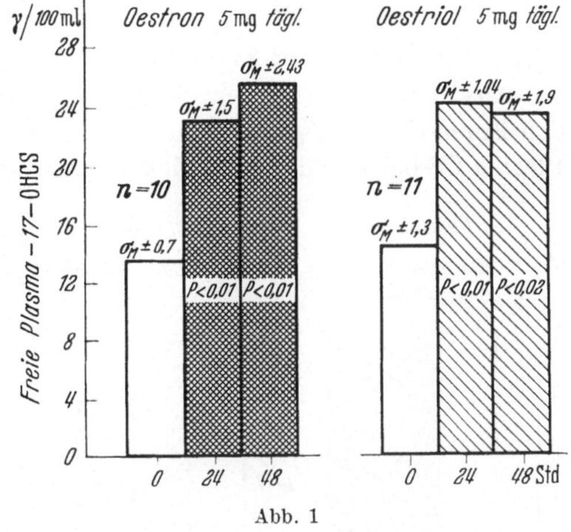

Abb. 1

Das erste Diapositiv Abb. 1 zeigt Ihnen, wie schon nach 24 Std. die freien Plasma-CS signifikant ansteigen und die Kontrollwerte um etwa 70% überschreiten. Es ist bemerkenswert, daß Oestron und Oestriol die gleiche Zunahme der NNR-Hormone bewirkt.

Die bisher vorliegenden Befunde von Robertson über die verlängerte biologische Halbwertszeit von Cortisol bei 3 Addison-Kranken nach Äthinyloestradiol, das Fehlen von Crook-Zellen im HVL nach langfristiger Oestrogentherapie und die normale Ausscheidung der CS-Metaboliten im Urin bei erhöhten Blutwerten lassen extraadrenale Einflüsse als Ursache des Oestrogen-Effektes vermuten.

Der durch Oestrogene induzierte Anstieg der freien Plasma-CS läßt sich, wie die Abb. 2 zeigt, mit Dexamethason trotz gleichzeitiger Gaben von Oestradiol unterdrücken, so daß die Ausgangswerte wieder erreicht werden. Hemmt man also mit mittleren Dosen eines synthetischen CS die ACTH-Inkretion des HVL, dann resultiert eine Abnahme des erhöhten Cortisol-Spiegels.

Experimentelle Untersuchungen von Troop über den Abbau von Cortison an Leberhomogenaten von Ratten ergaben eine Hemmung der Reduktion der Seitenkette und am Ring A nur bei weiblichen Tieren. Die gleiche Wirkung ließ sich auch am Lebergewebe von kastrierten männlichen Ratten erzeugen, wenn Oestrogene zugesetzt wurden.

Schließlich fand Abelson und Borcherds 1 Std. nach oraler Cortisolgabe bei Frauen einen signifikant höheren Hormonspiegel im Blut als bei Männern, während nach i.v. Applikation kein deutlicher Geschlechtsunterschied zu erkennen war. Letzterer war nur dann deutlich, wenn das exogen zugeführte Cortisol über die Pfortader die Leber passierte.

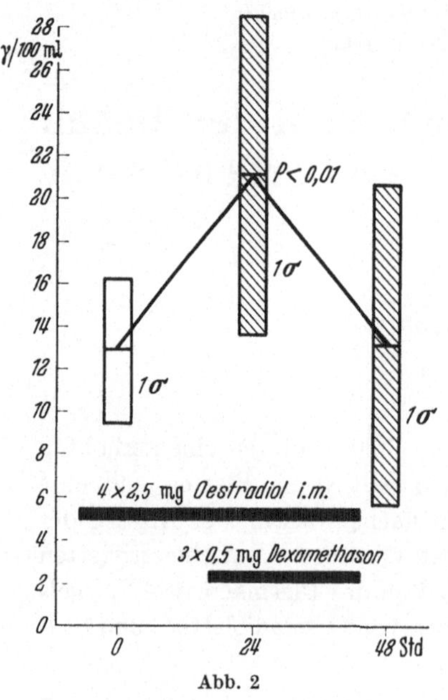

Abb. 2

Zur Klärung dieser Zusammenhänge untersuchten wir deshalb die Wirkung von Oestradiol unter gleichzeitiger Verabreichung von Testosteron bei 9 gesunden Frauen in der Menopause und ferner den Einfluß von Oestradiol auf die freien Plasma-CS bei 3 klinisch und bioptisch gesicherten, kompensierten Lebercirrhosen.

Die in der nächsten Abbildung 3 links graphisch dargestellten Ergebnisse lassen erkennen, daß nach gleichzeitiger Applikation eines Oestrogens und Androgens bei der Frau keine Veränderungen des CS-Spiegels auftreten. Das rechts abgebildete Diagramm zeigt, daß auch bei Lebercirrhosen nach alleiniger Oestradiol-Gabe der typische Oestrogen-Effekt vermißt wird.

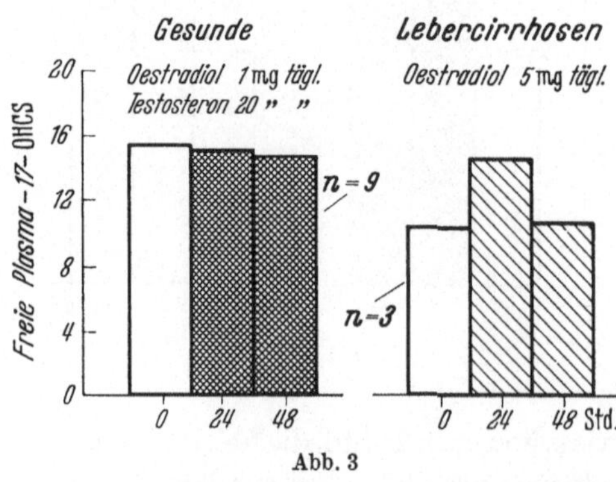

Abb. 3

Zur kritischen Beurteilung der aufgezeigten Befunde muß ausdrücklich betont werden, daß die Bestimmung der sog. freien, unveresterten 17-OHCS sowohl die frei zirkulierenden als auch die an Serumproteine locker gebundenen CS-Moleküle erfaßt, so daß über Änderungen der adsorptiven Eiweißbindung nichts ausgesagt werden kann.

Will man die Deutung des erhöhten Plasma-17-OHCS-Spiegels unter Oestrogeneinwirkung diskutieren, dann lassen sich derzeit 2 wichtige extraadrenale Faktoren im CS-Stoffwechsel herausstellen:

1. eine Hemmung des Abbaus von Cortisol zu Tetrahydroderivaten und
2. eine Verminderung des scheinbaren Verteilungsraumes der CS im Organismus.

Oestrogene dürften die Transformation von Cortisol zu inaktiven Tetrahydroverbindungen und damit den Abbau von Cortisol in der Leber hemmen, da der Oestrogen-Effekt nur bei intakter Leberfunktion einzutreten scheint. ROBERTSON, STIEFEL u. LAIDLAW konnten in papierchromatographischen Untersuchungen zeigen, daß Cortisol unter Oestrogenen tatsächlich vermindert zu THF und THE abgebaut wird.

Im Gegensatz zur Lebercirrhose, bei der nach ENGLERT, PETERSON u. a. ein ähnlicher Stoffwechselblock vorliegt, steigt jedoch der Cortisol-Spiegel bei Gesunden nach Oestrogenen deutlich an, so daß weitere Faktoren berücksichtigt werden müssen.

Der „scheinbare Verteilungsraum" (ADV) der NNR-Hormone im Organismus beträgt nach PETERSON, MIGEON u. SAMUELS für markiertes Cortisol etwa 21 bis 24% des Körpergewichtes und umfaßt den extracellulären Raum einschließlich bestimmter Zellsysteme. Wird nun dieser Verteilungsraum für Cortisol eingeschränkt, dann ließe sich der erhöhte Blutspiegel als eine vermehrte Retention des Cortisol in der Blutbahn oder möglicherweise auch im extracellulären Raum erklären.

Diese Retention des Plasma-Cortisols könnte abhängig sein:

1. von einer stärkeren Bindung an die Serumeiweißkörper,
2. von einer herabgesetzten Capillarpermeabilität für Cortisol und
3. von einer verminderten Permeabilität der Zellmembranen.

Die dargestellten Befunde können folgend zusammengefaßt werden:

Sowohl körpereigene und synthetische Stoffe mit starker Oestrogenwirksamkeit als auch biologisch weniger oder kaum wirksame Oestrogene oder deren Metaboliten führen zu einem signifikanten Anstieg der freien 17-OHCS im Plasma, der bei Lebercirrhosen nach vorläufigen Untersuchungen ausbleibt.

Die durch Oestradiol hervorgerufene Zunahme der NNR-Hormone im Blut läßt sich mit 1,5 mg Dexamethason pro die unterdrücken.

Verabreicht man Oestradiol und Testosteron gleichzeitig, dann wird der Oestrogen-Effekt auf den Plasma-Cortisol-Spiegel vermißt. Die Oestrogene scheinen demnach indirekt in den CS-Stoffwechsel einzugreifen, indem sie eine Retention des Cortisols in der Blutbahn oder vielleicht auch im extracellulären Raum bewirken und die Umwandlung von Cortisol zu Tetrahydroverbindungen hemmen.

Literatur

ABELSON, D., and D. A. BORCHERDS: J. clin. Endocr. **10**, 1077 (1959).

COHEN, M. M., M. STIEFEL, W. J. REDDY and J. C. LAIDLAW: J. clin. Endocr. **10**, 1077 (1958).

EIK-NES, K., D. H. NELSON and L. T. SAMUELS: J. clin. Endocr. **13**, 1280 (1953).

ENGLERT, E., H. BROWN, D. G. WILLARDSON, S. WALLACH and E. L. SIMONS: J. clin. Endocr. **18**, 36 (1958).

MIGEON, C. J., W. G. BERTRAND, J. WALL and R. S. STEMPEL: Ciba Found. Coll. Endocr. **11**, 338 (1957).

Migeon, C. J., A. A. Sandberg, H. A. Decker, D. F. Smith, A. C. Paul and L. T. Samuels: J. clin. Endocr. 9, 1137 (1956).
Peterson, R. E., C. E. Pierse, J. B. Wyngarden, J. J. Bunim and B. B. Brodie: J. clin. Invest. 36, 1301 (1957).
Robertson, M. E., M. Stiefel and J. C. Laidlaw: J. clin. Endocr. 11, 1381 (1959).
Schwarz, K., u. H. Schmidt-Elmendorff: Klin. Wschr. 38, 139 (1960).
Troop, R. C.: Endocrinology 64, 671 (1959).
Wallace, E. Z., N. P. Christy and J. W. Jailer: J. clin. Endocr. 15, 1073 (1955).

Diskussion

G. Dörner (Berlin):

A. Vom Referenten wurde ebenso wie von Robertson u. Mitarb. nach Oestrogengaben keine Mehrproduktion und Aktivitätszunahme, sondern nur eine Abbau- und Exkretionshemmung von Glucocorticoiden angenommen. Diese Hypothese erscheint mir jedoch — abgesehen von den bereits in der 1. Sitzung mitgeteilten eigenen tierexperimentellen Versuchsergebnissen — unzureichend. Es konnte nach Oestrogenzufuhr weder von uns noch von anderen Untersuchern eine verminderte Ausscheidung von Glucocorticoidmetaboliten festgestellt werden. Taupitz berichtete sogar über einen Anstieg der Corticosteroide im Harn nach Diaethylstilboestrolphosphat-Gaben. Aber selbst bei einer gleichbleibenden Exkretion muß bei hochsignifikant erhöhtem Plasmaspiegel — den auch wir nachweisen konnten — auf Grund einer einfachen Bilanzrechnung primär eine Mehrproduktion von Glucocorticoiden angenommen werden. Für eine gesteigerte Glucocorticoid-Aktivität spricht weiterhin der von uns erhobene Befund eines starken Abfalls der eosinophilen Zellen nach Stilboestrolphosphat-Gaben. Außerdem ist zu erwähnen, daß Zondek und Burstein beim Meerschweinchen, das im Gegensatz zum Menschen nur unverestertes Cortisol ausscheidet, nach Oestrogenbehandlung auch einen starken Anstieg der Harncorticosteroide fanden.

Auf Grund dieser Befunde ist anzunehmen, daß durch Oestrogene erstens über das Hypophysen-Zwischenhirn-System primär eine adrenale Hypersekretion von Glucocorticoiden auftritt und zweitens beim Menschen zusätzlich der Abbau und die Veresterung von Corticoiden in der Leber gehemmt wird.

B. Herrn Voigt, der eine primäre Mehrproduktion von Glucocorticoiden nach Oestrogengaben ablehnt, möchte ich fragen, wie er den folgenden, von uns erhobenen tierexperimentellen Befund erklären will: Bei der Ratte kam es nach Stilboestrolphosphat-Gaben zu auffallender Hypertrophie und zur progressiven Transformation der Nebennierenrinde sowie zu einem starken thymolytischen Effekt. Bei adrenalektomierten Tieren trat dagegen keine Thymusinvolution auf. Weiterhin fanden Gemzell nach Oestrogenzufuhr eine deutliche Erhöhung des ACTH-Spiegels im Blut und andere Untersucher eine Glykogenvermehrung in der Leber, die ebenfalls bei adrenalektomierten Tieren nicht feststellbar war.

J. Bierich (Hamburg):

Für die Interpretation der von Ihnen beobachteten Oestrogenwirkungen sind sicherlich die Resultate von Bedeutung, die Sandberg u. Slaunwhite und Wallace u. Carter im vorigen Jahr auf dem Kongreß der amerikanischen Gesellschaft für Endokrinologie, den ich besuchen konnte, mitgeteilt haben. Ausgehend von der Beobachtung, daß die freien Corticosteroide im Plasma in der 2. Hälfte der Gravidität erheblich gesteigert sind, ohne daß Cushing-Symptome auftreten, prüften diese Autoren die Form, in der die durch Oestrogentherapie erhöhten Corticoisteroide im Plasma vorliegen. Sie fanden, daß die Steroide an das Plasmaprotein *Transcortin* gebunden sind, welches infolge der Oestrogentherapie stark erhöht ist. Transcortin bindet elektiv das freie Cortisol, das dadurch dem Stoffwechsel entzogen wird. Die Glucuronidierung und Exkretion von Tetrahydrocortison wurde durch die Oestrogene nicht gehemmt.

K.-D. Voigt (Hamburg):

Ich möchte Herrn Schwarz zu seinen interessanten Untersuchungen gratulieren und mich voll seiner Meinung anschließen, daß die nach Oestrogenzufuhr beobachtete Erhöhung des

Plasmacortisolspiegels nicht auf eine vermehrte Steroidproduktion der NNR zurückzuführen ist. Vor allem die Untersuchungen SANDBERGs et al. haben uns auf die wichtige Rolle des Transcortins im Rahmen der Steroidregulation hingewiesen. Meiner Meinung nach lassen sich die Befunde von Herrn SCHWARZ am ehesten als eine Konkurrenz der Steroide um das Eiweiß erklären, wobei unbedingt auch die Enzymeiweiße der Leber mit in die Betrachtung einbezogen werden sollten.

K. SCHWARZ u. K. KOPETZ (München):

Die von Herrn DÖRNER angeführte normale Ausscheidung der Corticoide im Harn darf man wohl an sich schon als Ausdruck einer normalen NNR-Inkretion ansehen. ROBERTSON konnte auch bei Patienten nach monatelanger Oestrogentherapie pathologisch-anatomisch keine morphologischen Veränderungen an den endokrinen Organen, besonders an der Nebennierenrinde, im Sinne einer Funktionsstörung beobachten.

II. Medizin. Univ.- und Poliklinik Hamburg-Eppendorf

Der Umsatz von Dehydroisoandrosteron in der Hundeleber

Von

E. J. KLEMPIEN, K.-D. VOIGT und J. TAMM

Mit 5 Abbildungen

Perfusionen isolierter Organe mit Steroiden sind bisher hauptsächlich an Nebennieren und Lebern durchgeführt worden. Unsere Kenntnisse über den Stoffwechsel des Dehydroisoandrosterons (DHA) resultieren jedoch vorwiegend aus Untersuchungen an Gewebsschnitten und Homogenaten. Belastungsstudien beim Menschen vermitteln weitere Aufschlüsse.

OERTEL u. EIK-NES (1) berichteten kürzlich über das Vorkommen von DHA-Phosphat und von DHA-Lipoid-Komplexen bei Mensch und Hund. Der Gallagher-sche Arbeitskreis isolierte in allerletzter Zeit in 7- und/oder 16-Stellung oxygenierte DHA-Metaboliten bei einem Patienten mit Nebennieren-Carcinom (2). Diese Befunde haben erneut das Interesse auf dieses Steroid gelenkt, dessen Herkunft und biologische Bedeutung letztlich noch ungeklärt sind.

Zu Beginn unserer Perfusionsstudien an isolierten Hundelebern haben wir uns daher mit dem DHA beschäftigt. Ich möchte heute besonders auf drei Fragen eingehen:

1. Läßt sich eine zeitliche Korrelation zwischen der Stoffwechselkapazität der Leber — gemessen am Verhalten der Äpfelsäuredehydrogenase-(AeDH-) Aktivität im Perfusat — und der Umsetzung des Teststeroids nachweisen? Unter den zur Verfügung stehenden enzymatischen Tests erschien die Bestimmung der AeDH-Aktivität besonders geeignet, akute Schädigungen der Leberfunktion rasch anzuzeigen.

2. Zu welchem Zeitpunkt der Perfusion setzt die Konjugierung ein und mit welchen Säureresten findet die Kopplung statt?

3. Welche freien Metaboliten finden sich unter den gewählten Versuchsbedingungen bei Perfusion relativ großer DHA-Mengen?

Für die Untersuchungen standen vier männliche und zwei weibliche Tiere mit einem durchschnittlichen Gewicht von 20—25 kg zur Verfügung. Nach Anaesthesie mit 0,6 ml Numal/kg Körpergewicht i. m. und 15000—20000 E Heparin (Liquemin) i. v. unmittelbar vor der Laparatomie wurde die Leber in 30—45 min präpariert, nach Ligatur aller übrigen Gefäße die V. portae als Zu- und die V. cava caudal. als Abfluß vorbereitet und die Leber dann an das Perfusionsgerät angeschlossen. Das isolierte Organ lag dabei in Ringer-Lösung von 39° C und wurde kontinuierlich umspült. Nach 20—30 min Vorspülung mit körperwarmer, oxygenierter, steroid-

freier Lösung bis zur praktischen Blutleere erfolgte die Umschaltung auf steroid-
haltige Lösung. Dabei wurden 100 bzw. 200 mg DHA (Schering A.-G. Berlin) in
500 ml Periston unter Zusatz von Glucose in der Regel 24 mal reperfundiert. Nach

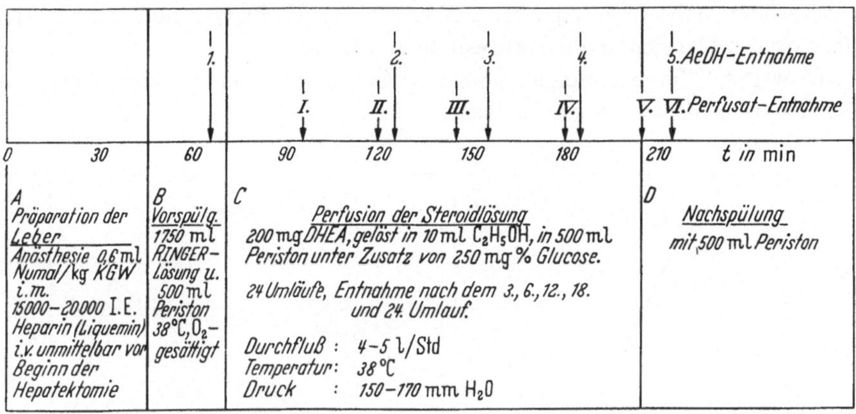

Abb. 1. Schematische Darstellung der Durchführung des Versuches

dem 3., 6., 12., 18. und 24. Umlauf wurde ein aliquoter Teil für die Steroidbestim-
mungen entnommen. Der letzte (25.) Umlauf galt als Nachspülung des Perfusions-
systems. Während der Durchströmung wurden vom Ende der Vorspülung an bis
zum Beginn der Nachspülung in Abständen von 30—60 min AeDH-Aktivitäts-
bestimmungen im Perfusat durchgeführt (Abb. 1). Die nächste Abbildung (2) zeigt
die Art der Aufarbeitung der entnommenen Perfusatmengen. Die Aufarbeitung des

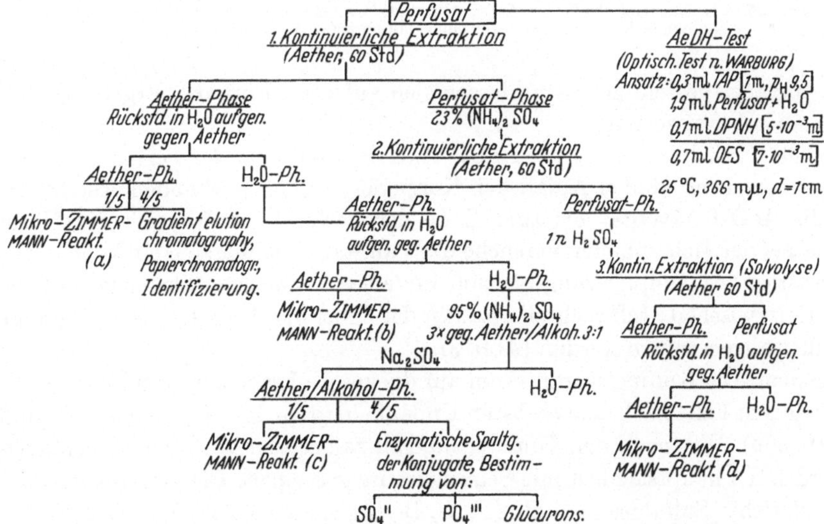

Abb. 2. Schematische Darstellung der Aufarbeitung der entnommenen Perfusat-Fraktionen

Rückstandes nach der ersten kontinuierlichen Extraktion ergibt die Fraktion der
freien Metaboliten. Für die Identifizierung der verschiedenen Metaboliten fanden
mehrere chromatographische Verfahren, Farbreaktionen, ferner Messungen der

Schwefelsäurechromogene und der UV-Absorption sowie Acetylierung und Chromsäure-Oxydation Anwendung. Die zweite kontinuierliche Extraktion der mit Ammonsulfat gesättigten Periston-Lösung ergab die Fraktion der gebundenen Metaboliten, die über weitere Schritte gereinigt wurde. Der Nachweis der Konjugate erfolgte mittels spezifischer enzymatischer Hydrolyse und konsekutiver Erfassung des Steroids und des abgespaltenen Restes.

Auf weitere Untersuchungen und auf Einzelheiten der Methodik kann aus Zeitgründen nicht eingegangen werden.

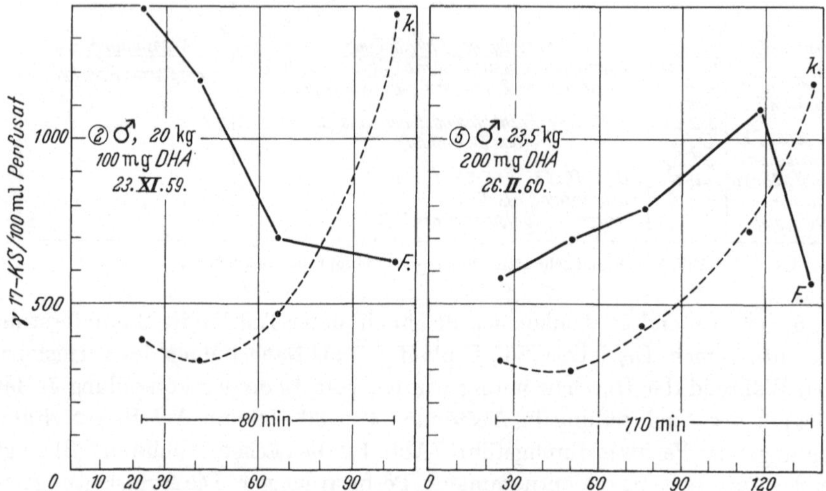

Abb. 3. Verhalten der freien (F) und der konjugierten (k) Metaboliten des DHA (als Zimmermann-positive Substanz) bei erhaltener Stoffwechselkapazität der Leber (AeDH-Aktivität) in Abhängigkeit von der Zeit. (Die Zeitangaben in Minuten bedeuten Perfusionszeiträume mit normaler AeDH-Aktivität)

Die eingangs gestellten Fragen lassen sich auf Grund unserer Ergebnisse folgendermaßen beantworten:

Ein beträchtlicher Anstieg der AeDH-Aktivität während der Perfusion ist mit einem entsprechend steilen Abfall der Konjugierungsrate verbunden. Bleibt dagegen die AeDH-Aktivität bis zum Ende der Perfusion im Bereich der Norm — wie es bei der Mehrzahl der Versuche der Fall war — findet sich ein kontinuierlicher Anstieg der Konjugierung bis zum Ende des Versuches. Eine enge zeitliche Korrelation zwischen Stoffwechselkapazität der Leber und Umsetzung des Steroids muß daher angenommen werden (Abb. 3).

Eine deutliche Konjugierung — um auf die zweite Frage zurückzukommen — setzte in jedem Falle nach dem sechsten Umlauf ein (d. h. 40—50 min nach Beginn der Perfusion). Wie nach den Untersuchungen zahlreicher Autoren zu erwarten war, wird DHA hauptsächlich mit Schwefelsäure gekoppelt. Die von uns verwendete Rinderleber-Sulfatase (Schering A.-G. Berlin) spaltet bei pH 7,3 nur 3 β-Konjugate (3). Rechnet man vom Sulfat auf DHA um, so zeigt sich, daß zwischen der gefundenen und der theoretischen Steroidkurve eine gute Parallelität besteht. Die Differenz zwischen gefundenen und errechneten Steroidkonjugaten können wir z. Z. noch nicht erklären. Phosphat-Konjugate fanden sich nicht. Auch DHA-Glucuronid war nicht mit Sicherheit nachzuweisen. Die Tatsache jedoch, daß

Kellie u. Wade (4), Schneider u. Lewbart (5) und wir (6) beim Menschen DHA-Glucuronid nachweisen konnten, läßt eine Nachprüfung dieses Befundes an

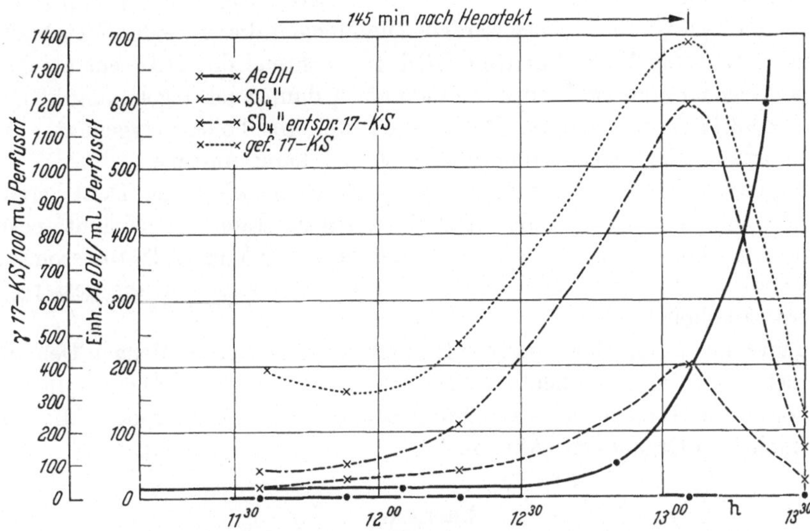

Abb. 4. Beispiel des zeitlichen Verlaufs der Steroidkonjugierung

einer größeren Menge biologischen Materials notwendig erscheinen. Eine weitere, allerdings beträchtlich geringere Menge von Steroidkonjugaten wurde durch die anschließende Solvolyse gespalten. Über die Natur dieser Verbindungen können

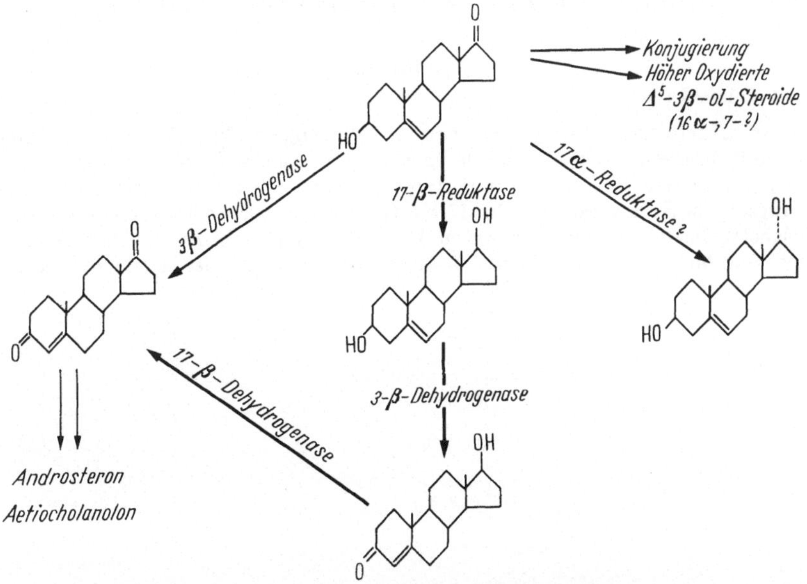

Abb. 5. Die metabolische Umsetzung des DHA in der Hundeleber

wir ebenfalls noch keine Aussagen machen. Deutlich geht aus dem Bilde der Abfall der Konjugierungsrate bei starkem Anstieg der AeDH-Aktivität hervor (Abb. 4).

Die dritte Frage — nach dem Umsatz des freien DHA — findet auf Grund unserer Ergebnisse folgende Beantwortung: Regelmäßig konnten zu einem verhältnismäßig frühen Zeitpunkt des Versuches größere Mengen Δ^5-3 β, 17 β-Androstendiol und Testosteron isoliert werden. Die Mengen dieser beiden Metaboliten nahmen im weiteren Verlauf kontinuierlich zu, während das DHA entsprechend abnahm. Gegen Ende der Perfusion fanden sich dann auch regelmäßig kleinere Mengen Δ^4-3,17-Androstendion. Hinsichtlich weiterer höher oxygenierter Metaboliten erlaubt die fehlende Identifizierung noch keine Aussage.

Es ergibt sich demnach folgendes vorläufige Stoffwechselschema: Der Übergang vom DHA zum Δ^5-3 β, 17 β-Androstendiol ist aus der Literatur bekannt; postuliert wird ebenfalls ein Stoffwechselweg, der vom DHA bzw. Testosteron zum Androstendion führt, von wo aus dann die Transformation in die gesättigten 3 α - Steroidalkohole erfolgt.

Neu und ungewöhnlich ist, daß die Hundeleber relativ große Mengen Dehydroisoandrosteron im wesentlichen über Testosteron — via ein Δ^5-Diol — umsetzt. Damit käme der Hundeleber — zumindest bei hohem DHA-Angebot — die Rolle eines endokrinen Organes zu (Abb. 5).

Literatur

1. Oertel, G. W., u. Kr. Eik-Nes: a) Acta endocr. (Kbh.) **28**, 293 (1958); b) Acta endocr. (Kbh.) **30**, 93 (1959); c) Persönliche Mitteilung.
2. Okada, M., D. K. Fukushima u. T. F. Gallagher: J. biol. Chem. **234**, 1688 (1959).
3. Voigt, K.-D., M. Lemmer u. J. Tamm: Biochem. Z. **331**, 356 (1959).
4. Kellie, A. E., u. A. P. Wade: Biochem. J. **66**, 196 (1957).
5. Schneider, J. J., and M. L. Lewbart: Recent Progr. Hormone Res. **15**, 201 (1959).
6. Tamm, J., I. Beckmann u. K.-D. Voigt: Acta endocr. (Kbh.) **27**, 403 (1958).

Diskussion

W. Staib (Düsseldorf):

Wir beschäftigen uns seit einiger Zeit mit der Isolierung und Fraktionierung von Steroidkonjugaten in Körperflüssigkeiten, um die immer noch problematischen Hydrolysen zu umgehen. Ich bin heute in der Lage, Ihnen mitteilen zu können, daß es mir kürzlich gelungen ist, die wichtigsten im Harn vorkommenden 17-KS-Glucoronide, wie Androsteronglucoronide und Ätiocholanolonglucoronide auf chemischem Wege darzustellen. Eine Publikation über die chemische und biologische Darstellung von Androsteronglucoronid ist bereits im Druck.

Aus der Chemischen Abteilung der Chirurgischen Universitätsklinik Bonn-Venusberg
(Direktor: Professor Dr. A. Gütgemann)

Biogenese und Stoffwechsel 6-substituierter Oestrogene beim Menschen

Von

H. Breuer und R. Knuppen

Mit 5 Abbildungen

Bis vor kurzem wurde allgemein angenommen, daß hinsichtlich des Zwischenstoffwechsels der Oestrogene erhebliche Spezies-Unterschiede bestünden. So galt Oestriol viele Jahre lang als ausschließliches Stoffwechselprodukt des Menschen (vgl. Dorfman u. Ungar, 1953); andererseits wurden 6-hydroxylierte Oestrogene zunächst als bevorzugte Metaboliten der Maus und der Ratte angesehen (Mueller u. Rumney, 1957; Breuer, Nocke u. Knuppen, 1958). Inzwischen konnte jedoch Oestriol auch bei der Ratte nachgewiesen werden (Hagopian u. Levy, 1958; Breuer, Nocke u. Knuppen, 1959), während 6-Hydroxyoestron mit großer Wahrscheinlichkeit von Marrian (1958) aus dem Urin der schwangeren Frau isoliert wurde. Diese Ergebnisse zeigen, daß für die bisher nachgewiesenen phenolischen Steroide offenbar keine ausgesprochene Spezies-Spezifität besteht. In Abb. 1 sind die wichtigsten Hydroxylierungsprodukte der Oestrogene dargestellt; gleichzeitig ist angegeben, bei welcher Spezies sie — sei es im Urin oder als Stoffwechselprodukt von *in vivo-* oder *in vitro-*Versuchen — aufgefunden worden sind.

Über die Bildung der 6-substituierten Oestrogene beim Menschen liegen bisher keine Angaben vor. Grundsätzlich erscheinen zwei Wege zur Bildung solcher Verbindungen möglich. Einmal könnte eine direkte Hydroxylierung von Oestron oder Oestradiol-(17 β) zu den entsprechenden 6-Hydroxy-Derivaten erfolgen. Zum anderen wäre denkbar, daß 6-substituierte C_{19}-Steroide — also Verbindungen, die der Gruppe der Androgene zugerechnet werden — zu den entsprechenden C_{18}-Steroiden aromatisiert werden. Wir haben beide Möglichkeiten untersucht und sind dabei zu folgenden Ergebnissen gekommen.

Nach Inkubation von Leberschnitten menschlicher Feten mit Oestradiol-(17 β) konnte unter den Reaktionsprodukten neben Oestriol auch 6-Hydroxy-oestradiol-(17 β) mit Sicherheit nachgewiesen werden (Abb. 2). Die Verbindung wurde durch das säulenchromatographische Verhalten des 3-Methyläthers, durch die Kober-Reaktion sowie durch das Absorptionsspektrum bei der Schwefelsäure-Wasser-Reaktion identifiziert. Die quantitative Ausbeute an 6-Hydroxy-oestradiol- (17 β) war relativ gering: nach 1 stündiger Inkubation von 200 μg Oestradiol-(17 β) mit 200 mg Lebergewebe waren etwa 3 μg 6-Hydroxy-oestradiol-(17 β) nachweisbar. Die tatsächlich gebildete Menge dürfte jedoch wesentlich größer sein, da ein Teil des entstandenen 6-Hydroxy-oestradiol-(17 β) im Verlauf der Inkubation wieder abgebaut wird.

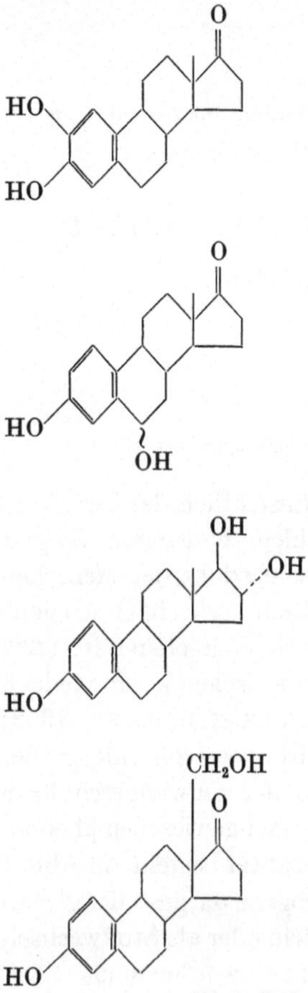

	Beteiligtes Enzym	Nachgewiesen bei
	2-Hydroxylase	Ratte Mensch
	6-Hydroxylase	Maus Ratte Mensch
	16 α-Hydroxylase	Huhn Ratte Mensch
	18-Hydroxylase	Rind Mensch

Abb. 1. Hydroxylierungsprodukte von Oestron bzw. Oestradiol-(17 β)

Die zweite Möglichkeit der Biogenese 6-substituierter Oestrogene wurde unter Verwendung der von Ryan (1959) beschriebenen Enzympräparation geprüft. Bei

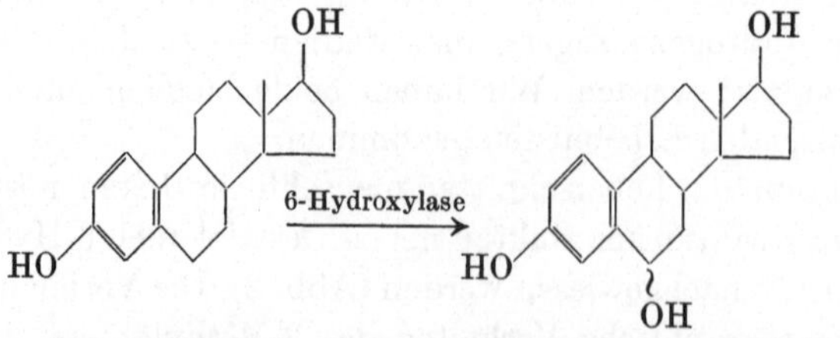

Oestradiol-(17 β)   6-Hydroxy-oestradiol-(17 β)

Abb. 2. Bildung von 6-Hydroxy-oestradiol-(17β) aus Oestradiol-(17β) nach Inkubation mit Leberschnitten des menschlichen Feten

dieser Präparation handelt es sich um ein komplexes Enzymsystem, das durch fraktioniertes Zentrifugieren aus menschlicher Placenta hergestellt wird und in

Gegenwart von ATP und DPN aus Δ^4-Androsten-3.17-dion in etwa 20—30%iger Ausbeute Oestron bildet. 6α-Hydroxy-Δ^4-androstendion und 6β-Hydroxy-Δ^4-androstendion wurden mit dem aromatisierenden Enzymsystem aus Placenta

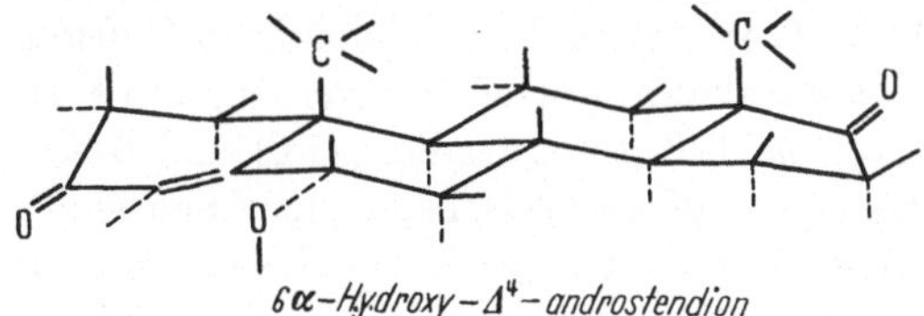

inkubiert und nach Beendigung der Inkubation die phenolischen Fraktionen abgetrennt. Sowohl aus 6α - als auch aus 6β-Hydroxy-Δ^4-androstendion entstanden phenolische Metaboliten, die isoliert und als 6α- und 6β-Hydroxy-oestron identifiziert werden konnten (Abb. 3). Die quantitative Untersuchung führte zu einem interessanten Ergebnis. 6α-Hydroxy-Δ^4-androstendion wurde in wesentlich stärkerem Ausmaß aromatisiert als die 6β-Hydroxy-Verbindung. Das Verhältnis von

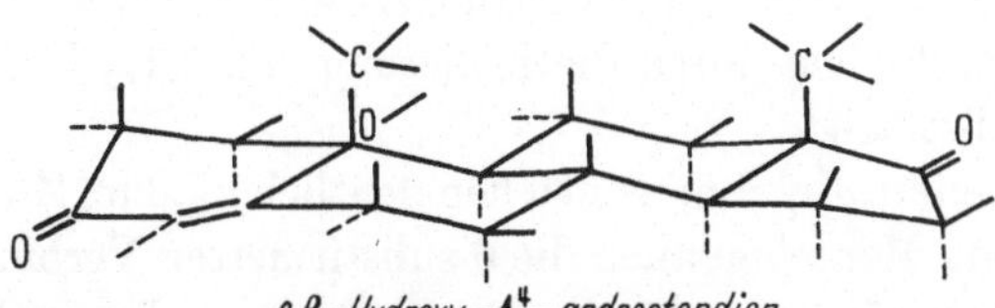

Abb. 4. Räumliche Darstellung von 6α- und 6β-Hydroxy-Δ^4-androsten-3.17-dion. Die durchgezogenen Striche (β-Stellung) befinden sich auf der Vorderseite, die unterbrochenen Striche (α-Stellung) befinden sich auf der Rückseite des Steroidmoleküls

6α-Hydroxy-oestron zu 6β-Hydroxy-oestron betrug etwa 4:1. Aus diesen Zahlen ergeben sich Hinweise für die Angriffspunkte zwischen aromatisierendem Enzym und Substrat (Abb. 4). Das Enzym nähert sich offenbar der Vorderseite des Steroid-

276   H. Breuer und R. Knuppen:

Moleküls; denn in Gegenwart der β-ständigen, d. h. der auf der Vorderseite befindlichen Hydroxylgruppe am C-Atom 6 war die Aromatisierung sehr viel kleiner als in Gegenwart der α-ständigen, d. h. der auf der Rückseite befindlichen Hydroxylgruppe, die ja bei einem Angriff des Enzyms von der Vorderseite kaum eine Behinderung darstellen dürfte. Zur Veranschaulichung sind die sterischen Verhältnisse in Abb. 4 dargestellt.

Die Untersuchung des Zwischenstoffwechsels der 6-substituierten Oestrogene in Leberschnitten des Menschen ergab, daß alle 4 untersuchten Verbindungen ineinander umwandelbar sind (Abb. 5). Im Gegensatz zu den 16.17-substituierten

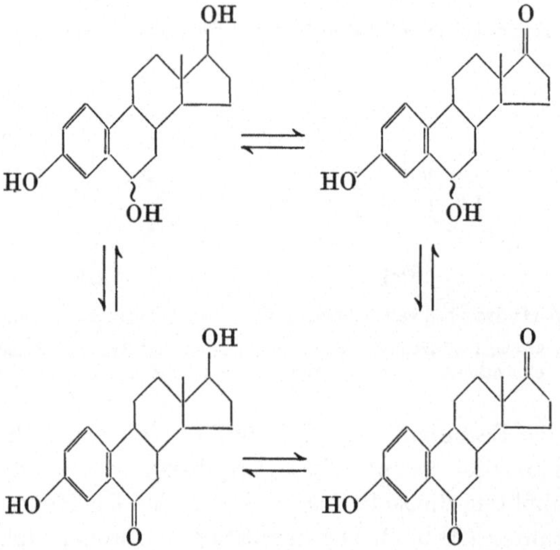

Abb. 5. Zwischenstoffwechsel 6-substituierter Oestrogene in Leberschnitten des Menschen

Oestrogenen sind die Gleichgewichte zwischen den Keto- und Hydroxylgruppen an den C-Atomen 6 und 17 in keinem Falle eindeutig zu Gunsten einer bestimmten Seite verschoben. Daraus kann geschlossen werden, daß 6-Hydroxy-oestradiol-(17 β), 6-Hydroxy-oestron, 6-Keto-oestradiol-(17 β) und 6-Keto-oestron normale Metaboliten des Oestrogenstoffwechsels beim Menschen sind; diese Voraussage dürfte natürlich nur dann zutreffen, wenn mindestens eine der genannten Verbindungen im menschlichen Organismus gebildet wird. Daß dies letztere der Fall ist, haben die Untersuchungen über die Biogenese der 6-substituierten Oestrogene gezeigt und wird außerdem durch die Isolierung von 6-Hydroxyoestron aus dem Schwangerenurin bestätigt.

Die hier mitgeteilten Ergebnisse machen deutlich, daß im Zwischenstoffwechsel der Oestrogene beim Menschen auch die 6-substituierten Verbindungen eine Rolle spielen. Eine Aussage über die biologische Bedeutung dieser Oestrogen-Derivate kann jedoch erst dann gemacht werden, wenn ihr Anteil an der Gesamt-Bildung der Oestrogene im Organismus sowie ihre relative biologische Wirksamkeit bekannt sind.

Die vorliegenden Untersuchungen wurden mit Unterstützung der Deutschen Forschungsgemeinschaft und des Kultusministers des Landes Nordrhein-Westfalen durchgeführt. Wir danken Herrn Professor Dr. M. Ehrenstein, University of

Pennsylvania, Philadelphia, für die großzügige Überlassung von 6α- und 6β-Hydroxy-$\varDelta^4$-androsten-3.17-dion und Fräulein G. PANGELS für ihre zuverlässige Mitarbeit.

Literatur

BREUER, H., L. NOCKE u. R. KNUPPEN: Naturwissenschaften **45**, 397 (1958).
— — — Hoppe-Seyler's Z. physiol. Chem. **315**, 72 (1959).
DORFMAN, R. I., and F. UNGAR: Metabolism of steroid hormones. Minneapolis: Burgess Publishing Co. 1953.
HAGOPIAN, M., and L. K. LEVY: Biochim. biophys. Acta **30**, 641 (1958).
MARRIAN, G. F.: Veröff. IV. Intern. Kongreß f. Biochemie, Wien 1958, Band IV, Seite 218.
MUELLER, G. C., and G. RUMNEY: J. Amer. chem. Soc. **79**, 1004 (1957).
RYAN, K. J.: J. biol. Chem. **234**, 268 (1959).

Diskussion

J. BIERICH (Hamburg):

Herr BREUER, Sie haben berichtet, daß Sie an C_6 hydroxylierte Oestrogene bei Inkubation synthetischer Oestrogene mit Leberhomogenaten von menschlichen Feten erhalten haben. Ich möchte zur Diskussion stellen, ob diese Form der Steroidhydroxylierung nicht eine Art der Inaktivierung darstellt, derer sich vor allem der Fetus bedient. COLLE u. Mitarb. haben im vorigen Jahr mitgeteilt, daß Neugeborene ungewöhnlich große Mengen 6β-Hydroxycortisol ausscheiden. Wir selbst haben im Neugeborenenurin eine bisher unbekannte starke 17-Ketosteroidfraktion aufgefunden, bei der an C_6 möglicherweise gleichfalls eine Hydroxylgruppe hängt.

Literatur

COLLE, E., R. A. ULSTROM, J. BURLEY and R. GUNVILLE: Vortrag auf dem 41. Kongreß der Endocrine Society, USA, 4. 6. 59, Atlantic City.
BIERICH, J. R.: Acta endocr. (Kbh.) Suppl. **31**, 232 (1957).

Aus dem Physiologisch-Chemischen Institut der Universität des Saarlandes
(Direktor: Prof. Dr. Dr. R. Ammon)

Temperaturmessungen bei einigen Laboratoriumstieren in Zusammenhang mit dem Follikelsprung

Von

R. Ammon und H. Schmidt

Mit 4 Abbildungen

Es ist als erwiesen anzusehen, daß der Anstieg der Basaltemperatur bei der Frau z. Z. des Follikelsprungs erfolgt und auf eine Progesteronwirkung zurückzuführen ist. Dies geht einerseits daraus hervor, daß die Phase mit erhöhter Basaltemperatur zeitlich mit der Progesteronwirkung zusammenfällt, wie sie im Vaginalabstrich und in der Endometriumbiopsie sichtbar ist (*1—16*). Die Progesteronkonzentration im Plasma und die Pregnandiolausscheidung im Harn folgen ziemlich eng der Temperaturkurve (*16—20*). Andererseits gelingt es, durch Injektion

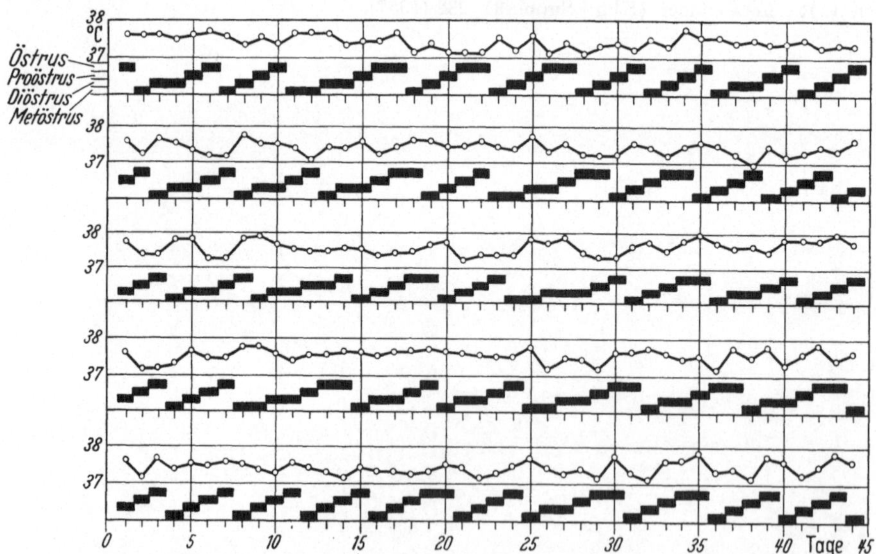

Abb. 1. Temperaturkurven von 5 normalen weiblichen Ratten in Beziehung zum Cyclus, dessen 4 Stadien schematisch wiedergegeben sind. Der Übersichtlichkeit wegen sind nur die Tagesmittelwerte der Temperatur aufgetragen

von Progesteron in physiologischen Dosen sowohl bei Frauen mit oder ohne Ovarium als auch bei Männern eine entsprechende Temperaturerhöhung zu erzielen (*21—37*).

In den vorliegenden Versuchen sollte nun festgestellt werden, ob bei Laboratoriumstieren die gleichen Verhältnisse vorliegen und ob diese temperatursteigernde Wirkung des Progesterons für eine einfache biologische Testung des Hormons geeignet ist. Zu diesem Zwecke wurden auf thermoelektrischem Wege die Körpertemperaturen von Ratten, Meerschweinchen und Kaninchen rektal gemessen, also von 3 Tierarten, die einen unterschiedlichen Sexualcyclus besitzen.

Der Cyclus der weiblichen Ratte, der bekanntlich eine Dauer von 4—7 Tagen hat, wurde an den charakteristischen Veränderungen im Vaginalabstrich verfolgt und in die üblichen Stadien — Prooestrus, Oestrus, Metoestrus und Dioestrus — eingeteilt. Am Ende des Oestrus erfolgt der Follikelsprung. Die Abb. 1 zeigt die Temperaturkurven in Beziehung zu diesen Cyclusphasen. Es läßt sich zwar ein mehrtägiger Rhythmus im Temperaturverlauf aber keine konstante Beziehung zu den cyclischen Vaginalveränderungen erkennen. Dabei ist allerdings zu berücksichtigen, daß die Körpertemperatur der Ratte auch in konstanter Umgebungstemperatur starken Schwankungen unterliegt, so daß hormonale Einflüsse leicht verdeckt werden können.

Von verschiedener Seite wird auch die Auffassung vertreten, daß das Corpus luteum der Ratte während eines normalen Cyclus nicht voll funktionsfähig ist,

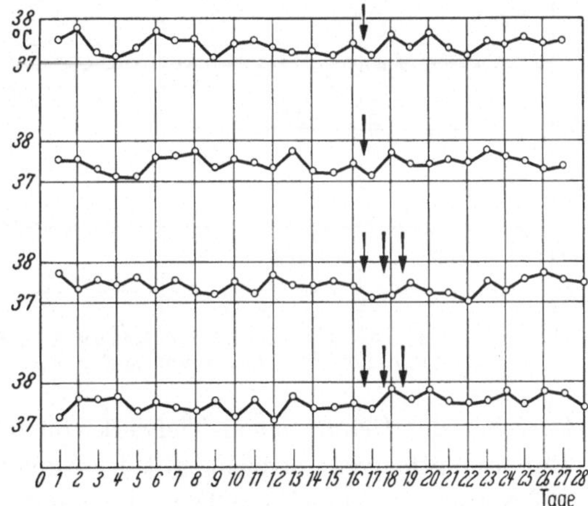

Abb. 2. Temperaturkurven von 4 kastrierten Rattenweibchen (Tagesmittelwerte) unter 1- bzw. 3 tägiger Behandlung mit tgl. 1 mg Progesteron. Die Injektionen erfolgten an den mit Pfeil gezeichneten Tagen

sondern daß erst nach vollzogener Kopulation eine wirksame Progesteronbildung einsetzt. Wir fanden aber auch an Rattenweibchen nach der Kopulation und im Verlaufe der Trächtigkeit keine eindeutige Temperaturerhöhung. Ferner ergaben Messungen an kastrierten Rattenweibchen, daß die Kastration das Temperaturniveau nicht verändert.

Die Abb. 2 zeigt, daß durch eine Progesteronbehandlung bei kastrierten Rattenweibchen die Temperatur nicht beeinflußt wird. Das gleiche gilt auch für normale Rattenweibchen sowie für normale und kastrierte Männchen. Auch die Zufuhr von Choriongonadotropinen veränderte nicht die Temperatur bei normalen oder kastrierten Ratten.

Als weiteres Versuchstier benutzten wir das weibliche Meerschweinchen, dessen 15 tägiger Cyclus leicht an den Veränderungen der Vaginalmembran verfolgt werden kann, die sich nur zur Zeit des Follikelsprungs für 2—3 Tage öffnet. Cyclische Temperaturveränderungen konnten wir bei dieser Tierart nicht erkennen. Auch hier hatte die Progesteronzufuhr keinen Einfluß auf die Körpertemperatur.

Unser 3. Versuchstier, das weibliche Kaninchen, hat bekanntlich keinen spontanen Cyclus, da bei ihm der Follikelsprung erst durch die Kopulation ausgelöst wird. Die Abb. 3 zeigt die Temperaturkurven von weiblichen Kaninchen, bei denen Kopulationen durchgeführt wurden. Es kommt auch hier nach der Kopulation, also nach dem Follikelsprung nicht zu einer Temperaturerhöhung. Bemerkenswert ist aber, daß ab Mitte der Trächtigkeit das Temperaturniveau stetig absinkt und

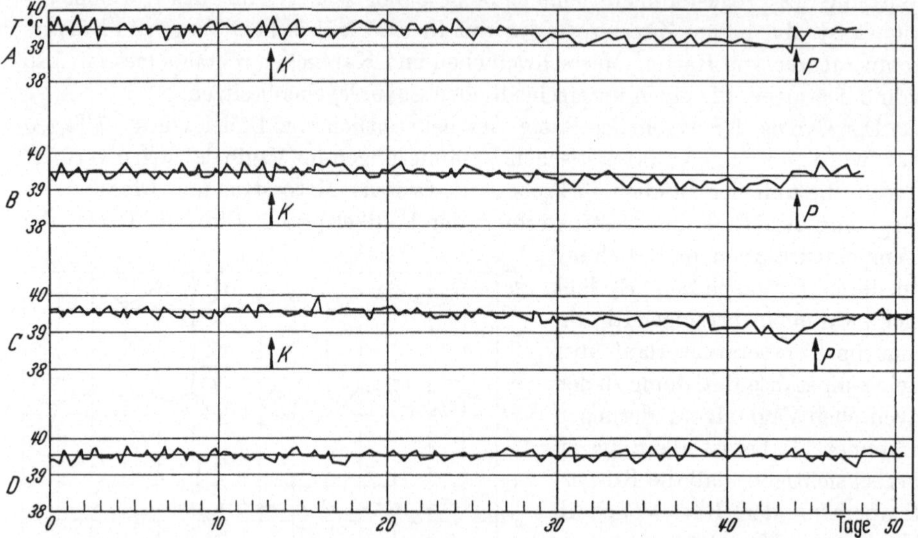

Abb. 3.: Temperaturverlauf bei 3 trächtigen Kaninchen (A, B C) und einem Kontrolltier (D). K=Kopulation, P=Partus. In Höhe des Temperaturdurchschnitts der Vorperiode ist eine Grundlinie eingezeichnet

kurz vor der Geburt einen Tiefwert von ungefähr 0,5° C unter dem normalen Durchschnittsniveau erreicht. Mit der Geburt steigt dann die Temperatur wieder auf Normalwerte an. Diese Temperatursenkung ist um so auffallender als gerade während dieser Phase eine starke Steigerung des respiratorischen Stoffwechsels

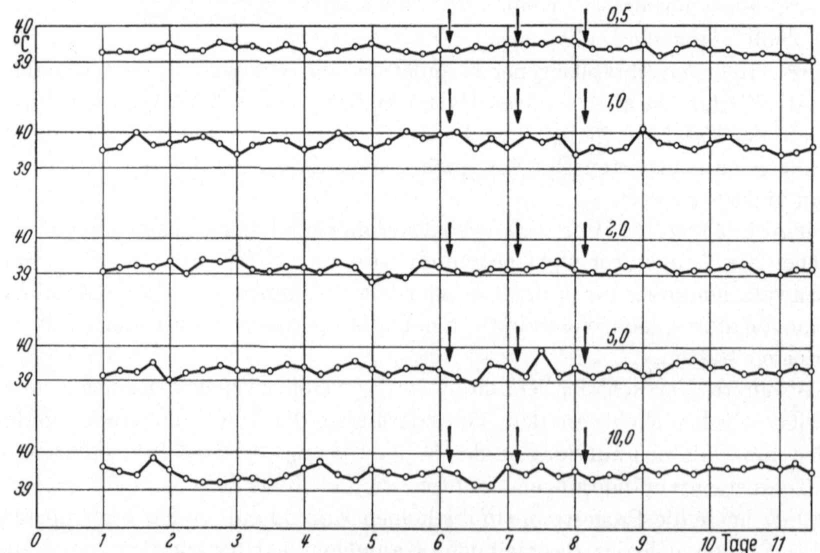

Abb. 4. Temperaturverlauf bei 5 normalen weiblichen Kaninchen, denen 3 Tage lang 0,5—10 mg Progesteron pro die injiziert wurden

besteht. Wodurch diese Erscheinung hervorgerufen wird, konnten wir vorerst nicht klären. Injektionen von Progesteron beim normalen Kaninchen führen nicht zu einer Temperaturveränderung, wie die Abb. 4 zeigt. Auch die Oestrogene scheinen in diesem Zusammenhang keine Rolle zu spielen: Aus eigenen Bestimmungen wissen wir, daß in der Ausscheidung der Harnoestrogene beim Kaninchen kein wesentlicher Unterschied zwischen erster und zweiter Trächtigkeitshälfte besteht. Auch führten Oestrogengaben beim normalen Kaninchen nicht zu einer Temperaturveränderung. Die Zufuhr von Choriongonadotropin, das ja beim Kaninchen den Follikelsprung auslöst, hatte keinen entsprechenden Einfluß auf die Körpertemperatur.

Aus diesen Versuchen ist also der Schluß zu ziehen, daß Progesteron bei den untersuchten Tieren, nämlich Ratten, Meerschweinchen und Kaninchen im Gegensatz zum Menschen offenbar keine temperatursteigernde Wirkung besitzt. Worauf die von uns festgestellte Temperatursenkung in der zweiten Trächtigkeitshälfte beim Kaninchen zurückzuführen ist, konnte nicht geklärt werden.

Literatur

1. RUBENSTEIN, B. B.: Amer. J. Physiol. 119, 635 (1937).
2. — and D. B. LINDSLEY: Proc. Soc. exp. Biol. (N. Y.) 35, 618 (1937).
3. — Ohio St. med. J. 35, 1066 (1939).
4. BENEDEK, T., and B. B. RUBENSTEIN: Psychosom. Med. 1, 245 (1939).
5. MOQUOT, P., et R. PALMER: Presse méd. 48, 305 (1940).
6. PALMER, A.: Surg. Gynec. Obstet. 75, 768 (1942).
7. D'AMOUR, F. E.: J. clin. Endocr. 3, 41 (1943).
8. MARTIN, P. L.: Amer. J. Obstet. Gynec. 46, 53 (1943).
9. TOMPKINS, P.: J. Amer. med. Ass. 124, 698 (1944).
10. POMMERENKE, W. T., and E. VIERGIVER: J. clin. Endocr. 6, 99 (1946).
11. — Amer. J. Obstet. Gynec. 52, 1023 (1946).
12. REIMANN, H. A.: J. Amer. med. Ass. 132, 144 (1946).
13. DÖRING, G. K.: Pflügers Arch. ges. Physiol. 250, 694 (1948).
14. — Ärztl. Forsch. 6, 13 (1952).
15. NOYES, R. W., and J. O. HAMAN: Fertil. and Steril. 4, 504 (1953).
16. KALANT, N., C. J. PATTEE, G. W. SIMPSON and M. HENDELMAN: Fertil. and Steril. 7, 57 (1956).
17. MACK, H. C., A. E. PARKS and M. McDONALD: J. clin. Endocr. 9, 234 (1949).
18. ROGERS, J., and S. H. STURGIS: J. clin. Endocr. 10, 89 (1950).
19. FISCHER, R. H.: Obstet. and Gynec. 3, 615 (1954).
20. ORBES, T. R.: Amer. J. Obstet. Gynec. 60, 180 (1950).
21. PALMER, R., et J. DEVILLERS: C. R. Soc. franç. Gynéc. 9, 60 (1939).
22. BARTON, M., and B. P. WIESNER: Lancet 1945 II, 671.
23. TOMPKINS, P.: Amer. J. Obstet. Gynec. 51, 876 (1946).
24. VALLE, G.: Ginaecologia (Basel) 13, 532 (1947).
25. BUXTON, C. L., and W. B. ATKINSON: J. clin. Endocr. 8, 544 (1948).
26. DAVIS, M. E., and N. W. FUGO: J. clin. Endocr. 8, 550 (1948).
27. WEGHAUPT, K.: Klin. Med. 5, 19 (1950).
28. DÖRING, G. K., H. H. LÖSCHKE u. B. OCHWADT: Pflügers Arch. ges. Physiol. 252, 216 (1950).
29. MAGALLON, D. T., and W. H. MASTERS: J. clin. Endocr. 10, 511 (1950).
30. OBER, K. G., u. M. WEBER: Klin. Wschr. 1951, 53.
31. DÖRING, G. K., u. E. SCHÄFERS: Med. Klin. 1952, 148.
32. OBER, K. G.: Klin. Wschr. 1952, 357.
33. KAISER, R.: Klin. Wschr. 1954, 495.
34. COHEN, M. R., R. FRANK, M. H. DRESNER and J. J. GOLD: Amer. J. Obstet. Gynec. 72, 1103 (1956).
35. PERLMAN, R. M.: J. Geront. 5, 26 (1950).
36. ROTHCHILD, I., and A. BARNES: Endocrinology 50, 485 (1952).
37. GOODLAND, R. L., I. G. RAYNOLDS, A. B. McCORD and W. T. POMMERENKE: Fertil. and Steril. 4, 300 (1953).

Aus der Univ. Frauenklinik Gießen (Direktor: Prof. Dr. R. Kepp)

Der Einfluß der Steroide und Gonadotropine auf die contractile Potenz

Von

Helmut Wagner

Kontraktion und Relaxation der menschlichen Uterusmuskulatur werden zusätzlich auch hormonal gesteuert. Ein menschlicher Uterus bar jedes hormonalen Einflusses zeigt weder eine Spontanmotilität noch ein Ansprechen auf kontraktionsfördernde Impulse. Ein Maximum an muskulärer Aktivität erreicht der Uterus aber erst während der Wehentätigkeit (Geburt) und im Wochenbett. Als potentielle Kräfte für die Kontraktionsleistung unter der Geburt werden während der Gravidität in zunehmendem Maße contractile Proteine und energiereiche Phosphate (Energiedonatoren) im Muskelgewebe aufgebaut sowie der Glykogengehalt und die Sauerstoffzufuhr vermehrt. Gleichzeitig besteht eine „Aktivitätsblockade" als Schutzmechanismus, die insbesondere aus einer hormonal bedingten Hemmung der Kontraktilität des Muskels durch Erhöhung der Reizschwelle, einer Änderung der nervösen Tonussteigerung und einer Oxytocinase-Aktivierung resultiert.

Die Reaktionsfähigkeit des Uterusmuskels schwankt in artgebundenen Grenzen zwischen einer minimalen und maximalen Verkürzungs- und Verlängerungsamplitude. Das Maß der Reaktionsfähigkeit wird bestimmt von der Reizgröße, von den hormonal und konstitutionell bedingten Muskelfaserlängen, d. h. von der den Grundtonus bestimmenden Bauform der Muskelelemente und von zentralgesteuerten Funktionstonuseinflüssen. In dem Reaktionsverhalten des Uterusmuskels in situ sind auch unerwartete „inverse" Reizbeantwortungen bekannt, die auf übergeordneten Funktionstonuseinflüssen beruhen und durch Evipannarkose (= Wegfall der zentral-nervösen Steuerungseinflüsse) regelmäßig ausschaltbar sind.

Methode

Um Fehlreaktionen der sensiblen, launenhaften Uterusmuskulatur durch unberechenbare und unerwünschte Faktoren (= Summe der nervösen und humoralen Tonuseinflüsse) zu vermeiden, wurde als Testobjekt bei unseren hier mitzuteilenden Untersuchungen nicht das Organ in situ, sondern der isolierte Muskelstreifen vom Meerschweinchen und Menschen in einer modifizierten Magnus-Kehrer-Apparatur gewählt. Die Muskelkontraktionen wurden gewissermaßen in isotonischer Versuchsanordnung (Tyrode-Lösung) bei sehr leichter Belastung (250 mg) und 10facher Hebelübertragung auf einer elektrischen Rußtrommel mit

Zeitschreibung registriert. Als Testsubstanzen dienten wasserlösliches Oestronsulfat, Progesteron, Prednisolon und Serumgonadotropin bzw. Choriongonadotropin.

Ergebnisse[*]

1. Oestrogen, Progesteron und Prednisolon

Die Oestrogene wandeln das Motilitätsbild der Oxytocinreaktion synergistisch ab. Der zusätzliche positive Kontraktionseffekt an der oestrogenstimulierten Muskulatur wird durch Höhe und Form der Kontraktionsamplituden bestimmt, die über eine optimale Erregbarkeit, maximale Arbeitskapazität und Muskelspannung und über eine Senkung des Funktionstonus erreicht werden. Diese Oestrogeneffekte sind nur am Oxytocinsensibilisierten bzw. nur unter Oxytocin arbeitenden Muskelpräparat auslösbar und können dann stundenlang anhalten. Oestrogene fördern also die Uterusmotilität im allgemeinen und die wehenartigen Kontraktionen im besonderen, indem sie die contractile Potenz des Uterusmuskels ausnutzen helfen. Das setzt voraus, daß die Oestrogene offenbar die Erregbarkeit optimal und die Arbeitskapazität und Muskelspannung maximal werden lassen. Außerdem wird durch die Synchronisation der erregenden Impulse bei der Oestrogen-stimulierten Uterusmuskulatur eine bessere Utilisation und Rentabilität der Uterusleistung erreicht. Somit üben die Oestrogene neben Bauveränderungen auch motorische Wirkungen an der Uterusmuskulatur aus.

Prednisolon erhöht im Gegensatz zum Oestrogen erst nach einem gewissen zeitlichen Intervall zusätzlich die Oxytocinreaktion. Die das Oxytocin potenzierende Wirkung des Prednisolon kann zu einer fixierten Dauerverkürzung ohne auch nur kurzfristige Relaxation führen. Auch der Funktionstonus ist durch Prednisolon im Gegensatz zum Oestrogen deutlich höher. Oft ist die Dauer der Einzelkontraktion nach Prednisolon etwas länger und dadurch die Wehenfrequenz langsamer. Bei der Kombination von gleichen Mengen Oestrogen + Prednisolon überwiegt der Oestrogeneffekt auf den Funktionstonus und die Prednisolonwirkung auf die Wehenfrequenz. So ist die musculotrope Wirkung des Prednisolon derjenigen der Oestrogene vergleichbar, wenn auch gewisse qualitative und quantitative Unterschiede hinsichtlich Tonuslage und Intensität der Reizbeantwortung gegenüber den Oestrogenen bestehen.Trotz der Oestrogen-ähnlichen, Oxytocin-potenzierenden Wirkung ist die Rentabilität der Uterusleistung unter Prednisoloneinfluß wesentlich schlechter. Der superponierte Kontraktionseffekt des Prednisolon kann entweder zu einem fast vollkommenen Tetanus führen oder nur amplitudenniedere Kontraktionen bei hoher Funktionstonuslage zulassen.

Die Verminderung der Muskelkontraktion durch bestimmte Substanzen wird z. T. als Folge einer Desensibilisierung des Muskels für das Kalium-Ion interpretiert. Ob das Progesteron zu dieser Substanzgruppe gehört, wird nicht einheitlich diskutiert. Es ist jedoch erkennbar, daß die Intensität des Oxytocinreizes am Oestrogen-stimulierten Uterusmuskel durch Progesteron wesentlich abgeschwächt werden kann. Auch am menschlichen Uterusmuskelstreifen erweist sich Progesteron als motilitätshemmend. Die Kontraktionsneigung erlischt vorübergehend völlig, so daß fast ein Oxytocin- und Oestrogen-antagonistischer Effekt angenommen werden

---

[*] Die ausführlichen Ergebnisse und Abbildungen erscheinen in Z. Geburtsh. **156,**257 (1961)

könnte. Nach einer passageren Ruhigstellung tritt wieder eine schwache Oxytocinreaktion auf. Diese progesteronbedingte Refraktärstellung gegenüber dem Oxytocin und die Abhängigkeit der Abschwächung der Oxytocin- und Oestrogen-Reaktion von der Progesteronmenge ist in der gewählten Versuchsanordnung reproduzierbar. Die optimale Wirkdosis an Progesteron muß jedoch die Oestrogenmenge offenbar um das 2—3fache übersteigen. Dabei sind an artverschiedenen Testorganen auch gegensätzliche, paradoxe Progesteron-Effekte bekannt.

2. Serumgonadotropin und Choriongonadotropin

In Anlehnung an bereits bekannte Untersuchungen über musculotrope und uterussedierende Eigenschaften der Gonadotropine, die teils bejaht, teils verneint werden, wird der Uterotonus und die Motilität mit Serum- und Choriongonadotropinen verschiedener Provenienz geprüft. Die reine gonadotrope Substanz hatte auf die Spontanmotilität, den Funktionstonus und die Oxytocinreaktion keinen Einfluß. Dagegen erwies sich der zugehörige Lösungsvermittler eines bestimmten Choriongonadotropins als musculotrop und führte zu einer reversiblen Relaxation, absoluten Ruhigstellung und Refraktärstellung gegenüber Oxytocin.

Aus dem Institut für Experimentelle Endokrinologie der Charité, Berlin
(Direktor: Prof. Dr. W. Hohlweg)

Untersuchungen über den Rebound-Effekt nach kombinierter Glucocorticoid-ACTH-Zufuhr

Von

U. Laschet, W. Hohlweg und D. Bilz

Mit 4 Abbildungen

Im letzten Jahr berichteten wir über quantitative Untersuchungen zur Aufhebung der glucocorticoidbedingten Nebennierenrindenatrophie durch ACTH. Wir stellten fest, daß sich die durch 10 tägige Verabfolgung von täglich 1 mg Cortisonacetat bei erwachsenen Rattenmännchen hervorgerufene NNR-Atrophie durch simultane Gabe von 2 IE Depot-ACTH verhindern läßt (*1*, *2*, *3*).

Wir vertraten die Meinung, daß die simultane Verabfolgung eines peripheren und seines übergeordneten glandotropen Hormons auch hinsichtlich der corticotropen Aktivität des HVLs die Verkopplung zweier bekannter Phänomene zur Folge haben muß: Durch exogene Glucocorticoide wird die corticotrope Funktion gehemmt. Durch exogenes ACTH wird die NNR stimuliert; die durch ACTH-Stimulierung sezernierten Glucocorticoide wirken zusätzlich hemmend auf die corticotrope Funktion ein. Nach Abbruch der kombinierten Glucocorticoid-ACTH-Zufuhr kommt es zunächst durch das schnelle Absinken des Blutspiegels an exogenen Glucocorticoiden zur verstärkten Corticotropinsekretion im Sinne des Rebound-Effektes. Durch den gleichzeitigen Entzug des exogenen ACTHs wird die ACTH-stimulierte Glucocorticoidsekretion allmählich vermindert, woraus eine weitere, zeitlich verzögerte und geringere Stimulierung der corticotropen Aktivität im Sinne des von Dörner beschriebenen Overproduction-Effekts (*4*) erfolgen muß.

Die inzwischen durchgeführten Tierexperimente bestätigen die Richtigkeit dieser Annahme:

In parallelen Versuchsserien erhielten je 90 Rattenmännchen im Gewicht von 100—120 g täglich 1 mg Cortisonacetat bzw. 1 mg Cortisonacetat + 2 IE Depot-ACTH 10 Tage lang subcutan injiziert. 30 Tiere dienten als Kontrollen. Vom 3. Tag nach Beendigung der Hormonzufuhr an wurden in 7 tägigen Intervallen jeweils 10 Tiere beider Versuchsgruppen getötet, Nebennieren und Thymi frisch präpariert und gewogen. Eine Nebenniere wurde jeweils zur Ascorbinsäurebestimmung verwendet, die zweite nach Sudan-III-Färbung histologisch untersucht.

Tabelle 1 zeigt die Mittelwerte und Standardabweichungen der Nebennierengewichte der einzelnen Versuchsgruppen.

Tabelle 1

	1 mg Cortisonacetat		1 mg Cortisonacetat + 2 IE Depot-ACTH		0,2 ml Aqua dest.	
	absolutes NN-Gewicht	NN-Gewicht/ 100 g Körpergewicht	absolutes NN-Gewicht	NN-Gewicht/ 100 g Körpergewicht	absolutes NN-Gewicht	NN-Gewicht/ 100 g Körpergewicht
3. Tag	$16,9 \pm 3,2$	$17,6 \pm 3,9$	$30,2 \pm 3,2$	$30,7 \pm 3,9$	$30,4 \pm 6,0$	$21,2 \pm 4,7$
10. Tag	$19,7 \pm 3,6$	$20,0 \pm 1,5$	$38,1 \pm 5,0$	$38,9 \pm 11,5$		
17. Tag	$27,3 \pm 3,2$	$17,0 \pm 1,5$	$31,0 \pm 4,5$	$29,0 \pm 6,3$		
24. Tag	$28,5 \pm 5,6$	$18,8 \pm 2,2$	$35,3 \pm 3,3$	$24,2 \pm 3,9$		
32. Tag	$32,0 \pm 5,8$	$20,8 \pm 6,0$	$37,0 \pm 3,7$	$26,4 \pm 4,7$	$31,9 \pm 5,6$	$20,3 \pm 4,3$
38. Tag	$35,5 \pm 5,7$	$17,3 \pm 2,1$	$34,8 \pm 5,8$	$21,2 \pm 2,3$		
45. Tag	$36,1 \pm 5,1$	$18,5 \pm 2,9$	$40,0 \pm 8,8$	$25,1 \pm 3,1$		
52. Tag	$33,7 \pm 6,9$	$19,4 \pm 2,8$	$40,5 \pm 7,5$	$20,2 \pm 2,4$	$37,3 \pm 5,3$	$19,5 \pm 1,9$

Diese ermittelten Unterschiede veranschaulicht Abb. 1.

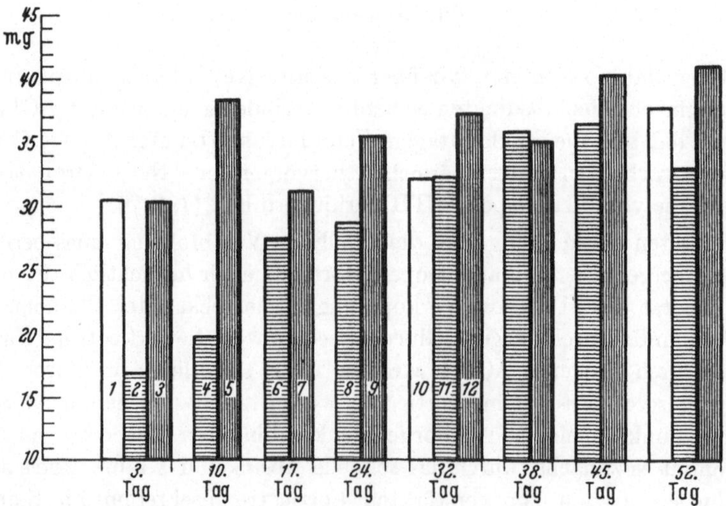

Abb. 1. Nebennierengewicht in mg ($\bar{x}$). ▢ Kontrollen, ▤ 1 mg Cortisonacetat, 10 Tage lang subcutan. ▦ 1 mg Cortisonacetat + 2 IE Depot-ACTH 10 Tage lang subcutan

In Bestätigung unserer früheren Versuchsergebnisse glichen 2 IE Depot-ACTH die Wirkung von 1 mg Cortisonacetat aus. Wie die am 3. Tag ermittelten Werte zeigen, verminderte sich das Nebennierengewicht nach Cortison allein fast auf die Hälfte. Am 11. Tag nach Absetzen der Hormonzufuhr ist das Gewicht der Nebennieren nach alleiniger Cortison-Gabe nur wenig, nach kombinierter Behandlung hingegen weit über das der Kontrollen hinaus angestiegen. Die Nebennierengewichtsdifferenzen der Gruppen 1:2, 2:3, 3:4, 3:5 und 4:5 sind höchst signifikant ($P < 0,001$). Zwischen den Gruppen 6 und 7 bestehen keine signifikanten Unterschiede. Der Rebound-Effekt durch Entzug des exogenen Cortisons bei kombinierter Behandlung klingt also offensichtlich zum 17. Tag hin ab.

Die Differenzen zwischen den Gruppen 8 und 9 und 10:12 bzw. 11:12 sind signifikant, jedoch liegt P nur zwischen 0,05 und 0,01. In diesen höheren Nebennierengewichten nach kombinierter Behandlung manifestiert sich der Overproduction-Effekt, von dem wir von vornherein eine schwächere Signifikanz erwarteten.

Vom 38. Tag an waren die Nebennierengewichte aller Versuchs- und Kontrolltiere ohne signifikante Differenzen. Eine wesentliche Steigerung der Nebennierengewichte über die Norm nach alleiniger Cortison-Behandlung konnten wir nicht beobachten.

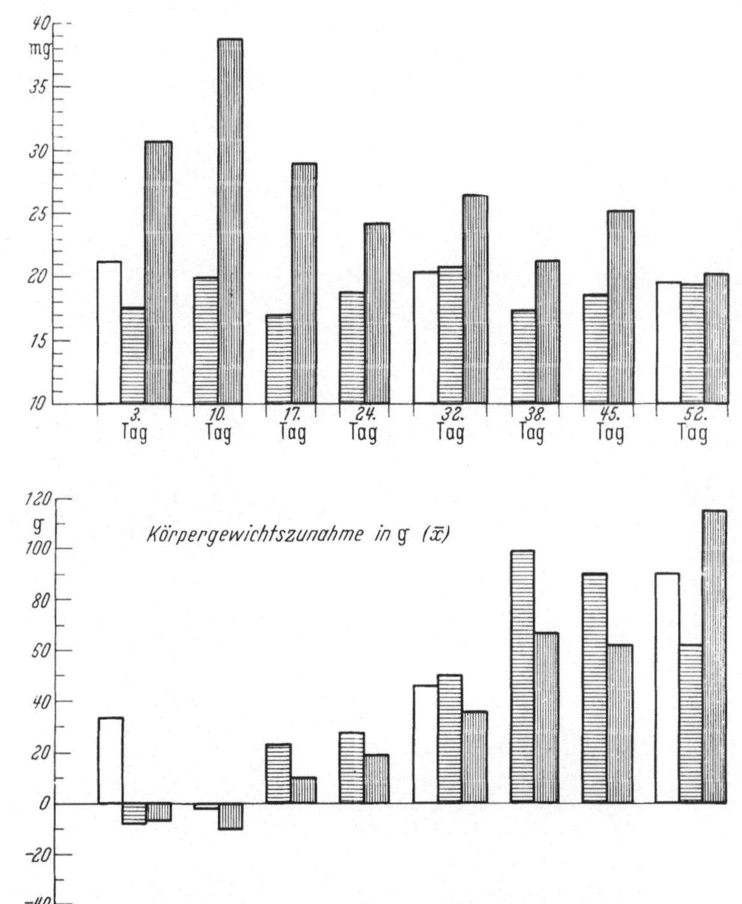

Abb. 2. Nebennierengewicht / 100 g, Körpergewicht (x̄). ☐ Kontrollen, ▤ 1 mg Cortisonacetat, 10 Tage lang subcutan, ▥ 1 mg Cortisonacetat + 2 IE Depot-ACTH, 10 Tage lang subcutan

Abbildung 2 zeigt die pro 100 g Körpergewicht berechneten Nebennierengewichte im Zusammenhang mit den Körpergewichtsveränderungen. Glucocorticoide führen bei der Ratte in Abhängigkeit von der Dosierung zu Gewichtsverlust. Für die kombiniert behandelten Tiere läßt sich aus der Darstellung ablesen, daß eine stärkere Glucocorticoidwirkung vorhanden sein muß.

Die histologische Untersuchung der Nebennieren ergab analoge Befunde. Die Abb. 3 zeigt links oben die NNR eines Kontrolltieres, daneben eine NNR am 3. Tag nach 10 tägiger Cortisonbehandlung: Sie ist wesentlich schmaler, die sudanophobe Zone erheblich verbreitert. Hingegen ist daneben die NNR nach kombinierter Behandlung am 3. Tag gegenüber den Kontrollen eher verbreitert. Typisch für die ACTH-Wirkung, ist eine sudanophobe Zone nicht nachzuweisen. Die Lipoide sind gleichmäßig über die ganze Rinde verteilt. Entsprechend den ermittelten Nebennierengewichten und der daraus zu folgernden hormonellen Aktivität des HVLs bzw. der exogenen ACTH-Wirkung veränderte sich das Bild am 10. (Abb. 3, unten), 17. (Abb. 4, oben) und 24. Tag (Abb. 4, unten) nach Absetzen der Hormonzufuhr. Danach entsprachen die histologischen Bilder den Kontrollen.

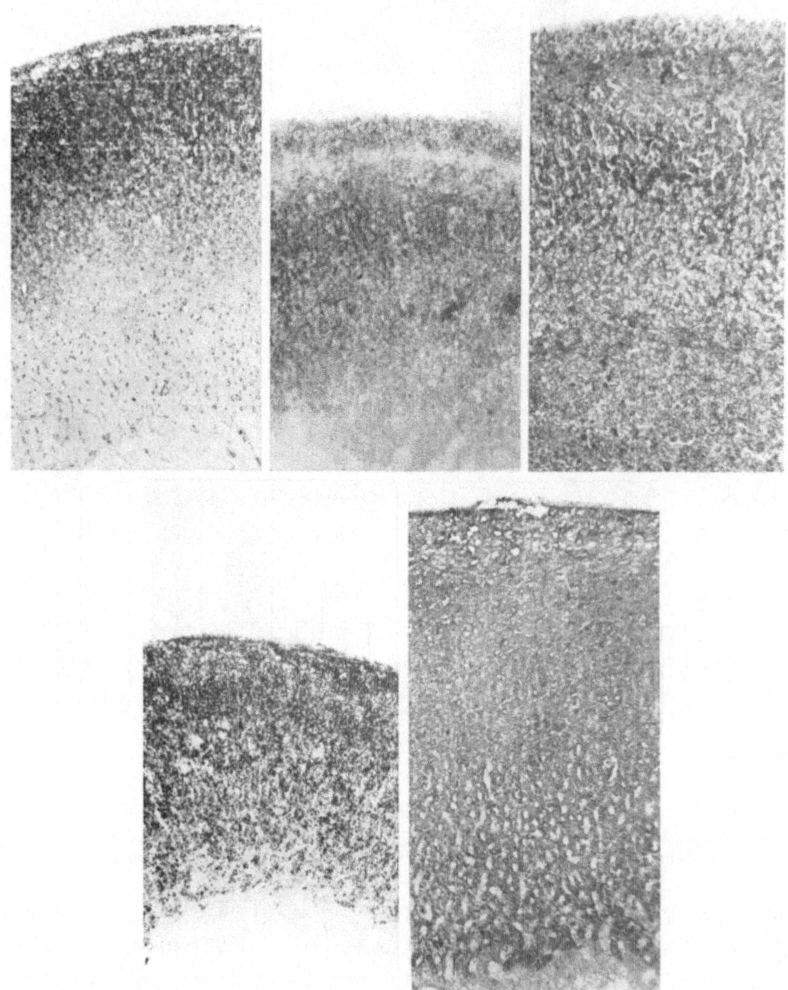

Abb. 3. (Vergrößerung 1:70)

Die Thymusgewichte waren größeren Schwankungen unterworfen, spiegelten jedoch weitgehend die der Hormonzufuhr und den Nebennierenveränderungen entsprechende Glucocorticoidsekretion wider.

Wie schon früher beschrieben, war der Ascorbinsäuregehalt der Nebennieren am 3. Tag nach Cortisonbehandlung bis fast auf die Hälfte der Kontrollwerte vermindert, während die kombiniert behandelten Tiere normale oder erhöhte Werte zeigten. Am 10. Tag war nach kombinierter Behandlung wesentlich mehr Ascorbinsäure als bei allen anderen Gruppen zu finden; nach Cortison allein entsprachen die Werte denen der Kontrollen.

Nach dem 10. Tag waren keine wesentlichen Abweichungen von der Norm zu beobachten.

Aus den vorgetragenen Versuchsergebnissen läßt sich folgern, daß sich durch simultane Gabe von Glucocorticoiden und ACTH die Atrophie der NNR und damit ein Verlust an funktionsfähigen Zellen verhindern läßt. Dadurch muß die einzelne Zelle nach Abbruch einer kombinierten Glucocorticoid-ACTH-Zufuhr nicht zu einer so hohen Leistung angeregt werden, wie nach Abbruch einer alleinigen Glucocorticoidzufuhr, da im letzteren Fall sich die funktionsuntüchtigeren Zellen erst wieder erholen müssen, ehe eine überschüssige Hormonproduktion zu erwarten ist. Zusätzliche Untersuchungen über den Corticoidgehalt von Nebennieren und Blutplasma sind zur Zeit im Gang und werden Aufschluß darüber geben, ob die Steroidproduktion der Nebennieren sich entsprechend den ermittelten Nebennierengewichten verhält und ebenfalls die Kopplung von Rebound- und Overproduction-Effekt nach kombinierter Glucocorticoid-ACTH-Zufuhr bestätigt.

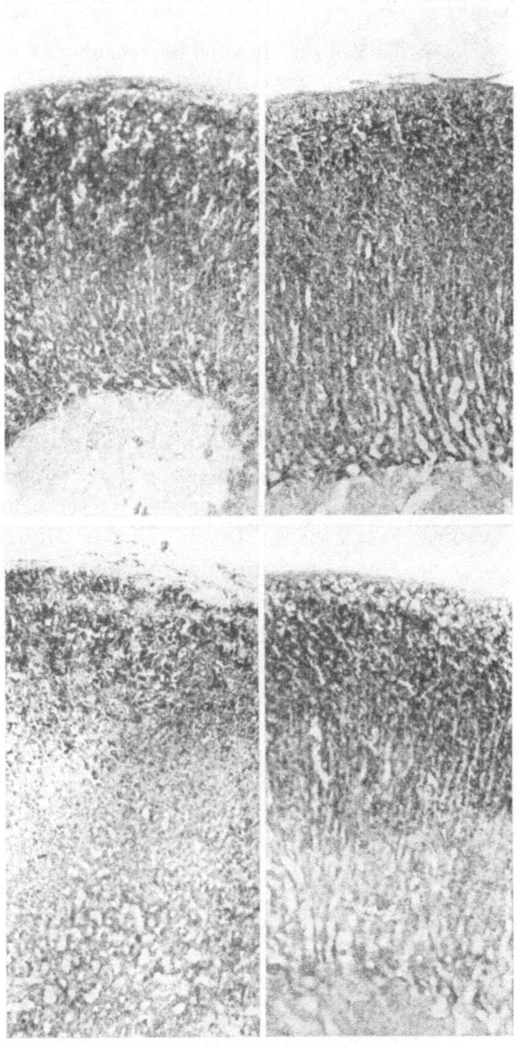

Abb. 4. (Vergrößerung 1:70)

Literatur

1. HOHLWEG, W., U. LASCHET u. CH. CZECZATKA: Naturwissenschaften **45**, 368 (1958).
2. LASCHET, U., W. HOHLWEG u. CH. CZECZATKA: Endokrinologie **37**, 293 (1959).
3. HOHLWEG, W. und U. LASCHET: Acta Endocr. **32**, 437 (1959).
4. DÖRNER, G. u. W. HOHLWEG: Endokrinologie **36**, 40 (1958); Zbl. Gynäk. **80**, 1471 (1958).

Aus der Medizinischen und Nervenklinik der Justus Liebig-Universität Gießen
(Direktor: Prof. Dr. Dr. H. Bohn)

Die Funktionsanpassung der Nebennierenrinde an die durch Androgene induzierten Wachstumsvorgänge

Von

O. Weller

Mit 3 Abbildungen

Während der männlichen Pubertät, die durchschnittlich 4—5 Jahre dauert, erhöht sich die Harnausscheidung der 17-Hydroxysteroide sowie die β-Fraktion der 17-Ketosteroide nach eigenen Untersuchungen (Weller) und denen von Samuels, Forsham u. Mitarb., Ely u. Mitarb., Gardner u. Mitarb. um etwa 100%; der Gewichtsanstieg der Nebenniere ist in dieser Zeit steiler als in der Vorpubertät. Nach Abschluß der puberalen Reifungsvorgänge, im Erwachsenenalter, nimmt die Steroidausscheidung und das Organgewicht nur noch gering zu (Abb. 1).

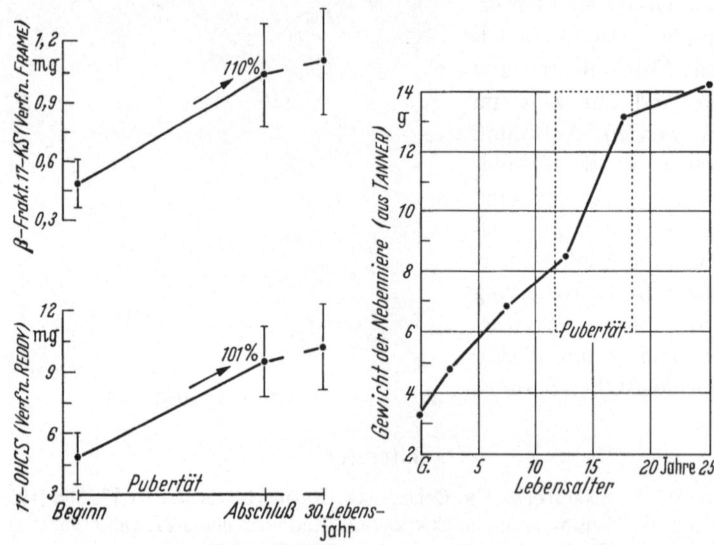

Abb. 1. Ausscheidungshöhe der 17-Hydroxysteroide und der β-17-Ketosteroide bei Beginn und Abschluß der Pubertät sowie im Erwachsenenalter. Gewicht der Nebenniere von der Geburt bis zum 25. Lebensjahr

Bei alleiniger Berücksichtigung des *chronologischen* Alters zwischen 12 und 18 Jahren und Vernachlässigung des individuellen Reifungszustandes, der innerhalb dieser Altersklassen bekanntlich stark variieren kann, hat der Anstieg der jahrgangsbezogenen Kollektivmittelwerte der Harnsteroide einen fast linearen Verlauf (TALBOT u. Mitarb., BIERICH u. Mitarb., WELLER).

Bei 10 männlichen Jugendlichen, die vom Reifebeginn bis zum annähernden Pubertätsabschluß $3^1/_2$ Jahre lang in regelmäßigen Abständen untersucht wurden, konnten wir nun feststellen, daß bei der Mehrzahl der Fälle die Zunahme der Corticoide und der β-17-Ketosteroide während des Reifeablaufes *nicht gleichmäßig* erfolgt, sondern etwa in der Mitte der Pubertät deutlich stärker ist als zu Anfang und bei ihrer Beendigung. Die bei allen Fällen gleichzeitige Feststellung des somatischen Entwicklungszustandes ergab, daß eine *phasenhafte Steigerung der Steroidausscheidung* in der Zeit eintritt, in der sich die maßgeblichsten, durch Androgene induzierten Wachstumsvorgänge am Organismus, wie der sog. *„Längenspurt"* und der *stärkste Zuwachs der Muskelmasse*, vollziehen. Die Funktionserhöhung der Nebennierenrinde geht dabei in zeitlicher wie auch in quantitativer Hinsicht dem Ablauf und dem Ausmaß der puberalen Entwicklungsprozesse konform.

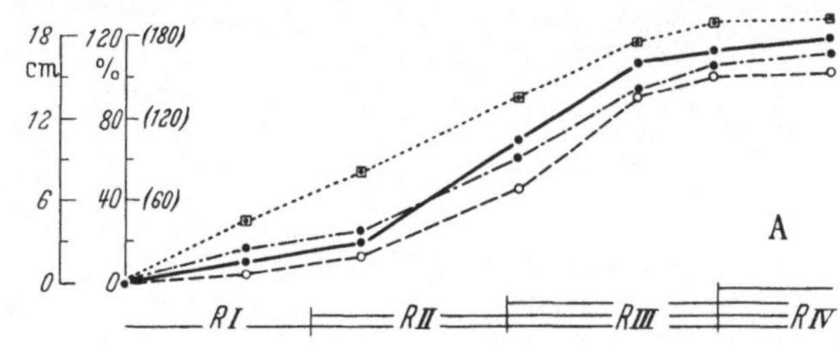
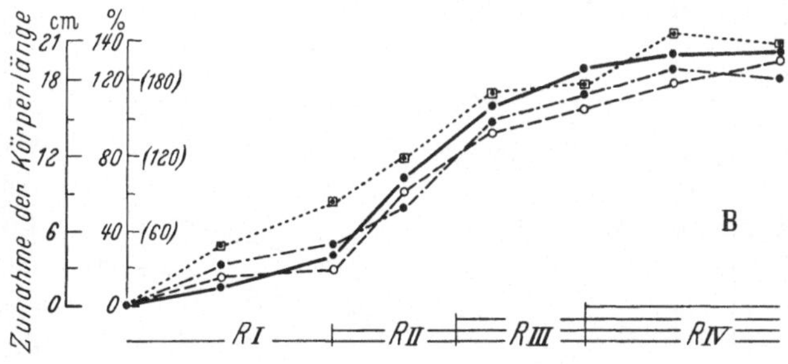
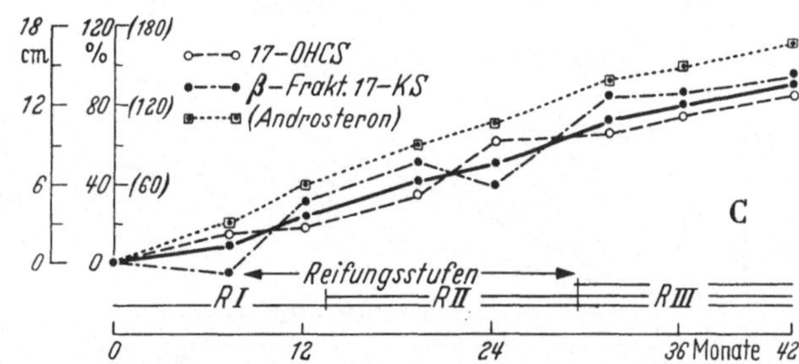

Abb. 2. Anstieg der Körperlänge und prozentuale Zunahme der Harnsteroidausscheidung während individueller Pubertätsverläufe (s. Text)

Diese Feststellungen seien durch folgende typischen Beispiele, die die bei unseren Fällen angetroffenen Varianten im Entwicklungstempo berücksichtigen, belegt (s. Abb. 2):

A) gibt einen Pubertätsverlauf wieder, wie wir ihn bei 6 von 10 Jugendlichen gefunden haben, und den wir deshalb als „Normaltyp" bezeichnen möchten. Das Diagramm läßt erkennen, daß 14 Monate nach Pubertätsbeginn, während der Reifungsstufe II ein „Längenspurt" von 12,5 cm (= etwa 60% der Gesamtlängenzunahme während der Pubertät) einsetzte, dem ein Anstieg der 17-Hydroxysteroide von 6,25 auf 10,62 mg/24 Std. und der β-17-Ketosteroide von 0,65 auf 1,10 mg/24 Std. parallel ging. Während des 16 Monate dauernden „Längenspurtes" trat somit eine Erhöhung der Harnsteroide um etwa 70% der in der Pubertät erfolgenden Gesamtzunahme von etwa 100% ein.

Die chromatographisch bestimmte Androsteronausscheidung, die als ungefähre Resultante der Testosteronproduktion anzusehen ist, weist hingegen nicht die gleiche Beziehung zum puberalen Wachstumsschub auf. Die Androsteronwerte erhöhen sich, wie bei allen Untersuchungsfällen festzustellen war und die Beispiele in Abb. 2 zeigen, während des gesamten Reifungsablaufes fast linear. Es ergibt sich hier eine Parallele zu der von Schuchardt festgestellten, während der gesamten Pubertät annähernd gleichmäßig erfolgenden Entfaltung der Leydigzellen des Hodens.

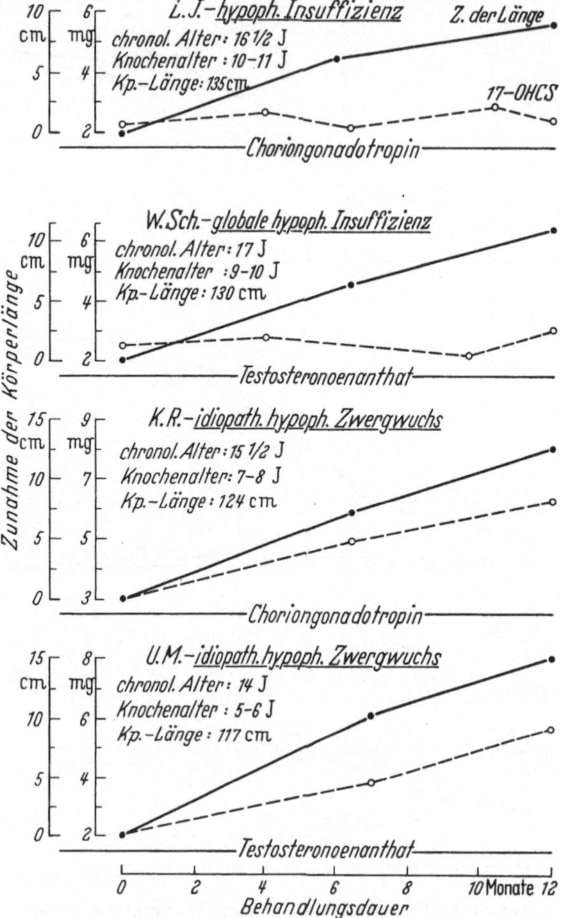

Abb. 3. Anstieg der Körperlänge und 17-Hydroxysteroidausscheidung nach Testosteronoenanthat- und Choriongonadotropinverabreichung bei Fällen mit idiopathischem hypophysären Zwergwuchs und mit hypophysärer Insuffizienz

Unter B) ist ein beschleunigter Entwicklungsablauf, bei dem schon nach $2^1/_2$ Jahren die Endphase der Pubertät erreicht war, aufgetragen. Auch bei diesem schnellen Pubertätsverlauf erfolgt eine dem stürmischen „Längenspurt" adäquate Ausscheidungserhöhung der Nebennierenrindensteroide. Bei zeitlich verlangsamten Reifungsvorgängen, während denen kein ausgesprochener Wachstumsschub eintritt (s. bei C), findet man in Übereinstimmung mit dem verzögert ablaufenden Entwicklungsprozeß einen fast gleichmäßigen, langsamen Anstieg der Corticoide und β-17-Ketosteroide.

Diese in Längsschnittuntersuchungen während normalen Pubertätsverläufen festgestellten Befunde zeigen somit, daß die Nebennierenrinde in zeitlicher Übereinstimmung mit den stärksten Wachstumsvorgängen eine adäquate Funktionserhöhung erfährt. Dieser Vorgang ist als dynamische Funktionsanpassung des Rindenorgans an die durch Androgene induzierten Reifungsprozesse aufzufassen. Er dient, wie die zu der gleichen Zeit nachgewiesene Zunahme der Herzgröße, Anstieg des Blutdruckes und Umstellung der hämodynamischen Kreislaufgrößen dazu, eine harmonische Gesamtentwicklung des Organismus herzustellen.

Die Funktionserhöhung der Nebennierenrinde während Androgeneinwirkung und der zugehörige Regulationsweg werden aus den folgenden Beobachtungen besonders deutlich (s. Abb. 3).

Bei 2 Fällen mit *idiopathischem hypophysären Zwergwuchs*, die 14 bzw. $15^{1}/_{2}$ Jahre alt waren, führte die 1 Jahr lang dauernde Verabreichung von Testosteronoenanthat bzw. Choriongonadotropin zu einem Längenanstieg von 15 bzw. $12^{1}/_{2}$ cm. Das „Knochenalter" und auch die Umfangsmaße der Extremitäten erhöhten sich in der gleichen Zeit vom Stand eines 5—6- bzw. 7—8jährigen Knaben auf denjenigen eines etwa 12jährigen. Die vor der Therapie mit dem kindlichen Entwicklungsgrad übereinstimmende 17-Hydroxysteroidausscheidung stieg im Verlaufe des stürmischen Wachstums bei U. M. von 2,15 auf 5,67 mg und bei K. R. von 3,20 auf 6,37 mg/24 Std. an; sie erreichte somit Werte, wie sie dem nachweisbaren Entwicklungsalter von 12 Jahren entsprechen.

Demgegenüber folgende Befunde:

2 Fälle mit *hypophysärer Insuffizienz* nach Operation eines intrasellären Kraniopharyngioms wurden mit den gleichen Testosteron- bzw. Choriongonadotropindosen ebenfalls ein Jahr lang behandelt. Auch bei ihnen, die bei einem chronologischen Alter von 17 bzw. $16^{1}/_{2}$ Jahren ein „Knochenalter" von 9—10 bzw. 10—11 Jahren hatten, trat unter der Androgenwirkung eine Zunahme der Körperlänge von etwa 10 cm ein. Die Skeletentwicklung erreichte in der gleichen Zeit den Stand eines 14jährigen. Gegenüber den Patienten mit hypophysärem Zwergwuchs blieb jedoch während dieses Wachstumsvorganges ein Anstieg der stark verminderten 17-Hydroxysteroide aus.

Aus den Beobachtungen bei globaler Hypophyseninsuffizienz ist zu erschließen, daß die Erhöhung der Nebennierenrindenfunktion während den durch Androgene induzierten Entwicklungsprozessen via Hypophyse, d. h. durch eine verstärkte Corticotropinabgabe, zustande kommt.

Literatur

BIERICH, J. R., E. BOHE u. B. ZIMMERMANN: Klin. Wschr. **34**, 469 (1956).

ELY, R. S., R. B. RAILE, P. F. BRAY u. V. C. KELLEY: Pediatrics **13**, 403 (1954).

FORSHAM, P. H., V. DIRAIMONDO, D. ISLAND, A. P. RINFRET and R. H. ORR: Ciba Found. Colloqu. Endocr. 8, 279 (1955).

GARDNER, R., and A. H. SNAITH: Arch. Dis. Childh. **33**, 305 (1958).

SAMUELS, L. T.: In Hormones and the Aging Process, p. 21, ed. by E. T. ENGLE and G. PINCUS. New York: Academic Press Inc. 1956.

SCHUCHARDT, E.: In E. TONUTTI, O. WELLER, E. SCHUCHARDT u. E. HEINKE: Die männliche Keimdrüse. Stuttgart: Thieme 1960.

TALBOT, N. B., F. ALBRIGHT, H. A. SALTZMAN, A. ZGGMUNTOWICZ and R. C. WIXON: J. clin. Endocr. 11, 1224 (1951).

TANNER, J. M.: GROWTH and adolescence. Oxford: Blackwell Sci. Publ. 1955.

WELLER, O.: Habilitationsschrift Med. Fakultät Gießen 1959.

Diskussion

J. BIERICH (Hamburg):

Herr WELLER, Sie haben angegeben, daß die Ausscheidung von Corticoiden bei den von Ihnen beobachteten Kindern in der Pubertät um etwa 100% angestiegen sei und haben das in Beziehung zu den steroidbedingten Wachstumsvorgängen während der Reifung gesetzt. Wie TALBOT u. Mitarb. schon vor Jahren festgestellt haben, stehen die Harn-Corticoide bei Erwachsenen und bei Kindern in ziemlich fester Relation zur Körperoberfläche, was von uns 1956 mit modernen Methoden bestätigt werden konnte. Entsprechend einer Zunahme der

Körperoberfläche um 40—50% zwischen 11 und 16 Jahren fanden wir die Zunahme der Corticoidausscheidung in dieser Zeitspanne in ganz ähnlicher Größenordnung, also nicht um 100%.

Untersuchungen der Plasma-17-Hydroxycorticosteroide, die wir in den letzten Jahren in großer Zahl durchgeführt haben, zeigten bei Kindern während oder nach der Pubertät keinen Unterschied gegenüber jüngeren Kindern.

Literatur

TALBOT, N. B. u. Mitarb.: Functional Endocrinology from Birth through Adolescence. Cambridge, Mass.: Harvard Univ. Press. 1952.

BIERICH, J. E., E. BOHE u. B. ZIMMERMANN: Klin. Wschr. 34, 469 (1956).

— Endokrinologie 37, 26 (1959).

2. Medizinische Klinik und Kinderklinik des Universitätskrankenhauses Hamburg-Eppendorf,
Bakteriologisches und Genetisches Institut der Universität Lund, Schweden

Chromosomenstudien beim Klinefelter-Syndrom

Von

H. Nowakowski, W. Lenz, S. Bergman und J. Reitalu

Mit 1 Abbildung

Ich möchte Ihnen heute über Chromosomenstudien bei Patienten mit Hypogonadismus berichten. Die mitzuteilenden Resultate sind das Ergebnis einer Zusammenarbeit zwischen dem Bakteriologischen und Genetischen Institut in Lund sowie der 2. Medizinischen Klinik und der Kinderklinik in Hamburg-Eppendorf.

Bevor ich auf Einzelheiten der Befunde eingehe, darf ich kurz skizzieren, was uns veranlaßt hat, Chromosomenanalysen bei hypogonadalen Männern, vorwiegend waren es Patienten mit Klinefelter-Syndrom (K. S.), durchzuführen.

Aus dem positiven Chromatinbefund an den Zellkernen der Leukocyten und der Mundschleimhaut beim echten Klinefelter-Syndrom schien zunächst zu folgen, daß diese Patienten genetisch weiblich seien, hier also eine fast vollkommene sexuelle Inversion vorliege. Auf Grund der Beobachtung von Störungen des Rot-Grün-Sehens bei 3 Klinefelter-Patienten gelangten wir aber zu der Auffassung, daß das chromosomale Geschlecht dieser Patienten weder weiblich noch männlich sein könne. Wir haben daher im Juli 1958 die Vermutung ausgesprochen, daß sich hinter dem positiven Chromatinbefund beim Klinefelter-Syndrom nicht einfach ein doppeltes X-Chromosom, sondern eine Chromosomenanomalie verbergen müsse (*1*). Diese Vermutung veranlaßte uns, Kontakt mit dem Genetischen Institut in Lund aufzunehmen. Dort wurde im Herbst 1958 begonnen, die Chromosomen von Patienten mit Klinefelter-Syndrom und später auch von anderen Fällen zu analysieren. Wir gingen von Fibroblastenkulturen aus, wobei das Material durch Hautbiopsie gewonnen wurde.

Im Januar 1959 teilten Jacobs und Strong (*2*) mit, daß sie in Knochenmarkskulturen eines Patienten mit Klinefelter-Syndrom 47 anstatt der normalen Zahl von 46 Chromosomen gefunden hatten, daß das überzählige Chromosom mit großer Wahrscheinlichkeit ein X-Chromosom ist, so daß die Geschlechtschromosomen-Konstitution dieser Individuen somit XXY sei. Etwa zur gleichen Zeit wurde ein Fall von Klinefelter-Syndrom mit Mongolismus veröffentlicht, der 48 Chromosomen hatte, wobei das *eine* überzählige Chromosom wieder ein X-Chromosom, das *zweite* aber ein kleines Autosom, wahrscheinlich das 21. oder 22., war.

Damit schien die Frage, welcher Art die Chromosomen-Anomalie beim Klinefelter-Syndrom ist, im wesentlichen geklärt zu sein. Unsere ursprüngliche Vor-

Tabelle 1

Nr.	Name	Alter	Schul-bildung	Beruf	Intellekt	Anomalien	Chromosomenzahl						Alter der Eltern	
							45	46	47	48	49	Σ	Mutter	Vater
1	Moeb.	22	Vs.	Kaufm. Angest.	n IQ 97	Klumpfuß			50	1		51	31	34
2	Hei.	37	Vs., Ms.	Landwirt	n IQ 102	Protanopie			48			48	37	42
3	Lis.	22	Vs.	Arbeiter	↓ IQ 79—90				51	19		70	33	33
4	Plö.	53	Vs.(2×)	Kassenbote	↓ IQ 71 debil	Blockwirbel D 10—12 Myop. Astigmatismus			48	8		56	39	46
5	Ja.	44	Vs.(1×)	Klempner	↓ IQ 88				21	2		23	38	45
6	Br.	38	Hs.	Gärtner	↓ debil	Lumbalisation 12. BWK Sakralisation 5. LWK			78	8		86	40	53
7	Geh.	30	Vs.	Hotelier	n?				70	5		75	32	33
8	Grie.	21	Hs.(3×)	Lehrling	↓ IQ 80	Cerebrales Anfallsleiden Myop. Astigmatismus		3	53	6		62	38	36
9	Hö.	51	Hs.	Hilfsarbeiter	↓ debil	Retinitis pigmentosa Hochgradige Myopie	4	25	52		1	82	38	42
10	Kre.	18	Vs.	Matrose	↓ ?			7	53			60	32	36

Erläuterungen: IQ = Intelligenzquotient, ↓ herabgesetzte Intelligenz, Ms. = Mittelschule, Vs. = Volksschule, Hs. = Hilfsschule, (2×) 2× sitzen geblieben.

stellung von einem Chromosomenbruch eines X-Chromosoms, die wir uns auf Grund des Vorkommens von Rot-Grün-Schwäche vor Bekanntwerden der cytologischen Befunde gebildet hatten, war widerlegt. Auch die XXY-Chromosomen-Konstitution erklärte in befriedigender Weise das Vorkommen von rot-grünschwachen chromatin-positiven Klinefelter-Patienten.

Wir machten im Verlauf unserer eigenen Untersuchungen eine sehr merkwürdige Beobachtung.

Wir untersuchten 2 Patienten mit typischem chromatinpositivem Klinefelter-Syndrom, beide jetzt 22 Jahre alt. Klinisch bestand kein bemerkenswerter Unterschied bis auf den Intelligenzgrad. Der erste Patient hatte eine normale Intelligenz mit einem IQ von 97, bei dem anderen lag er zwischen 79 und 90, entsprach also der niedrigen Intelligenz. Irgendwelche Merkmale des Mongolismus fanden wir nicht (4).

In Tab. 1 sind die Chromosomenzahlen bei beiden Patienten vermerkt. Fall 1 mit normaler Intelligenz hat in der Mehrzahl seiner somatischen Zellen 47 Chromosomen und nur 1 Zelle mit 48. Fall 3 mit niedriger Intelligenz wies dagegen einen erstaunlich hohen Anteil von Zellen mit 48 Chromosomen auf, daneben aber auch Zellen mit 47 Chromosomen.

Die Zellen mit 47 Chromosomen hatten 2 X-Chromosomen und 1 Y-Chromosom, somit die genetische Konstitution XXY, wie sie von JACOBS und STRONG als typisch für das Klinefelter-Syndrom angesehen wurde.

Das Idiogramm der Zellen mit 48 Chromosomen des Falles 3 unterscheidet sich vom vorhergehenden durch das Vorhandensein eines Extrachromosoms, von dem jetzt eindeutig feststeht, daß es zur Autosomengruppe 15 gehört. Der anfängliche Zweifel, ob dies möglicherweise ein in der Kultur entstandenes Kunstprodukt

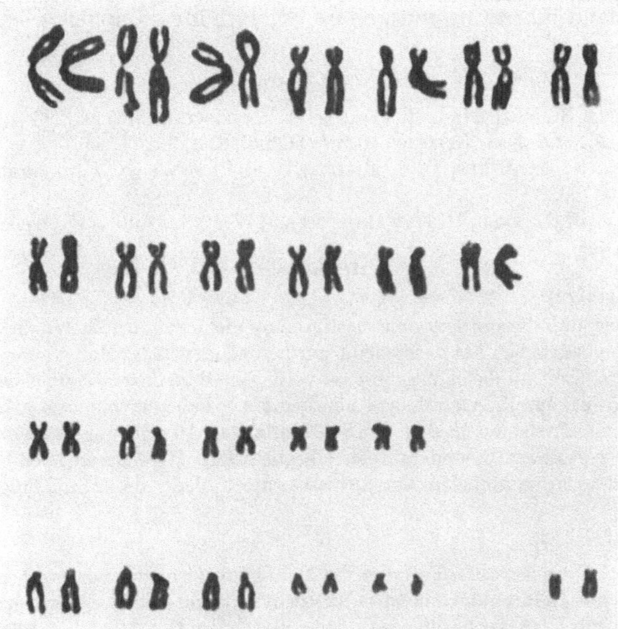

Abb. 1. Idiogramm eines 22jähr. Patienten mit Klinefelter-Syndrom (Fall 3 der Tab. 1) mit 48 Chromosomen. Das überzählige Chromosom (rechte untere Ecke der Abbildung) gehört mit großer Wahrscheinlichkeit zur Gruppe 15

sein könnte, wurde von uns dadurch widerlegt, daß Kulturen aus erneuten Biopsien bei dem gleichen Patienten an 2 verschiedenen Stellen des Körpers den gleichen Befund ergaben (s. Abb. 1).

Im Verlauf der letzten $1^1/_2$ Jahre konnten wir bei insgesamt 10 Patienten mit Klinefelter-Syndrom Chromosomenanalysen durchführen, deren Ergebnisse aus der Tab. 1 zu entnehmen sind.

Neben der für das Klinefelter-Syndrom typischen Zahl von 47 Chromosomen fanden wir bei 7 Patienten Zellen mit 48 Chromosomen, wobei das überzählige Extrachromosom immer ein Autosom der Gruppe 15 war. Dies sind aber nicht die einzigen abnormen Befunde. *Von besonderem Interesse ist der Fall 9.* Bei diesem fanden wir neben der typischen Zahl von 47 Chromosomen Zellen mit 46 sowie solche, die nur 45 Chromosomen enthielten.

Wir stellen uns die naheliegende Frage, ob sich diese abnormen Karyotypen in irgendeiner Weise mit den klinischen Befunden, die bekanntlich beim Klinefelter-Syndrom von Fall zu Fall sehr variieren, korrelieren lassen. Dabei fiel auf, daß die abnormen Chromosomenbefunde vorzugsweise bei Patienten mit niedriger Intelligenz nachzuweisen waren, wie aus Spalte 6 der Tab. 1 zu ersehen ist, wo der niedrige Intelligenzgrad durch Pfeile gekennzeichnet ist. Einige der Patienten hatten gleichzeitig noch andere Mißbildungen, z. B. im Bereich der Wirbelsäule und der Augen.

Es sieht also so aus, als ob die XXY-Konstitution für die spezifischen Merkmale des KS verantwortlich sei, die begleitenden Chromosomenanomalien dagegen für den Schwachsinn und vielleicht noch für weitere Begleitmißbildungen. Damit aber eröffnen sich vom KS aus weitere Ausblicke, die über den Rahmen der reinen Pathologie der Geschlechtschromosomen und der Geschlechtsdifferenzierung in völliges Neuland führen, dessen weitere Erforschung zweifellos wichtige Erkenntnisse bringen wird.

Literatur

1. Nowakowski, H., W. Lenz u. J. Parada: Acta endocr. (Kbh.) 30, 296 (1959).
2. Jacobs, P. A., and J. A. Strong: Nature (Lond.) 183, 302 (1959).
3. Ford, C. E., K. W. Jones, O. J. Miller, L. S. Penrose, N. Ridler and A. Shapiro: Lancet 1959, 709.
4. Bergman, S., J. Reitalu, H. Nowakowski and W. Lenz: Ann. hum. Genet. 24, 81 (1960).

Diskussion

G. Dhom (Würzburg):

Der Hinweis, daß die Chromosomenbestimmung nicht nur für die gonadalen Verhältnisse wichtige Aufschlüsse geben kann, erscheint mir besonders wichtig. Ich glaube, daß auch beim weiblichen Geschlecht ähnliche Verhältnisse vorliegen. Bei einigen weiblichen Neugeborenen und Säuglingen mit komplizierten Mehrfachmißbildungen haben wir einen negativen Kernbefund im Mundhöhlenabstrich und in den Ovarien bestimmte Abweichungen der Follikelzahl und Follikelstruktur gesehen, besonders auch eine deutliche Reduzierung der Follikelzahl. Die Bestimmung der chromosomalen Verhältnisse wäre deshalb bei Mißbildungsfällen generell sehr wichtig.

F. Bahner (Heidelberg):

Einen sehr eindrucksvollen Fall, der die Mannigfaltigkeit der vorkommenden Störungen bei pathologischen Chromosomenmustern beleuchtet, konnten wir kürzlich beobachten. Eine 39jährige Frau mit Kleinwuchs ohne irgendein Zeichen des Hypogonadismus hat vor 8 Jahren ein Kind geboren. Sie ist chromatin-negativ und hat in der Knochenmarkskultur 45 Chromosomen, hat aber das Chromosomenmuster X 0. Dies ist wohl der erste Fall eines Turner-Syndroms ohne jeglichen Hypogonadismus.

K. Walter (Heidelberg):

Von der beschriebenen Patientin, welche sowohl an den segmentkernigen Leukocyten als auch an Mundschleimhautepithelien und an der Haut zellkernmorphologisch chromatin-negativ ist, wurde von uns lediglich in Knochenmarkskulturen eine Chromosomenzahl von 45 gefunden. Aber auch die Untersuchung einer Fibroblastenkultur in Edinburgh, die dort mit einem von uns übersandten Hautstückchen angelegt worden war, hatte das gleiche Ergebnis. (P. A. Jacobs u. D. G. Harnden: Group for Res. on Gen. Effects of Radiation. Edinburgh, Schottland.)

J. Bierich (Hamburg):

Darf ich Herrn Prof. Bahner noch einmal fragen, ob ich ihn richtig verstanden habe: Die betreffende Patientin ist nicht nur chromatin-negativ, sondern soll auch 45 Chromosomen besitzen und hinsichtlich der Geschlechtschromosomen die Konstellation X 0 aufweisen?

Wenn das tatsächlich richtig ist, so sind unsere bisherigen Vorstellungen von der genetischen Induktion der Keimdrüsenanlagen falsch. Nach den bisherigen Vorstellungen ist die Entwicklung einer funktionstüchtigen Gonade bei der Konstellation X 0 ja unmöglich.

E. Rolshoven (Homburg/Saar):

Es wird darauf hingewiesen, daß als Zufallsbefund bei einem ausgewachsenen Meerschweinchen sowohl ein normal großer Uterus ohne Ovarien wie zwei normalgroße Hoden mit voll aktiver Spermatogenese gefunden wurden. Die genauere histologische Überprüfung ist noch nicht abgeschlossen, da der Befund erst vor 2 Wochen erhoben wurde.

Aus der Universitäts-Hautklinik Hamburg-Eppendorf
(Direktor: Prof. Dr. Dr. J. Kimmig)

Das Sertoli-Zell-Syndrom als Fertilitätsstörung des Mannes

Von

Carl Schirren

Es wird über eigene Untersuchungen an 40 Patienten berichtet, bei denen in jedem Falle histologisch ein Sertoli-Zell-Syndrom festgestellt werden konnte. Die Besonderheit dieser Fertilitätsstörung wird darin erblickt, daß es klinisch nicht möglich ist, eine Diagnose zu stellen, sondern daß diese sich immer erst aus dem histologischen Hodenbild ergibt. Als charakteristisch für die angeborene Form dieser Störung wird die Herabsetzung des Tubulusdurchmessers auf 70—100 μ angesehen. Die Pat. sind absolut infertil. In einem dieser Fälle mußte gutachterlich zu der Frage Stellung genommen werden, ob ein 50 jähriger Mann für eine Vaterschaft in Frage kam. Im Ejaculat hatte sich eine Aspermie bei normalen Fructosewerten ergeben.

Normaler Genitalbefund mit normaler Größe und fester Konsistenz der Hoden und Fehlen von Verhärtungen im Bereich der Nebenhoden und Samenleiter. Prostata und Bläschendrüsen o. B.

Völlig leere Anamnese im Hinblick auf Entzündungen.

Geschlechtschromatin: negativ; 17-Ketosteroide 13,7/12,6 mg/24 Std.

Gonadotropine: 192 ME/24 Std.

Hodenbiopsie: Zahlreiche Tubuli, deren Wand sklerosiert und deren Durchmesser erheblich herabgesetzt ist. In den Lumina ausschließlich ein peripherer Kranz von Sertoli-Zellen. Das Interstitium ist nicht aufgelockert, es findet sich eine Vermehrung der Leydigschen Zwischenzellen, die Zusammenballungen von 30—40 Zellen aufweisen.

In den von anderer Seite erstatteten Vorgutachten konnte sowohl bei der Fertilitätsbegutachtung als auch bei der erbbiologischen und der Blutgruppenbegutachtung die Vaterschaft des Patienten nicht mit absoluter Sicherheit ausgeschlossen werden. Dieser Aussagegrad wurde vom Gericht im vorliegenden Falle aber verlangt, da es sich um ein Wiederaufnahmeverfahren handelte.

Auf Grund unserer Befunde haben wir die gutachterlich an uns gerichteten Fragen dahingehend beantwortet, daß der Patient nicht als Vater des aus seiner Ehe hervorgegangenen Kindes in Frage kommen kann, da er an einer angeborenen Fertilitätsstörung leidet. Mit diesem kasuistischen Beitrag soll gezeigt werden, wie wichtig die Kenntnis des Sertoli-Zell-Syndroms ist und daß es in einigen Fällen durchaus möglich ist, bei dieser Fertilitätsstörung verbindliche Aussagen zu machen.

Aus der I. Medizinischen Universitätsklinik Wien
(Vorstand: Prof. Dr. E. Lauda)

Kann der gesteigerte Eiweiß-Katabolismus während einer Cortisontherapie durch anabole Steroide ausgeglichen werden?

Von

G. Geyer und H. Jesserer

Mit 3 Abbildungen

Daß therapeutische Dosen von Cortison oder Hydrocortison in den Eiweißstoffwechsel eingreifen und das physiologische Verhältnis von An- und Abbau zugunsten des letzteren verschieben, ist überzeugend bewiesen und bekannt. Diese Wirkung der Hormone konnte auch bei ihrer Weiterentwicklung zu Corticoiden nicht abgeschwächt werden; ja bei dem vorläufig neuesten dieser Derivate, dem Dexamethason, tritt der Protein-katabole Effekt unserer Meinung nach sogar noch stärker potenziert hervor als die antirheumatische Wirkung.

Der während einer Cortisontherapie gesteigerte Eiweißabbau manifestiert sich nicht nur in der Stickstoffbilanz, sondern hat auch praktisch-medizinische Konsequenzen. Er wird nicht nur die Rekonvaleszenz verzögern können, sondern — teils im Zusammenwirken mit anderen cellulären Cortisoneffekten — unter Umständen auch als selbständiges pathogenes Prinzip wirken. So führt die mangelnde Bildung von Knochengewebe durch die Osteoblasten zur Steroid-Osteoporose mit ihren Konsequenzen. Über den Eiweißstoffwechsel dürfte auch die Verminderung verschiedener Serumproteine und Immunkörper durch Cortison zustande kommen. Ob jene Formen von Muskelatrophie und Myopathie, die im Verlaufe einer Cortisontherapie auftreten können, gleichfalls durch metabolische Prozesse verursacht werden, ist nicht geklärt; sicher kann jedoch die Inaktivitätsatrophie der Muskulatur bei jenen Arthritisfällen, bei denen sich eine aktive Beweglichkeit nicht mehr erreichen läßt, durch Cortison verschlimmert werden. Eine Kompensation der Eiweißstoffwechselwirkung der Cortisone ist darum zweifellos anzustreben.

Da die Sexualhormone nachweislich Protein-anabole Wirkung haben, war es naheliegend, sie dazu einzusetzen, die Eiweißbilanz von Cortison-Patienten zu verbessern. Bisher ist dazu vorwiegend das Testosteron — unter Umständen unter Zusatz von Oestrogenen — mit Erfolg verwendet worden. In den letzten Jahren ist die chemische Struktur des Testosteron nun modifiziert worden mit dem Ziel, Verbindungen zu schaffen, die stärker anabol und weniger virilisierend wirken als ihre Muttersubstanz. Uns erschien es nun wissenswert, wie weit sich derartige Präparate, deren Protein-anaboler Effekt in der Stickstoffbilanz von nicht-Cortison-behandelten Patienten, die sich im Stickstoffgleichgewicht befinden,

sehr deutlich zum Ausdruck kommt, auch dazu eignen, die negative Stickstoffbilanz von Cortison-Patienten auszugleichen. Zwar ist die Stickstoffbilanzunter-
suchung das methodisch Beste, was wir in dieser Fragestellung gegenwärtig tun
können, sicher kann jedoch auch sie jenen Beweis nicht erbringen, auf den es
eigentlich ankommt: Wird Stickstoff vermehrt ausgeschieden, so ist dies die Folge
gesteigerten Proteinabbaues. Wird der Stickstoffverlust unter dem Einfluß geeig-
neter Maßnahmen wieder vermindert und die Bilanz positiv, so findet offenbar
ein Eiweißanbau statt; aus der Bilanz allein wird dann jedoch nicht zwingend
geschlossen werden können, daß dieses Protein gerade dort wieder aufgebaut wurde,

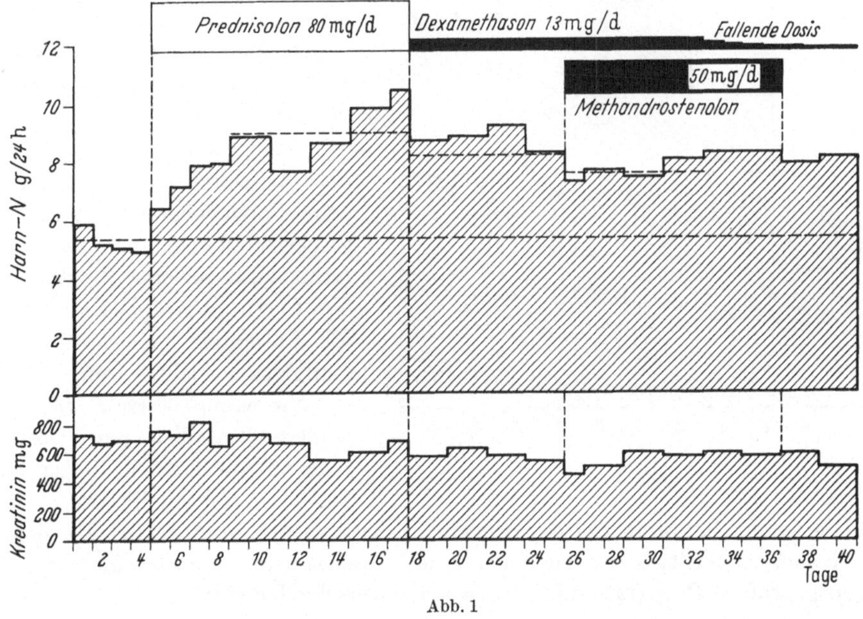

Abb. 1

wo vordem der Abbau stattfand. Katabole und anabole Veränderungen der
Stickstoffbilanz sollten deshalb mit dieser Einschränkung diskutiert werden.
Anzustreben wäre die Entwicklung von Methoden, die eine direkte Beobachtung
der Organstruktur oder des Verhaltens bestimmter Organproteine unter dem
Einfluß derartiger metabolischer Veränderungen gestatten.

Wir haben für unsere Untersuchungen Patienten, die aus verschiedener Indikation mit Corticoiden behandelt wurden, eine in ihrem Stickstoffgehalt konstante
Diät gereicht und die tägliche Stickstoff- und Kreatininausscheidung im Harn
ermittelt. Da es sich um intestinal gesunde Patienten handelte, konnte eine Einbeziehung des Stuhles in die Untersuchungen unterbleiben; sein Stickstoffgehalt
wird durch Hormone bekanntlich nicht beeinflußt. Wenn die Stickstoffausscheidung
unter laufender Cortisontherapie einige Zeit lang verfolgt worden war, wurde
zusätzlich ein Anabolicum gegeben. Verwendet wurden Methandrosenolon und
Nor-Testosteron-phenylpropionat. Beide Steroide haben sich uns für die Therapie
der präsenilen und senilen Involutionsosteoporose gleichermaßen bewährt.

Die Abb. 1 zeigt das Verhalten der Stickstoff- und Kreatininausscheidung
während einer 40 Tage aufrechterhaltenen, täglich gleichen Stickstoffzufuhr: Das

Einsetzen der Prednisolon- bzw. Dexamethasontherapie führte zu einer sehr markanten Zunahme des Stickstoffverlustes, der auch dann nicht wesentlich abnahm, wenn 50 mg Methandrostenolon täglich zugegeben wurden. Ein anaboler Effekt dieses Steroides war in diesem Versuch also nicht sicher erkennbar. Auch in weiteren, ähnlich angelegten Versuchen hat eine Medikation mit Methandrostenolon-Tabletten es nur dann vermocht, den durch Gabe höherer Dosen von Prednisolon

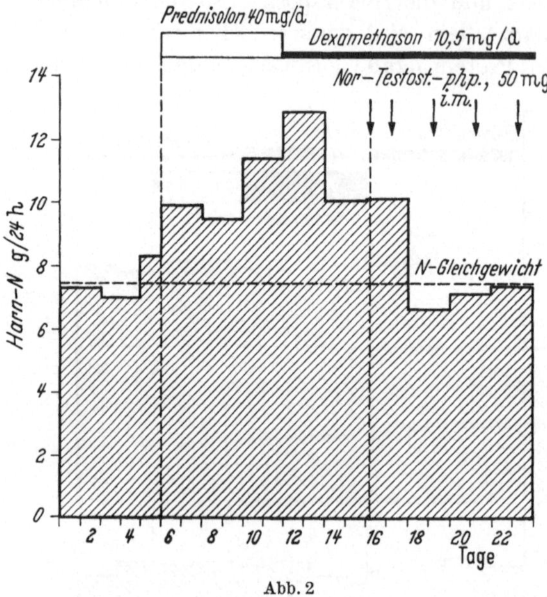

Abb. 2

induzierten Stickstoffverlust zu vermindern, wenn es in etwa gleicher Milligramm-Dosierung wie das Prednisolon gegeben wurde.

Die Versuche mit dem Nor-Testosteron-Ester sind anders verlaufen (Abb. 2): Hier war es mit wenigen Injektionen möglich, die durch die vorangegangene Corticoidgabe gesteigerte Stickstoffausscheidung auf jene Größe zu reduzieren, die sie vor der Cortisontherapie hatte, als die Patienten noch im Stickstoffgleichgewicht waren.

Wir waren bestrebt, für die beiden Anabolica jene Dosisrelation zu ermitteln, in der sie zur Cortison-Medikation zugegeben werden müßten, um den Eiweißhaushalt wieder in das Gleichgewicht zu bringen. In 6 Bilanzversuchen ließen sich Relationen ermitteln, die für die beiden geprüften Präparate offenbar deutlich verschieden sind (Tabelle).

Tabelle 1. *Beeinflussung der katabolen Wirkung von 1 mg Prednisolon durch Zugabe von:*

Nor-Testosteron (i.m.)			Methandrostenolon (oral)		
Fall	mg	Effekt	Fall	mg	Effekt
1	0,25	N-Einsparung	1	∼0,3	fraglich
2	∼0,3	N-Gleichgewicht	2	∼0,55	minimale N-Einsparung
3	∼0,4	N-Gleichgewicht	3	∼0,7	keiner
			4	∼1,0	N-Gleichgewicht

Es ergab sich die Frage nach der Ursache des demonstrierten Wirkungsunterschiedes der beiden erprobten Präparate. In Anbetracht ihrer chemisch so ähnlichen Struktur war ein differenter Angriffspunkt zwar nicht auszuschließen, jedoch nicht unbedingt wahrscheinlich. Unterschiedlich war der Applikationsweg: Nor-Testosteron-phenylpropionat ist zu injizieren, Methandrostenolon steht in Tabletten zur Verfügung, was für den Patienten sicher ein Vorteil ist. Wir haben nun in einem weiteren Stickstoffbilanzversuch die Wirkung von Nor-Testosteron-phenylpropionat mit jener von intramuskulär injiziertem Methandrostenolon verglichen (Abb. 3): Man erkennt, daß parenteral gegeben beide Steroide die Stickstoffausscheidung markant herabsetzen. Hier wurde pro 1 mg Prednisolon von Nor-Testosteron 0,25 mg und von Methandrostenolon 0,4 mg zugegeben. Der Versuch demonstriert die Bedeutung, die dem Applikationsweg anaboler Steroide zukommt, wenn man bestrebt ist, den katabolen Cortisoneffekt zu antagonisieren. Es ist offenbar so, daß Methandrostenolon ein für diese Kompensation prinzipiell durchaus geeignetes Steroid ist, bei oraler Applikation wird davon jedoch zu wenig wirksam, um den katabolen Effekt höherer Cortisondosen zu kompensieren.

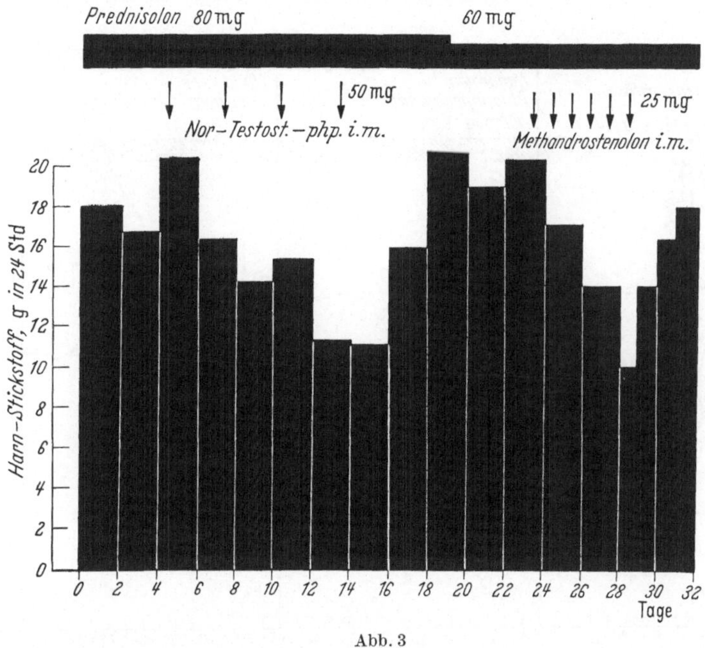

Abb. 3

Dem naheliegenden Bestreben, die aufgezeigten Wirkungsdifferenzen durch eine Steigerung der oralen Dosierung auszugleichen, sind Grenzen dadurch gesetzt, daß alle bisher zur Verfügung stehenden anabolen Steroide erotisieren und virilisieren, wenn sie überhöht dosiert werden. Das Bedürfnis nach Verbindungen, die stark anabol wirken und *wirklich* nicht virilisieren, erscheint uns daher gerade für die anabole Kompensation der Protein-katabolen Cortisonwirkung ganz besonders gegeben.

Zusammenfassend lassen unsere Ergebnisse erkennen, daß die katabole Wirkung der Cortisone auf den Eiweißstoffwechsel mit anabolen Steroiden prinzipiell kompensiert werden kann. Die orale Gabe von Dosen, die unter anderen Voraussetzungen und Indikationen bereits optimal anabol wirken, hat sich jedoch als unzureichend für die anabole Kompensation der katabolen Wirkung höherer Cortisondosen herausgestellt. Auf die Schwierigkeit, die Dosen von Testosteronderivaten auf die für diese anabole Kompensation erforderliche Höhe zu steigern, ohne daß Virilisierungserscheinungen auftreten, wird hingewiesen.

Diskussion

G. L. YZERMAN (Oss/Holland):

An erster Stelle möchte ich Ihnen für die mir gebotene Gelegenheit danken, im Anschluß an den Vortrag von Dr. GEYER kurz über Versuche, die wir in Holland durchführen, zu berichten.

Diese Untersuchungen finden statt im Rahmen klinisch-pharmakologischer Routineprüfungen von neuen Verbindungen, die sich in vorangehenden tierexperimentellen Studien als anabol wirksam erwiesen haben. Ich beschränke mich auf die Vorführung einiger, kurvenmäßig zusammengefaßter Untersuchungsergebnisse mit Nandrolonphenylpropionat (NPP) und Nandrolondecanoat (ND), aus dem sog. "metabolic ward" im Krankenhaus in Woerden unter der Leitung von Dr. van Wayjen.

Die Patienten und die freiwilligen Versuchspersonen werden immer 3—4 Monate stationär aufgenommen. Sie erhalten eine konstante Nahrung mit pro Tag 50 g Eiweiß und genügend Calorien, um das Körpergewicht bei mäßiger Körperbewegung ungefähr konstant zu erhalten.

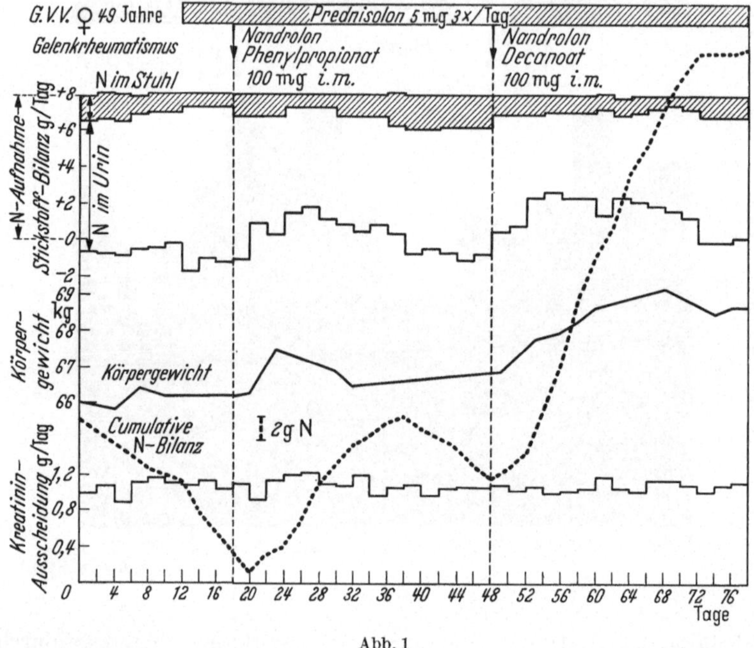

Abb. 1

Die Nahrung wird täglich genauestens gewogen und die Komponenten ausgerechnet an Hand der "Nederlandse Voedingsmiddelentabel" (niederländische Nahrungsmitteltabelle). Einmal alle 6 Tage wird zur Kontrolle eine Stickstoffbestimmung nach Kjeldahl durchgeführt mit identischen Nahrungsportionen. Eiweiß in Urin und Faeces wird nach Kjeldahl bestimmt in Perioden von 2 bzw. 6 Tagen.

Das erste Bild zeigt Ihnen die Stickstoffbilanz bei einer 49 jährigen Patientin mit chronischem Gelenkrheumatismus. In einer Vorperiode wird die Bilanz unter täglicher Verabreichung von 15 mg Prednisolon deutlich negativ. Daraufhin wird 100 mg NPP (Durabolin-Organon) in *einer* Injektion verabreicht. Schon in der ersten zweitägigen Periode nach dieser Injektion wird die Bilanz positiv und bleibt 18 Tage positiv. Es wird dann, nachdem die Bilanz wieder negativ geworden ist, eine Injektion zu 100 mg ND gegeben, und wieder wird die Bilanz positiv, und bleibt es mindestens 24 Tage. Nicht mit Sicherheit ist zu sagen, ob die positive Phase am Tage 78, wo die Bilanz abgebrochen wurde, wirklich schon ganz abgelaufen ist oder ob nur zeitweise eine leichte Abknickung stattgefunden hat. Der positive und negative Verlauf der Bilanz zeigt sich auch sehr schön in der sog. kumulativen Stickstoffbilanz, die auch in das Diagramm eingetragen ist. Das Körpergewicht stieg bei dieser Patientin während der Behandlung leicht an.

Abbildung 2 zeigt einen sehr ähnlichen Fall. Ich bitte nur, hier darauf zu achten, daß bei dieser Patientin in der zweiten Versuchsperiode 30 mg Prednisolon am Tage verabreicht wurde gegenüber 15 mg in der ersten Hälfte des Versuches. Diese Tatsache dürfte erklären, warum unter der Behandlung mit ND täglich anscheinend etwas weniger Stickstoff retiniert wurde als unter der Behandlung mit NPP.

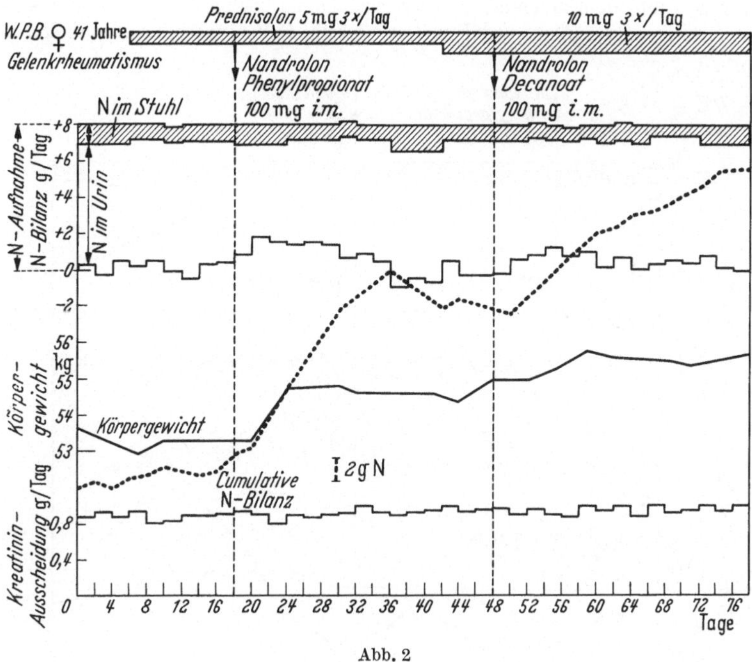

Abb. 2

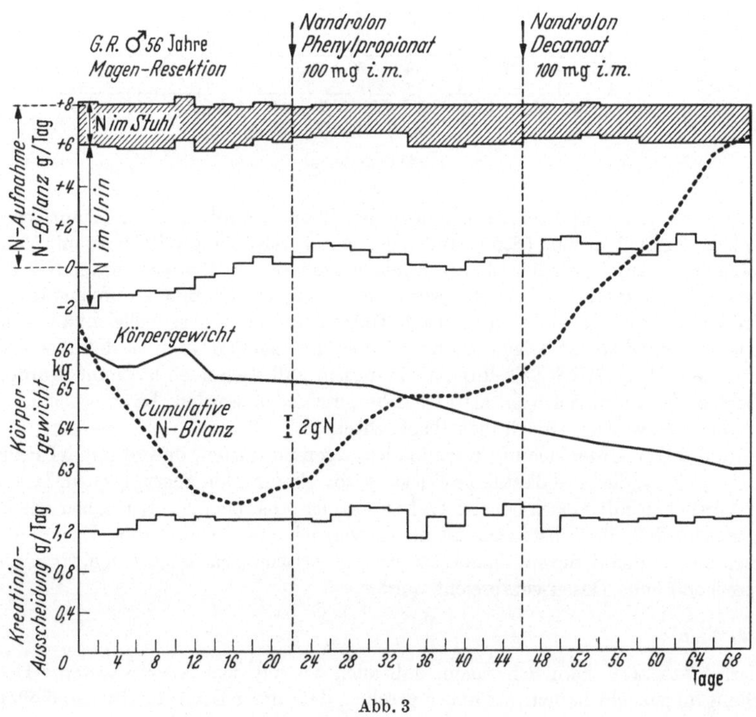

Abb. 3

Das dritte Bild zeigt die Bilanz bei einem 56jährigen gastrektomierten Mann. Die Stickstoffausscheidung in den Faeces ist hier etwas größer als bei den beiden vorigen Fällen. Daß trotzdem in diesem Fall nicht nur eine Resorptionsstörung vorliegt, sondern auch eine Stoffwechselstörung, sollte man annehmen, weil auch hier die beiden Nor-Testosteronester einen deutlichen Einfluß auf die Bilanz ausüben. Das Gewicht fällt hier trotz der anabolen Behandlung ab.

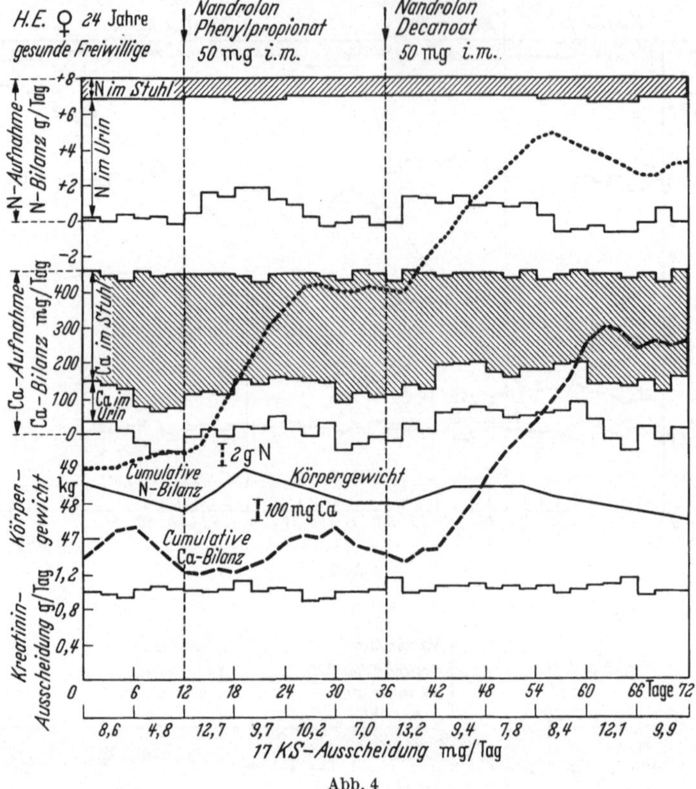

Abb. 4

Das vierte und letzte Bild zeigt Ihnen noch den Bilanzverlauf bei einer 24jährigen gesunden freiwilligen Versuchsperson (Studentin). Hier wurde mit 50 mg NPP bzw. mit 50 mg ND in einer einmaligen Injektion ein schöner Effekt erzielt, der auch wieder unter ND deutlich länger andauerte als unter NPP. Weiter wurde hier auch eine Ca-Bilanz durchgeführt, die in diesem Fall sehr schön parallel mit der Stickstoffbilanz verläuft, wie es vielleicht am besten die beiden kumulativen Bilanzen zeigen. Es muß jedoch hinzugefügt werden, daß dies gar nicht immer der Fall ist. Die 17-KS-Exkretion, die in diesem Fall auch noch bestimmt wurde, zeigt, daß die beiden Verbindungen wohl als 17-KS ausgeschieden werden. Irgendwelche Virilisierungserscheinungen wurden jedoch nicht beobachtet.

Auf Grund dieser Untersuchungen glaube ich sagen zu dürfen, daß es mit NPP und ND durchaus möglich ist, die eiweißkatabole Wirkung von Prednisolon auszugleichen. In anderen, ähnlichen Versuchen mit verschiedenen oral wirksamen anabolen Stoffen haben wir die Erfahrung gemacht, daß alle Substanzen, die im Tierversuch eine eiweißanabole Wirkung zeigen, auch immer imstande sind, die katabole Wirkung von Corticoiden auszugleichen, vorausgesetzt, daß entsprechend hohe Dosen verabreicht werden.

G. Geyer (Wien):

Zu Herrn Yzerman kann ich sagen, daß auch wir mit dem Nor-Testosteron-Decanoat Untersuchungen gemacht haben; wir haben gesehen, daß dieser Ester die Stickstoffbilanz von

Cortisonpatienten — die allerdings etwas höhere Dosen von Prednison oder Prednisolon erhielten, als das bei Ihren Patienten der Fall war — normalisieren kann; diese Wirkung hat dabei eine Anlaufzeit von wenigstens 3 Tagen, hielt jedoch bei uns für eine deutlich kürzere Zeit an, als dies aus Ihren Profilen ersichtlich war. Die bei Ihren und unseren Patienten unterschiedliche Höhe der Cortisondosierung dürfte diese Diskrepanz unserer Befunde meines Erachtens erklären. Man kann eben nicht sagen, „eine Injektion dieses oder jenes Präparates wirkt drei Wochen", sondern die Wirkungsdauer ist genau wie die Wirkungsintensität von der mitlaufenden Cortisondosierung abhängig. Intensität und Dauer schwanken bei nicht-Cortison-Behandelten vielleicht gering, bei Behandelten glauben wir jedoch sicher anstreben zu müssen, daß für jede Cortisondosierung jene Dosis verschiedener anaboler Steroide bekannt wird, die den katabolen Effekt kompensiert; soweit es sich um injizierbare Präparate handelt, ist dafür natürlich auch das Injektionsintervall festzulegen. All das kann nur in Bilanzuntersuchungen erreicht werden, für die unsere Studien ein Anfang sein wollen.

Was das Methandrostenolon angeht, stimme ich mit Herrn YZERMAN darin völlig überein, daß man auch mit diesem Steroid den angestrebten Effekt im Prinzip erreichen kann; das haben ja unsere Versuche mit der parenteralen Gabe gut gezeigt. Ich halte es auch für möglich, daß mit der von Herrn YZERMAN empfohlenen Steigerung der Tablettendosis auf 100 mg Methandrostenolon täglich ein solcher Effekt auch peroral erzwungen werden kann. 100 mg Methandrostenolon täglich ist jedoch eine Dosis, die mit Sicherheit stark virilisiert; sie kann für weibliche Patienten zweifelsfrei nicht in dem Sinne diskutiert werden, daß damit auch nur irgendein Vorteil gegenüber dem Testosteron verbunden wäre.

Aus der 2. Medizinischen Klinik und Poliklinik der Medizinischen Akademie Düsseldorf
(Direktor: Prof. Dr. K. Oberdisse)

Der periphere Thyroxinumsatz bei thyreoidalen und extrathyreoidalen Krankheiten mit und ohne Hyper- oder Hypometabolismus*

Von

E. Klein, Hj. Hirche und D. Reinwein

Mit 2 Abbildungen

Bei zahlreichen extrathyreoidalen Krankheiten wurde immer wieder eine Beteiligung der Schilddrüse vermutet, weil sie mit einem Hyper- oder Hypometabolismus einhergehen oder Symptome aufweisen, die denen einer Hyper- oder Hypothyreose ähneln. Untersuchungen des thyreoidalen Jodumsatzes haben in solchen Fällen gelegentlich Anomalien ergeben, die als Stütze für diese Annahme gedeutet wurden (3, 4, 7, 8, 10, 14, 15, 20, 29, 30, 33, 36, 37, 41). Sie betreffen jedoch fast ausschließlich die Jodspeicherung des Organs, die in hohem Maße vom (exo- und endogenen) Jodangebot abhängt und nichts über seine hormonelle Leistung aussagt (24). Die oben angeführten Phänomene könnten aber nur dann in Zusammenhang mit der Schilddrüse stehen, wenn deren Hormoninkretion verändert ist bzw. als Ursache oder Folge davon ein vermehrter oder verminderter Verbrauch von Jodhormonen vorliegt. Dieser läßt sich heute mit Hilfe von chemischen Jodanalysen und Radiothyroxin direkt messen.

Wir haben deshalb bei 208 stationären Patienten mit thyreoidalen und extrathyreoidalen Krankheiten mit und ohne Hyper- oder Hypometabolismus derartige Untersuchungen durchgeführt und den peripheren Thyroxinumsatz ermittelt. Zum Vergleich wurden Normalwerte von 28 gesunden Personen herangezogen.

Methoden

1. Grundumsatzbestimmungen erfolgten im geschlossenen System bei Sauerstoffatmung mit dem Knipping-Apparat. Sie konnten nicht bei allen Kranken durchgeführt werden. Normalwerte: —10 bis +20% des Tabellensollwertes.

2. Hormonjodanalysen im Blut wurden nach der Methode von Klein (23) mit saurer Veraschung, Destillation und Katalysereaktion im Cersulfat-Arsenige Säure-Gemisch durchgeführt. Normalwerte: 4,0—8,0 γ-%.

3. Zur Bestimmung des peripheren Thyroxinumsatzes wurden 10—40 μC chromatographisch reines, mit J^{131} markiertes Thyroxin intravenös injiziert.

* Die Untersuchungen wurden mit freundlicher Unterstützung der Deutschen Forschungsgemeinschaft durchgeführt.

Anschließend erfolgten über 8 Tage hin mehrfach Blutentnahmen zur Messung der PBI[131]-Aktivität des Serums im Bohrlochkristall. Nach dem Erreichen eines Verteilungsgleichgewichtes im gesamten extracellulären Hormonraum entspricht vom 2. Tag nach der Injektion ab das Verschwinden des Radiothyroxins aus dem Blut seiner metabolischen Verwendung. Als Maß dafür läßt sich wie in Abb. 1 dargestellt auf graphischem Wege die Halbwertzeit (HWZ) dieses Vorganges feststellen (*24*). Aus ihr wird mit Hilfe des chemisch analysierten Hormonjods (PBI) nach Angaben von STERLING u. CHODOS (*39*) der Thyroxinumsatz in γ Jod/Tag errechnet.

Ergebnisse

Die Abb. 2 läßt beim Vergleich mit den Normalwerten erkennen, daß der Hormonjodgehalt des Blutes und der Thyroxinumsatz bei 21 Hyperthyreosen mit einer durchschnittlichen Grundumsatzsteigerung von + 45% erheblich vermehrt und bei 12 Hypothyreosen mit einem Grundumsatzdurchschnitt von —14% stark vermindert sind. Im Gegensatz dazu weisen 38 Kranke mit einer extrathyreoidalen Stoffwechselsteigerung auf + 41% (Diabetes mell., Malignome, Herzinsuffizienz, Hypertonie, Anämie, Lebercirrhose, Infektionskrankheiten, Magen-Darm-Ulcera) ebensowenig Abweichungen der beiden gemessenen Größen von der Norm auf wie 12 Kranke mit einer extrathyreoidalen Stoffwechseldepression von durchschnittlich — 20% (Adipositas, Anorexie, Cushing-Syndrom, Klinefelter-Syndrom, Defatigatio, Amenorrhoe).

Aus der Tab. 1 gehen außerdem die Mittelwerte für das Hormonjod im Blut (PBI), die Halbwertzeit der

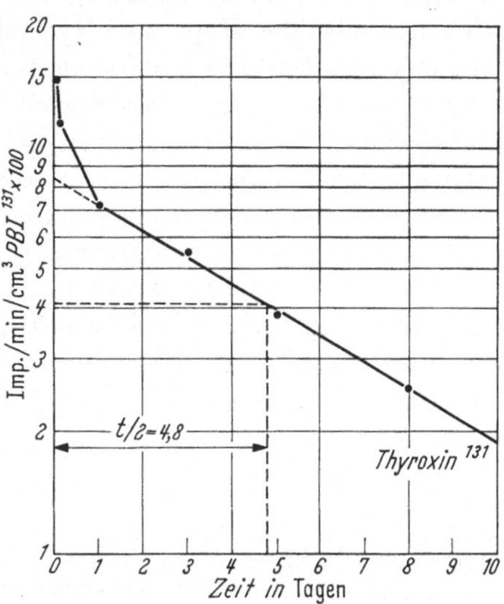

Abb. 1. Beispiel für die Ermittlung der Halbwertzeit der Abwanderung von i.v. injiziertem Radiothyroxin aus der Blutbahn (●——● = Aktivität des PBI[131] im Bohrlochkristall)

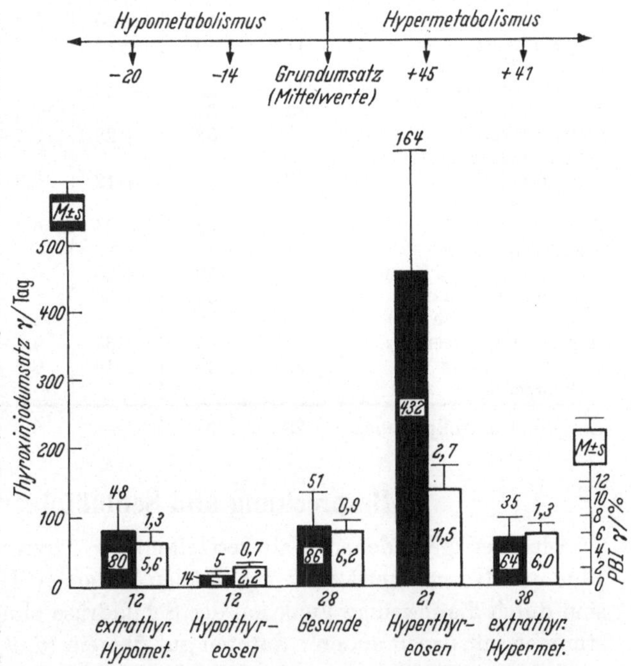

Abb. 2. Hormonjod im Blut (PBI) und peripherer Thyroxinjodumsatz bei thyreoidalem und extrathyreoidalem Hypo- oder Hypermetabolismus (M = Mittelwerte, s = Streuung)

Abwanderung von Radiothyroxin aus dem Blut (HWZ) und den peripheren Umsatz von Thyroxinjod bei den untersuchten Krankheitsgruppen hervor. Mit Ausnahme des deutlich erhöhten PBI bei Hepatitiskranken fallen sie mit ihren Streuungen bei extrathyreoidalen Erkrankungen durchweg in den Normalbereich, während sich bei den Hypo- und Hyperthyreosen die erwarteten erheblichen Veränderungen finden. Die Unterschiede zwischen Schilddrüsenkranken einerseits und allen anderen Gruppen andererseits sind hochsignifikant. Im einzelnen läßt sich feststellen, daß bei Malignomen und Magen-Darm-Geschwüren die Halbwertzeiten mit durchschnittlich 8,3 und 8,8 Tagen und die Hormonjodwerte noch am weitesten vom normalen Mittel abweichen. Trotzdem unterscheiden sich die errechneten Hormonjodumsätze von durchschnittlich 60 bzw. 61 γ/Tag nur unwesentlich von ihm und signifikant von den viel geringeren der Hypothyreosen. Darüberhinaus gehen gerade diese beiden Krankheitsgruppen mit geringen Stoffwechsel*steigerungen* einher, so daß hier keine Beziehungen zwischen Stoffwechsellage und Hormonumsatz wie bei Schilddrüsenerkrankungen bestehen. Die Hepatitiskranken mit ihrem PBI von hyperthyreoter Größenordnung weisen völlig normale Hormonjodumsätze auf.

Tabelle 1. *Hormonjod im Blut (PBI), Halbwertzeit der Abwanderung von Radiothyroxin aus der Blutbahn (HWZ) und Thyroxinjodumsatz bei verschiedenen Funktionsstörungen der Schilddrüse und extrathyreoidalen Krankheiten*
(*M* = Mittelwert, *s* = Streuung)

Krankheit	Zahl der Fälle	Alter (Jahre) M	Grundumsatz (% des Sollwerts) M	P B I (γ-%) M ± s	H W Z (Tage) M	Thyroxinjodumsatz (γ/Tag) M ± s
Hyperthyreose	21	43	+45	11,5 ± 2,7	3,1	432 ± 164
Hypothyreose	12	46	—14	2,2 ± 0,7	11,7	14 ± 5
Euthyreotische endocr. Ophthalmopathie . . .	11	59	+19	5,5 ± 1,3	6,9	83 ± 41
Akute Hepatitis	4	34	—	11,9 ± 2,4	7,4	71 ± 45
Lebercirrhose . . . . . (kompensiert)	7	52	+28	6,5 ± 1,2	5,8	76 ± 26
Herzkrankheiten . . . . (kompensiert)	17	61	+12	6,3 ± 1,6	7,1	74 ± 31
Herzkrankheiten . . . . (dekompensiert)	14	62	+24	6,0 ± 1,5	7,3	64 ± 12
Verschiedene Malignome .	19	50	+25	5,5 ± 1,2	8,3	61 ± 12
Entzündungen (akute) . .	9	54	+26	6,3 ± 0,9	7,2	78 ± 55
Entzündungen (chron.) .	16	59	+38	5,9 ± 1,0	6,5	67 ± 18
Magen-Darm-Ulcera . . .	7	44	+35	5,2 ± 1,4	8,8	60 ± 9
Diabetes mellitus . . . . (kompensiert)	25	48	+16	6,6 ± 1,2	5,7	81 ± 11
Gesunde Kontrollpersonen	28	51	—	6,2 ± 0,9	6,4	86 ± 51

Besprechung und Schlußfolgerungen

Die hier gefundenen Halbwertzeiten der Thyroxinabwanderung aus dem Blut und Hormonumsätze von gesunden Personen, Hypo- und Hyperthyreosen sind durch die jeweilige Funktion der Schilddrüse ohne weiteres zu erklären und stimmen mit denen anderer Autoren gut überein (*6, 9, 19, 22, 38, 39*). Kurland et al. (*26*) registrierten eine deutliche Verkürzung der Halbwertzeit auch bei 11 von 28 Sinustachykardien. Unsere Ergebnisse bei zahlreichen extrathyreoidalen

Krankheitsgruppen zeigen, daß diese selbst dann nicht mit einem Mehr- oder Minderverbrauch von Schilddrüsenhormonen in der Körperperipherie einhergehen, wenn sie einen Hyper- oder Hypometabolismus oder einen erhöhten Hormonjodspiegel im Blut unterhalten. Letzteres trifft für ikterische Leberkranke zu, deren peripherer PBI-Zuwachs schon seit KYDD u. MAN (*27*) bekannt und als Folge von Störungen der Abbau- und Ausscheidungsfunktion dieses für die Schilddrüsenhormone wichtigsten Stoffwechselorgans von ganz anderer Art ist als der thyreogene PBI-Anstieg bei Hyperthyreosen (*5, 34, 35, 42*). Die bei schweren Nephrosen beobachteten PBI-Depressionen gehen nur selten mit Veränderungen der Halbwertzeit der Thyroxinabwanderung aus der Blutbahn einher und sind dann wie diese nicht metabolisch sondern durch Hormonverluste mit dem Harn bedingt (*13, 18, 31, 32*). Im Gegensatz zu MAHAUX (*28*), der bei Infektionskrankheiten eine Hypothyroxinämie für bedeutungsvoll hielt, ermittelten wir bei ihnen ebenso wie ANTHES (*2*) bei fieberhaften Zuständen stets einen normalen Hormonjodgehalt des Blutes. In Übereinstimmung mit unseren Befunden und im Widerspruch zu der eingangs erwähnten Annahme einer Schilddrüsenbeteiligung bei einer Reihe von extrathyreoidalen Krankheiten stehen auch die von anderen Untersuchern festgestellten normalen PBI-Werte bei Herzkrankheiten (*1*), Lungentuberkulose (*11*), Carcinomen (*15, 21*), Knochenerkrankungen (*12*), Schizophrenien (*17*), Mongolismus (*25*), gynäkologischen Affektionen (*40*) und Schwerkranken verschiedener Art (*16*).

Zusammenfassend läßt sich also schließen, daß Krankheitssymptome und Veränderungen des Stoffwechsels nur dann auf einem pathologischen Verbrauch von Schilddrüsenhormonen in der Körperperipherie beruhen, wenn ihnen ursächlich regelrechte Funktionsstörungen der Schilddrüse zugrunde liegen. Bei extrathyreoidalen Krankheiten kommen ähnliche Phänomene ohne Beteiligung der Schilddrüse oder ihrer Hormone zustande. Ob das sog. somatische Myxödem hiervon eine Ausnahme macht, muß offenbleiben. Mit modernen Methoden ist noch kein Fall gründlich untersucht worden, und bei den wenigen der älteren Literatur ist es durchaus möglich, daß es sich um thyreoidale Jodfehlverwertungen gehandelt hat.

Literatur

1. ALLISON, H. W., and T. L. BLISS: Ann. intern. Med. **39**, 326 (1953).
2. ANTHES, H.: Dtsch. Arch. klin. Med. **176**, 128 (1933).
3. BECK, G. E., u. T. DORTA: Schweiz. med. Wschr. **1958**, 1062.
4. BENDA, C. E., C. J. MALETSKOS, J. C. HUTCHINSON and E. B. THOMAS: Amer. J. med. Sci. 228, 668 (1954).
5. BÉRAUD, TH., B. R. SCAZZIGA, and A. VANNOTT: Acta endocr. (Kbh.) **22**, 55 (1956).
6. BERSON, S. A., and R. S. YALOW: J. clin. Invest. **33**, 1533 (1954); **34**, 186 (1955).
7. BOQUIEN, Y., et J. GUENEL: Sem. Hôp. (Paris) **35**, 935 (1959).
8. BOULET, P., J. MIROUZE et P. BARJON: Ann. Endocr. (Paris) **19**, 1022 (1958).
9. BRENNER, O., A. B. BLACK and R. GADDIE: Clin. Sci **13**, 441 (1954).
10. BRODY, E. B.: Psychosom. Med. 11, 70 (1949).
11. CATTANEO, C., e G. DE SIMONI: Riv. Tuberc. **3**, 205 (1955).
12. CHAPMAN, E. M.: New Engl. J. Med. **255**, 289 (1956).
13. CRUCHAUD, S., C. MANINI, B. SCAZZIGA u. A. VANNOTTI: Schweiz. med. Wschr. **1954**, 478.
14. D'ADDABBO, A., F. HENI u. E. KALLEE: Medizinische **1958**, 1221.
15. EDELSTYN, G. A., A. R. LYONS and R. B. WELBOURN: Lancet **1958** I, 670.
16. ENGSTROM, W. W., u. B. MARKARDT: J. clin. Endocr. **15**, 953 (1955).

17. Faurbye, A., I. Munkvad u. K. Pind: Acta endocr. (Kbh.) 28, 395 (1958).
18. Fiaschi, E., e. M. Andreoli: Folia endocr. (Pisa) 12, 200 (1959).
19. Hamolsky, M. W., A. St. Freedberg, G. S. Kurland and L. Wolsky: J. clin. Invest. 32, 453 (1953).
20. Hofmann-Credner, D., u. E. Zweymüller: Wien. klin. Wschr. 1957, 60.
21. Hortling, H., L. Hiisi-Brummer u. G. Björkesten: Ann. Med. intern. Fenn. 48, Suppl. 28, 50 (1959).
22. Ingbar, S. H., and N. Freinkel: J. clin. Invest. 34, 808 (1955); 37, 1603 (1958).
23. Klein, E.: Biochem. Z. 322, 388 (1952); Röntgen- u. Lab.-Prax. 6, 120 (1953).
24. — Der endogene Jodhaushalt des Menschen und seine Störungen. Stuttgart: G. Thieme 1960.
25. Kurland, G. S., J. Fishman, M. W. Hamolsky and A. St. Freedberg: J. clin. Endocr. 17, 552 (1957).
26. — A. Golodetz, M. W. Hamolsky and A. St. Freedberg: J. clin. Endocr. 19, 92 (1959).
27. Kydd, D. M., and E. B. Man: J. clin. Invest. 30, 874 (1951).
28. Mahaux, J.: Sem. Hôp. (Paris) 26, 4375 (1950).
29. Miller, W. N., and L. E. Jacobson: J. clin. Endocr. 19, 949 (1959).
30. Mueller, R., Ch. C. Brausch, E. Z. Hirsch, R. S. Benua and B. M. Dobyns: J. clin. Endocr. 14, 1287 (1954).
31. Rasmussen, H.: J. clin. Invest. 35, 792 (1956).
32. Recant, L., and D. S. Riggs: J. clin. Invest. 31, 789 (1952).
33. Reiss, M., R. E. Hemphill, R. Maggs, C. P. Haigh and J. M. Reiss: Brit. med. J. 1953 I, 906.
34. Scazziga, B. R., L. L. Barbieri u. T. Béraud: Schweiz. med. Wschr. 1955, 471.
35. — T. Béraud u. A. Vannotti: Schweiz. med. Wschr. 1956, 875.
36. Schockaert, J. A., et E. de Muylder: Brux.-méd. 35, 32 (1955).
37. Shipley, R. A., and E. B. Chudzik: J. clin. Endocr. 17, 1229 (1957).
38. Sterling, K.: J. clin. Invest. 37, 1348 (1958).
39. — and R. B. Chodos: J. clin. Invest. 35, 806 (1956).
40. Stoddard, F. J., W. W. Engstrom, W. F. Hovis, L. T. Servis and A. D. Watts: Amer. J. Obstet. Gynec. 71, 1007 (1956).
41. Stoll, W. A.: Schweiz. Arch. Neurol. Psychiat. 77, 310 (1956).
42. Vannotti, A.: Helvet. med. Acta 24, Suppl. 37 (1957).

Zur Wechselbeziehung
zwischen Thymus und Hypophyse

Von

J. Comsa

Über die Folgen der totalen Thymektomie beim infantilen Meerschweinchen wurden mehrere Beobachtungen mitgeteilt, u. a.:

Das Wachstum ist verzögert, der Allgemeinzustand verfällt. Nur 30—40% der Tiere überleben länger als einen Monat. — Die Schilddrüse, die Gonaden und die Nebennierenrinde zeigen vorübergehend Zeichen einer intensiven Anregung (2, 5).

Diese Beobachtungen legen die Annahme nahe, daß beim thymipriven Meerschweinchen die Funktion der Hypophyse irgendwie verändert sein könnte (dies würde mit anderen Worten bedeuten, daß der Thymus normalerweise die Funktion der Hypophyse beeinflußt).

Ein erster Versuch, dies zu bestätigen, hat gezeigt, daß der Thymus die Wirksamkeit des thyreotropen Hormons der Hypophyse beim Meerschweinchen meßbar verringert (4).

In diesem Versuch wurde infantilen männlichen Meerschweinchen während 7 Tagen der Thymusextrakt von Bezssonoff und Comsa[1] injiziert, und zwar in der Dosis von 100 Meerschweincheneinheiten (M.S.E.) pro 100 g Tier täglich (3). Im Anschluß an diese Vorbereitung erhielten die Tiere an zwei aufeinanderfolgenden Tagen Injektionen eines thyreotropen Hypophysenpräparates von bekannter Wirksamkeit, in abgestuften Dosen von 1,0—10,0 Heyl-Laqueur-Einheiten pro Tier und 24 Std. Es zeigte sich, daß bei diesen vorbehandelten Tieren die geringste wirksame Menge des thyreotropen Hormons $> 5 < 6$ Heyl-Laqueur-Einheiten betrug, gegen $> 1 < 2$ Einheiten bei Tieren, die statt des Thymusextraktes Injektionen von $9^0/_{00}$ NaCl-Lösung bekommen hatten.

Es soll jetzt über Versuche berichtet werden, die unternommen wurden, um festzustellen, ob der Thymus auch die Wirksamkeit der anderen Hormone der Hypophyse beeinflußt.

Material und Technik

Die Versuche wurden an 258 Ratten von 110—130 g ausgeführt. Die Tiere waren vom Commentry-Stamm und in unserem Laboratorium gezüchtet.

Folgende Operationen wurden ausgeführt (Technik s. in 6):

Hypophysektomie (nach Smith) an 78 Tieren,

Thymektomie (nach Segaloff) an 8 Tieren,

Thymektomie + Hypophysektomie 7 Tage später an 172 Tieren.

Nach der Hypophysektomie wurden die Tiere bei konstanter Temperatur von $29° \pm 0,5°$ C gehalten.

---

[1] Im folgenden wird dieser Extrakt mit dem Symbol „B. C." bezeichnet.

Die verwendeten Hypophysenpräparate waren dankenswert von der Firma Choay gespendet. Der Thymusextrakt war in unserem Laboratorium nach dem Verfahren von Bezssonoff und Comsa (*1*) hergestellt.

Versuchsanordnung und Ergebnisse

Die Versuche waren alle nach demselben Schema angeordnet.

In einer ersten Versuchsreihe wurde an hypophysektomierten Ratten die geringste wirksame Menge von bekannten Hypophysenpräparaten abgegrenzt (mit anderen Worten, die biologische Titration dieser Präparate wurde nachgeprüft).

In einer zweiten Serie wurde diese Bestimmung an thymipriven hypophysektomierten Ratten wiederholt. (Die Thymektomie 7 Tage vor der Hypophysektomie ausgeführt.) Allfällige Unterschiede zwischen den Ergebnissen der ersten und der zweiten Serie ergaben somit den Einfluß des Thymus auf die Reaktion gegen die betreffenden Hypophysenpräparate.

In einer dritten Serie wurde versucht, diese Unterschiede auszugleichen, indem wir thymipriven hypophysektomierten Ratten abgestufte Mengen des B.C.-Extraktes injizierten.

Jeder experimentelle Punkt in jeder Serie wurde an 4 Tieren geprüft.

Es wurden auf diese Weise untersucht:

das Wachstumshormon

das corticotrope Hormon,

ein ambivalentes gonadotropes Hypophysenpräparat.

Das Wachstumshormon

Serie I. Hypophysektomierten männlichen Ratten wird täglich während 15 Tagen Wachstumshormon injiziert, und zwar in abgestuften Mengen von 0,5—4,0 Evans-Einheiten pro Tier und 24 Std. Das Wachstum wird durch tägliche, auf 1,0 g genaue Wägungen verfolgt. In einer Vorperiode von 15 Tagen zwischen der Hypophysektomie und der ersten Injektion wurde regelmäßiger und konstanter Gewichtsverlust festgestellt.

Serie II. Dieselbe Bestimmung wird an thymipriven und hypophysektomierten Ratten wiederholt.

Die Ergebnisse dieser zwei Serien sind in Tab. 1 zusammengefaßt. Es ist daraus ersichtlich, daß thymiprive hypophysektomierte Ratten unter dem Einfluß

Tabelle 1. *Einfluß des Wachstumshormons auf das Wachstum der Ratte*

Hormon-Dosis (Evans-Einheiten pro Tier und 24 Std.)	Zunahme nach 15 Tagen (Mittelwert von 4 Tieren)	
	Hypophysektomiert	Thymipriv hypophysektomiert
0 (Vorperiode)	$-12{,}8 \pm 3{,}0$	$-12{,}0 \pm 1{,}0$
0,5	0	$-4{,}0 \pm 1{,}0$
1,0	$15{,}0 \pm 3{,}8$	$6{,}5 \pm 2{,}2$
2,0	$30{,}0 \pm 5{,}1$	$11{,}5 \pm 2{,}0$
3,0	$41{,}0 \pm 7{,}2$	$12{,}0 \pm 3{,}0$
4,0	$56{,}0 \pm 5{,}0$	$17{,}0 \pm 3{,}0$

Tabelle 2. *Einfluß des Thymusextraktes auf das Wachstum von thymipriven hypophysektomierten Ratten*

Thymus-Dosis (MSE pro Tier u. Tag)	Zunahme nach 15 Tagen (Mittelwert von 4 Tieren)	
	nach Thymus allein	nach Thymus + 2,0 E Wachstumshormon
0	$-12{,}0 \pm 1{,}0$	$+11{,}5 \pm 2{,}0$
5	$-8{,}0 \pm 0{,}8$	$+30{,}0 \pm 4{,}0$
10	0	$+45{,}0 \pm 7{,}0$
20	$-0{,}5 \pm 0{,}2$	$+58{,}0 \pm 6{,}0$
35	$-3{,}0 \pm 0{,}5$	$+69{,}0 \pm 6{,}4$
50	$-1{,}5 \pm 0{,}6$	$+80{,}0 \pm 4{,}8$

derselben Mengen Wachstumshormon weniger zunehmen als nur hypophysektomierte Tiere.

In der *Serie III* wurde thymipriven und hypophysektomierten Ratten während 15 Tagen täglich 2 Evans-Einheiten Wachstumshormon zugleich mit abgestuften Mengen B.C.-Extrakt injiziert. Zur Kontrolle bekam eine Gruppe Tiere nur das B.C. in entsprechenden Mengen. Die Ergebnisse sind in Tab. 2 zusammengefaßt.

Es kann geschlossen werden:

B.C.-Extrakt allein hat auf das Wachstum der thymipriven hypophysektomierten Ratten keinen eindeutigen Einfluß.

B.C.-Extrakt steigert meßbar die Wirkung des hypophysären Wachstumshormons.

Das corticotrope Hormon

Serie I. Hypophysektomierten männlichen Ratten wurde 10 Tage nach der Operation eine Einzeldosis von corticotropem Hormon intraperitoneal injiziert. 2 Std. nach der Injektion wurde in den Nebennieren der Tiere das Vitamin C nach ROE und KUETHER individuell bestimmt.

In der *Serie II* wurde dieselbe Bestimmung an thymipriven hypophysektomierten Tieren wiederholt.

Zur Kontrolle wurde das Vitamin C der Nebenniere bestimmt:

bei 8 hypophysektomierten Tieren;

bei 8 thymipriven Tieren;

bei 8 thymipriven hypophysektomierten Tieren.

Die Ergebnisse sind in Tab. 3 zusammengefaßt.

Es ist ersichtlich, daß geringe Mengen von corticotropem Hormon bei thymipriven hypophysektomierten Tieren eine intensivere Wirkung zeigen als bei nur hypophysektomierten Tieren. Nach Injektion von 0,4 Einheiten ist bei den thymipriven hypophysektomierten Tieren die Wirkung schon fast maximal, während sie bei den nur hypophysektomierten Tieren nicht meßbar ist.

In *Serie III* wurde diese Dosis von 0,4 Einheiten einer Gruppe von thymipriven hypophysektomierten Ratten injiziert, die vom sechsten bis zum zehnten Tag nach der Hypophysektomie täglich eine Injektion von 15—70 Meerschwein-

Tabelle 3. *Vitamin C-Gehalt der Nebenniere 2 Std. nach einer Einzelinjektion von corticotropem Hormon (in Prozent des Gehaltes bei unbehandelten Tieren, Mittelwert von 4 Einzelbestimmungen)*

Dosis (Einneiten)	Vitamin C	
	Hypophysektomiert	Thymipriv hypophysektomiert
0	100	100
0,4	98,8	44,0
0,7	75,0	41,0
1,0	33,0	34,0
1,5	28,0	33,3
2,0	25,0	32,8

Tabelle 4. *Vitamin C-Gehalt der Nebenniere bei thymipriven hypophysektomierten, mit BC-Extrakt vorbehandelten Ratten. 2 Std. nach einer intraperitonealen Injektion von 2 Einheiten corticotropem Hypophysenhormon (in Prozent des Gehaltes bei unbehandelten Tieren. Mittelwert von jeweils 4 Bestimmungen)*

BC Dosis (MSE pro Tier und Tag)	Vitamin C
0	44,0
15	48,1
30	54,8
40	67,3
50	80,0
60	88,9
70	94,8
100	110,5

cheneinheiten B.C. bekommen hatten. [Es wurde anderweitig berichtet, daß B.C., allein gegeben, den Vitamin C-Gehalt der Nebenniere steigert (5), jedoch nicht mehr bei hypophysektomierten Tieren (s. 4).]

Die Ergebnisse der Vitamin C-Bestimmung in der Nebenniere dieser Tiere sind in Tab. 4 zusammengefaßt. Die Wirkung der Testdosis von 0,4 Einheiten des corticotropen Hormons bei diesen Tieren ist sichtbar gehemmt; in den Gruppen, die 60 und 70 Meerschweincheneinheiten B.C. bekommen hatten, ist sie (wie bei den nur hypophysektomierten Tieren) nicht mehr erkennbar. Somit zeigt dieser Versuch, daß B.C. dem corticotropen Hypophysenhormon entgegenwirkt.

Das ambivalente gonadotrope Hypophysenpräparat

Serie I. Hypophysektomierte weibliche Ratten erhielten am elften und am zwölften Tag nach der Hypophysektomie täglich zwei intraperitoneale Injektionen dieses Präparates in abgestuften Mengen. 48 Std. nach der ersten Injektion wurden die Ovare dieser Tiere auf 0,5 mg genau gewogen.

In *Serie II* wurde dieselbe Bestimmung an thymipriven hypophysektomierten Tieren wiederholt.

Zur Kontrolle wurde das Gewicht der Ovare bei je 8 hypophysektomierten Tieren bestimmt. Ergebnisse siehe Tab. 5. Die Reaktion auf das gonadotrope Präparat ist somit bei thymipriven hypophysektomierten Ratten sichtbar intensiver als bei den nur hypophysektomierten Tieren. Nach $4 \times 0,3$ Einheiten dieses Präparates ist das Ovar dieser Tiere schon fast maximal vergrößert, während es bei nur hypophysektomierten Tieren kaum an Gewicht zugenommen hat.

In *Serie III* wurde diese Testdosis von $4 \times 0,3$ Einheiten einer Gruppe von thymipriven hypophysektomierten Ratten injiziert, die vom siebenten bis zum zwölften Tag nach der Hypophysektomie täglich 15—50 Meerschweincheneinheiten B.C. bekommen hatten. Die Ovare dieser Tiere wurden wie in den zwei ersten Gruppen gewogen. Ergebnisse siehe Tab. 6.

Infolge der B.C.-Injektionen erscheint also die Reaktion auf das gonadotrope Hypophysenpräparat meßbar gehemmt.

Tabelle 5. *Ovargewicht der Ratten nach 4 Injektionen eines gonadotropen Hypophysenpräparates (in Prozent der Gewichte bei unbehandelten Tieren. Mittelwert von 4 Tieren)*

Hormon-Dosis (Einheiten)	Gewicht beider Ovare	
	Hypophysektomiert	Thymipriv hypophysektomiert
0	100	100
4 · 0,3	111	287
4 · 0,6	166	302
4 · 1,0	195	337
4 · 1,5	214	340
4 · 2,0	239	350

Tabelle 6. *Ovargewicht von thymipriven, hypophysektomierten, mit BC vorbehandelten Ratten nach Injektion von 4 · 0,3 Einheiten gonadotropen Hypophysenpräparates. (Mittelwert von 4 Tieren)*

BC-Dosis (MSE pro Tier und Tag)	Ovargewicht
0	287
15	182
22	180
30	137
50	103

Diskussion

Es geht aus unseren Versuchen folgendes hervor:

Der Thymus fördert die Wachstumswirkung der Hypophyse. Er hemmt die corticotrope und die gonadotrope Wirkung.

Es wurde eingangs erwähnt, daß auch die thyreotrope Wirkung der Hypophyse vom Thymus gehemmt wird.

Direkt gleichgerichtete Versuche kenne ich kaum. Es kann zitiert werden, daß nach Rawson, Sterne und Aub (7) die thyreotrope Wirksamkeit von Hypophysenpräparaten nach Inkubation mit Thymushomogenat weitgehend verlorengeht. Ferner berichteten Reinhardt, Marx und Evans (8), daß die Wachstumswirkung von wenig gereinigten Hypophysenpräparaten bei 6 Monate vorher thymektomierten Ratten nachweisbar ist. Unter den Bedingungen ihrer Versuche war die Feststellung unmöglich, daß diese Wirkung vermindert ist, wie ich berichtete.

Indirekte Beweise der Wechselbeziehung zwischen Thymus und Hypophyse (über die Effektoren der Hypophyse) sind zahlreich. Ich kann diesbezüglich auf die Monographie von Comsa (4) hinweisen.

Der Träger dieser Wirkungen ist im hochgereinigten Extrakt von Bezssonoff und Comsa (1) enthalten.

Wirken sich diese Einflüsse des Thymus unter physiologischen Bedingungen aus?

Wenn ja, dann können wir uns die Folgen der Thymektomie sehr genau vorstellen. Beim thymipriven Tier müßte

das Wachstum verzögert sein;

die Schilddrüse, die Gonaden und die Nebennierenrinde Anzeichen der funktionellen Anregung zeigen.

Diese Arbeitshypothese ist im voraus bestätigt; diese Beobachtungen wurden in unseren ersten Publikationen mitgeteilt (s. 4), wie ich eingangs erwähnte.

Somit lassen sich die Folgen der Thymektomie Punkt für Punkt im Lichte der Beobachtungen über die Wechselbeziehungen Thymus—Hypophyse verstehen. Mit anderen Worten, diese Beobachtungen erläutern Punkt für Punkt die physiologische Rolle des Thymus. Der Thymus gehört zu den Regulatoren des Einflusses der Hypophyse auf den Organismus.

Zusammenfassung

I. Es wurde versucht, den Einfluß des Thymus auf die Wirkung der Hypophysenhormone zu ergründen.

II. Zu diesem Zweck wurde die Wirkung von Hypophysenhromonen im Verhältnis zur Dosis unter folgenden Bedingungen untersucht:

a) bei hypophysektomierten Ratten;

b) bei thymipriven hypophysektomierten Ratten;

c) bei thymipriven hypophysektomierten Ratten, die vor der Bestimmung Injektionen des Thymusextraktes von Bezssonoff und Comsa erhalten hatten.

III. Die Versuche haben ergeben, daß der Thymus

a) die Wachstumswirkung der Hypophyse steigert;

b) die gonadotrope und die corticotrope Wirkung hemmt.

IV. Die Bedeutung dieser Beobachtungen wird diskutiert.

Literatur

1. Bezssonoff, N. A. (in memoriam) et J. Comsa: Ann. Endocr. (Paris) **19**, 222 (1958).
2. Comsa, J.: C. R. Soc. Biol. (Paris) **127**, 903 (1938).
3. — Amer. J. Physiol. **166**, 550 (1951).
4. — Physiologie et physiopathologie du thymus. Paris: Doin 1959.
5. — and H. Leroux: J. Endocr. **13**, 7 (1955).
6. Farris, E. J., and J. A. Griffith: The rat. Philadelphia. Lippincott 1949.
7. Rawson, R. W., C. D. Sterne and F. C. Aub: Endocrinology **30**, 240 (1942).
8. Reinhardt, W. O., W. Marx and H. M. Evans: Proc. Soc. exp. Biol. (N. Y.) **46**, 411 (1941).

Aus der II. Medizinischen Universitätsklinik, Hamburg-Eppendorf
(Direktor: Prof. Dr. A. Jores)

Bestimmungen der MSH-Ausscheidung mit einer einfachen, photometrischen Methode

Von

T. Akinci, M. Apostolakis und K. D. Voigt

Mit 2 Abbildungen

Das Fehlen eines Standards und die Tatsache, daß die meisten Methoden zur Melanophoren-Hormon (MSH)-Bestimmung auf subjektiven Ansätzen beruhen, haben dazu geführt, daß MSH-Messungen beim Menschen nur ein sekundäres Interesse erweckten. Vor 6 Jahren gaben Shizume, Lerner und Fitzpatrick (4) eine Vorschrift an, die geeignet erschien, die methodischen Schwierigkeiten zu überwinden. Wir haben den Vorschlag der vorgenannten Autoren aufgegriffen und ein einfaches Verfahren entwickelt, auf das im folgenden eingegangen werden soll.

Die Methode beruht auf der Schwächung, die ein Lichtstrahl erfährt, wenn er von einem dunkleren Hintergrund reflektiert wird (Abb. 1). Licht einer definierten

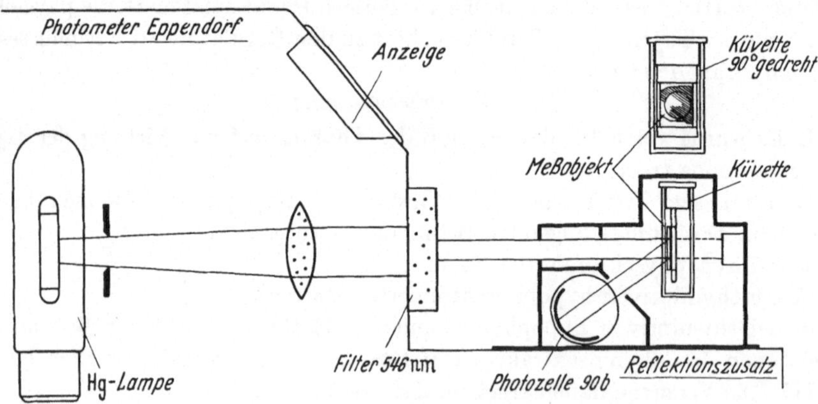

Abb. 1. Reflektionsanordnung zur photometrischen MSH-Bestimmung

Wellenlänge wird von der Froschhaut, die sich in einer Spezialcuvette befindet, in eine Photozelle reflektiert und über eine geeignete Schaltung im Photometer „Eppendorf" registriert. Ein Zusatz von MSH führt über die Ausdehnung des Pigments in den Melanophoren zu einer Schwärzung der Haut und damit zu einer Abnahme der Intensität des reflektierten Lichtes. Voraussetzung für verwertbare Meßergebnisse ist natürlich, daß der Lichtstrahl immer dieselbe Stelle der Froschhaut trifft und immer in demselben Winkel reflektiert wird. Um das zu erreichen, haben wir eine Spezialcuvette entwickelt, deren Konstruktion in der Abbildung schematisch dargestellt ist. Wie schon die ursprünglichen Autoren (*4*) nachgewiesen haben, besteht über einen gewissen Bereich eine lineare Abhängigkeit der Intensitätsabnahme des reflektierten Lichtes vom Logarithmus der MSH-Konzentration. Damit wird eine quantitative Messung möglich.

In der zweiten Abbildung (Abb. 2) ist das methodische Vorgehen schematisch dargestellt. Da ausreichende Mengen biologisch reinen MSH noch nicht zur Verfügung stehen, diente ein größerer "pool" ACTH-Hoechst, der sich durch eine

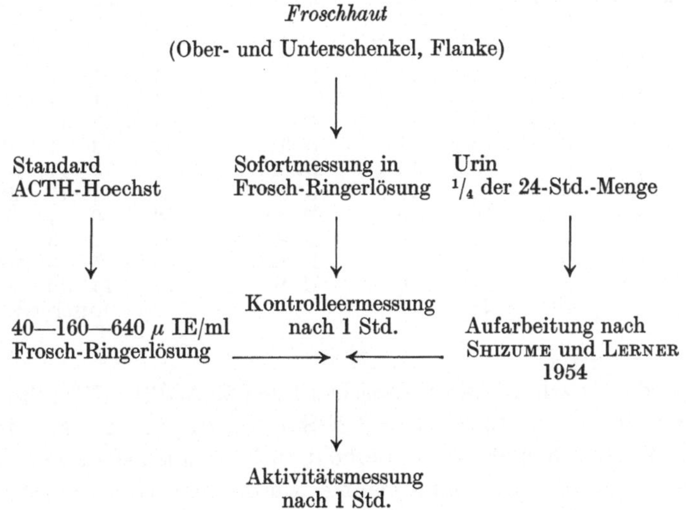

Abb. 2. Schematische Übersicht des methodischen Vorgehens

besonders hohe MSH-Aktivität auszeichnete, als Standard. Die schon von JORES (*2*) nachgewiesene Abhängigkeit der Ansprechbarkeit der Froschhaut von der Jahreszeit bedingt, daß die jeweiligen Standardmengen nicht immer gleich groß gehalten werden konnten. Die Stabilität des Leerwertes der Reflektion der Froschhaut wurde durch zwei im Abstand von 1 Std. erfolgende Kontrollmessungen festgestellt. Der Zusatz des Standards bzw. der unbekannten Extrakte erfolgte sofort nach der zweiten Leermessung. Die Reflexionsabnahme nach einer weiteren Stunde war dann der Maßstab der MSH-Aktivität. Nach entsprechenden Voruntersuchungen sind wir auf die Bestimmung der MSH-Ausscheidung im Urin von Normalpersonen übergegangen. Für die Aufarbeitung dieses hypophysären Hormons aus dem Urin benutzten wir die von SHIZUME und LERNER (*3*) angegebene Vorschrift.

Wie schon eingangs ausgeführt, verbietet das Fehlen eines gemeinsamen Standards einen Vergleich unserer Absolutwerte mit denen der Literatur. Da frühere Untersuchungen des einen von uns (*1*) ergeben hatten, daß die Gonadotropinausscheidung bei endokrin gesunden bettlägerigen Patienten niedriger als bei ambulanten ist, haben wir als Normalkollektiv je 10 gesunde Männer und Frauen im Berufsleben gewählt. Die Ausscheidungswerte für gesunde Männer sind in der nächsten Tabelle (Tab. 1) zusammengestellt.

Der höchste beobachtete Einzelwert lag bei 23 ACTH mE/24 Std., der niedrigste bei 3 ACTH mE/24 Std. Bei einem Gruppenmittelwert von 10 ACTH mE pro 24 Std. schwankten die Mittelwerte der jeweiligen Probanden zwischen 4 und 17 ACTH mE/24 Std.

Prinzipiell dieselben Resultate fanden sich bei Frauen. Auch hier wurden wie bei den Männern bei jedem Probanden mit einer Ausnahme jeweils 3 Bestimmungen durchgeführt. Die Einzelwerte (Tab. 2) schwankten zwischen 2 und 32 ACTH

<table>
<tr><td colspan="4">Tabelle 1. MHS-Ausscheidung bei normalen Männern in ACTH mE/24 Std.</td><td colspan="4">Tabelle 2. MSH-Ausscheidung bei normalen Frauen in ACTH mE/24 Std.</td></tr>
<tr><td>Name</td><td>Alter</td><td>Einzelwerte</td><td>Mittelwert</td><td>Name</td><td>Alter</td><td>Einzelwerte</td><td>Mittelwert</td></tr>
<tr><td>D. A.</td><td>24</td><td>11 23 17</td><td>17</td><td>L. B.</td><td>49</td><td>31 32 29</td><td>30*</td></tr>
<tr><td>T. A.</td><td>26</td><td>13 13 6</td><td>11</td><td>Ch. E.</td><td>24</td><td>11 11 17</td><td>13</td></tr>
<tr><td>M. A.</td><td>29</td><td>6 16 12</td><td>11</td><td>M. H.</td><td>54</td><td>17 13 3</td><td>11</td></tr>
<tr><td>G. B.</td><td>33</td><td>8 13 5</td><td>9</td><td>L. K.</td><td>36</td><td>13 7 9</td><td>10</td></tr>
<tr><td>E. D.</td><td>30</td><td>17 20 9</td><td>15</td><td>H. M.</td><td>50</td><td>13 11 13</td><td>12</td></tr>
<tr><td>E. K.</td><td>31</td><td>13 12 6</td><td>10</td><td>K. M.</td><td>48</td><td>14 17 30</td><td>20</td></tr>
<tr><td>A. O.</td><td>25</td><td>4 4 10</td><td>6</td><td>M. Sch.</td><td>52</td><td>10 4 7</td><td>7</td></tr>
<tr><td>J. R.</td><td>24</td><td>4 4 —</td><td>4</td><td>E. M. Sch.</td><td>29</td><td>2 3 8</td><td>4</td></tr>
<tr><td>E. V.</td><td>23</td><td>8 13 4</td><td>9</td><td>E. Sch.</td><td>39</td><td>5 3 10</td><td>6</td></tr>
<tr><td>K. V.</td><td>38</td><td>3 7 7</td><td>6</td><td>H. W.</td><td>27</td><td>14 10 19</td><td>14</td></tr>
<tr><td></td><td></td><td>Mittelwert:</td><td>10</td><td></td><td></td><td>Mittelwert:</td><td>13
(11*)</td></tr>
</table>

mE/24 Std., die Einzelmittelwerte zwischen 4 und 30 ACTH mE/24 Std. bei einem Gruppenmittelwert von 13 ACTH mE/24 Std. Ob die bei der Probandin L. B. ermittelten Werte schon als abnorm erhöht zu bezeichnen sind, kann noch nicht entschieden werden. Ihre Herausnahme würde den Gruppenmittelwert auf 11 ACTH mE/24 Std. erniedrigen. Damit ergeben sich für Männer und Frauen praktisch dieselben Gruppenmittelwerte und dieselben Schwankungsbereiche der MSH-Ausscheidung.

Wir hoffen, mit den vorstehenden Ausführungen gezeigt zu haben, daß die vorgeschlagene Methode für die MSH-Bestimmung durchaus für die Klinik geeignet ist. Inzwischen haben wir damit begonnen, sie bei der Klärung der vielen offenen Probleme, die das Melanophoren-Hormon betreffen, einzusetzen.

Literatur

1. Apostolakis, M., and J. A. Loraine: J. clin. Endocr. 20, 1437 (1960).
2. Jores, A.: Z. Ges. exp. Med. 87, 266 (1933).
3. Shizume, K., and A. B. Lerner: J. clin. Endocr. 14, 1491 (1954).
4. Shizume, K., A. B. Lerner and T. B. Fitzpatrick: Endocrinology 54, 553 (1954).

Aus der Medizinischen Universitätspoliklinik Heidelberg
(Direktor: Prof. H. PLÜGGE)

Zur Pathogenese
des hypoparathyreoiden Kretinismus

Von

GERHARD SCHWARZ

Mit 4 Abbildungen

Ich möchte zwei Fälle von hypoparathyreoiden Kretinismus vorstellen, bei denen bestimmte Untersuchungsergebnisse Rückschlüsse auf die Pathogenese erlauben. Der Krankheitsbegriff hypoparathyreoider Kretinismus deckt sich weitgehend mit dem von ALBRIGHT u. Mitarb. eingeführten Namen Pseudohypoparathyreoidismus. Wahrscheinlich muß zu dieser Krankheitsgruppe auch der Pseudo-Pseudohypoparathyreoidismus gerechnet werden, wie die Demonstration der folgenden Fälle zeigt.

Bei echtem Hypoparathyreoidismus beobachtet man stets eine starke Zunahme der Phosphatausscheidung nach Parathormongabe. Die zuerst publizierten Fälle von Pseudohypoparathyreoidismus zeichneten sich dadurch aus, daß sie nicht auf Parathormongabe mit Phosphatdiurese reagierten. Später wurden aber solche beobachtet, die doch eine vermehrte Phosphatausscheidung nach Parathormon hatten.

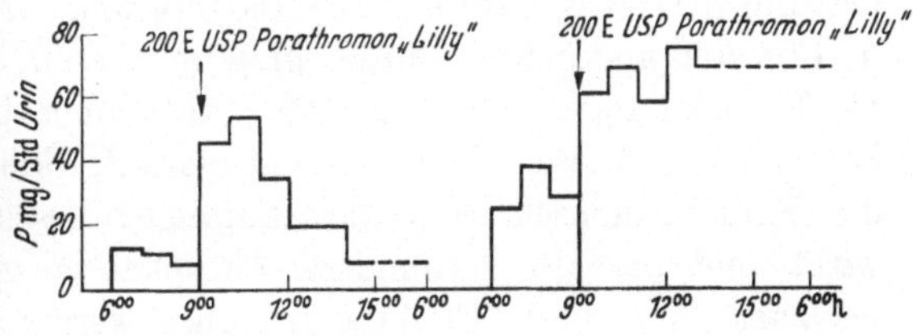

Abb. 1. Pseudohypoparathyreoidismus   Abb. 2. Ellsworth-Howard-Test der Patientin von Abb. 1

Ich möchte einen solchen Fall zeigen. Es handelt sich um eine 46jährige Frau, die folgende Symptome des Pseudohypoparathyreoidismus hatte: Kleinwuchs, Rundgesicht, Imbezillität, Chondrodysplasie mit arthrotischen Veränderungen nahezu aller Gelenke, kurze Mittelhandknochen und an tetanischen Symptomen, ein niedriges Ca, ein erhöhtes P, tetanische Katarakte bds., einen positiven Trausseau und ein verlängertes Q-T (Abb. 1). Auch bei dieser Pat. beobachteten wir eine gesteigerte Phosphatausscheidung nach i.v. Gabe von 200 E USP Parathormon „Lilly" (Abb. 2). Während aber die Phosphatdiurese nach Parathormon bei echtem Hypoparathyreoidismus stets auf Hemmung der Phosphatrück-resorption beruht, konnten wir hier mittels Phosphat-Clearance zeigen, daß die Phosphatdiurese nur durch eine Steigerung der Phosphatfiltration entstanden war. Eine ähnliche Beobachtung liegt schon von Gershberg u. Mitarb. vor. Da die Hemmung der Phosphatrückresorption bei Hypoparathyreoidismus ein spezifischer Effekt des Parathormons ist, die Steigerung der Filtration von Phosphat aber unspezifisch sein kann, verhalten sich also die Nierentubuli in diesem Fall doch refraktär gegenüber dem Parathormon.

Der zweite Fall betrifft einen typischen Pseudo-Pseudohypoparathyreoidismus. Als Symptome dieser Erkrankung hat er: Kleinwuchs, Rundgesicht, Imbezillität und die typischen sehr stark verkürzten lateralen Mittelhandknochen (Abb. 3 u. 4), die den Händen dieser Pat. eine charakteristische kurze plumpe Form geben. Während beim Pseudohypoparathyreoidismus die Möglichkeit besteht, daß die Skeletveränderungen eine Folge der Störungen im Ca-P-Stoffwechsel sind, ist das für den Pseudo-Pseudohypoparathyreoidismus zunächst nicht anzunehmen, weil hier Ca und P normal sind. Das trifft auch für den hier vorgestellten Fall zu. Auf Parathor-

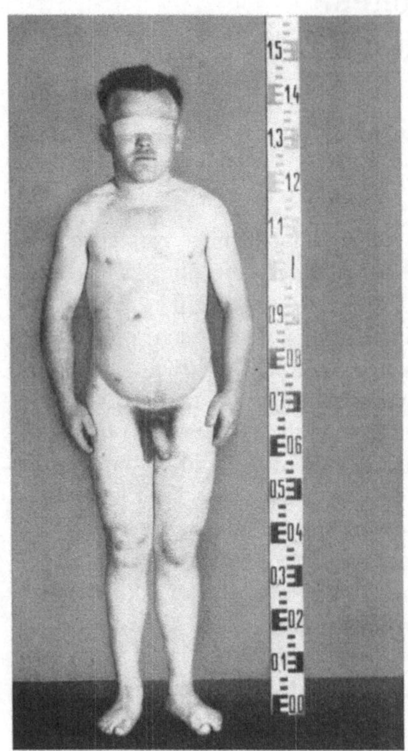

Abb. 3. Pseudo-Pseudohypoparathyreoidismus

mongabe kam es hier zu einer deutlichen — wenn auch geringen — Zunahme der Phosphatausscheidung. Bei Ca-Infusion, wie sie von Howard, Hopkins u. Connor angegeben wurde, ging in diesem Fall, wie bei Normalpersonen, die Phosphatausscheidung um 29% gegenüber dem Vortage bei Ca-P-Standardkost zurück. Dieser Effekt beruht darauf, daß die induzierte Hypercalcämie die Parathormonsekretion zurückdrängt, dieses nicht an den Nierentubuli wirkt und deshalb vermindert Phosphat ausgeschieden wird. Bei Normalpersonen kann dieser Effekt aufgehoben werden, wenn gleichzeitig mit der Ca-Infusion Parathormon gegeben wird. In dem hier vorgestellten Fall war aber der Rückgang der Phosphatausscheidung unter Ca-Infusion nicht durch Parathormon aufzuheben, trotzdem wir zweimal einen entsprechenden Versuch machten und dabei die große Dosis von 1000 E USP Parathormon „Lilly" gaben. Da die Nierentubuli — wie der Ellsworth-Howard-Test zeigt — auf Parathormon reagieren, muß man vermuten, daß hier der Phosphatnachschub auf Parathormongabe nicht in der normalen Weise erfolgte, daß hier also ein refraktäres Verhalten der Phosphatdepots vorliegt. Es läge dann beim Pseudo-Pseudohypoparathyreoidismus gewissermaßen ein Pendant zum Pseudohypoparathyreoidismus vor, indem bei letzterem die Phosphatausscheidung parathormonrefraktär ist, bei ersterem der Phosphatnachschub.

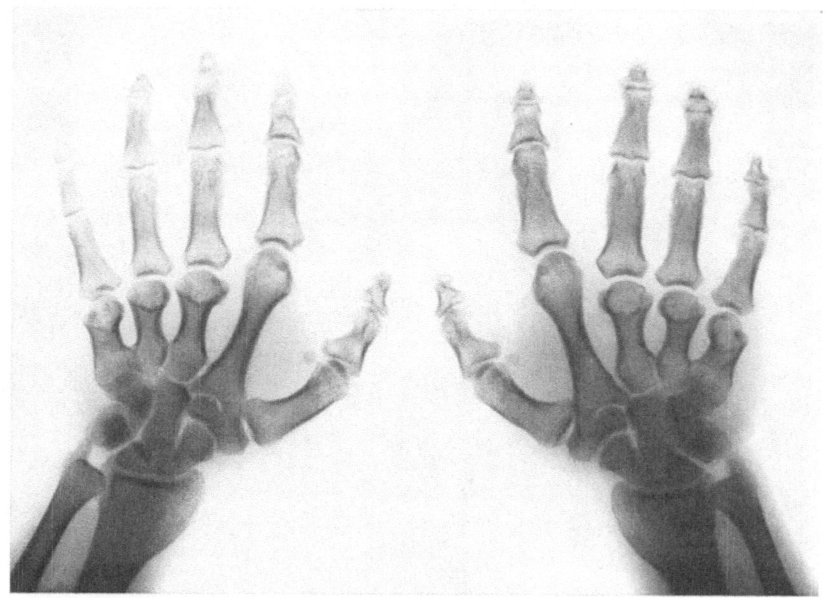

Abb. 4. Hände des Pat. von Abb. 3

Wenn überhaupt Störungen des Ca-P-Stoffwechsels beim Pseudo-Pseudohypoparathyreoidismus gefunden werden, so liegt doch die Vermutung nahe, daß auch bei diesem die Skeletveränderungen mit der Stoffwechselstörung direkt zusammenhängen. Hier muß besonders auf den Fall von SMULYAN u. RAISZ hingewiesen werden, die bei einem typischen Fall von Pseudo-Pseudohypoparathyreoidismus ein refraktäres Verhalten der Nierentubuli auf Parathormon beobachteten. Dadurch würden wiederum die schon nach der Symptomatologie engen Verbindungen des Pseudohypoparathyreoidismus zum Pseudo-Pseudohypoparathyreoidismus auch durch die Pathogenese unterstrichen und andererseits der Unterschied zum kryptogenetischen Hypoparathyreoidismus besonders deutlich, denn der Pseudo-Pseudohypoparathyreoidismus hat zum echten Hypoparathyreoidismus sicher keine pathogenetischen Beziehungen, weil bei ersterem keine tetanische Stoffwechselstörung besteht.

Literatur

ALBRIGHT, F., C. H. BURNET, P. F. SMITH and W. PARSON: Endocrin. 30, 922 (1942).
HOWARD, J. E., T. R. HOPKINS and T. B. CONNOR: J. clin. Endocr. 13, 1 (1953).
GERSHBERG, H., D. R. SHIELDS and S. S. KOVE: J. clin. Endocr. 19, 681 (1959).
SCHWARZ, G.: Acta endocr. (Kbh.) 34, 399 (1960)
— Dtsch. med. Wschr. 86. 257 (1961). (Ausführliche Darstellung beider Fälle.)
SMULYAN, H., and L. G. RAISZ: J. clin. Endocr. 19, 478 (1959).